JN208903

基礎歯科理工学

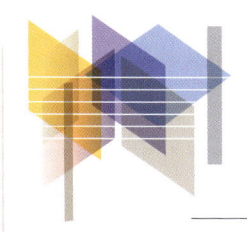

Basic Dental Materials Science

編集

宮坂　平

遠藤一彦

玉置幸道

服部雅之

執筆者（五十音順）

九州歯科大学助教
池田　弘

北海道医療大学歯学部教授
伊藤修一

大阪大学大学院歯学研究科教授
今里　聡

東京医科歯科大学大学院
医歯学総合研究科教授
宇尾基弘

北海道医療大学歯学部教授
遠藤一彦

日本歯科大学新潟生命歯学部教授
大熊一夫

鹿児島大学学術研究院
医歯学域歯学系教授
菊地聖史

大阪大学大学院歯学研究科助教
北川晴朗

九州歯科大学教授
清水博史

東北大学大学院歯学研究科准教授
髙田雄京

岩手医科大学歯学部教授
武本真治

朝日大学歯学部教授
玉置幸道

九州歯科大学助教
永松有紀

北海道医療大学歯学部准教授
根津尚史

東京歯科大学教授
服部雅之

徳島大学大学院医歯薬学研究部教授
濵田賢一

鶴見大学歯学部教授
早川　徹

岡山大学大学院医歯薬学総合研究科教授
松本卓也

日本歯科大学名誉教授
宮坂　平

大阪大学大学院歯学研究科准教授
山口　哲

長崎大学大学院医歯薬学総合研究科教授
渡邊郁哉

医歯薬出版株式会社

This book was originally published in Japanese
under the title of :

KISO-SHIKARIKOGAKU
(Basic Dental Materials Science)

Editors :

MIYASAKA, Taira et al.

MIYASAKA, Taira
  Professor Emeritus   The Nippon Dental University

© 2019 1 st ed.

ISHIYAKU PUBLISHERS, INC.
  7-10, Honkomagome 1 chome, Bunkyo-ku,
  Tokyo 113-8612, Japan

序

　近年における科学技術の進歩は目ざましく，さまざまな新素材やそれらの精密加工技術が開発されている．歯科臨床においても，新しい機能性材料や治療用機器が次々と導入されて治療技術が進歩するとともに，安全性と予知性の高い歯科治療が行えるようになってきている．特に，最近の目ざましいデジタル技術の発達や新しいセラミックス素材の開発は，今後の歯科臨床に大きな変革をもたらすものと期待されている．

　歯科理工学とは，歯科臨床で使用される材料の基本的な性質やそれらの合理的な操作・加工法ならびに材料とともに使用される機器の構造や特性を考究する学問である．歯科臨床ではさまざまな材料を加工して使用することから，歯科理工学は金属学，高分子化学，無機化学，機械工学，生体材料工学などからなる材料科学の理論と工学技術の基盤の上に築かれている．そのために，歯学部の学生にとっては材料にかかわる複雑な現象やそれらを説明する難解な概念および理論が多く，その学習を困難にしている．

　本書は歯科理工学のエッセンスを初学者にもわかりやすく学習できることを目的として編集されており，書名も「基礎 歯科理工学」とした．歯科理工学の成り立ちから考えて当然のことではあるが，多くの歯科理工学の教科書は材料の構造や性質などの材料科学の内容から始まっており，その章に多くのページを割いている．その結果，学生は歯科材料がどのように使用され，どのように臨床に役に立っているのか見通しがつかないままに，複雑な現象や難解な理論と格闘することになってしまい，この時点で歯科理工学に対する興味や勉学への意欲を失いがちになる傾向がみられる．そこで本書では，歯科材料各論に入る前に，歯科臨床で用いられる材料の種類やそれらの加工技術の概要を簡単に示すこととした．また，歯科材料の構造や性質に関する章である「歯科材料の科学」は，その内容や記述を「歯科材料各論」を学ぶうえで必要最小限に留めることとした．逆に，結合の生成と材料の硬化，内部応力の発生とその緩和および固体の変態と機能など多くの材料に共通する重要な現象や理論に関する章は，「材料科学の基礎」として「歯科材料各論」・「歯科技術各論」の後に配置することとした．本章で，歯科理工学の根底に脈々と流れている物質をつかさどる法則の整然たる美しさを少しでも感じていただければと思う．本章は歯科材料・技術各論を一通り読んでから学んでもよいし，各論を勉強しながらより深く理解したいときに読んでもよく，読者の好みに合わせて活用していただければ幸いである．

　最後に，本書の各章を執筆していただいた多くの大学の歯科理工学教育担当者ならびに出版にご協力いただいた医歯薬出版の担当者の方々に深謝する．

2019年1月

編者一同

基礎歯科理工学
目　次

第1編　歯科理工学総論

第1章　歯科医療と歯科理工学　　　　　　　　　　遠藤一彦 ● 2
- **1** 歯科理工学の役割 ………………………………………………… 2
- **2** テーラーメイド医療に対応した材料の精密加工 ………………… 2
- **3** 歯科理工学を学ぶ目的 …………………………………………… 3
- **4** 歯科材料の特徴 …………………………………………………… 4

第2章　歯科材料の用途別分類　　　　　　　　　　服部雅之 ● 5
- **1** 歯科生体材料 ……………………………………………………… 5
- **2** 歯科技工関連材料 ………………………………………………… 7

第3章　歯科技術概論　　　　　　　　　　　　　　服部雅之 ● 9
- **1** レジンの重合 ……………………………………………………… 9
- **2** 金属の鋳造 ………………………………………………………… 9
- **3** セラミックスの焼結 ……………………………………………… 9
- **4** 接合技術（ろう付け，溶接） …………………………………… 11
- **5** 切削加工（CAD/CAM） ………………………………………… 11

第4章　歯科材料の科学　　　　　　　　　　　　　宮坂　平 ● 12
- **1** 口腔内環境と歯科生体材料の所要性質 ………………………… 12
- **2** 歯科材料の分類 …………………………………………………… 12
- **3** 物理的性質 ………………………………………………………… 14
- **4** 化学的性質 ………………………………………………………… 24
- **5** 生物学的性質 ……………………………………………………… 25

第2編　歯科材料各論

第5章　歯科技工関連材料　　　　　　　　　　　　　　　　　30
- I　印象材 …………………………………………………… 早川　徹 ● 30
- **1** 印象採得法 ………………………………………………………… 30
- **2** 分類 ………………………………………………………………… 34
- **3** 性質 ………………………………………………………………… 35

4 寒天印象材 ……………………………………………………………………… 39

5 アルジネート印象材 ………………………………………………………… 42

6 シリコーンゴム印象材 ……………………………………………………… 46

7 ポリエーテルゴム印象材 …………………………………………………… 50

8 モデリングコンパウンド …………………………………………………… 51

9 酸化亜鉛ユージノール印象材 ……………………………………………… 52

10 アクリル系機能印象材 ……………………………………………………… 53

Ⅱ 模型材 ……………………………………………………………… 武本真治 ● 54

1 分類 ……………………………………………………………………………… 54

2 性質 ……………………………………………………………………………… 54

3 石膏系模型材 ………………………………………………………………… 55

4 その他の模型材 ……………………………………………………………… 60

Ⅲ 歯科用ワックス …………………………………………………… 武本真治 ● 60

1 分類 ……………………………………………………………………………… 60

2 性質 ……………………………………………………………………………… 61

3 インレーワックス …………………………………………………………… 63

4 パラフィンワックス ………………………………………………………… 66

5 シートワックス ……………………………………………………………… 67

6 レディキャスティングワックス …………………………………………… 67

7 ユーティリティワックス …………………………………………………… 67

8 スティッキーワックス ……………………………………………………… 68

Ⅳ 埋没材 ……………………………………………………………… 大熊一夫 ● 68

1 分類 ……………………………………………………………………………… 68

2 性質 ……………………………………………………………………………… 71

3 石膏系埋没材 ………………………………………………………………… 75

4 リン酸塩系埋没材 …………………………………………………………… 76

5 石膏系埋没材とリン酸塩系埋没材の物性比較 ………………………… 78

第6章 歯科生体材料 79

Ⅰ 成形修復材 …………………………………………… 北川晴朗・今里 聡 ● 79

1 分類 ……………………………………………………………………………… 79

2 性質 ……………………………………………………………………………… 80

3 コンポジットレジン ………………………………………………………… 80

4 グラスアイオノマーセメント ……………………………………………… 88

5 フィッシャーシーラント …………………………………………………… 94

6 歯科用アマルガム …………………………………………………………… 96

Ⅱ 歯冠修復・補綴用材料 97

1 歯冠修復・補綴用材料の分類 ……………………………………… 渡邊郁哉 ● 97

2 歯冠修復・補綴用金属材料 ………………………………………………… 99

3 歯冠修復・補綴用セラミック材料 …………………… 清水博史・池田 弘 ● 106

4 歯冠修復・補綴用レジン材料 ──────── 清水博史・永松有紀 ● 115

Ⅲ 合着材・接着材（セメント各種）──────── 山口　哲・北川晴朗・今里　聡 ● 121

Ⅳ 歯内療法関連材料, 支台築造用材料 ─────────── 北川晴朗・今里　聡 ● 132

1 根管充填材 ──────────────────────────── 132

2 裏層・覆髄材 ────────────────────────── 136

3 仮封材 ─────────────────────────────── 139

4 支台築造用材料 ─────────────────────────── 142

Ⅴ 義歯用材料 ──────────────────────── 玉置幸道 ● 144

1 分類・種類 ───────────────────────────── 144

2 床用材料 ────────────────────────────── 144

3 支台装置・連結子 ───────────────────────── 149

4 人工歯 ─────────────────────────────── 149

5 義歯裏装材 ───────────────────────────── 150

Ⅵ インプラント用材料 ──────────────────── 松本卓也 ● 151

1 はじめに ────────────────────────────── 151

2 インプラント用材料の所要性質 ─────────────── 152

3 インプラント用材料の素材 ────────────────── 152

4 各論 ───────────────────────────────── 155

Ⅶ 矯正用材料 ──────────────────────── 濵田賢一 ● 160

1 矯正治療の機構と矯正装置の分類 ──────────── 160

2 ワイヤー ────────────────────────────── 161

3 ブラケット ───────────────────────────── 165

第3編　歯科技術各論

第7章　レジンの加工法
玉置幸道 ● 168

Ⅰ 加熱重合・常温重合 ──────────────────────── 168

1 加熱重合 ────────────────────────────── 170

2 常温重合 ────────────────────────────── 176

Ⅱ 加熱圧縮成形 ───────────────────────────── 178

Ⅲ 射出成形 ─────────────────────────────── 180

第8章　金属の加工法
髙田雄京 ● 181

Ⅰ 概要 ───────────────────────────────── 181

Ⅱ 歯科精密鋳造 ───────────────────────────── 181

1 精密鋳造 ────────────────────────────── 181

2 基本工程 ────────────────────────────── 181

3 原型の製作 ───────────────────────────── 183

4 埋没 ───────────────────────────────── 184

5 鋳型の加熱 186

6 鋳込み 187

7 鋳造精度 192

8 鋳造欠陥 195

Ⅲ 金属の強化法 200

1 強化の種類 200

2 加工硬化 201

3 固溶硬化 202

4 時効硬化 202

第9章 セラミックスの成形法　　　　　　　宇尾基弘 ● 203

1 他の材料の成形法との違い 203

2 焼結の原理 204

3 歯科用陶材の成形 205

4 陶材焼付冠の製作 207

5 新しい歯科用セラミックス，ガラスセラミックスの成形 207

第10章 接合技術　　　　　　　遠藤一彦・根津尚史 ● 210

Ⅰ 接合技術概論 210

1 歯科における接合技術の利用 210

2 接合の基礎 211

Ⅱ 歯科における接合技術各論 214

1 接着 214

2 金属の接合 224

3 金属と陶材との接合技術 229

4 金属と硬質レジンとの接合技術 232

第11章 切削・研削・研磨　　　　　　　菊地聖史 ● 233

Ⅰ 切削・研削の区別 233

Ⅱ 切削・研削器具の種類と材質 234

1 回転切削器具 235

2 回転研削器具 236

3 その他の切削・研削器具 239

Ⅲ 研磨材の種類 240

Ⅳ 各種機器 240

1 エアタービンハンドピース 243

2 マイクロモーターハンドピース 243

3 エアモーターハンドピース 245

4 レーズ 246

5 サンドブラスト装置(サンドブラスター) 246

6 バレル研磨装置 ……………………………………………………………… 246

7 電解研磨装置 …………………………………………………………………… 247

8 レーザー ……………………………………………………………………… 248

第12章 治療用機器 伊藤修一 ● 249

1 レーザー ……………………………………………………………………… 249

2 光照射器 ……………………………………………………………………… 253

第13章 歯科用CAD/CAMシステム 菊地聖史 ● 255

Ⅰ 鋳造法とCAD/CAM法の比較 ………………………………………………… 255

Ⅱ デジタル印象（光学印象）……………………………………………………… 258

Ⅲ CAD/CAMソフト ……………………………………………………………… 259

Ⅳ 加工機 …………………………………………………………………………… 259

1 切削加工機（ミリングマシン）……………………………………………… 259

2 積層造形装置（3Dプリンター）…………………………………………… 261

第4編 材料科学の基礎

第14章 化学結合の生成と歯科材料の硬化反応 宮坂 平 ● 264

Ⅰ 化学結合の種類 ………………………………………………………………… 264

1 共有結合 ……………………………………………………………………… 264

2 イオン結合 …………………………………………………………………… 265

3 金属結合 ……………………………………………………………………… 265

4 配位結合 ……………………………………………………………………… 266

5 水素結合 ……………………………………………………………………… 267

6 ファンデルワールス力 ……………………………………………………… 267

Ⅱ 化学結合の生成による硬化 …………………………………………………… 268

1 高分子化合物の生成による硬化（重合）…………………………………… 268

2 酸–塩基反応 ………………………………………………………………… 270

Ⅲ 結晶の析出による硬化 ………………………………………………………… 271

1 溶液からの硬化 ……………………………………………………………… 271

2 融解状態からの硬化 ………………………………………………………… 273

第15章 化学結合の切断と材料の状態変化 宮坂 平 ● 274

1 融解と溶解 …………………………………………………………………… 274

2 ガラス転移と熱可塑性 ……………………………………………………… 275

第16章 高分子の構造と性質 宮坂 平 ● 277

1 ホモポリマーとコポリマー ………………………………………………… 277

2 線状ポリマー ……………………………………………………………… 277

3 非線状ポリマー ……………………………………………………………… 278

4 熱可塑性 ……………………………………………………………………… 279

5 熱硬化性 ……………………………………………………………………… 279

6 分子量および重合度 ………………………………………………………… 279

第17章　応力とひずみの関係　　　　　　　　　　　服部雅之 ● 281

1 弾性変形と塑性変形 ………………………………………………………… 281

2 応力–ひずみ曲線 …………………………………………………………… 281

第18章　内部応力の発生・緩和と修復物・補綴装置の適合性　　遠藤一彦 ● 285

1 応力と内部応力の発生とその緩和 ………………………………………… 285

2 印象撤去時の印象の応力緩和と永久ひずみ発生との関係 ……………… 286

3 レジン系材料の重合収縮に起因して発生する内部応力とその緩和 …… 287

4 インレーワックスに発生する熱応力とその緩和 ………………………… 289

5 まとめ ………………………………………………………………………… 290

第19章　固体の変態と機能　　　　　　　　　　　玉置幸道 ● 291

1 埋没材の加熱膨張 …………………………………………………………… 291

2 ニッケルチタン (Ni-Ti) 合金の超弾性 …………………………………… 291

3 ジルコニア (ZrO_2) の変態と亀裂伝搬抑制 ……………………………… 293

第20章　歯科用貴金属合金の時効硬化機構　　　　　　玉置幸道 ● 295

1 析出硬化 ……………………………………………………………………… 295

2 規則–不規則変態 …………………………………………………………… 297

資料集　　　　　宮坂　平・遠藤一彦・玉置幸道・服部雅之・根津尚史 ● 301

索引 ……………………………………………………………………………… 313

第 1 編 | 歯科理工学総論

第 1 章　歯科医療と歯科理工学

1　歯科理工学の役割

　顎顔面口腔領域における欠損部の治療には，その解剖学的形態と機能を回復させるためにさまざまな材料が使用されている．歯科理工学とは，治療に用いられる材料の基本的な性質（機械的性質，化学的性質，生物学的性質など）とそれらの合理的な操作・加工法ならびに材料とともに使用される機器の構造や特性を考究する学問である．歯は現時点では簡単には再生できない硬組織であり，歯科の治療は材料に大きく依存しているといっても過言ではない．近年，再生医療が急速に発達しているが，歯周組織や骨の再生にも材料の利用が欠かせない場合が多い．このように，歯科理工学は，歯科臨床を技術的に支える歯科医学を構成する重要な基礎分野の学問の1つであり，歯科医学の進歩と歯科医療発展の一翼を担っている．

2　テーラーメイド医療に対応した材料の精密加工

　歯科の治療に用いられる歯冠修復物や義歯などの補綴装置は，世界中で数えきれないほど多く口腔内で使用されているが，どれ1つとして同じものは存在しない．ボールペンや車などの大量生産されている工業製品とは対照的である．これは，歯の欠損部の形態や顎堤の構造が人によって異なっているためである．

　医学の分野ではヒトゲノムの解析がほぼ終了し，平均的な医療からテーラーメイド医療へと移行していくことが期待されている．一方，歯の保存修復や義歯を用いた補綴処置では，100年以上も前からそのときどきの先端的な材料や技術を導入して，当然のこととしてテーラーメイド医療が実践されてきた．歯冠修復物や補綴装置などは，大量生産品のなかから適したものを選択して使用するわけではなく，歯科技工士と歯科医師が協同して患者一人ひとりに対して個別に製作して治療に使用している．

　図1-1に歯科材料メーカーから供給されている歯科材料とそれを加工して製作された代表的な歯冠修復物および補綴装置の例を示す．歯科材料メーカーは，原材料をもとに歯科材料（半製品）を製造し供給している．歯科技工士と歯科医師は，歯科材料を精密に加工し，修復物や補綴装置を製作して患者の治療に用いている．

材料の種類	歯科材料	修復物・補綴装置	材料の加工方法
金属	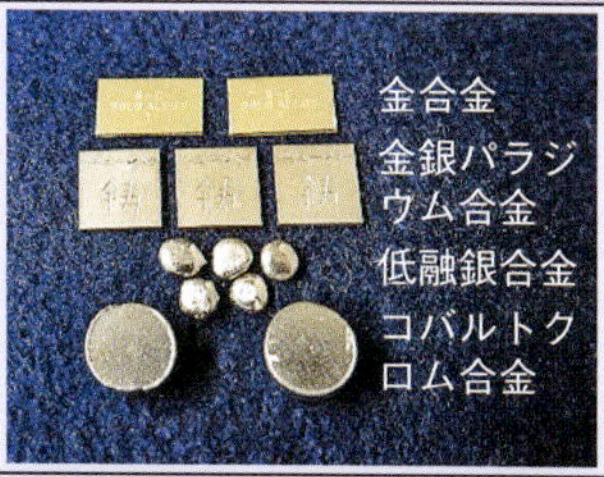 金合金　金銀パラジウム合金　低融銀合金　コバルトクロム合金	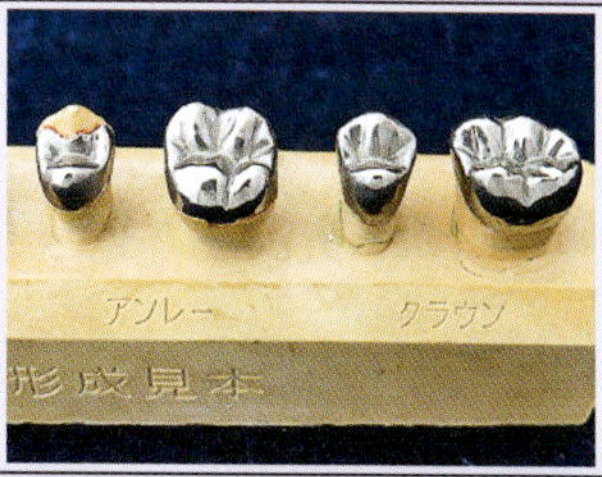	鋳造
セラミックス	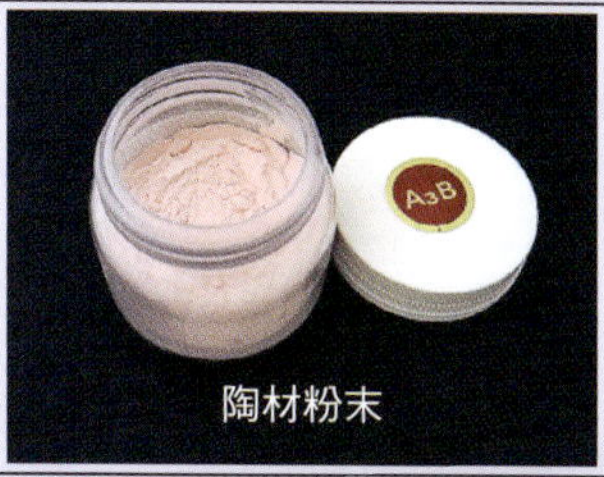 陶材粉末	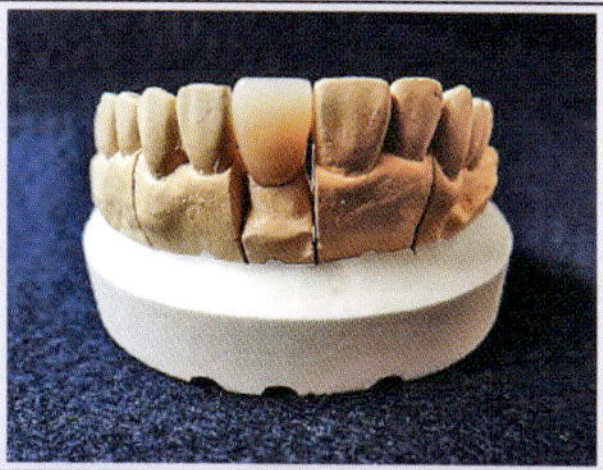	焼成（焼結）
高分子	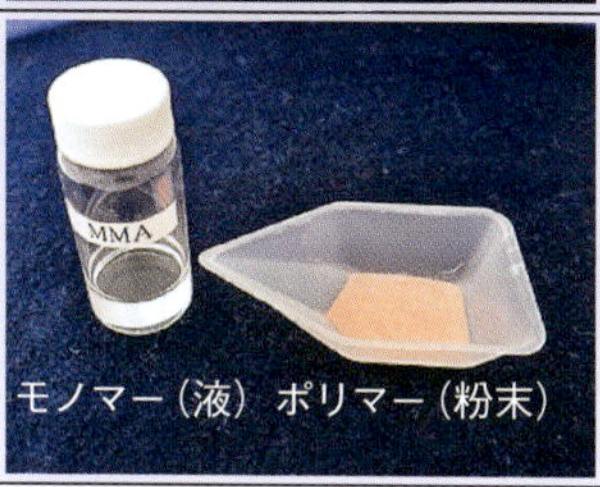 モノマー（液）ポリマー（粉末）	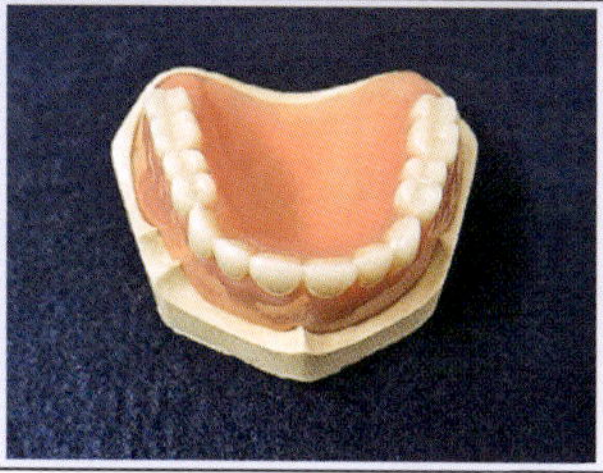	重合

図1-1　歯科材料（半製品）とそれを加工して製作された修復物・補綴装置

3　歯科理工学を学ぶ目的

　図1-1 に示されているように，歯科材料は金属，セラミックスおよび高分子などさまざまな素材を利用して製造されている．したがって，歯科理工学を学ぶに際しては，口腔内で使用されるさまざまな材料全般に共通する原理や理論，すなわち材料科学の基礎的な知識の習得が必要不可欠である．

　また，使用する歯科材料の種類によって，加工方法が大きく異なっている．たとえば，金属の「塑性加工」や「鋳造」，セラミックスの「焼成（焼結）」，高分子の「重合」などは代表的な歯科材料の加工技術である．近年，目ざましく発達しているデジタル技術を応用した材料の設計・加工技術（CAD/CAM）も広く普及するに至っている．図1-2 に示すように，コンピュータで制御された加工装置を利用して，金属，セラミックスおよびレジン系複合材料を切削加工し，修復物や補綴装置を製作することが可能となっている．したがって，歯科理工学の勉学を通して，さまざまな材料の操作・精密加工法の原理を学び，かつ合理的な操作法や精巧な加工技術を修得する必要がある．

　歯科臨床で最も重要な過程の1つは，治療に使用する材料の選択であろう．修復物，補綴装置あるいは矯正用装置に加わる力を予測し，それに耐えうる力学的特性を有する材料を候補としてあげ，それに審美性，化学的性質，生物学的性質はもちろんのこと，加工性やコストなども考慮して，治療に最適な材料を選択する必要がある．歯科材料の選択には，歯科理工学の総合的な知識が

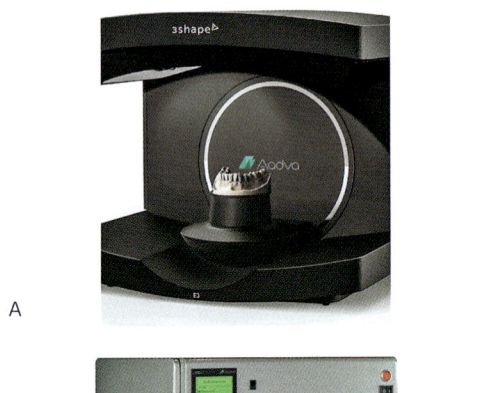
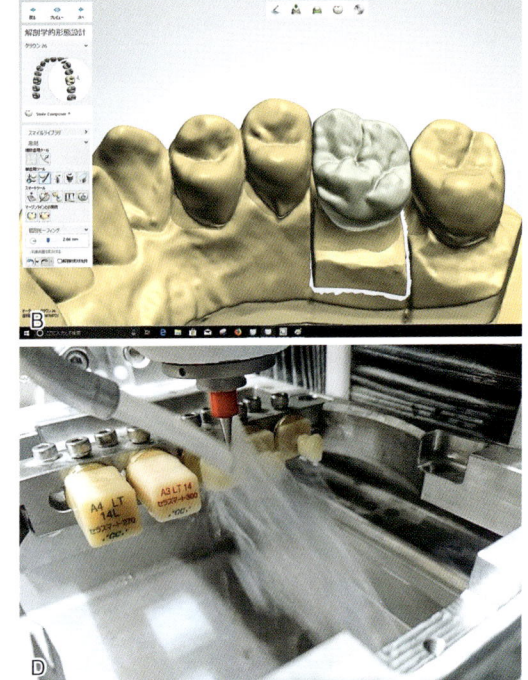

図1-2　歯科用CAD/CAM装置
A：作業用模型の3Dスキャナーを用いたデジタルデータ化.
B：歯列模型の3Dデータに基づいたクラウンの設計.
C：コンピュータ制御の切削加工装置（外観）.
D：ブロック材から切削加工して製作されるクラウン（切削加工装置内）.
（画像は北海道医療大学　疋田一洋先生のご厚意による）

必要不可欠である.

4　歯科材料の特徴

　歯科材料には他の工業用材料と異なる3つの特徴がある. 第一に, 前述のとおり, ほとんどの修復物や補綴装置は, テーラーメイドで歯科材料を加工して, 一つひとつ製作されることである.

　第二に, 複雑な形状の修復物や補綴装置を精密に製作する必要があり, ときには加工時にミクロンオーダーの精度が要求されることである. 寸法の精度が悪いと修復物や補綴装置の機能や耐久性に問題を生じたり, 治療した歯に二次齲蝕が生じたりすることもある.

　第三に, 歯科材料は口腔内あるいは顎骨内で使用されるので, 工業用の材料とは比較にならないほど高い生体安全性が要求されることである. 歯科材料は生体にとっては基本的に異物である. 副作用がまったくなく, 生体内での安全性が完全に保証される材料は存在しないが, 生体に対して毒性を発現したり, 生体組織に対する刺激が強い材料は生体内では使用できない. とくに口腔内や顎骨内で長期間にわたって使用される材料（歯科生体材料）には, それ自身が劣化しない耐久性を有するとともに, アレルギーなどの異物性生体反応を惹起する副作用の発現頻度が可能なかぎり低いことが要求される.

第2章　歯科材料の用途別分類

　歯科材料は口腔内で長期間使用される材料と，診療室や技工室で治療の流れの過程で使用される材料に分類できる．前者を旧来は歯科材料と表記してきたが，口腔内に長期間残留することや生物学的な安全性が重要視される昨今，歯科生体材料と表記されることが多くなった．同様に，後者も歯科材料と定義されるが，歯科診療や歯科技工で補助的に使用されることから，本書では歯科技工関連材料と表記する．

1 歯科生体材料（口腔内で長期間使用される材料）(表2-1)

1）成形修復材

　咬耗や摩耗あるいは齲蝕による歯の部分的欠損部に充填して成形し，口腔内で硬化させるものを成形修復材とよぶ．インレーやクラウンのように間接的に模型上で製作されたものとは異なり，直接，欠損部に充填する．現在，成形修復材としては，歯冠色をしたレジン系のコンポジットレジン，合着用を改良したグラスアイオノマーセメント，金属粉と水銀を混合して使用する歯科用アマルガムが臨床で使用されている．近年では，水銀の毒性などの問題から歯科用アマルガムは使用されない傾向にある．

2）歯冠修復・補綴用材料

　歯冠部硬組織に生じた比較的大きな欠損あるいは審美的障害に対して，さまざまな間接的な手法で製作するものを歯冠修復・補綴用材料とよぶ．歯冠修復にはクラウンやブリッジとよばれる装置があり，機械的強度に優れる金属材料や審美性に優れるセラミックス材料が従来から使用されてきたが，近年では後述するCAD/CAM技術の導入によってレジン系材料であるコンポジットレジンの使用が以前よりも増加しつつある．

3）合着・接着用材料

　インレーやクラウン・ブリッジなどの修復物や補綴装置を歯に固定するものを合着・接着用材料とよぶ．合着・接着用セメントと呼称することもある．合着材は，主に機械的嵌合によって歯と固定されるが，材料によって化学的接着力を発揮するものもある．リン酸亜鉛セメント，ポリカルボキシレートセメント，グラスアイオノマーセメント，レジン添加型グラスアイオノマーセメントがあり，歯科用ウォーターベースセメントに分類される．接着材は，歯との維持機構が主に化学的接着力を主体とするもので接着性レジンセメントがそれに該当する．

表2-1　歯科生体材料の分類（口腔内で長期間使用される材料）

1）成形修復材		コンポジットレジン，グラスアイオノマーセメント，レジン添加型グラスアイオノマーセメント，歯科用アマルガム
2）歯冠修復・補綴用材料	金属材料	金銀パラジウム合金，タイプ別金合金，陶材焼付用金合金，コバルトクロム合金，純チタン，チタン合金
	セラミックス材料	長石質陶材，ガラスセラミックス，ジルコニア焼結体，アルミナ焼結体
	レジン系材料	硬質（コンポジット）レジン
3）合着・接着用材料	ウォーターベースセメント	リン酸亜鉛セメント，ポリカルボキシレートセメント，グラスアイオノマーセメント，レジン添加型グラスアイオノマーセメント
	接着性レジンセメント	MMA系セメント，コンポジットレジン系セメント
4）歯内療法関連材料，支台築造用材料	裏層材	グラスアイオノマーセメント，ポリカルボキシレートセメント，酸化亜鉛ユージノールセメント，コンポジットレジン
	覆髄材	水酸化カルシウム製剤，タンニン・フッ化物合剤配合ポリカルボキレートセメント，MTAセメント
	仮封材	酸化亜鉛ユージノールセメント，グラスアイオノマーセメント，ポリカルボキシレートセメント，リン酸亜鉛セメント，水硬性仮封材，レジン系仮封材，テンポラリーストッピング，
	根管充塡材	ガッタパーチャ，根管用シーラー（酸化亜鉛ユージノール，水酸化カルシウム，エポキシレジン）
	支台築造用材料	鋳造用合金（銀合金，金銀パラジウム合金），コンポジットレジン，金属製ポスト（ステンレス鋼，純チタン，チタン合金），ファイバーポスト（ガラス，石英，エポキシ樹脂）
5）義歯用材料	床用材料	アクリルレジン，ポリカーボネート樹脂，純チタン，チタン合金，コバルトクロム合金，JISタイプ4金合金
	人工歯材料	アクリルレジン，硬質レジン（コンポジットレジン），陶材
	クラスプ，バー材料	金銀パラジウム合金，純チタンおよびチタン合金，コバルトクロム合金，JISタイプ4金合金など
6）インプラント用材料	インプラント体	純チタン，チタン合金
	アバットメント	純チタンおよびチタン合金，ジルコニアなど
	人工骨，骨補塡材	リン酸カルシウム系材料（ハイドロキシアパタイト，リン酸カルシウム）
	歯周組織再生療法材料	ポリ乳酸（PLA），乳酸グリコール酸共重合体（PLGA），ポリテトラフルオロエチレン（PTFE），コラーゲン
7）矯正用材料	ワイヤー	ニッケルチタン合金，チタンモリブデン合金，コバルトクロム合金，ステンレス鋼
	ブラケット	チタン合金，コバルトクロム合金，ステンレス鋼，ポリアミド樹脂，ポリカーボネート樹脂，ジルコニア，アルミナ

4) 歯内療法関連材料, 支台築造用材料

齲蝕や外傷による硬組織疾患では, 侵襲の程度によっては歯髄や根管内の処置が必要となる. 歯髄や根管に応用するものを広義に歯内療法関連材料とよぶ. 物理的・化学的刺激から歯髄を保護する裏層材や覆髄材, 保存不可能な歯髄を除去した後に根管内に応用する仮封材や根管充塡材などがある. また, 支台築造用材料は大部分の歯冠が崩壊した際の歯質保護に応用する.

5) 義歯用材料

齲蝕や歯周疾患によって複数あるいは全部の歯が欠損した場合に, 咀嚼や発音などの口腔機能や審美性の改善をはかる目的で, 義歯による補綴処置が行われる. 部分的な歯の欠如に対しては部分床義歯, すべての歯の欠如に対しては全部床義歯とよばれる装置が応用される. 前者は, 義歯床, 人工歯, クラスプとよばれる支台装置およびバーとよばれる連結子で構成される. 後者は, 義歯床と人工歯で構成される. これらの装置に用いられるのが義歯用材料であり, 義歯床にはレジンや金属が使用される. 人工歯は陶材, レジンおよび硬質レジンが, 支台装置, 連結子には金属が使用される.

6) インプラント用材料

歯が欠損した場合にブリッジや義歯による補綴治療のほか, 歯科インプラントとよばれる治療法がある. 生体内に直接的に人工歯根が埋め込まれることから, その材料には高い生体安全性が要求される. 歯科インプラントは, インプラント体(フィクスチャー)とそれにねじで接合させるアバットメントおよび上部構造体(補綴装置)からなる. 近年では, チタン製の金属材料がインプラント体の主流である.

その他, 骨が欠損した場合には, 人工骨, 骨補塡材や歯周組織再生療法材料を用いて顎骨再建を行う. これらの材料も広義にはインプラント用材料である.

7) 矯正用材料

先天的あるいは後天的なさまざまな要因によって歯列や咬合の不正が起こる. これらを改善する手段が歯科矯正治療である. 歯科矯正治療には, 不正の程度によりさまざまな材料や装置が応用される. 材料としては, 矯正用線材があり, 金属の弾性を利用して歯や顎骨の移動をはかる. また, 線材を維持するためのブラケットとよばれる装置には金属材料やセラミック材料が使用される. そのほか, 目的に応じてレジン材料, エラスティックとよばれるゴムなどが用いられ, 場合によっては, それらを組み合わせて使用することもある.

2 歯科技工関連材料(診療室や技工室で使用される補助的材料)(表2-2)

1) 印象材

印象材は印象用材料ともいわれ, 原型の型を採って陰型に再現する材料のことをいう. すなわち, 口腔内の歯や粘膜の情報を取得し, それを口腔外で再現するための印記材料である. 歯科治療における印象材の使用目的は主として模型作製であるが, 口腔内の粘膜や筋肉の動きを義歯床にとらえる機能印象を行うための印象材もある. また, 咬合状態を印記するための印象材もある. 主に天然および合成高分子材料が使用される. 印象材を使用して口腔内の型を採取することを印象採得, 得られた型のことを印象とよぶ.

表2-2　歯科技工関連材料（診療室や技工室で使用される補助的材料）

1）印象材	弾性印象材	寒天印象材，アルジネート印象材，シリコーンゴム印象材（付加型，縮合型），ポリエーテルゴム印象材
	非弾性印象材	モデリングコンパウンド，酸化亜鉛ユージノール印象材，印象用石膏，印象用ワックス
2）模型材	石膏系模型材	普通石膏，硬質石膏，超硬質石膏
	樹脂系模型材	エポキシ樹脂，アクリル樹脂
3）パターン材	ワックス	インレーワックス，パラフィンワックス，シートワックス，レディキャステイングワックス，ユーティリティワックス，スティッキーワックス
	レジン系	常温重合アクリルレジン，光重合型レジン
4）埋没材	石膏系埋没材（クリストバライト埋没材，石英埋没材），リン酸塩系埋没材	
5）研削・研磨用材料	研削用	ダイヤモンドポイント，カーボランダムポイント
	研磨用	炭化ケイ素，酸化鉄，酸化クロム，酸化亜鉛，珪藻土

2）模型材

　模型材は模型用材料ともいわれ，印象に注入して原型を再現するための材料である．得られた原型は模型とよばれ，使用目的によって研究用模型と作業用模型に分類される．前者は診査・診断に使用され，後者は補綴装置の製作に使用される．模型材は，主として石膏が用いられる．

3）パターン材

　金属製歯冠補綴装置や義歯を製作するための原型に使用する材料であり，主にワックス系材料が用いられるが，レジン系材料を用いることもある．前者は，室温では固体であるが加熱によって軟化し，融解により流動性のある状態へと変化する熱可塑性材料である．後者は，ワックスより機械的強度が大きく，技工操作中の変形を防止できる特徴を有する．

4）埋没材

　埋没材は鋳型材ともいわれ，金属製修復物を製作する際のパターン材を埋め込むための型に使用する材料である．この型を鋳型とよぶ．鋳型内のパターン材を加熱によって融解，型の内部を空洞化し，その空洞に溶融金属を流し込む．よって埋没材には，高い耐火性が要求される．

5）研削・研磨用材料

　歯，歯冠補綴装置や義歯を削ったり，表面を滑沢にする際に用いるのが研削・研磨用材料である．研削・研磨用材料は，砥粒，結合材，気孔で構成される．なかでも砥粒が研削や研磨では主な役割をもち，結合材を介してポイント，ディスクおよびホイールに固定されている．

第**3**章　歯科技術概論
（歯科材料の成形・加工法）

1　レジンの重合

　モノマー（単量体）が繰り返し結合してできた高分子化合物をポリマー（重合体）という．このモノマーを連結させて，ポリマーにする反応が重合である．ここでは，義歯用レジンとして使用されるアクリルレジンの重合と，成形修復材として使用されるコンポジットレジンの重合について扱う．

1）アクリルレジン

　アクリルレジンは主にポリマー（粉末）とモノマー（液）から構成され，重合方法の違いにより加熱重合型と常温重合型に分類される．加熱重合型には，水浴中で加熱を行う湿式法と熱プレスによって加熱を行う乾式法がある．常温重合型は，室温で重合操作を行う．

　図3-1に湿式法による加熱重合アクリルレジンの義歯製作過程を示す．メチルメタクリレートを主成分としたポリマーとモノマーを重量比で約2：1の割合で混合し，餅状になったレジンを石膏型に塡入する．数回に分けて圧力を加え，水浴中加熱を行う．加熱は60〜70℃の温水中で30分〜1時間程度行い（予備重合とよぶ），次いで沸騰水中で30分程度加熱を行う（本重合とよぶ）．こうした過程を経てアクリルレジンが重合によって硬化体を得ることが可能となる．

2）コンポジットレジン

　コンポジットレジンはペースト状で供給され，重合方式の違いにより光重合型と化学重合型がある．

　図3-2に光重合型コンポジットレジンによる成形修復過程の一部を示す．齲蝕を除去した歯に前処理を施した後，コンポジットレジンのペーストを窩洞に塡塞する．形態を整えて，光重合型の場合は適切な時間，光を照射することにより硬化する．

2　金属の鋳造

　金属を溶融して，鋳型とよばれる型に流し込むことを鋳造という．図3-3に歯科鋳造の模式図を示す．歯科用合金を火炎で融解して，溶融金属を鋳型に流し込むことで目的とする形状の金属製修復物や補綴装置を製作する．

3　セラミックスの焼結

　歯科用陶材粉末を水と混和して得た泥状物を焼成することで，泥状物内の陶材粉末粒子表面が融

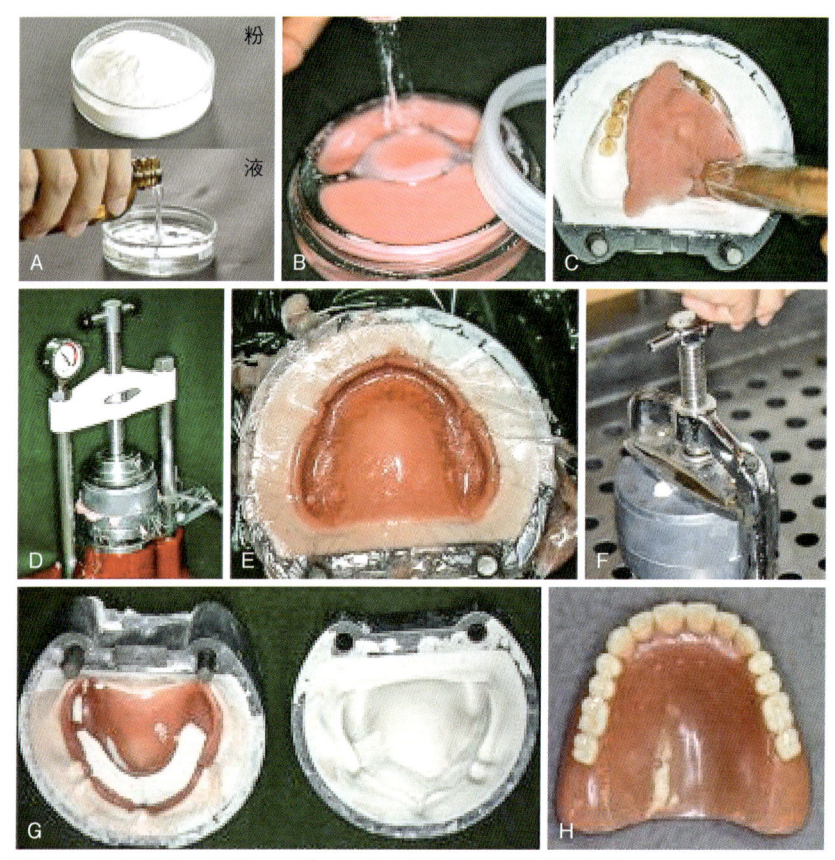

図3-1　加熱重合アクリルレジンによる義歯製作過程（湿式法）
A：アクリルレジン，B：粉末と液の混合物，C：餅状レジン，D：圧力負荷，E：レジン填入の完了，F：加熱により反応進行，G：重合後の石膏型，H：義歯床の完成.

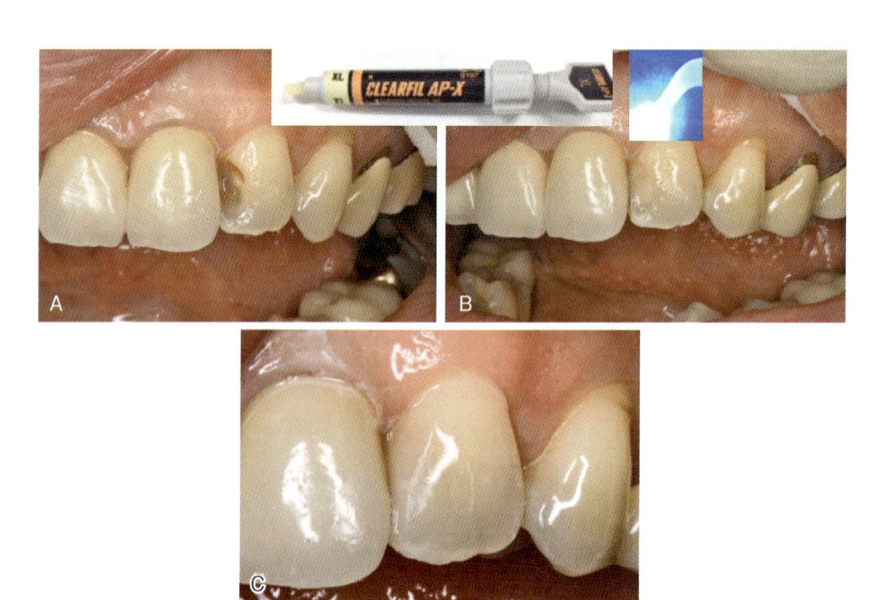

図3-2　光重合型コンポジットレジンによる成形修復
A：齲蝕の除去，B：填塞と光照射，C：填塞後.

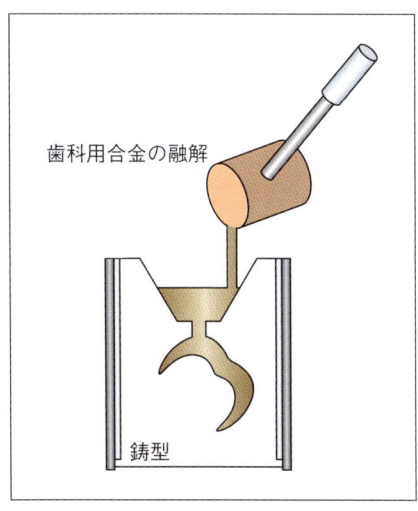

図3-3　融解した金属の鋳型への鋳込み

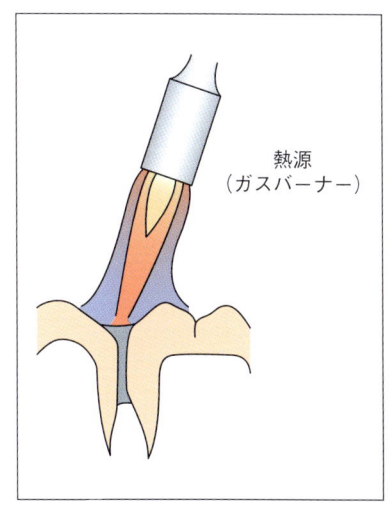

図3-4　ろう付けの機構

解し粒子相互が癒着する．焼成によって陶材は固化しガラス質になる．この現象を焼結という．焼結は，粉末粒子の溶融を伴わず，内部に拡散して生じる固体反応である．

4　接合技術（ろう付け，溶接）

　同じ種類の物質同士，あるいは異種の物質をつなぎ合わせることを接合という．なかでも金属と金属とをつなぎ合わせる方法に，ろう付けや溶接といったものがある．

1）ろう付け

　融点の低い金属（ろう材）を介して金属同士を接合することをろう付けという．図3-4にろう付けの機構を示す．接合する金属（母材）間の微細な間隙に，融解したろう材を流し込むことで，金属同士を接合させる．これは，毛細管現象によってろう材が間隙に流れ，各金属成分間で原子が拡散して混ざり合うことによる．

2）溶接

　ろう付けが，ろう材を介して金属同士を接合する手法であるのに対して，溶接は，ろう材を使用せずに，接合したい金属を融解して金属同士を接合する手法である．

5　切削加工（CAD/CAM）

　CAD/CAMとは，コンピュータ上で目的形状の設計を行い，それにあわせて工作機を制御して目的形状の修復物や補綴装置を得る手法をいう．したがって，CAMが切削加工に相当する．回転切削器具や研削器具によって，CADで作成されたデータをもとにコンピュータで制御された加工装置で機械加工を行う方法である．対象の材料としては，セラミックス，レジン複合材料，金属材料などがある．

第4章 歯科材料の科学

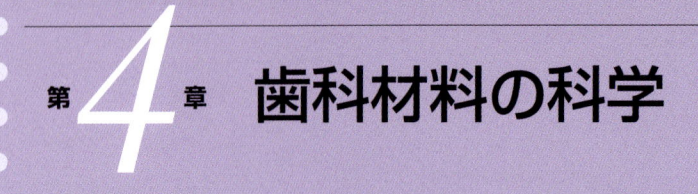

1 口腔内環境と歯科生体材料の所要性質

　口腔内は，唾液などにより湿潤した環境であり，pH6.8〜7.0のほぼ中性を示す．しかし，飲食によりpHが大きく変化することが知られている．たとえば，炭酸飲料のpHは2付近であり，その摂取により口腔内のpHは一気に低下する．しかし，唾液による緩衝能により飲料を嚥下した後でも，pH5.4程度までしか下がらないとされているが，一時的にせよpHの変化は激しい．このようにpHの変化が激しく，常に湿潤状態であるという環境は，きわめて過酷であり，このような口腔内で歯科生体材料は長年にわたり安定で変化しないことが求められる．また，口腔内は消化器系の一部であることから，使われる材料は生体に対して毒性やアレルギー反応などの為害作用を示さないことが求められる．また，口腔内では咬合による強い圧力や，咀嚼による間歇的な応力を長期間受けることになるため，これに耐えうる大きな機械的強度を有することが求められる．さらに，近年では，歯科補綴装置（インレー，クラウン，ブリッジ，義歯など）において，外見上，天然歯と見分けがつかないような審美性も重要な要件となっている．このように，歯科生体材料としては多くの要件が求められる．歯科生体材料としての所要性質を以下に示す．

　①口腔内で化学的に安定である（耐食性，耐変色性，耐溶解性，耐変質性）

　②為害作用を示さない

　③歯質と類似の外見を示す（審美性に優れている）

　④歯質と類似の物性を示す

　⑤歯質や顎骨と親和性を示す

　⑥口腔内で長期にわたり機能する（耐摩耗性，機械的強度）

2 歯科材料の分類〔有機材料，無機材料（金属，セラミックス），複合材料〕

　一般に材料は，有機材料，無機材料，複合材料に大別される．歯科ではとくに無機材料を金属とセラミックス（金属酸化物や塩類）に分け，有機材料，金属材料，セラミックス，複合材料の4つに分類するのが一般的である．

1）有機材料

　炭素を主体とする化合物であり，プラスチック，ゴムなどが代表的である．歯科用材料としては，義歯床用レジン，印象材，ワックス，接着材などがある．炭素を主体とする共有結合からなる

表4-1　歯科材料の分類

分　類	口腔内で長期にわたり用いる歯科材料	口腔内で短期，または口腔外で用いる歯科材料
有機材料	義歯床用レジン，暫間用レジン，矯正用ゴム，印象材，接着性レジンセメント，レジン歯	歯科用ワックス，印象材
金属材料	鋳造用金属，矯正用ワイヤー	切削器具，手用器具
セラミックス	歯科用陶材，合着用セメント，陶歯，その他の歯冠用セラミックス	模型材（石膏），埋没材，研磨材
複合材料	コンポジットレジン，レジンセメント，歯冠用硬質レジン，人工歯	

分子構造を有し，この分子の集合体で構成される．この分子間を結びつける力（分子間力）は，他の材料の構成単位を結びつける力と比べて小さいため，有機材料は融点が低い，機械的強度が小さい，熱膨張係数が大きく熱伝導率が小さいなどの特徴を有し，他の材料と比べて口腔内で用いる材料としては物性的に劣る．しかし，着色や成形が容易で審美性に優れているため，口腔内では義歯の歯肉を模した部分や人工歯（レジン歯）などに用いられる．また，成形や加工などの取り扱いが簡単なことから，印象材や鋳造用パターン材として用いられる．

2）金属材料

最も多くの補綴装置の製作に用いられる．歯科用に用いられるのは，単体の金属としては金やチタンなどがあるが，これ以外は金合金，コバルトクロム合金など多くの合金が用いられる．金属は，金属原子を構成要素として，これらが金属結合で結びついた構造を有する．金属結合は分子間力に比べて結合力が大きいため，金属材料は，融点が高い，機械的強度が大きい，熱膨張係数がやや小さい，熱伝導率が大きいなどの特徴を有する．とくに，他の材料に比べて靱性に優れており，引張応力などにより破壊されにくいため，大きな応力を受ける用途に適している．インレー，クラウン，ブリッジ，義歯床などの補綴装置や矯正用装置などで広く使われている．しかし，審美性の観点からはあまり好ましいとはいえず，溶出する金属イオンによるアレルギーも問題となっている．

3）セラミックス

金属酸化物や金属の塩類からなり，その構成要素である原子がイオン結合で結びつけられた構造を有する．イオン結合もきわめて強い結合であるため，一般に融点は高い．熱膨張係数は金属材料より小さく，熱伝導率は金属に次いで大きい．歯科用材料としては，模型材の石膏，鋳造用埋没材，歯冠用セラミックス（陶材，ジルコニアなど），人工歯（陶歯），研磨材などがある．

4）複合材料

上記の3種類の材料のうち2種類以上を混合した材料であり，たとえば，FRP（ファイバー補強プラスチック）は，無機材料であるガラスファイバーの強度と有機材料であるプラスチックの成形しやすさを組み合わせた材料であるが，このようにそれぞれの材料の長所を組み合わせた形で使用される．歯科用としてはコンポジットレジン，歯冠用硬質レジンおよびファイバーポストなどがある．複合材料の物性は，用いられる材料の中間的な値となることが多い．

歯科用生体材料の種類別の分類を表4-1に示す．

表4-2　主な歯科材料の密度

	密度 (g/cm³)
インレーワックス	0.93〜0.96
PMMA	1.19
コンポジットレジン	1.6〜2.6
象牙質	2.2
陶材	2.4〜3.4
エナメル質	3.0
チタン	4.5
ジルコニア	5.53〜6.10
コバルトクロム合金	8.4
金合金 (14〜20K)	13.5〜17.7

(吉田隆一ほか，1974[1]；http://www.acrysunday.co.jp/products/date/01.html[2]；廣瀬英晴ほか，2006[3]；堤　定美，関野雅人，1996[4]；http://www.gcdental.co.jp/sys/data/file/fetch/1349[5]；伴　清治，2007[6]より作成)

3　物理的性質（密度，機械的性質，熱的性質，光学的性質，電気的性質）

1）密度

　密度は，物質1 cm³あたりの質量である．水の密度は4℃において1.000 g/cm³であるため，この水の密度で物質の密度を除したものを比重という（気体については，空気の密度を基準とする）．比重は，1より大きければ水に沈み，小さければ水に浮くことになる．また，密度の大きなものは，同じ質量で体積が小さく，または，同じ体積で比較すれば質量が大きいことになる．一般に，密度は，金属材料＞セラミックス＞有機材料の順となるが，貴金属のほうが卑金属より密度が大きく，軽金属であるアルミニウムやチタンは，セラミックスと同等か，または小さいことがある．主な歯科材料の密度を表4-2に示す．

2）熱膨張係数

　物質は一般に温度が上昇すると膨張を示す．温度が1℃上昇したときの膨張の割合を熱膨張係数という．このとき，図4-1のような一次元的な膨張の割合を線膨張係数といい，三次元的な体積の膨張の割合を体膨張係数という．図4-1よりもとの長さをl_0 (m)，温度がT_0 (℃)からT_1 (℃)に上昇したとき変化した長さをΔl (m)とすると，線膨張係数αは，以下の式で与えられる．

$$\alpha = \Delta l / (l_0 \times (T_1 - T_0))$$

　このとき，単位は/℃となるが，値がきわめて小さいため通常は$\times 10^{-6}$/℃ で表す．熱膨張を三次元的に考えると，図4-2のように線膨張係数をαとしたときの1辺あたりの膨張は$(1+\alpha)$となるため，体積では$(1+\alpha)^3$となる．体膨張係数をβとすると次式のようになるが，αは1よりきわめて小さい（$\times 10^{-6}$）ため，2乗（$\times 10^{-12}$），3乗（$\times 10^{-18}$）の項を無視することが可能で，この結果，$\beta \fallingdotseq 3\alpha$となる．

$$1 + \beta = (1+\alpha)^3 = 1 + 3\alpha + 3\alpha^2 + \alpha^3 \fallingdotseq 1 + 3\alpha$$

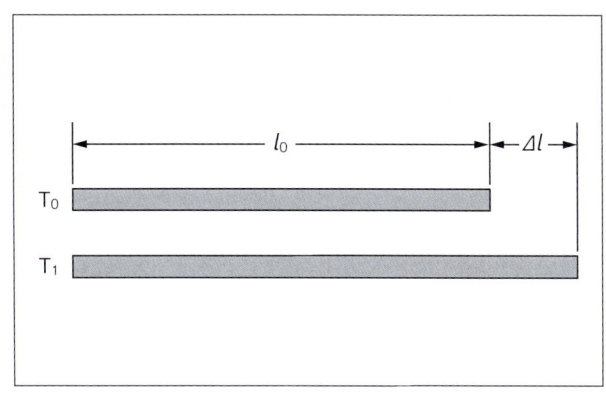

図4-1　温度がT_0からT_1へ上昇したときの熱膨張の模式図

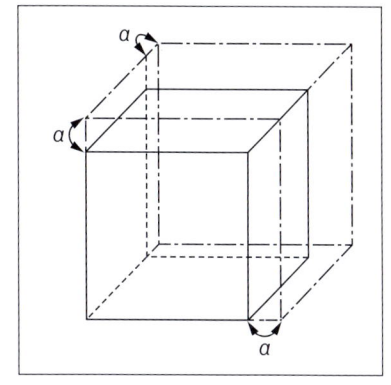

図4-2　体膨張と線膨張の関係

　一般に熱膨張係数は，物質を構成する要素の結合力が弱い材料ほど大きくなるため，融点と関係が深く，融点が低いものほど熱膨張係数が大きい傾向にあり，有機材料＞金属材料＞セラミックスの順となる．口腔内で飲食による温度変化が60℃であったとすると，咬合面の最長部が5 mmのエナメル質の窩洞（熱膨張係数$11.4×10^{-6}$/℃）にコンポジットレジン（熱膨張係数$40×10^{-6}$/℃）が充塡されている場合では，

$$5×(40-11.4)×10^{-6}×60 ≒ 0.0086 \,(mm)$$

となる．すなわち，歯と充塡物が接着していなければ，8.6 μmの間隙が生じることなり，二次齲蝕の原因となりうる．

　また，金属や陶材の熱膨張係数はそれほど大きくないが，鋳造や陶材焼成などを行う場合には，操作温度から室温までは900℃以上の温度差があるため，結果として大きな収縮を示し，補綴装置の適合性や焼付強さなどに関係する．さらに，ワックスのようにきわめて大きな熱膨張係数を有する材料では，わずかな温度変化であっても大きな膨張や収縮を示すことになるため，取り扱いに注意が必要である．このように熱膨張係数は歯科材料においてきわめて重要な因子である．歯科材料の熱膨張係数を表4-3に示す．

3）熱伝導率

　棒状の材料の一端を加熱すると，次第に加熱している反対の端も熱くなる．このように熱が物質内を伝わることを熱伝導といい，その速さを熱伝導率という．たとえば，インレーワックスの5 cmの長さの棒状のものは，手指で保持して先端をバーナーで直接加熱することが可能であるが，同様の形状の金属ではすぐに熱くなり保持することができない．これは，インレーワックスの熱伝導率が金属に比べてきわめて小さいことによる（厳密には比熱も関係する）．図4-3に示すように，熱伝導率が大きい物質と小さい物質の一端を加熱すると熱伝導率の大きなものほど熱の伝わり方が速く，小さいものは熱が伝わりにくい．単位は，W/m・℃であり，1℃の温度差の1 mの距離を1秒間に移動する仕事率（W：ワット）で表される．

　この熱伝導率も物質を構成する要素の結合力や自由電子の存在に依存するため，一般に金属材料＞セラミックス＞有機材料の順となる．金属のなかでは，貴金属のほうが卑金属より熱伝導率が大きい．口腔内では，義歯を装着している患者が飲食を行うときを考えると，熱い飲食物は義歯を通

表4-3 主な歯科材料の熱膨張係数

	熱膨張係数（x10⁻⁶/℃）
インレーワックス	300〜400
PMMA	70
コンポジットレジン	22.5〜44.7
象牙質	10.6
陶材	8.6〜13.3
エナメル質	11.4
チタン	8.4
ジルコニア	10〜10.5
コバルトクロム合金	14.5
金合金（14〜20K）	13.8〜14.1

（http://www.acrysunday.co.jp/products/date/01. html[2]；http://www.gcdental.co.jp/sys/data/file/ fetch/1349[5]吉田隆一，宮坂 平，1984[7]；Versluis A, et al, 1996[8]；Xu HC, et al, 1989[9]；RW Phillips, 1982[10]；http://www.kobelco.co.jp/products/titan/ characteristic/index.html[11]；Seiji Ban, 2008[12]より作成）

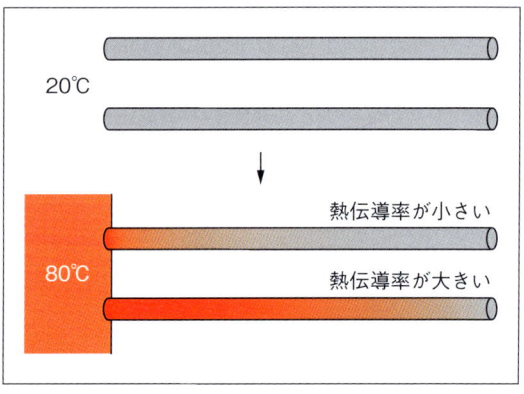

図4-3 温度を20℃に保った後，一端を80℃とした ときの熱伝導の模式図

表4-4 主な歯科材料の熱伝導率

	熱伝導率（W/mK）
インレーワックス	0.5
PMMA	0.2
コンポジットレジン	0.3〜0.8
象牙質	0.5
陶材	1.3
エナメル質	0.6
チタン	22.0
ジルコニア	2.5
コバルトクロム合金	8.4
金合金（14〜20K）	44.9

（高菜貞一ほか，2009[13]；齊藤仁弘ほか，1994[14]；平野 進ほか，1993[15]；杉浦友信，1960[16]；理科年表 2017[17]；伴 清治，2010[18]より作成）

　してその熱を感じるため，金属を部分的に使用している義歯とすべてレジンで製作されている義歯とでは，熱の感じ方が違う．さらに，窩洞にインレーで修復を行う場合には，金属製のインレーでは冷温刺激が歯髄に瞬間的に伝達されることが危惧される．これを防ぐために，金属製のインレー等では歯髄までの距離が近いときは断熱効果のある材料で歯髄を保護する操作（裏層）が行われる．

　このように，熱伝導率は，主に補綴装置が口腔内で機能するときに重要な因子となる．主な歯科材料の熱伝導率を表4-4に示す．

4）電気伝導率（導電率，電気伝導度）

物質の電気の通りやすさの指標を電気伝導率という．比抵抗（単位断面積をもつ単位長さの電気抵抗）の逆数で表され，電気伝導率が大きい（電気抵抗値が小さい）と，電気を通しやすく，電気伝導率が小さい（電気抵抗値が大きい）と電気を通しにくい．単位は，$\Omega^{-1}m^{-1}$である．電気は電子の流れであるため，自由電子を介して結合している金属材料は他の材料に比べて電気伝導率は大きい．金，銀，銅などの貴金属は電気伝導率が大きく，一般に卑金属は小さい．電流を流したときの発熱量は，電気抵抗値と電流値の二乗に比例する．したがって，同じ電流なら電気伝導率の小さい卑金属のほうが発熱量は大きくなるため，大きな電流を用いるアーク融解や高周波誘導による加熱は卑金属のほうが適しているといえる．液体では，イオン性化合物（酸，塩基，塩類）の水溶液（電解質溶液）は電気伝導率が大きく電気を通しやすいが，非電解質（糖類，アルコール類）溶液はほとんど電気を通さない．口腔内での金属の腐食は，金属が電池を形成し，その電流が唾液などの電解質溶液を介して流れることにより生じる．

5）光学的性質

光は電磁波の一種であり，人間の目を刺激するものを可視光線とよぶ．物質は，光により透過，吸収，屈折，散乱などの特性を示し，その違いにより物質の外観が異なる．ヒトの歯は，エナメル質の透明性と象牙質の不透明性を有し，色調も独特であるため，人工歯や修復物を天然歯と類似させることはかなりの困難を伴う．このような天然歯との見た目の類似性は審美性とよばれ，歯科の治療では重要性が高い．

（1）屈折率

物質の中を通過する光の速さは，物質の種類により異なるため，2つの物質が界面で接している場合，界面で物質に固有の角度で屈折する．このとき光の速度の比は界面の法線となす角度の正弦の比と一致し，これを相対屈折率といい，真空中と物質との屈折率を絶対屈折率という．一般的には，空気との相対屈折率を単に屈折率という．たとえば，空気中（入射角 i）から水中（屈折角 r）へ入射する光は，水面の法線となす角が小さくなるほうへ屈曲する．このときの屈折率 n_{12} は，

$$n_{12}=\sin i/\sin r$$

となる．逆に，屈折率の大きな水中から屈折率の小さい空気中に入射する光は，ある角度以上では外に出ることができずにすべて界面で反射されることになり，この角度を臨界角という．

一般に，光を透過する透明な材料であっても，粉体となると小さな粒子の界面で空気の屈折率の違いにより屈折を繰り返す結果，不透明となる．たとえば，シリカ粉末に入射した光は，一回目の屈折の後は，界面で入射角が臨界角より大きくなるため，全反射し，シリカ内から出るときは，最初の入射光とはまったく異なる方向となる．このようにして，光の波長に近い粒子径の粒子の集合では，乱反射を繰り返す結果，全体として不透明となる．しかし，このような粉体においても，屈折率が粉体の屈折率と同等である媒質で周囲を満たすと，全体として透明となる．歯科用のコンポジットレジンでは，透明性はフィラーとモノマーの屈折率を近づけることで得ている．

（2）色彩

光が物質にあたるとさまざまな色調を示す．ヒトの視覚はきわめて鋭敏であるため，天然歯の色調を再現するのは高度な技術が必要となる．物質の色は，明度，彩度，色相で表されるが，微妙な

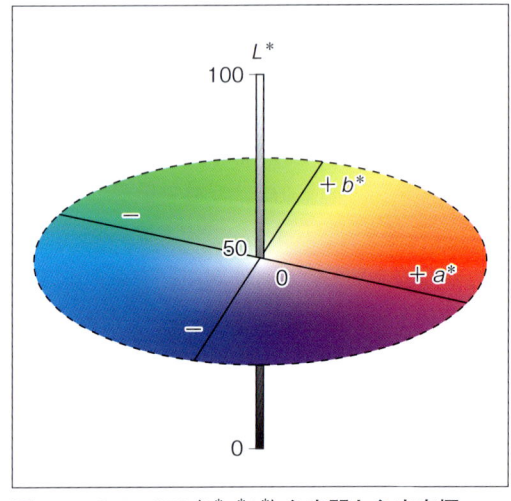

図4-4　CIE 1976 ($L^*a^*b^*$) 色空間と色度座標
(http://www.seilnacht.com/Lexikon/cielab3.html[19] より改変)

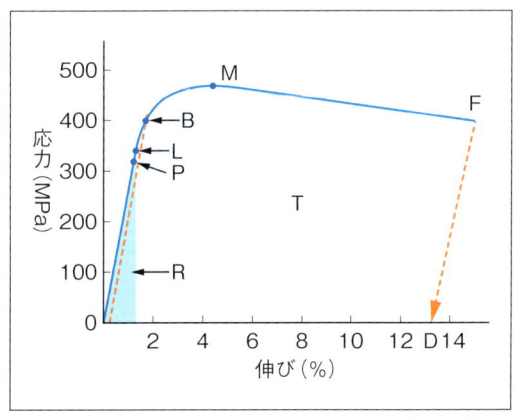

図4-5　金合金の引張試験時の応力-ひずみ曲線

色合いを正しく評価するために，世界的な基準が決められている．一般的な色空間を表す方法としては，CIE（国際照明委員会）のXYZ色空間（Yxy表色系）やCIE 1976 ($L^*a^*b^*$) 色空間（$L^*a^*b^*$表色系）が用いられる．このうち，$L^*a^*b^*$表色系はヒトの視覚に近似しているため，歯科において多用されている．この色空間を図4-4に示す．L^*は，明度に相当し，a^*およびb^*座標が色相を決定する．それぞれの色は，この三次元空間におけるL^*，a^*，b^*の3つの座標で定義され，2色の差（色差）は，2点間の距離（$\triangle E^*ab$）で求められる．

6）機械的性質

材料に力（荷重）を加えると伸びたり，縮んだり，曲がったりする．このような材料の力学的な特性を機械的性質という．

(1) 応力とひずみ

物体に荷重を加えたとき，単位面積あたりの力を応力といい，単位をMPaであらわす．この応力により物体に生じる変形の割合をひずみといい，単位のない無次元量であるが，一般的には％などで表される．金合金の引張試験を行ったときの荷重と伸びから応力とひずみを求めて描いた応力-ひずみ曲線を図4-5に示す．

図のように応力とひずみが比例する最初の部分から，次第に直線関係を外れ最大値を経て破断に至る曲線となる．このような応力-ひずみ曲線は，引張試験だけではなく，圧縮試験，曲げ試験などでも類似の曲線が得られる．応力-ひずみ曲線において，特徴的な応力，ひずみなどを表4-5に示す．

弾性限（図4-5のL）は，応力-ひずみ曲線上にあることは確かであるが，実際の材料試験により求めることは困難であるため，この代用として耐力を用いることが多い．耐力においては，塑性変形（永久ひずみ）を生じているが極めて塑性変形が小さいため，弾性限の代用として用いられる．また，弾性係数は，直線の傾きから求められ，弾性係数が大きい材料は，同じ応力でも小さい材料よりひずみが少なく硬い．

歯科材料は，さまざまな応力を加えて試験が行われ，得られた物性値でそれぞれの特徴が比較さ

表4-5 応力-ひずみ曲線の特徴的な物性値

特徴的な物性値	図4-5の記号	記号の由来	説　明
比例限	P	Proportional limit	応力とひずみが比例する上限の応力
弾性限	L	elastic Limit	弾性変形を生ずる上限の応力. この応力以上では塑性変形を生ずる.
耐力	B	Bearing force	ひずみを0.2%(他の%もある)右にずらして, 直線部分と平行に引いた直線と応力-ひずみ曲線との交点の応力. 弾性限の代替として用いる.
最大値	M	Maximum stress	応力-ひずみ曲線の最大応力で, 引張強さ, 圧縮強さ, 曲げ強さなどとよばれる.
破断点	F	Fracture point	試験した試料が破断する点. このときの応力はあまり意味がないが, ひずみは最大ひずみとなる.
最大ひずみ	D	maximum Deformation	破断後の永久ひずみ. 引張試験の伸びは, この最大伸びをいう.
弾性係数	E	Elastic modulus	応力とひずみの比例定数. 直線部分の傾き. バネの定数, ヤング率ともよばれる.
弾性エネルギー	R	Resilience	応力-ひずみ曲線の弾性限までの曲線とX軸で囲まれた面積. 弾性変形で吸収できるエネルギーを示す.
靱性	T	Toughness	応力-ひずみ曲線の破断点までの曲線とX軸で囲まれた面積. 破断までに吸収できるエネルギーを示す.

表4-6 静的試験法とその特徴

試験法	適応する応力	試料形状	試験法に適した歯科材料
圧縮試験	圧　縮	円柱状	石膏, 埋没材, セメント, アマルガム
引張試験	引　張	棒状, 板状	合金, 義歯床用レジン
間接引張試験	圧　縮	円盤状, 円柱状	石膏, 埋没材, セメント, アマルガム
曲げ試験	曲　げ	棒状, 板状	義歯床用レジン, コンポジットレジン, 陶材

れる. 荷重を加える速度がきわめて遅い試験を静的試験法といい, 衝撃力のように荷重速度が大きい試験を動的試験法という. 歯科に用いられる静的試験法とその特徴およびその試験法が適した歯科材料を表4-6に示す. また, 歯科材料に用いられる静的試験法を図4-6に示す.

(2) 圧縮試験

物体に圧縮応力を加えて行う試験を圧縮試験といい, 測定された最大応力を圧縮強さという. 一般に, ゴムや金のように伸びの大きな材料は, 圧縮応力により大きな変形を示して破断に至らないため圧縮試験には適さず, 脆性材料のほうが適している. また, 図4-6のように円柱状試料に高さ方向から荷重を加え試験を行うため, 試料が長すぎても短すぎても正しい測定値が得られない. 通常は, 直径の1〜1.5倍の長さの試料を用いる. 円柱状試料の直径をd(mm), 破断までの最大荷重をP(N)とすると, 圧縮強さCs(MPa)は加えた応力を断面積で除すればよいため, 以下の式で求められる.

$$Cs = P/(\pi(d/2)^2) = 4P/(\pi d^2)$$

(3) 引張試験

物体に引張荷重を加えて行う試験を引張試験という. 陶材やガラス状の材料は, 引張試験を行う

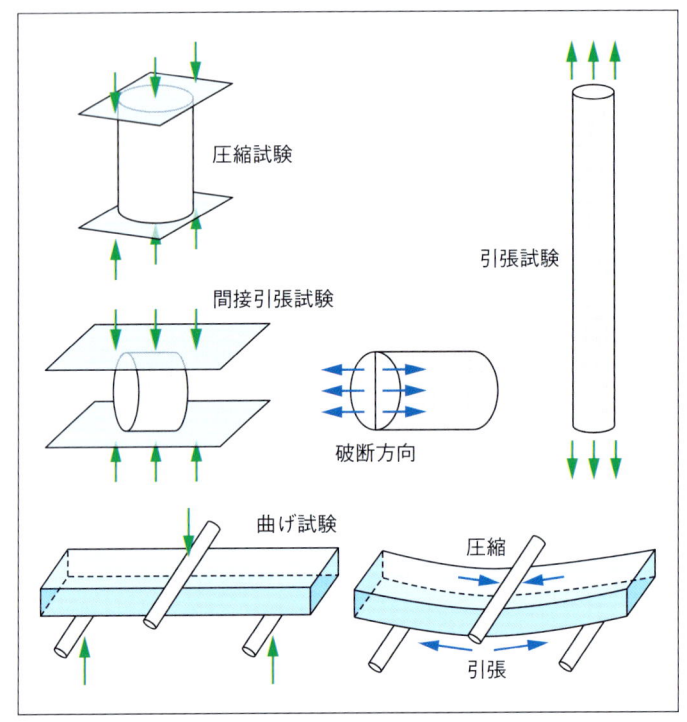

図4-6　各種試験法の模式図

ためにしっかりと試料を把持する必要があるが，この把持するときの圧力が大きいと破壊されてしまう．このため，脆性材料を試験することはできず，延性材料の試験に用いられる．瓢箪に類似した特別な形（ダンベル形）の試料を用い，特別な治具を用いて直接引張強さを求める場合もあるが一般的ではない．図4-6のように棒状試料の直径をd（mm），破断までの最大荷重をP（N）とすると，引張強さTs（MPa）は圧縮強さと同様に以下の式で求められる．

$$Ts = P/(\pi\,(d/2)^2) = 4P/(\pi d^2)$$

（4）間接引張強さ

脆性材料の引張試験が困難であるため，代替の方法として円盤状試料を直径方向に寝かせて，直径方向に荷重を加えて試験を行う方法を間接引張試験，圧裂試験またはダイアメトラルテストなどという．破断した試料を調べると，図4-6のように荷重を加えた方向と垂直方向の引張応力により破断しているため間接引張試験とよばれる．円盤状試料の直径をd（mm），厚みをl（mm），破断までの最大荷重をP（N）とすると，間接引張強さDs（MPa）は以下の式で求められる．

$$Ds = 2P/(\pi d l)$$

（5）曲げ強さ

曲げ応力に対する強度試験として，曲げ試験が行われる．歯科では一般に図4-6に示すような三点曲げ試験が行われる．試料を両端で支持し中央に荷重を負荷すると，試料はたわみを生じ，荷重を負荷した面は圧縮応力を生じ，反対側の面は引張応力を生じる．試料の支点距離をl（mm）とし，板状試料の厚みをt（mm），幅をw（mm）として，破断までの最大荷重をP（N）とすると，曲げ強

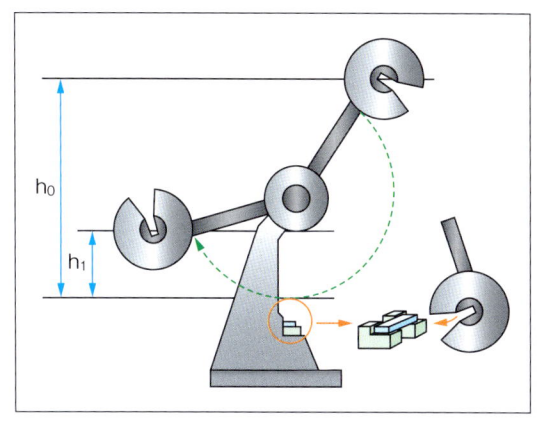

図4-7　シャルピー衝撃試験機の模式図

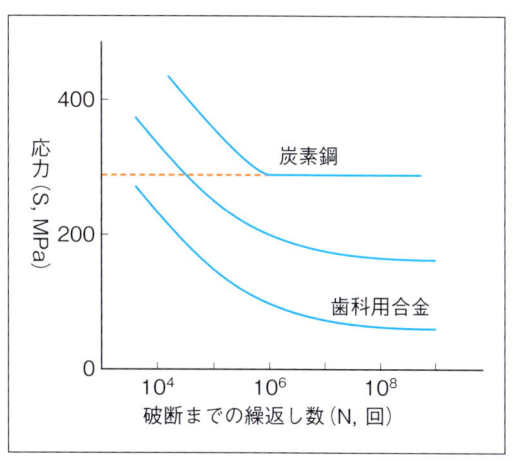

図4-8　疲労試験の結果（S-N曲線）

さBs（MPa）は次式で与えられる．

$$Bs＝3Pl/(2wt^2)$$

（6）衝撃強さ

　錘を振り下ろし，測定した物体を打ち壊すのに要するエネルギーを衝撃強さといい，代表的な動的試験法である．アイゾット衝撃試験，シャルピー衝撃試験，落錘試験などがある．シャルピー衝撃試験機の模式図を図4-7に示す．図のように，摩擦なしでスムーズに動く振り子は試料がなければ振り上げたときと同じ角度まで振り上がる．試験は，開始時の振り子の振り上げ角と試料を破壊した後の振り子の振れ角から破壊に要するエネルギーを算出する．図4-7から，開始時の振り子の高さをh_0（m），破壊後の振り子の高さをh_1（m）とすると，破壊に要するエネルギーUは，ハンマーの質量をm（kg），重力加速度をg（m/s^2）とすると位置エネルギーの差として$mg(h_0-h_1)$（J）で求められる．シャルピー衝撃試験は，図のように試験片を両端で支え，中心をハンマーで破壊するが，アイゾット衝撃試験では，試料の片方の一端だけを支持して行う点が異なる．また，錘を垂直に落下させて，破壊に要する高さや破壊時の衝撃エネルギーを電気的に検出して破壊エネルギーを測定する落錘式衝撃試験がある．

（7）疲労

　物体に1回加えただけでは塑性変形を生じないような小さな応力であっても，何回も繰り返し加えると破断することがある．負荷する応力と破断までの繰り返し数をプロットすると図4-8のような曲線が得られる．この曲線をS-N曲線という．この曲線の平坦部分となる応力以下では，疲労破壊を生じないこととなるため，この応力を疲労限とよぶ．炭素鋼などの材料は，S-N曲線にフラットな部分が明確に現れて疲労限がはっきりとわかるが，歯科用合金などでは，明確でないことが多いため，便宜上10^6回以上で破断しない応力を疲労限とすることがある．

（8）硬さ

　口腔内で用いる材料は，歯と咬合により直接接触する場合には硬さが重要な因子となる．硬すぎる材料を口腔内で用いると対合歯を傷つけることもありうる．物体の硬さは，一般に圧痕法，衝撃

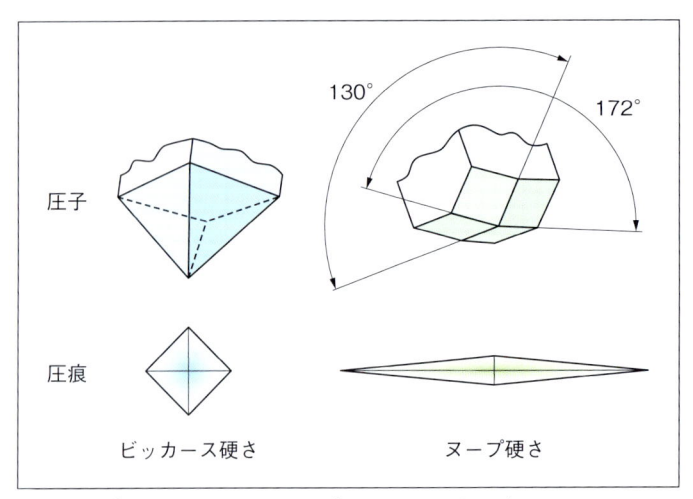

図4-9　ビッカース硬さ・ヌープ硬さの圧子と圧痕

法，引っかき法（モース硬さ，マルテンス硬さ）の3種類で測定される．

(a) 圧痕法

　圧痕法は，ダイヤモンドなどの圧子を一定の荷重で試料に押し付け，生じた圧痕の表面積や深さなどから硬さを算出する方法である．ビッカース硬さとヌープ硬さに用いる圧子とその圧痕の形状を図4-9に示す．ビッカース硬さでは，圧痕の2つの対角線の長さの平均値から硬さを算出する．ヌープ硬さは，図4-9のような細長い菱形となるため，長軸のみの長さから硬さを算出する．たとえば，ガラスのようなきわめて脆い材料では，ビッカース硬さ試験を行うと圧痕の周辺が破折するため圧痕の対角線が測定できないことがあるが，ヌープ硬さ試験では長軸方向の周囲では破折が起こりにくいため測定可能となる．このようにヌープ硬さはビッカース硬さより脆い材料の試験に適している．また，いずれの圧痕も10〜500 μm程度であるため，適切な厚みと大きさをもち，滑らかな平面の試料で試験を行う．

(b) 衝撃法

　衝撃法は，一定の高さから鋼球などを落下させ，その跳ね返り高さから硬さを求める．ショア硬さ試験機は持ち運び可能で測定も簡便であるが，測定値は材料の硬さだけでなく弾性係数にも影響を受けるため，やや信頼性に欠ける．

　各種の硬さ試験の特徴を表4-7に示す．また，代表的な歯科材料のビッカース硬さを表4-8に示す．材料が同じでも，試験法により硬さの値は異なる．たとえば，モース硬さでは，硬さの最大値はダイヤモンドの15であるが，ジルコニアのビッカース硬さは1,200 HV前後となる．

9) その他の機械的性質

　金属材料は，機械的に加工するとさまざまな形に変形させることが可能であり，無機材料は，硬いが衝撃や引張応力に弱い．有機材料は，他の材料に比べて軟らかく，応力により容易に変形する．このような材料の機械的性質の特徴を示す用語を表4-9に示す．

　塑性による変形は永久ひずみともよばれ，塑性変形しやすい性質を可塑性という．延性は展性と

表4-7 硬さ試験法とその特徴

分 類	試験法	圧 子	圧痕等の測定部位	特 徴
圧痕法	ビッカース硬さ(HV)	ダイヤモンド四角錐	対角線の長さ	歯科で多用
	ヌープ硬さ(HK)	ダイヤモンドの菱形四角錐	長いほうの対角線の長さ	陶材等の脆性材料にも適用可能
	ブリネル硬さ(HB)	鋼球	球形の直径	比較的大きな試験片
	ロックウェル硬さ(HR)	鋼球, ダイヤモンド円錐	押し込み深さ	比較的大きな試験片
衝撃法	ショア硬さ	鋼球	跳ね返り高さ	持ち運び可能で簡便
引っかき法	モース硬さ	各種標準鉱物	傷の有無	尺度が少ない
	マルテンス硬さ	鋼鉄製針	一定値の溝幅となる荷重	石膏や埋没材に用いられる

表4-8 歯科材料の硬さ

	ビッカース硬さ(HV)
PMMA	19〜20
コンポジットレジン	36〜70
象牙質	66.5
陶材	300〜700
エナメル質	318
チタン	100〜180
ジルコニア	1,100〜1,300
コバルトクロム合金	320〜370
金合金(14〜20K)	95〜320
炭素鋼(焼入)	350〜500
石英(水晶)	1,103
タングステンカーバイド	1,700
サファイア(Al_2O_3)	2,300
シリコンカーバイド	2,350
ダイヤモンド	7,140〜15,300

(伴 清治, 2007[6];http://www.acrypet.com/acrypet_J/sasshosei.html[20];宮本弘平ほか, 2002[21];http://www.shofu.co.jp/product1/contents/hp1089/index.php?CNo=1089＆No=1810[22];http://www.yamakin-gold.co.jp/prdct_dental/alloy/golda03.html[23];http://www.toishi.info/metal/hardness.html[24];http://www.itp-co.jp/technical.html[25];JIS B6913：1999, JIS H4650：2016より作成)

あわせて展延性という言葉で表現されることが多いが,必ずしも延性が優れているものが展性に優れるとは限らない.たとえば,純金は延性,展性ともに優れた金属であるが,鉛は展性には優れて延性は劣る.靱性は破壊までに吸収できるエネルギーに比例した性質であり,応力-ひずみ曲線の破断点までの曲線の下の面積で求められる.材料は,短い時間軸でみると弾性体として働くが,長い時間軸でみると粘性体(液体)として働く.このような性質を粘弾性といい,クリープや応力緩和などの現象を説明するのに用いられる.クリープは,印象材,ワックス,アマルガムなどの性質

表4-9　その他の機械的性質

性　質	説　明	例
弾　性	外力により変形し，外力を除くと変形がもとに戻る性質	バネを引張ると伸び，放すともとに戻る
塑　性	外力により永久変形を生ずる性質	粘土を指で押すと指の形に変形する
延　性	引張応力に対して伸びを示す性質	金は引張りに対して大きな伸びを示す
展　性	打撃や圧延により拡がる性質	金は槌打を繰り返すと大きく拡がる
脆　性	外力によりほとんど変形を示さず破壊する性質	陶器に大きな荷重を加えると変形せずに破壊する
靭　性	外力を加えても変形するが容易に破壊しない性質	板バネは変形させるのに大きな力を要し破断させるのは困難である
クリープ（フロー）	応力を一定にしておくと時間経過とともにひずみが増大する現象	ゴムで錘を吊るしておくと時間が経つと伸びが大きくなる
応力緩和	ひずみを一定にしておくと時間経過とともに応力が減少する現象	一定の間隔にバネを伸ばして放置すると時間経過とともにバネの引張る力が弱くなる

に関係し，応力緩和は，ワックスパターンの変形防止や印象材などに関係している．

4　化学的性質（吸水性，溶解性，金属の腐食）

1）吸水性

　歯科材料は口腔内で用いられるため，吸水性が問題となる．金属やセラミックスはほとんど吸水性を示さないが，有機材料は比較的大きな吸水性を示す．材料は吸水すると膨張を示し，物性が低下する．有機材料では高分子材料が代表的なものであるが，高分子材料は吸水性の大きなものから，テフロンのようにほとんど吸水性を示さないものまで種類によりさまざまである．一般的に吸水率は温度が上昇すると大きくなる傾向を示すため，義歯などを沸騰水で洗浄するなどの操作は応力開放に伴う変形という点からも避けるべきである．義歯床用として用いられるアクリル樹脂の吸水率は，室温で0.3～0.4％である．

2）溶解性

　材料は口腔内で長時間用いられるため，唾液などに曝されても安定であることが求められる．すなわち，材料は溶液中で溶解せずに安定に存在することが求められるが，実際には，一部溶解する場合がある．金属の溶出量は一般的にきわめて小さいが，溶出物が毒性を示したり，タンパク質と結合してアレルゲンとなることがあり，注意が必要である．たとえば，歯科用合金のなかで比較的溶解量が大きいアルミニウムは，溶解量が最大でも$0.15\,\mu g/mg/$日以下であるのに対して，ニッケルチタン合金からのニッケルの溶解量は$4.4\,\mu g/mg/$日ときわめて大きく，アレルギーの原因となりうる．また，わずかではあっても，少量で毒性やアレルゲンとなることもある．

　一方，セラミックスや有機材料は，かなり溶解性が大きいものがあるため注意を要する．とくに，アレルゲンや組織に刺激性のある成分が溶出する材料に注意すべきである．このような溶解性が問題となるのは，セメント，レジン，コンポジットレジンなどである．歯科用レジンは酸や塩基には比較的安定であるが，アセトンなどの有機溶媒には溶解する．また，レジンに含まれる可塑剤などは水に溶解するため，長期間の浸漬により溶出することになる．セメントは，レジン系のもの

を除くと，すべて酸–塩基反応で硬化し，塩を形成するため，溶解度の差はあるが水や酸に対して大きな溶解性を示す．この溶解性は他の材料と比べてかなり大きいため，セメントでは崩壊性とよばれる．歯科用セメントの水に対する崩壊率は0.03〜0.14%，乳酸に対しては0.20〜0.39%にも達する．

3) 腐食

　歯科においては，腐食とは，金属が化学反応により錆などの外見に異常をきたし崩壊する現象である．これは金属が酸化することによる．貴金属は空気中では酸化しないが，鉄などは容易に酸化して錆を生じる．この酸化のしやすさは，一般的にはイオン化傾向に従うが，腐食のしやすさは必ずしもイオン化傾向だけでは論じられない．たとえば，イオン化傾向の大きいアルミニウムは表面がただちに酸化するが，その酸化膜が不動態皮膜とよばれる強固な被膜となるため内部への酸化が防がれ耐食性に優れた材料となる．また，18-8ステンレス鋼(18% Cr-8% Ni-Fe合金)のように合金化することにより耐食性を得ているケースもある．

　このように大気中での腐食は，酸素との直接的な化学反応により生じるが，水分の存在はさらに腐食を促進させる．唾液は電解質溶液であり，たとえば2種類の金属が口腔内に存在すれば，どちらかが陽極となり，もう一方の金属が陰極となって電池を形成し，陽極側の金属が腐食することになる．同種の金属であっても電池が形成されることもあり，口腔内は金属にとってきわめて過酷な環境であるといえる．

5　生物学的性質

1) 生物学的安全性

　口腔内で用いる材料は，生物学的に安全でなければならない．このため，生体に対して細胞毒性や組織刺激性を示さず，起炎性，溶血性や血栓形成性がなく，タンパク質変性を起こさず，抗原性や発がん性などの為害作用を示さず，生体となじみ，共存できる性質が必要とされる．

　たとえば，かつては融解時の流動性をよくするために金銀パラジウム合金にカドミウムが添加されていたが，カドミウムがイタイイタイ病の原因物質であることが判明してから，添加されなくなった．歯科においては，水銀化合物であるアマルガムが充塡材として長年にわたり用いられてきたが，わが国においては，水俣病の原因物質であることと，代替となるコンポジットレジンやグラスアイオノマーセメントの開発が著しく進んだことにより，ほとんど使われることはなくなりつつある．現在，国内では歯科用アマルガムは販売されていない．さらに，2017年に発効した水俣条約は水銀の環境への排出を厳しく規制するものであり，充塡されたアマルガムの除去についても，除去時の水銀蒸気の発生と排水中への水銀の混入は注意が必要である．

　また，コバルトクロム合金にベリリウムが添加されていたことがあるが，ベリリウムは，研磨により生じる粉塵の毒性がきわめて大きいことが知られており，発がん性もあるとされている．毒性以外にも，アレルギー反応を引き起こす原因となる物質も存在する．たとえば，矯正治療に用いられるワイヤーは，18-8ステンレス鋼やニッケルチタン合金であり，ニッケルアレルギーのアレルゲンとなる．金属以外では，義歯床用レジンに含まれる可塑剤であるフタル酸エステル，重合開始剤，残留モノマーなどがアレルゲンとなる．

表4-10　歯科材料の為害作用

毒性等	歯科材料
生体に有害，蓄積性	Be, Cd, Hg, As, V, Ni, Se, Sn, Sb, Pb, Bi
アレルギー感作能の強い金属	Ni, Hg, Cr, Co, Ag合金
アレルギー感作能あり（金属以外）	モノマー（MMA, bis-GMA, UDMA, TEGDMA），重合禁止剤（ハイドロキノン），重合開始剤（過酸化ベンゾイル），ユージノール，可塑剤（ジブチルフタレート），シリコーンゴムのキャタリスト
アレルギー反応低い	陶材，チタン
内分泌攪乱（環境ホルモン様物質）	bis-phenol A（コンポジットレジンモノマーの原料），可塑剤（フタル酸エステル類）

表4-11　歯科材料の生体適合性

反応性	周囲組織の反応	インプラント用材料
生体許容性（biotolerant）	結合組織性被膜〔線維性結合組織（fibrointegration）の被膜〕を形成（被包化）	ステンレス鋼，Co-Cr（-Mo）合金
生体不活性（bioinert）	骨組織と直接接触（osseointegration）	チタン，アルミナ，ジルコニア
生体活性（bioactive）	積極的に組織と反応（骨組織とは化学的に結合），直接化学的に結合（biointegration）	アパタイト，バイオガラス，β-TCP（リン酸三カルシウム）
生体吸収性（bioresorbability）		ポリグリコール酸（PGA），ポリ乳酸（PLA），乳酸グリコール酸共重合体（PLGA）

　歯科用で為害作用を示す物質を表4-10に示す．

2）生体適合性

　歯科材料は，口腔内で生物学的に適合性を示す必要がある．さらに，インプラント体などのように生体内に埋入して用いられる材料については，より高度な安全性が求められる．インプラント用材料は，生体内での反応により生体許容材料，生体不活性材料，生体活性材料に大別される．それぞれの特徴と材料を表4-11に示す．これ以外に，インプラント用材料ではないが，歯周病治療などに用いられるポリグリコール酸（PGA）やポリ乳酸（PLA）は生体活性材料であり，これにβ-TCPを加えた3つは特に，生体吸収性材料ともよばれる．これらの材料は体内への埋入が可能である．また，骨の再生にかかわる材料もあり，骨がもともと存在する場所に新しく骨を形成する性質を骨伝導性といい，骨伝導性を有する材料は骨再生の足場材となる．また，骨の有無にかかわらず新しく骨が形成される性質を骨誘導性といい，このような性質を有する人工材料は現在のところ開発段階である．

文献

1）吉田隆一ほか：歯科用ワックスの種類と使用上の注意点．日本歯科評論，384：35-44，1974．
2）アクリサンデー株式会社．アクリル板の物性．http://www.acrysunday.co.jp/products/date/01.html．
3）廣瀬英晴ほか：歯冠補綴用コンポジットレジンの密度，重合収縮率，フィラー含量および熱膨張係数．歯材器，25：62-68，2006．
4）堤　定美，関野雅人：歯科用セラミックスの理工学的性質．補綴誌，43：194-202，1999．

5) 株式会社ジーシー．歯科用金属の物理的性質．http://www.gcdental.co.jp/sys/data/file/fetch/1349/．

6) 伴　清治：オールセラミックレストレーションを実現するためのジルコニアの材料特性．歯科学報，107：670-684，2007．

7) 吉田隆一，宮坂　平：歯科材料と寸法変化　その2，ワックスからメタルボンドまで．ザ・デンタル，3：461-469，1984．

8) Versluis A, et al：Thermal expansion coefficient of dental composites measure with strain gauges. Dental Materials, 12：290-294, 1996.

9) Xu HC, et al. Measurement of thermal expansion coefficient of human teeth. Aust Dent J, 34：530-535, 1989.

10) Phillips RW：Skinner's Science of Dental Materials 8th ed. WB Saunders Company, Philadelphia, 1982.

11) 株式会社神戸製鋼所．チタンと各種材料の物質的性質．http://www.kobelco.co.jp/products/titan/characteristic/index.html．

12) Ban S：Reliability and properties of core materials for all-ceramic dental restorations. Jpn Dental Sci Review, 44：3-21, 2008.

13) 髙菜貞一ほか：相変化現象を伴う電子機器の熱解析への熱回路網法の応用．日本伝熱学会論文集，17：105-112，2009．

14) 齊藤仁弘ほか：歯科材料の熱的性質に関する研究．歯材器，13：340-345，1994．

15) 平野進ほか：光重合型コンポジットレジンの熱的性質．歯材器，12：759-764，1993．

16) 杉浦友信：人歯エナメル質・象牙質および象牙の熱伝導率に関する研究．口病誌，27：344-360，1960．

17) 国立天文台：理科年表　平成30年．丸善出版，東京，2017，419．

18) 伴　清治：ジルコニア系材料の種類と特性．宮﨑隆ほか編：設計操作臨床　ジルコニアレストレーション．医歯薬出版，東京，2010，22-37．

19) http://www.seilnacht.com/Lexikon/cielab3.html．

20) http://www.acrypet.com/acrypet_J/sasshosei.html．

21) 宮本弘平ほか：各種照射器によるコンポジットレジンの硬化ならびに歯質接着性．接着歯，20：187-197，2002．

22) 株式会社松風．金属製品一覧表．http://www.shofu.co.jp/product1/contents/hp1089/index.php?CNo=1089＆No=1810．

23) YAMAKIN株式会社．歯科用貴金属合金．http://www.yamakin-gold.co.jp/prdct_dental/alloy/golda03.html．

24) 金属硬度の一覧表と硬度の比較．http://www.toishi.info/metal/hardness.html．

25) itp株式会社．先端球の材質について．http://www.itp-co.jp/technical.html．

第2編 歯科材料各論

第 5 章　歯科技工関連材料

Ⅰ｜印象材

1　印象採得法

1）印象材とは

　印象材とは，口腔内の状態を型取りするための材料である．コンポジットレジンによる充塡や歯冠修復などは口腔内で直接作業することができるが，金属や陶材を用いた修復を口腔内で直接行うことはできない．修復物を製作したり，また，咬合状態などを調べたりするために，口腔内の状態を忠実に再現した模型を使って，口腔外で診断，作業しなければならない．この模型をつくるためには型が必要となり，その型取りをする材料が印象材である．型取りすることを印象採得という．

　温度変化や練和などで印象材を流動性のある状態にし，口腔内に挿入して圧接する．そのままの状態で保持し，印象材が硬化したら，口腔内から外して印象採得を行う（図5-Ⅰ-1）．口腔内から外すことを印象材の撤去という．すなわち，印象採得とは，印象材の軟化→口腔内に挿入・圧接→保持して硬化→撤去の一連の作業からなっている．また，印象採得する際には1種類の印象材のみで印象採得する場合と，2種類の印象材を組み合わせて印象採得する連合印象とがある．

　歯科用印象材には，湿潤下，短時間で正確かつ精密な型取りができるという性質が要求される．歯の形態をみてみると，歯頸部は歯冠部より小さくなっており，アンダーカットとなっている（図5-Ⅰ-2）．歯科用印象材には，安全性はもちろん，このアンダーカットの形を忠実に再現すること

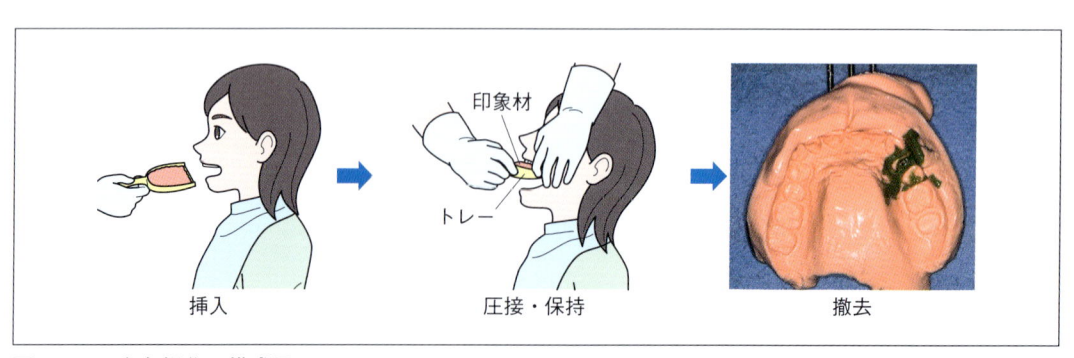

挿入　　　　　　　　圧接・保持　　　　　　　撤去

図5-Ⅰ-1　印象操作の模式図

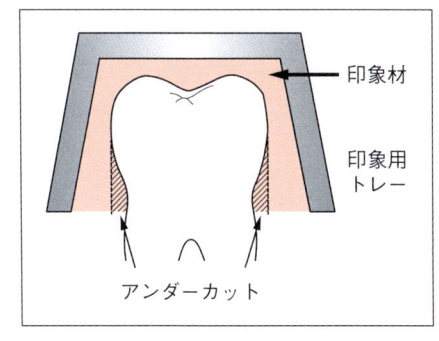

図5-I-2　アンダーカット
図中に細矢印で示した斜線の範囲が，印象材撤去時に引っかかるくぼんだ部分でアンダーカットといわれる．

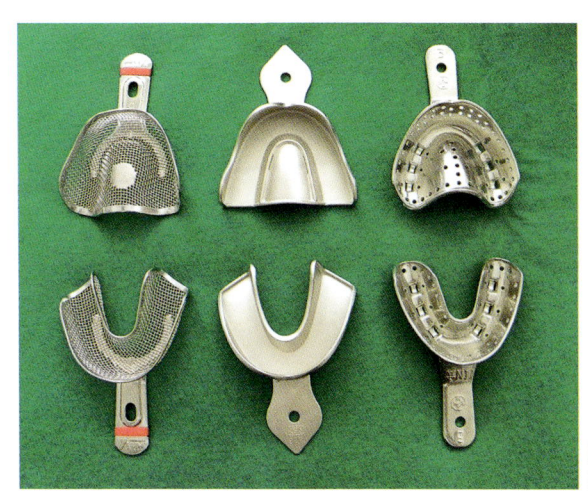

図5-I-3　有歯顎用トレー
左から，網トレー，リムロックトレー，IN式トレー．

が要求される．

2) 印象採得用トレー

　印象採得する際に，軟らかい状態の印象材を保持して圧接するためには，印象材を口の中まで運ぶ容器が必要である．その容器のことをトレーとよぶ．トレーは印象材の種類や使用部位によって使い分ける必要がある．使用部位では，有歯顎用，無歯顎用，上顎用，下顎用，部分歯列用などに分けられる（図5-I-3〜5）．既製トレーはほとんどが金属でできている．一方，患者個人に合わせて使用する個人（個歯）トレー（図5-I-6）はトレーレジンやモデリングコンパウンドで製作する．

　有歯顎用トレーは主にアルジネート印象材での印象採得に使用される．網トレー，リムロックトレー，IN式トレーの3種類が臨床で使用されている（図5-I-3）．いずれも，印象材撤去時に硬化した印象材がトレーから外れないように工夫されている．網トレーは金網でできており，細かい網目でアルジネート印象材を保持している．リムロックトレーは印象トレーのふちのアンダーカット部で印象材を維持する構造になっている．ふちで保持するので，リムロック（ふちの英語がリムrimで，保持がロックlock）構造という．IN式トレーは小孔で印象材を保持している．部分歯列用トレーは片顎の一部を印象採得する場合に使われる（図5-I-4）．

　寒天印象材は寒天単独で印象採得する場合と，アルジネート印象材と組み合わせて印象採得する

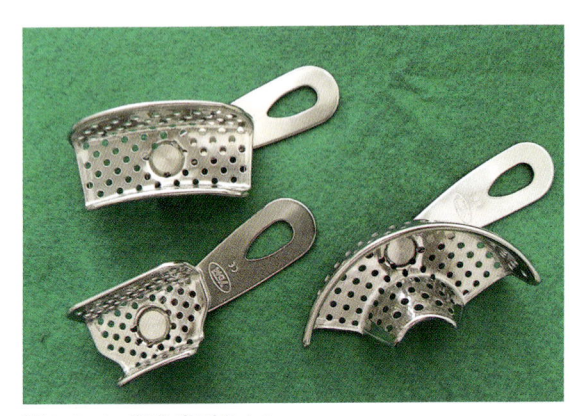

図5-I-4　部分歯列用トレー

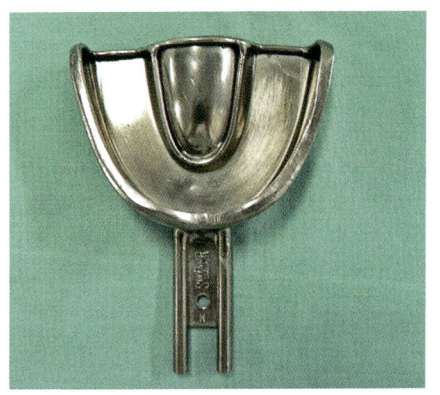

図5-I-5　寒天印象用トレー（有歯顎用）

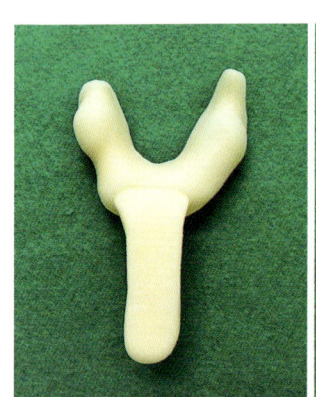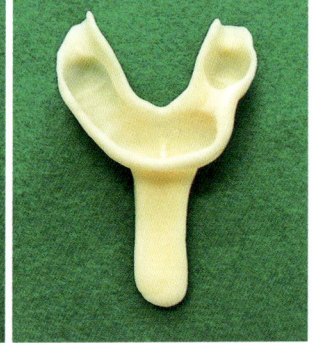

図5-I-6　個人トレー

場合がある．寒天単独で印象採得する場合のトレーは，冷却用の水を流すようになっている（図5-I-5）．水を流して，寒天印象材を冷却硬化させて使用する．しかしながら，現在では寒天印象材単独で使用する場合はほとんどなく，このトレーを使用する頻度は減少している．

無歯顎用トレーは，主にモデリングコンパウンドを用いて無歯顎の粘膜面を印象採得する場合に使用される．

個人トレーは既製トレーとは異なり，患者個人の口腔内の形態にあわせて製作したトレーである（図5-I-6）．トレーレジンで製作する場合，まず，最初にアルジネート印象材で印象採得を行って，石膏模型を製作する．この石膏模型にパラフィンワックスを軟化圧接し，そのうえでトレーレジンを圧接して，重合硬化させる（図5-I-7）．重合硬化後，模型から外し，パラフィンワックスを取り除いて使用する．パラフィンワックスの厚みがシリコーンゴム印象材の厚みになるので，印象材の厚みを均一にすることができ，その結果，印象材の硬化収縮や印象材を撤去する際の永久変形を小さくすることができ，正確で精密な印象採得をすることができる．

3）概形印象と精密印象

印象採得は模型を製作するために行う．通常は石膏模型を製作する．診断や補綴装置の設計，記

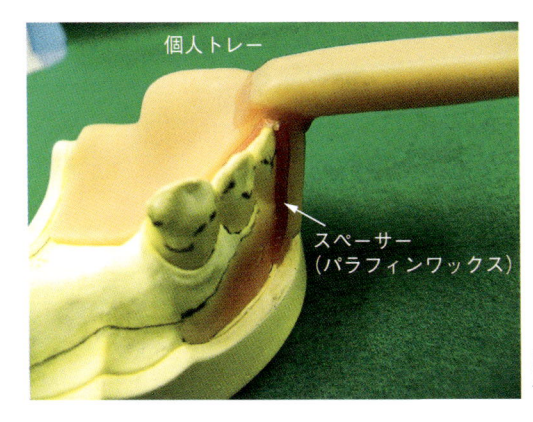

個人トレー

スペーサー
（パラフィンワックス）

図5-I-7　パラフィンワックスで製作したスペーサーと個人トレーの断面図

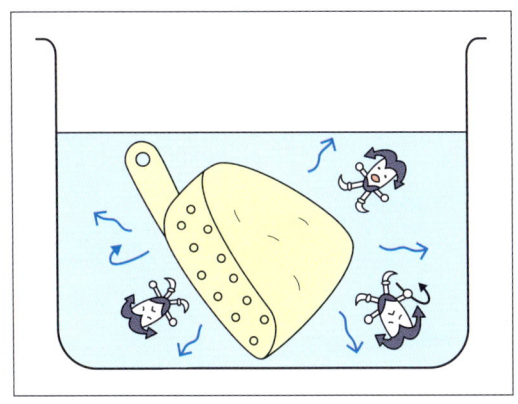

図5-I-8　印象材の消毒
（全国歯科衛生士教育協議会，1999[1]，107より）

録，研究用模型には高い精度は必要とされない．一方，最終的な補綴装置を製作するための模型（作業用模型）には高い精度が必要とされる．研究用模型を製作するための印象を概形印象といい，作業用模型を製作するための印象を精密印象という．

　有歯顎の概形印象では主にアルジネート印象材が，無歯顎の概形印象ではモデリングコンパウンドが主に用いられる．有歯顎の精密印象では，寒天–アルジネート連合印象やシリコーンゴム印象材が用いられる．付加型シリコーン連合印象の場合は，個人トレーを用いて印象採得を行う．無歯顎の精密印象の場合には，モデリングコンパウンドや酸化亜鉛ユージノール印象材を用いて精密印象を行う．

4）印象材の消毒

　印象採得時には，印象面は血液や唾液の汚染を受けやすい．また，感染症を有する患者からの感染対策として，印象材を消毒することが推奨されている．印象撤去後，まず水洗して付着物を除去した後に，次亜塩素酸ナトリウムやグルタールアルデヒド水溶液などの薬液に浸漬する（図5-I-8）．浸漬時間が長いほど十分な殺菌効果が得られるが，寒天印象材やアルジネート印象材のようなハイドロコロイド印象材では，印象面の寸法変化やその後に製作する石膏模型の表面性状への影響が問題となる．それに対して，電解水への浸漬では，電解水の強力な除菌効果のため30秒〜

1分ときわめて短時間の処理で十分な殺菌効果が得られる．浸漬時間が短いので，印象面やその後の石膏模型の表面への影響がなく，有用な殺菌方法である．

2　分類

現在歯科臨床で使用されている印象材としては，水を主成分とするハイドロコロイド印象材である寒天印象材およびアルジネート印象材，合成ゴムからなるシリコーンゴム印象材およびポリエーテルゴム印象材，硬化体が硬い性質を示す非弾性印象材であるモデリングコンパウンド，酸化亜鉛ユージノール印象材などがある．寒天印象材は，以前はチューブタイプもあったが，現在はアルジネート印象材と組み合わせる連合印象法が主流であり，カートリッジタイプの印象材を流動性のある状態にし，注入用シリンジを用いて使用する．複模型を製作するための複印象用としても使われている．その他に口腔粘膜の形態や動きを印象採得する印象材もある（**10**「アクリル系機能印象材」参照）．

印象材はまず弾性があるかないかで分類される（表5-I-1）．弾性がある印象材は，硬化体がゴムとしての性質を示すので，変形することができる．非弾性印象材は，硬化体が硬く変形することができない．

1）硬化反応による分類

また，固まり方によって，化学反応で硬化する印象材と温度変化で硬化する印象材に分かれる（表5-I-1）．化学反応で硬化する印象材は，粉と水を練る，あるいはペーストとペーストを練るというように練和する作業が必要になる．練和後の軟らかい間に印象採得を行う．温度変化で硬化する印象材は，室温では硬化した状態になっている．加熱して流動性のある状態にした後，口腔内で冷やして固めて使う．練和の作業は必要ない．化学反応で硬化する印象材は，一度硬化した後で再び軟化させることはできないので，不可逆性印象材といわれる．温度変化で硬化させる印象材は，一度固めた印象材は再加熱すれば再び流動性のある状態にすることができるので，可逆性印象材といわれている．しかしながら，実際にはいったん口腔内で印象採得に使用した印象材は，感染予防の観点からも再加熱して使用すべきではない．

2）弾性の有無による分類

アンダーカットのある部位を印象採得するときには，弾性印象材を使用する．まず，印象材がアンダーカット部のすみずみまで流れ込んでいく．印象材を撤去するとき，硬化したアンダーカット部の印象材は弾性があれば圧縮されて変形し，撤去することができる（図5-I-9）．印象材に弾性がないとアンダーカット部で縮むことができず，印象材を撤去することができない．撤去した後，弾性印象材の圧縮された部分がもとに戻ることが大切である．弾性印象材の圧縮のされやすさを弾性変形（弾性ひずみ），一度圧縮された印象材がもとに戻る割合を弾性回復，もとに戻らない割合を永久変形（永久ひずみ，塑性変形）という．すなわち，アンダーカット部の印象採得をする際には，硬化した印象材に適度な弾性変形があり，永久変形はできるだけ小さいほうがアンダーカット部の再現性に優れている．

シリコーンゴム印象材，ポリエーテルゴム印象材は合成高分子である合成ゴムを主成分としており，合成ゴム質印象材といわれる．これらの印象材はベースペーストとキャタリストペーストとい

表5-I-1　印象材の分類

弾性の有無		化学反応で硬化（不可逆性）	温度変化で硬化（可逆性）
弾性印象材	ハイドロコロイド印象材	アルジネート印象材	寒天印象材
	ゴム質印象材	シリコーンゴム印象材 ポリエーテルゴム印象材	
非弾性印象材		酸化亜鉛ユージノール印象材	モデリングコンパウンド

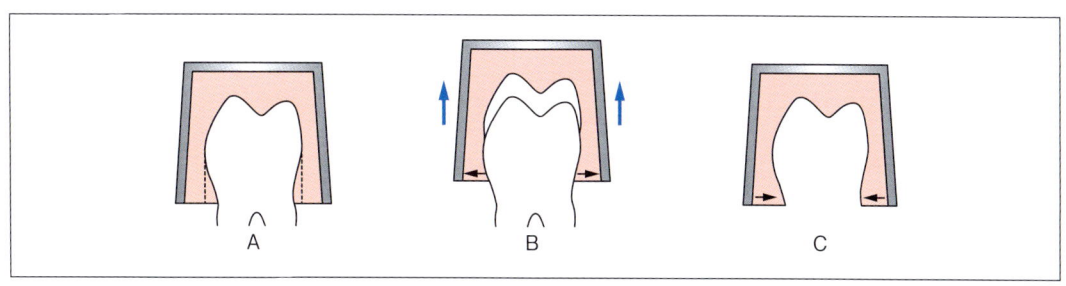

図5-I-9　アンダーカットのある場合の印象採得
A：撤去前．破線の内側がアンダーカット部を示す．B：撤去時．アンダーカット部にある印象材は弾性変形して歯冠部の大きさまで広げられている．C：撤去後．アンダーカット部にあった印象材は弾性回復してもとの大きさまで戻り，正確な印象が得られる．
（全国歯科衛生士教育協議会，1999[1]，106より）

う2種類のペーストを練和して使用する．ベースペーストにゴムの成分が，キャタリストペーストに印象材を硬化させるための触媒が入っている．シリコーンゴム印象材はさらに硬化反応の違いによって付加型と縮合型に分類されるが，現在使用されているのはほとんどが付加型である．

　弾性印象材は，いずれも硬化すると三次元網目状構造（架橋構造）となる．三次元網目状構造に力をかけると，分子はつながっているので，変形してもずれることはない．力を外すと，その変形がもとに戻り，弾性が発現する．コンポジットレジンのように，網目の数が多くなると，つまり架橋構造がもっと細かく密になると力をかけても変形することができないほど丈夫になる．弾性印象材ではこの網目の数は，適度な変形ができるほどの密度となっている．

　また，弾性印象材のなかで寒天印象材と付加型シリコーンゴム印象材は細かい部位を精度よく印象採得することができるので精密印象材といわれている．

　非弾性印象材としては，酸化亜鉛ユージノール印象材，モデリングコンパウンドなどがある．非弾性印象材の硬化物は弾性がなく硬い印象材であるので，アンダーカットのある部位には用いることができず，無歯顎の印象採得に使用される．

　以上の印象材以外に，義歯の不適合を調整するために粘膜や筋肉の動きを印象採得するアクリル系機能印象材も使用されている．

3　性質

1）硬化時間

　印象材の硬化時間は，印象採得の操作性に影響する大きな因子である．印象材が硬化する前に，

表5-I-2　ゴム質印象材（ライトボディタイプ）の硬化
24時間後の寸法変化

印象材		寸法変化（%）
シリコーンゴム印象材	付加型	−0.15
	縮合型	−0.60
ポリエーテルゴム印象材		−0.40

（中嶌　裕ほか，2016[2]より）

　すなわち，流動性のある状態で口腔内に挿入して圧接作業を行わなければ印象採得ができない．練和開始あるいは加熱開始後から口腔内に挿入可能になるまでの時間を印象材の操作時間といい，印象材が硬化して撤去可能になるまでの時間を硬化時間という．

　化学反応によって硬化する印象材，すなわち練和して固める印象材の操作時間や硬化時間は温度の影響を受ける．温度が高くなると，操作時間や硬化時間は短くなる．アルジネート印象材の場合は，練和する水の温度が高いと操作時間，硬化時間が短くなる．ゴム質印象材の操作時間，硬化時間も練和するときの温度が高いと短くなる．とくに付加型シリコーンゴム印象材の硬化時間はゴム質印象材のなかでも最も温度の影響を受けやすい．

2）寸法変化

　硬化した印象材は，硬化反応する際と硬化した後に体積変化を起こす．この体積変化が少ない性質を寸法安定性という．寸法安定性に優れるということは体積変化が少ないということであり，正確な印象採得につながる要因である．アルジネート印象材や寒天印象材は水分を含んでいるので，硬化後に内部の水分が表面に滲出する離液という現象を起こしたり，水分が蒸発したりして体積が収縮し，印象材が変形する．ゴム質印象材の体積変化はアルジネート印象材や寒天印象材のそれよりもかなり小さく，寸法安定性に優れている．とくに付加型シリコーンゴム印象材は寸法変化が最も小さい印象材である．縮合型シリコーンゴム印象材は硬化するときに副生成物が生じるので収縮してしまい，付加型シリコーンゴム印象材の約4倍程度とゴム質印象材のなかで最も大きな寸法変化を示す．ポリエーテルゴム印象材の寸法変化は縮合型シリコーンゴム印象材よりは小さい（表5-I-2）．

3）細部再現性

　流動性に優れ，ぬれ性がよく，寸法安定性に優れた印象材ほど，微細な凹凸面の印象採得が可能である．どれくらい微細な凹凸まで印象採得ができるかを表す目安を細部再現性という．細部再現性は印象材の種類のみならず，模型を製作する石膏との組み合わせによっても影響を受ける．細部再現性を調べるには，図5-I-10の金型を使用する．この金型の表面に20μm，50μm，75μmと3本の太さの異なる溝が入っている．どの太さの溝まで印象採得できるかで，印象材の細部再現性を評価する．付加型シリコーンゴム印象材が最も細部再現性に優れており，細い溝まで明瞭に印象採得をすることができる．

4）弾性変形

　弾性印象材でアンダーカット部を印象採得する場合，印象撤去時にアンダーカット部が変形する

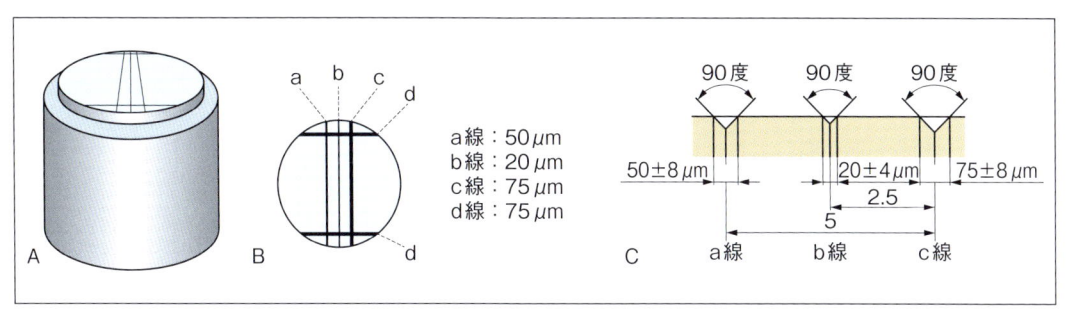

図5-I-10　細線再現性試験用金型
A：金型. B：金型の模式図. C：細線の断面図.
（宮﨑　隆ほか，2006[3]，40より改変）

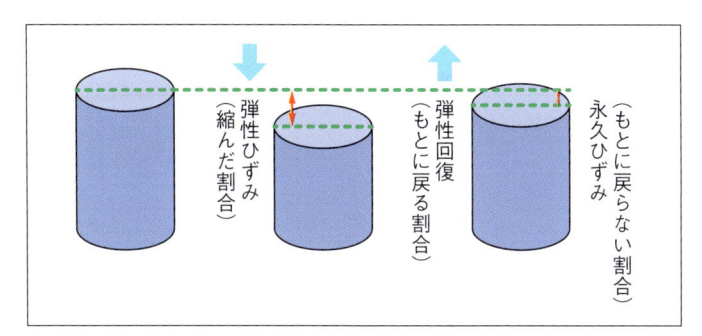

図5-I-11　弾性ひずみ，弾性回復，永久ひずみ

（図5-I-9）．まず，アンダーカット部が最大豊隆部を通過する際に弾性変形して縮む．最大豊隆部を通過して撤去した後は，縮んだ部分が弾性回復してもとに戻る．各印象材がどれくらい縮むか（弾性変形するか），どれくらいもとに戻るか（弾性回復するか）を調べてみる．まず，印象材を硬化させて円柱をつくる（図5-I-11）．これに力をかけて圧縮させて縮ませる．力を外すともとに戻るが，完全には戻らない．

　その結果，アルジネート印象材が最も大きな弾性変形を示す（図5-I-12）．すなわち，アンダーカット部が最大豊隆部を通過する際に縮む割合が最も大きい．アルジネート印象材は永久変形も大きい．つまり，最大豊隆部を通過して撤去した後の弾性回復が最も小さい．アンダーカット部の再現性がゴム質印象材に比較して劣る理由である．

　付加型シリコーンゴム印象材は，弾性変形がアルジネート印象材の半分程度である．すなわち，アンダーカット部が最大豊隆部を通過する際に縮む割合がアルジネート印象材よりも小さい．永久変形も付加型シリコーンゴム印象材が最も小さいので，最大豊隆部を通過して撤去した後の弾性回復が最も大きい．これが，付加型シリコーンゴム印象材がアンダーカット部の再現性に最も優れる理由である．ポリエーテルゴム印象材も永久変形が小さいが，弾性変形が付加型シリコーンゴム印象材よりもさらに小さく弾性印象材のなかで最も小さい．アンダーカット部が最大豊隆部を通過する際に縮む割合がかなり小さいので，アンダーカットが大きな場合には撤去に大きな力が必要となる．

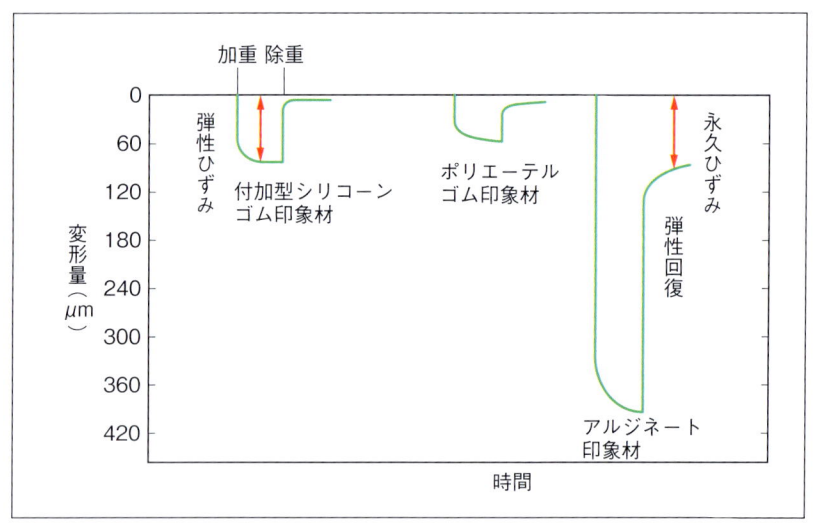

図5-I-12　各種印象材の弾性変形
（中嶌　裕ほか，2016[2]，134より改変）

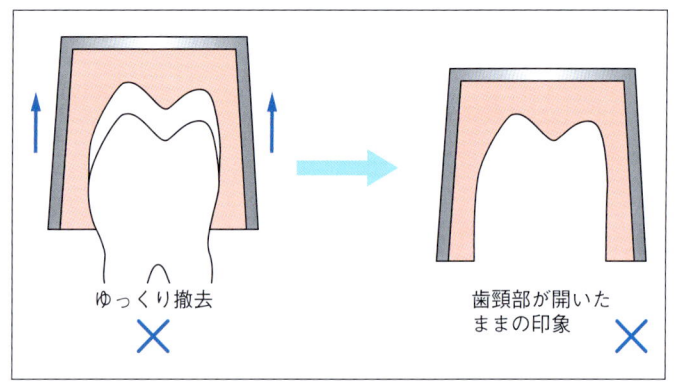

図5-I-13　変形時間と弾性回復
（全国歯科衛生士教育協議会，1999[1]，121より）

　印象材に一定のひずみを与えてそのままにしておくと，印象材内に蓄積された応力が経時的に減少する．これを，応力緩和という．弾性変形を加える時間が長いほど応力緩和が起こり，また，ひずみが大きいほど弾性回復は不良となり，永久変形が大きくなる（図5-I-13）．印象材のアンダーカット部が最大豊隆部を通過する際に弾性変形を起こすので，印象材を口腔内から撤去する際には最大豊隆部を通過する時間をなるべく短くする，すなわち，一挙動で素早く撤去する必要がある．

　アンダーカットのある部位の印象採得に弾性は必要な性質であるが，印象材の流動性が低下して弾性が発現した状態にある印象材を口腔内に圧接すると，内部応力が蓄積される．この内部応力は，印象材を口腔内から撤去した後に解放され，応力緩和が起こり，印象材は大きく変形する．したがって，印象材が十分な流動性を有している時間内に口腔内に圧接することが重要である．

表5-I-3　寒天印象材の組成

成分	組成（%）
寒天	6～8
水	92～94

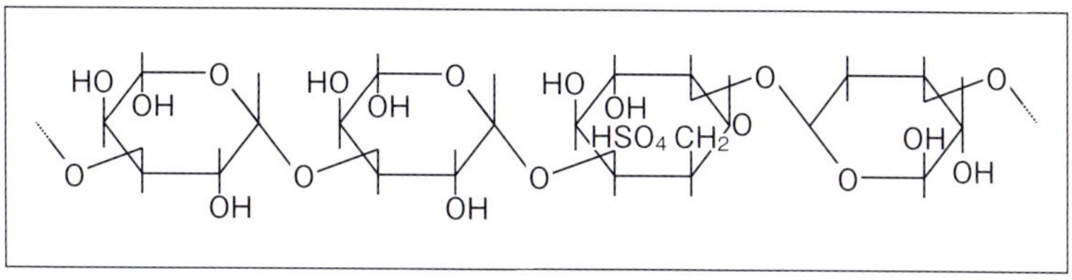

図5-I-14　寒天印象材の構造式

4 寒天印象材

1）成分（組成）

　寒天印象材はその名のとおり寒天からなる印象材であり，寒天以外の成分はほとんどが水である．組成を表5-I-3に示す．寒天は多糖類を成分としている．多糖類というのは，グルコースやフルクトース，あるいはそれらに似た構造の糖が多数集まってできたものである．セルロースやデンプンも多糖類である．寒天はテングサなどの海藻（紅藻）から抽出され，中性の多糖類であるアガロースと酸性の多糖類であるアガロペクチンからできている．アガロースもアガロペクチンも似た構造をしており，いずれも水酸基（-OH基）をもっている（図5-I-14）．水酸基による水素結合の形成や解離が寒天印象材の硬化に関与している．

　寒天印象材の製品には，チューブタイプもあったが，現在はほとんど使われておらず，カートリッジタイプが主流である．寒天が約6～8％配合されており残りはほとんどが水である．以前は強度を保つためにホウ砂が加えられていたが，現在の製品にはほとんど用いられていない．

2）硬化機構

　寒天印象材は加熱すると流動性のある状態になり，冷却すると硬化する．流動性のある状態をゾル，硬化した状態をゲルという（図5-I-15）．ゲル状態では水酸基と周りにある水，あるいは，この水酸基同士の水素結合の形成によって，多糖分子が凝集して，網目状の構造となり，弾性を発揮することができる．ゲルを再び加熱すると，分子の運動が活発になり，網目状の構造が壊れて分子がバラバラになり，再びゾル状態になる．印象採得する際には，加熱によりゾルとなった状態で口腔内で採得部位に圧接して，冷却により硬化させてから印象材の撤去を行う．一度硬化しても，加熱により再び流動性のある状態にすることができる．この反応は何回でも繰り返すことができるので，可逆性印象材といわれる．実際の臨床では，感染予防の観点からも再加熱して再使用すべきではない．

　水の場合，水が氷になる温度，氷が水になる温度はどちらも0℃で同じである．一方，寒天印象材の場合は，ゾルが冷却によってゲル化するときの温度と，凝固したゲルが加熱によって再びゾルになる温度には40℃程度の差がある．これを温度ヒステリシス現象という（図5-I-15）．ヒステリ

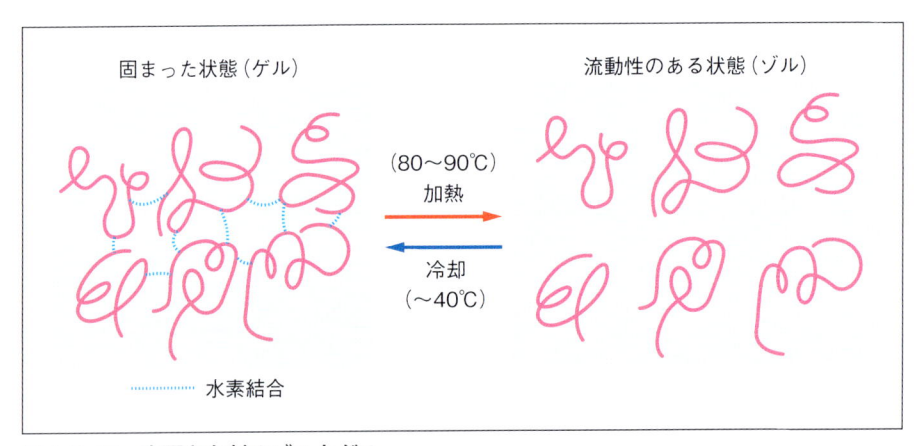

図5-I-15　寒天印象材のゾルとゲル
（中嶋　裕ほか，2016[2]，111より改変）

シスとはある物質の状態がそれまでの状態に左右されることであり，履歴現象ともいわれる．

3）特徴

　寒天印象材は温度変化によってゾル⇔ゲルを繰り返す．もとに戻ることが可能であるという意味で，可逆性印象材といわれる．流動性が高く親水性であり，弾性があることからアンダーカット部の精密印象が可能である．

　印象材の精密さを表す指標として，微細な構造をどれだけ印象採得して再現できるかを調べる細線再現性試験がある（図5-I-10）．寒天印象材では20μmの太さの細線まで印象採得で再現できる．

　印象採得後に印象面に石膏を注入する際，寒天印象材は水分を多量に含んでいるため，水分が内部から表面に滲出する離液現象（シネレシス）が起こる．この離液によって印象材から水分が分離すると，印象面と接触している硬化途中の石膏の表層部に水が取り込まれて，石膏の混水比が大きくなる．また，石膏表層部が印象材の成分と一部反応することもあり，そのために石膏表面の硬化反応が影響を受けて，均一な硬化面にならず，石膏表面があれ，石膏模型の細線再現性が印象材の細線再現性よりも低下することがある．石膏表面のあれは，組み合わせる石膏によっても影響を受ける．寒天印象材との適合性は超硬質石膏よりも硬質石膏のほうが優れている．

　寒天印象材は水分を多量に含むために，印象採得後に放置すると，離液や蒸発により，乾燥が進み収縮する．また，水中に保存すると水分が印象材に侵入して，膨潤を起こし，体積が膨張する．印象採得後は，すみやかに石膏を注ぐことが大切である．保管する場合は，湿箱に保管するか，湿った布やティッシュペーパーなどで包んで水分の蒸発を避けて保管する．保管の時間はなるべく短くしたほうがよい．

4）使用方法

　寒天印象材を使用する際には，まず，加熱して軟らかい状態（ゾル）にすることが必要である　温度制御機構を備えた専用のコンディショナー（図5-I-16）を用いて加熱する．

　寒天印象材には，寒天印象材のみで印象採得する場合と，アルジネート印象材と組み合わせる連

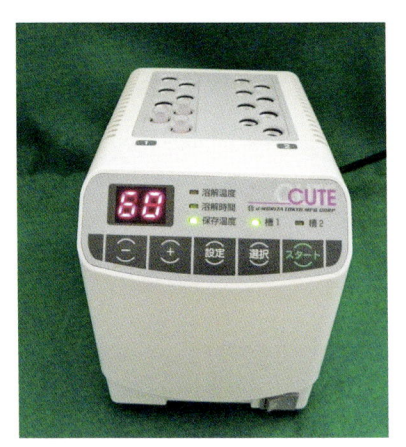

図5-I-16 寒天コンディショナー

合印象法で印象採得する方法の2種類の方法があるが，現在は連合印象法が主流である（図5-I-17）．

　連合印象法では，まず，コンディショナーを用いて，カートリッジタイプの寒天印象材を100℃で10～15分間加熱（ボイリング）して，ゾルにする．その後，この印象材を約60℃で保管（ストレージ）する．市販のコンディショナーでは温度や時間などを設定すれば加熱や保管の操作は自動的に行うことができる．その後，軟らかい寒天ゲルをカートリッジごと注入用シリンジに装着し（図5-I-17A），精密な印象採得が必要な部位に注入する（図5-I-17B）．アルジネート印象材を練和して既製のトレーに盛り上げ，ただちに寒天印象材を注入した部位も含めて圧接する（図5-I-17C）．アルジネート印象材が硬化したら，アルジネート印象材と一緒に撤去する（図5-I-17D）．寒天印象材を注入した後，なるべく早くアルジネート印象材で圧接したほうが，寒天印象材とアルジネート印象材の密着性がよくなり，印象材撤去時に寒天印象材が外れることはなくなる．注入した寒天印象材は量も少ないため，後から圧接されるアルジネート印象材によって冷却されるので，通常のアルジネート印象採得用の既製トレーを用いる．寒天印象材とアルジネート印象材の連合印象法は，寒天印象材により必要とする部分の印象面が精密に印象採得することができ，また，既製トレーで印象採得ができることから，臨床で広く用いられている．

　チューブタイプの寒天印象材で印象採得する場合，水冷パイプのついた専用のトレー（図5-I-5）を用いる．まず，100℃で10～15分間加熱（ボイリング）して，その後，この印象材を約60℃で保管（ストレージ）する．流動性のある状態の寒天ゲルをチューブから押し出して専用トレーに盛り付けた後，トレーごと約45℃で寒天ゲルの温度と粘度を調整（テンパリング）し，口腔内に圧接する．水冷パイプに水を流して，冷却させて寒天印象材を固める．印象材が硬化したら，印象材を一挙動ですばやく撤去する．現在では寒天印象材単独で印象採得することは，臨床ではほとんどない．

　寒天印象材は精密印象材として優れた性質を有しているが，印象採得前に加熱処理（ボイリング）や保管（ストレージ），調整（テンパリング，寒天–アルジネート連合印象法ではこの操作は不要）と

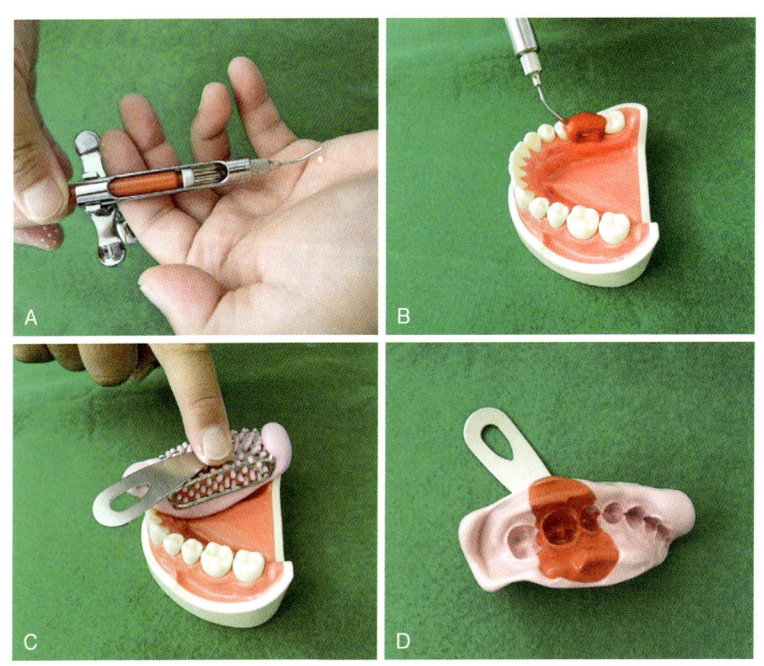

図5-I-17　寒天印象材とアルジネート印象材の連合印象法

いう前準備が必要である．

5　アルジネート印象材

1）成分（組成）

　アルジネート印象材は練和操作や既製トレーを使用しての印象採得の操作が容易であり，経済的にも安価であることから，臨床で最も使われている印象材である．また，口腔内での不快感も少ない印象材である．アルジネート印象材には粉末を水と練和して使用する粉末タイプとペーストに石膏を混合し硬化させるペーストタイプがある．粉末タイプが一般的であるので，以下，粉末タイプについて説明する．

　印象材としては，寒天印象材のほうがアルジネート印象材よりも歴史が古い．戦争などで寒天の入手が困難になった米国やイギリスでアルジネート印象材が開発された．寒天印象材をもとに開発されたので成分は寒天印象材と類似している．アルジネート印象材はアルギン酸のアルカリ塩（アルギン酸ナトリウムやアルギン酸カリウム）を主成分としている（図5-I-18）．アルギン酸も寒天と同様に海藻成分の多糖類である．寒天印象材とアルジネート印象材の成分を簡略化して比較したものを図5-I-19に示す．一般に糖は六角形の形で表す．寒天もアルジネートもこの六角形が数多くつながっている．寒天印象材と異なるのは，アルジネート印象材では，この多糖類がカルボキシ基（–COOH）をもっている点である．

　アルギン酸ナトリウムやアルギン酸カリウムと，やはり粉末に含まれている石膏（硫酸カルシウム，$CaSO_4$）との反応が印象材の硬化に関与している．強度を保つために，珪藻土が約70％配合さ

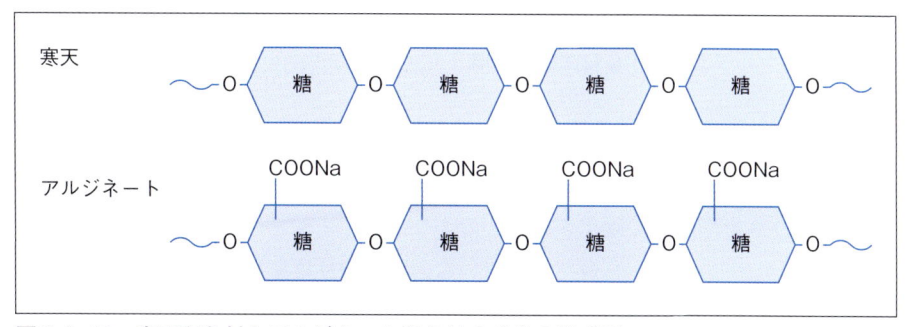

図5-I-18　アルギン酸ナトリウムの構造式

図5-I-19　寒天印象材とアルジネート印象材の成分の模式図

表5-I-4　アルジネート印象材の組成例

成分	重量%
アルギン酸ナトリウム	12
石膏(硫酸カルシウム)	12
リン酸三ナトリウム	2
珪藻土	70
その他	4

れており，その他に硬化反応の調節剤としてリン酸三ナトリウムが添加されている(表5-I-4).

2) 硬化機構

　アルジネート印象材は，成分のアルギン酸ナトリウムやアルギン酸カリウムと石膏との反応によって硬化する(図5-I-20)．アルギン酸ナトリウムを例にとって説明する．アルジネート印象材は粉に水を加えて練和する．水を加えると，アルギン酸ナトリウムは水溶性であるため水に溶ける．水に溶けたアルギン酸ナトリウムは石膏から溶出したカルシウムイオン(Ca^{2+})と反応して，ナトリウムイオンがカルシウムイオンに置き換わる．ナトリウムは1価の陽イオン，カルシウムは2価の陽イオンである．一方，アルギン酸イオンは1価の陰イオンである．すなわち，アルギン酸ナトリウムは1分子のアルギン酸と1分子のナトリウムでできているが，アルギン酸カルシウムは1分子のカルシウムイオンに対して，2分子のアルギン酸イオンが必要となる．その結果，アルギン酸分子がカルシウムを挟んでくっついた格好になる(図5-I-20)．カルシウムイオンを仲立ちとして，アルギン酸の架橋構造(三次元網目構造)ができる．この架橋構造のアルギン酸カルシウムは水に溶けず，ゲル状態となり，硬化する．架橋構造をしているので，弾性があり，アンダーカット

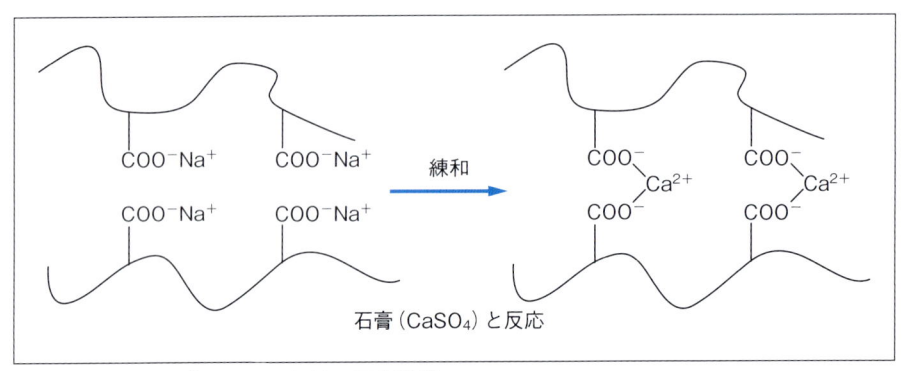

図5-I-20　アルジネート印象材の硬化機構

部の印象採得が可能となる．アルギン酸カリウムも水溶性であり，アルギン酸ナトリウムと同様に
アルギン酸カルシウムを形成して硬化する．このように，アルジネート印象材は，寒天印象材と類
似の多糖類を成分としているが，石膏を含んでいるので化学反応によって硬化して，ゲル状態とな
る印象材である．

　アルギン酸ナトリウムやアルギン酸カリウムがカルシウムイオンと反応して，アルギン酸カルシ
ウムができる反応は非常に速い反応であるので，印象材として使用するための十分な操作時間を得
ることは困難である．そのために，アルギン酸ナトリウムやアルギン酸カリウムよりもすばやくカ
ルシウムイオンと反応するリン酸三ナトリウムを添加して，アルギン酸カルシウムの形成を阻害す
ることによって硬化反応を遅延させている．これによって，臨床で十分な操作時間を確保すること
ができる．

3）特徴

　アルジネート印象材の精密さ，すなわち細部再現性は寒天印象材よりも劣る．これはアルジネー
ト印象材の練和物が寒天印象材よりも流動性が低いためである．練和したアルジネート印象材は水
を含んでいるので，寒天印象材と同様に印象採得後に石膏を注入した際に，アルジネート印象材の
離液現象によって水分が印象材の表面に滲出し，印象面と接する石膏に取り込まれ石膏表面の混水
比が大きくなる．その結果，表面があれ，細部再現性はさらに低下することがある．石膏表面のあ
れは，アルジネート印象材と石膏との組み合わせによって影響され，寒天印象材同様に超硬質石膏
よりも硬質石膏のほうが，表面あれが少なく，適合性が良好である．アルジネート印象材単独で
は，細部の再現性に劣るので，細部は寒天印象材で印象採得する連合印象法が用いられる．

　アルジネート印象材の硬化時間は，水温を下げる，加える水の量を多くする（混水比を大きくす
る），練和時間を短くするなどによって長くすることができる．しかしながら，水の量を多くした
り，練和時間を短くしたりすると硬化したアルジネート印象材の物性が低下するので，臨床的には
好ましくない．現在市販されているアルジネート印象材は，指示通りの混水比で練和すれば，JIS
通りに硬化するので，混水比を守ることが大切である．

　硬化したアルジネート印象材は寒天印象材同様，放置しておくと離液現象を起こして，水分が分
離，蒸発，乾燥し，体積が収縮する．水につけて保管すると吸水によって膨潤し，体積が増える．

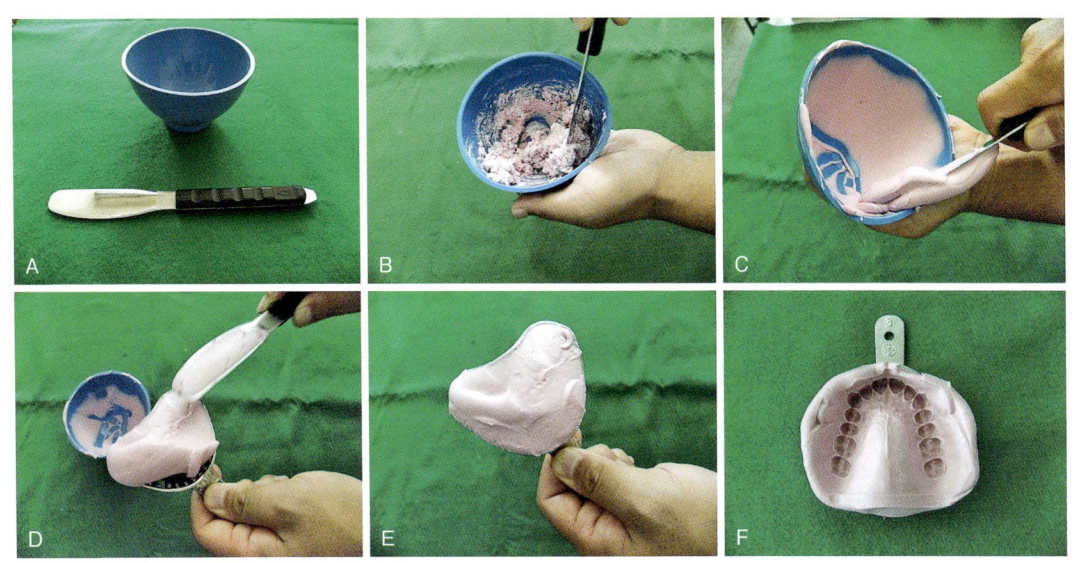

図5-I-21　アルジネート印象材の練和

　印象採得後はできるだけすみやかに石膏を注ぐことが大切である．保管する場合は，寒天印象材と同様に湿箱に保管するか，湿った布やティッシュペーパーなどで包んで水分の蒸発を避けて保管する．保管の時間をなるべく短くしたほうがよいのも寒天印象材と同様である．

　アルジネート印象材の硬化物の物性は加える水の量と練和時間によって影響を受ける．加える水の量が適正以下に少ないと，印象材の粘度が高くなり，印象採得が困難となる．練和時間が短いと硬化反応が均一に行われず，硬化物の組成が不均一になる．逆に硬化時間が長すぎるとアルギン酸カルシウムの架橋構造が壊されて，物性が低下する．適正な水分量と硬化時間を守ることが大切である．

4）使用方法

　アルジネート印象材の練和にはラバーボウルと専用のスパチュラを用いる（図5-I-21A）．アルジネート印象材の粉末は，水分が混入しないようにプラスチック容器や金属缶などに保管されている．粉末は保管時に凝集していることがあるので，攪拌などを行って計量前に粉末をまずよくほぐす必要がある．所定量の粉末を計量カップで採取し，ラバーボウルに取り，指定量の水を加える．ラバーボウルに先に水を取り，アルジネート印象材の粉末を入れると，粉末は水よりも比重が軽いので，水に浮いたままの状態になってしまい，練和がうまくいかない．ただし，近年製品の改良が進み，各種の製品が販売され，必ずしもこの手順のかぎりではない．

　専用のアルジネートスパチュラを用いて指定時間練和した後に（図5-I-21B，C），練和物をラバーボウルからすくい上げ，アルジネート印象材用トレーになるべく一回で盛り上げる（図5-I-21D，E）．気泡が入らないように注意しながら，口腔内でトレーを圧接し，硬化するまで保持する．印象材が十分に硬化したら，一挙動ですみやかに印象材をトレーごと撤去する（図5-I-21F）．印象材に付着した唾液や血液を水洗し，余剰の水分を飛ばした後に，すみやかに石膏を注ぐ．

表5-I-5　シリコーンゴム印象材の組成

	ベースペースト	キャタリストペースト
付加型シリコーンゴム印象材	ビニル基($CH_2=CH-$)とSiH基を有するポリジメチルシロキサン	ビニル基を有するポリジメチルシロキサンと白金系触媒
縮合型シリコーンゴム印象材	水酸基を有するポリジメチルシロキサン	エチルシリケート カプリル酸スズ

　アルジネート印象材の表面に未反応のアルギン酸ナトリウムやアルギン酸カリウムが残存していると，石膏を注いだ際に石膏のカルシウムイオンと反応して石膏面のあれの原因となる．石膏模型表面のあれを防ぐために，かつては，石膏の硬化促進作用のある硫酸カリウム(K_2SO_4)や硫酸亜鉛($ZnSO_4$)，硫酸カリウムアルミニウム(ミョウバン．$KAl(SO_4)_2$)などの薄い水溶液(1〜2%)に印象採得後に印象材を浸漬する固定操作が行われていた．しかしながら，現在市販されている製品は固定操作を行わなくても石膏表面のあれが起こらないように工夫されており，印象材の固定操作は不要である．

6　シリコーンゴム印象材

1）成分（組成）

　シリコーンとは，ケイ素(Si，シリコン)と酸素との結合を骨格にもつ高分子である．ケイ素と酸素の結合，–Si-O-Si–結合はシロキサン結合といわれる．すなわち，シリコーンとはシロキサン結合を骨格にもつ高分子である．なお，シリコンはケイ素(Si)の英語名で，工業的には半導体の基板として用いられており，シリコーンとは違うものである．シリコンの酸化物はコンポジットレジンのフィラーとして多用されている．シリコーンゴム印象材はゴム質印象材としては臨床で最も広く使用されている．

　シリコーンゴム印象材は，硬化反応の違いによって付加型と縮合型とに分けられる．縮合型シリコーンゴム印象材が最初に開発されたが，縮合反応によって硬化するために硬化した後の体積収縮が大きい，すなわち寸法変化が大きいという欠点があった．この欠点を克服するために付加型シリコーンゴム印象材が開発された．それぞれの組成を表5-I-5に示す．

　付加型シリコーンゴム印象材の主成分はシロキサン結合を骨格とするポリジメチルシロキサンという高分子である．一般に，ベースペーストにはビニル基($CH_2=CH-$)とSiH基を有するポリジメチルシロキサンが含有されており，キャタリストペーストにはビニル基を有するポリジメチルシロキサンと白金系触媒が含有されている(図5-I-22)．ポリジメチルシロキサン以外に，どちらのペーストにも無機質フィラーが配合されており，無機質フィラーの配合量で粘性を調節している．

　縮合型シリコーンゴム印象材のベースペーストには水酸基を有するポリジメチルシロキサンが，キャタリストペーストにはエチルシリケートと触媒であるカプリル酸スズなどが添加されている．

2）硬化機構

　付加型シリコーンゴム印象材と縮合型シリコーンゴム印象材とでは，硬化反応が異なる．付加型シリコーンゴム印象材の場合，ベースペーストとキャタリストペーストを練和すると，SiHの水素

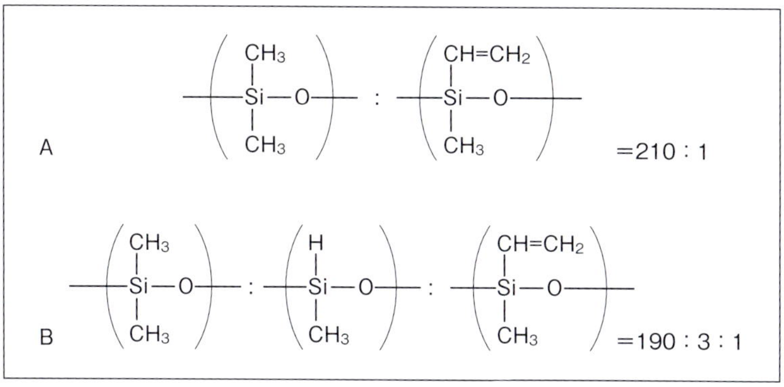

図5-I-22 シリコーンゴム印象材の成分の構造式
A：キャタリストペースト．B：ベースペースト．

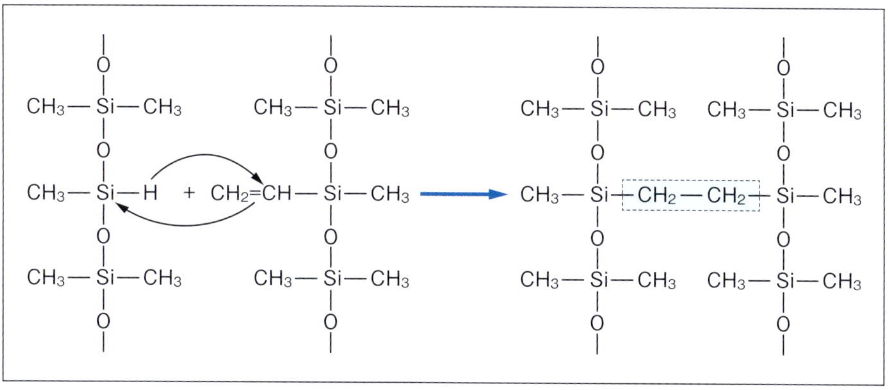

図5-I-23 付加型シリコーンゴム印象材の硬化反応式

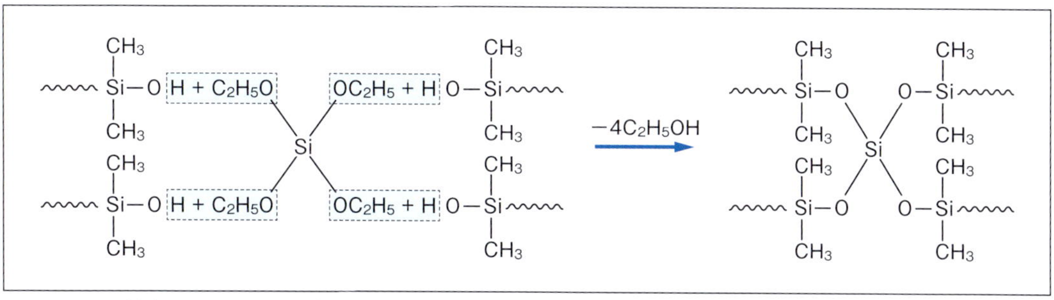

図5-I-24 縮合型シリコーンゴム印象材の硬化反応式

原子が，ビニル基と付加反応を起こす（図5-Ⅰ-23）．この結果，2種類のポリジメチル分子が結合することになり，三次元網目状構造を形成することになる．SiH基とビニル基の付加反応は，白金系触媒によって進行する．この反応は付加反応であり，副生成物は生じない．その結果，反応による体積変化がほとんど起こらない．

　一方，縮合型シリコーンゴム印象材は，硬化反応が縮合反応で進む（図5-Ⅰ-24）．縮合型シリコーンゴム印象材は，水酸基とエチルシリケートとが図5-Ⅰ-24の点線で示すように反応して，三

次元網目状構造を形成して硬化する．この反応が縮合反応であり，カプリル酸スズを触媒として進む．さらに，縮合反応による副生成物としてエタノール（C_2H_5OH）が生成する．このエタノールは硬化した縮合型シリコーンゴム印象材からは分離していく．したがって，生成したエタノールの分だけ，印象材の体積が減少したことになり，縮合型シリコーンゴム印象材は硬化すると体積が収縮する．

3）特徴

付加型シリコーンゴム印象材は，最も精密な印象採得ができ，また，アンダーカット部の再現性に最も優れた印象材である．寒天印象材と同様に精密印象材に分類される．付加型シリコーンゴム印象材の硬化反応は付加反応であり，硬化後でも体積はほとんど変化せず，寸法安定性に優れている．

ゴム質印象材はいずれも温度が高くなると硬化時間は短くなるが，付加型シリコーンゴム印象材はそのなかでも最も温度の影響を受けやすく，25℃では約9分で硬化するが，32℃に温度が上がると約4.5分と約2倍の速さで硬化する．

シリコーン自体は撥水性，すなわち水を弾く性質がある．開発当初は，疎水性が高く，水を弾く性質が大きかったので，石膏を注ぐと石膏の水分を印象材が弾いて石膏表面に気泡ができやすいという欠点があった．また，口腔内で印象採得する場合にも，水を弾くので注意が必要であった．現在では，シリコーンに親水性基を導入したり，親水性高分子と組み合わせたりして親水性化された親水性シリコーンゴム印象材が開発され，臨床で利用されている．口腔内細部までの流動性やぬれ性が向上し，石膏注入時の気泡の発生などの問題点も解決された．

4）使用方法

シリコーンゴム印象材は，粘度の違いによってライトボディタイプ（インジェクションタイプ，シリンジタイプ），レギュラータイプ，ヘビーボディタイプ（パテタイプ）に分類される．ライトボディタイプには，ベースペーストとキャタリストペーストがセットされたカートリッジをガンに装着して使用するするガンタイプもある．ライトボディタイプが最も粘度が低く，ヘビーボディタイプが最も粘度が高い．印象材の粘度はフィラーによって調整されている．流れのよい，すなわち粘度の低いライトボディタイプの印象材はフィラー含有量が低く，流れの悪い，粘度の高いヘビーボディタイプの印象材は，フィラー含有量が高くなっている．フィラーとしては，シリカや石英などが使われている．

ペーストタイプでは，まず，ベースペーストとキャタリストペーストを専用の紙練板に等量，それぞれのチューブから押し出して採取する（図5-I-25A）．その際にペーストの太さが一定になるように，一定の力で押し出すことが大切である．スパチュラを用いて，まず，両方のペーストをなるべくすばやく混ぜ合わせる（図5-I-25B）．ベースペーストとキャタリストペーストは色が違っているので，まだらにならずに，ほぼ均一な色になるように混ぜ合わせる（図5-I-25C）．その後，スパチュラを用いてペーストを薄く広く伸ばしながら，練和ペーストの気泡を取り除く脱泡操作を行い（図5-I-25D），操作が終わったら，紙練板上で一カ所に集める（図5-I-25E，F）．その後，軟らかいペーストをすばやくシリンジに注入し，印象採得する部位にシリンジから押し出して使用する．レギュラータイプではシリンジは使用しない．近年では手で練和しないでも押し出す際に自

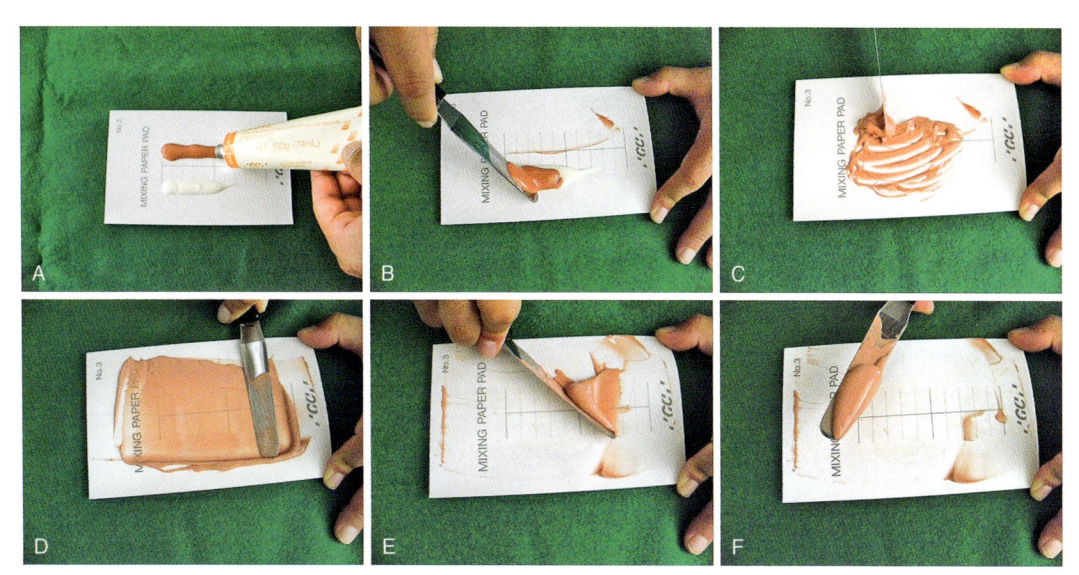

図5-I-25　付加型シリコーンゴム印象材の練和

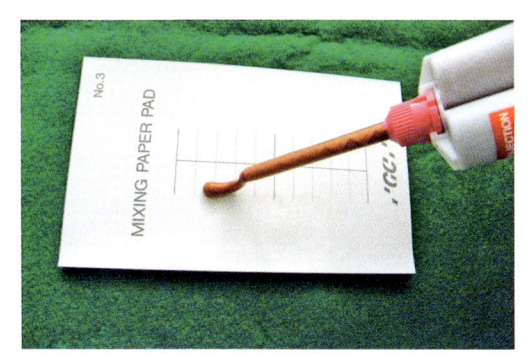

図5-I-26　ガンタイプ付加型シリコーンゴム印象材

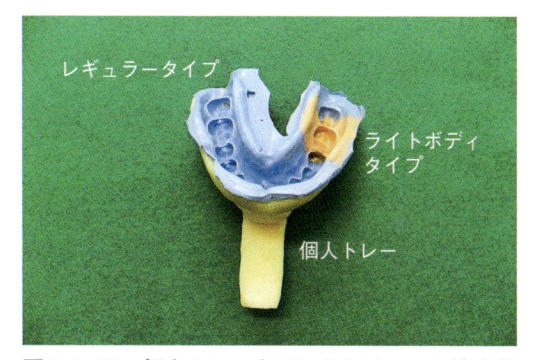

図5-I-27　個人トレーを用いたシリコーン連合印象法による印象面

　動的に練和され，細いノズルの先端から練和物を注入するガンタイプ（図5-I-26）が多用されている．ライトボディタイプとレギュラータイプとの連合印象法により，トレーレジンで製作した個人トレーを用いて最終的な精密印象採得を行うことが多い（図5-I-27）．
　ヘビーボディタイプ（パテタイプ）は，スパチュラも紙練板も用いず，ベースパテとキャタリストパテを等量，手で直接採取し，混ぜ合わせて使用する（図5-I-28）．ヘビーボディタイプはライトボディタイプ（インジェクションタイプ，シリンジタイプ）やレギュラータイプより流動性に劣るので，細部までの精密印象採得を行うことは困難である．そこで，ヘビーボディタイプを用いた印象採得を一次印象とし，これを個人トレーとして使用し，この印象面にライトボディまたはレギュラータイプの印象材を練和して盛り上げ，二次印象として精密印象を行う連合印象法が一般的である．

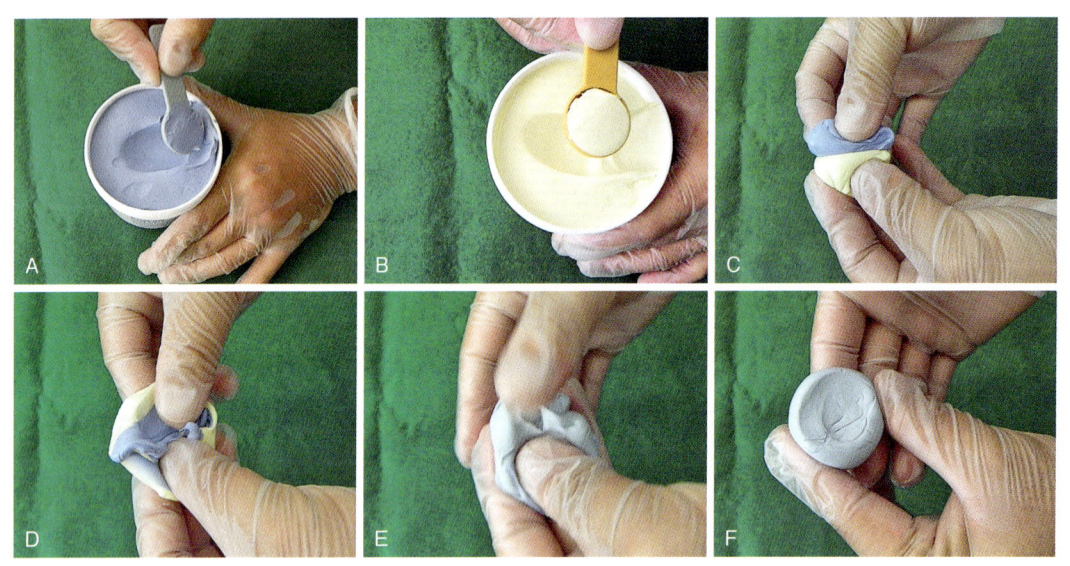

図5-I-28　ヘビーボディタイプシリコーンゴム印象材の練和

7　ポリエーテルゴム印象材

1）成分（組成）

　炭素原子が酸素原子でつながった結合（–C–O–C–）をエーテル結合という．エーテルとはエーテル結合をもつ化合物の名称である．麻酔薬として使われるエーテルは正しくはジエチルエーテル（C_2H_5–O–C_2H_5）である．ポリエーテルとはエーテル結合を骨格に多数有する高分子のことである．印象材として使われているポリエーテルは末端に窒素を含む三角形の構造（三員環という）をもつのが特徴である（図5-I-29）．この窒素を含む三員環は，ポリエーテルゴム印象材の硬化反応に寄与する．ベースペーストにはこのポリエーテルと無機質フィラーが配合されている．キャタリストペーストには触媒，無機質フィラー，可塑剤が配合されている．可塑剤は高分子を軟らかくする働きがある．

2）硬化機構

　ベースペーストの成分であるポリエーテルの三員環がキャタリストペーストの触媒の作用で，環状構造が開いて，重合反応を起こす（図5-I-30）．この重合反応によって三員環の部分でポリエーテル分子がつながり，三次元網目状構造となり，弾性が発現する．この反応は付加反応であり，副生成物は生成しない．

3）特徴

　ポリエーテルゴム印象材は付加反応で硬化するので，付加型シリコーンゴム印象材と同様に，硬化後でも体積はほとんど変化しない．すなわち，寸法安定性に優れている．

　また，水分に触れると吸水膨張する性質がある．弾性ひずみはゴム質印象材のなかでは最も小さく，比較的硬い印象材であるので，アンダーカットが大きい場合の印象採得は困難である．

図5-I-29　ポリエーテルゴム印象材の成分の構造式

図5-I-30　ポリエーテルゴム印象材の硬化反応式

4）使用方法

　ペーストタイプのシリコーンゴム印象材と同様にして練和する．すなわち，ベースペーストとキャタリストペーストを紙練板に等長，それぞれのチューブから押し出して採取し，スパチュラを用いて紙練板上で練和する．また，ベースペーストとキャタリストペーストをカートリッジにセットして自動練和器で練和する製品もある．

8 モデリングコンパウンド（トレーコンパウンド，インプレッションコンパウンド）

1）成分（組成）

　モデリングコンパウンドは樹脂成分を主成分とする非弾性印象材である（図5-I-31A）．ワックスも添加されている．棒状，板状などの形態がある．

2）硬化機構

　温水あるいは炎などで加熱して軟化して印象採得に使用する．口腔内の温度で冷却されて硬化する．寒天印象材と同様に，一度硬化しても，加熱により再び軟化させることができる．この反応は何回でも繰り返すことができるので，可逆性印象材といわれる．実際の臨床では，感染予防の観点からも再加熱して再使用することはない．

3）特徴

　モデリングコンパウンドは弾性がなく硬い印象材である．アンダーカット部の印象採得には使えない．義歯製作のための，粘膜面の印象採得に使用される．

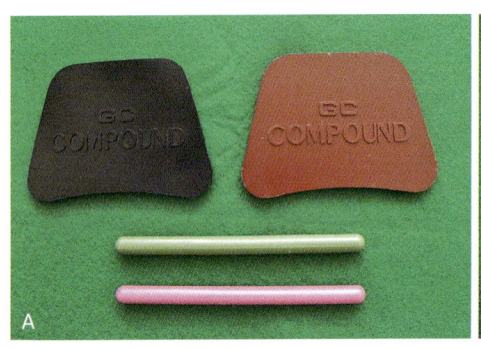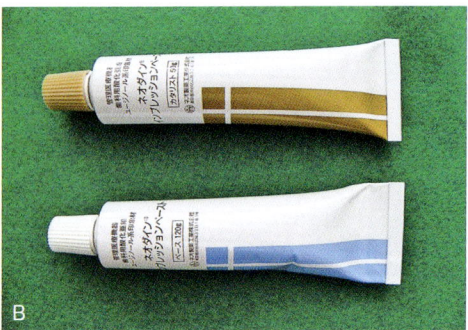

図5-I-31　非弾性印象材
A：モデリングコンパウンド．B：酸化亜鉛ユージノール印象材

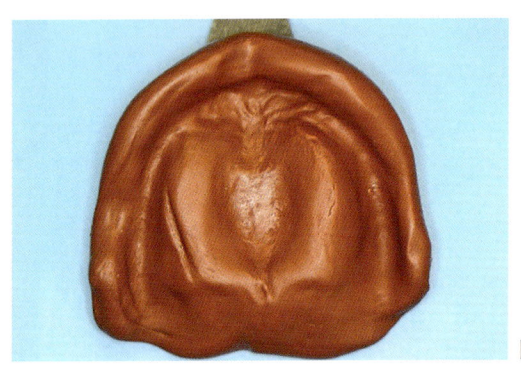

図5-I-32　モデリングコンパウンドの印象面

4）使用方法

　義歯製作のための粘膜面の印象採得をする場合，まず60℃の温水中にモデリングコンパウンドを浸漬して，軟化させる．十分に軟化した後に，モデリングコンパウンド用既製トレーに印象材を盛り上げ，口腔内に圧接して粘膜面の印象採得を行う（図5-I-32）．実際の臨床では，一度印象採得した後に辺縁を削除し，小さな炎を用いて部分的に軟化した後に，再び粘膜面に圧接する．熱伝導率が小さいので，外側を加熱して軟化しても内部までは軟らかくならない．この操作を何回か繰り返して，粘膜面の印象採得を行う．最終的には，この印象採得したモデリングコンパウンドを個人トレーとして使用し，付加型シリコーンゴム印象材や酸化亜鉛ユージノール印象材と組み合わせて印象採得を行う．

9 酸化亜鉛ユージノール印象材

1）成分（組成）

　酸化亜鉛ユージノール印象材は非弾性印象材である（図5-I-31B）．ベースペーストには酸化亜鉛が，キャタリストペーストにはユージノールが配合されている．

2）硬化機構

　酸化亜鉛とユージノールのキレート結合で硬化する．詳細は第6章III「合着材・接着材（セメント各種）」を参照．

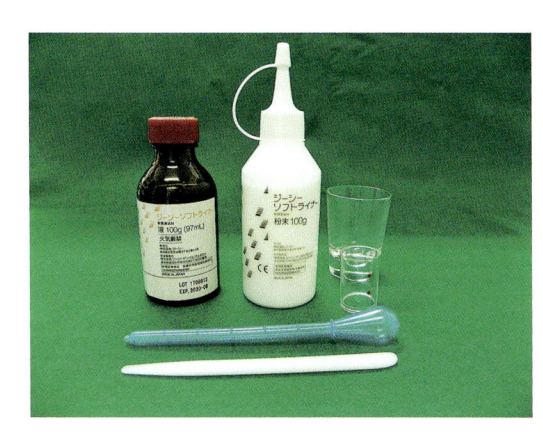

図5-I-33　アクリル系機能印象材

3）特徴

　酸化亜鉛ユージノール印象材には弾性がまったくないため，アンダーカットのある部位の印象採得は不可能である．硬化反応による体積の変化がほとんどなく，寸法安定性が非常に高い．主に，無歯顎の印象採得に使用される．

4）使用方法

　ベースペーストとキャタリストペーストを紙練板上に等長にチューブから押し出して採取し，スパチュラで均一に練和する．アクリルレジンで製作した個人トレーを使用し，練和した印象材をトレーに盛りあげて，印象採得する．モデリングコンパウンドとの連合印象法では，モデリングコンパウンドの概形印象面に盛り上げて，口腔内に装着して印象採得を行う．

10　アクリル系機能印象材

1）成分（組成）

　アクリル系機能印象材は，主に使用中の義歯の不適合を調整する際に用いる．口腔粘膜の形態や動きを印象採得する印象材であり，粉と液からなっている（図5-I-33）．粘膜調整材，ティッシュコンディショナーといわれることもある．義歯の主成分であるポリメチルメタクリレートと類似のポリマーであるポリエチルメタクリレートなどが粉成分に使われている．液成分は，エタノールと可塑剤である．

2）硬化機構

　粉と液を混合させると粉成分のポリマーが液成分によって流動性のある状態になる．この状態で使用する．液成分がなくなると硬くなり，印象採得ができなくなる．

3）特徴

　口の中の筋肉の動きを印象採得する材料である．通常の印象採得では，咬んだり話したりはせずに，口腔内で印象材が動かないよう保持しなければならない．アクリル系機能印象材は，口腔内の筋肉を動かして，その形態を印象採得する．この印象を用いて，より個人に合った義歯を製作することができる．

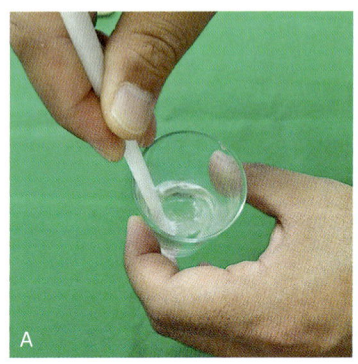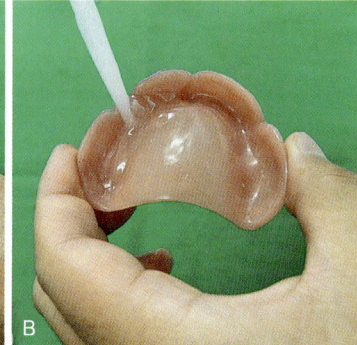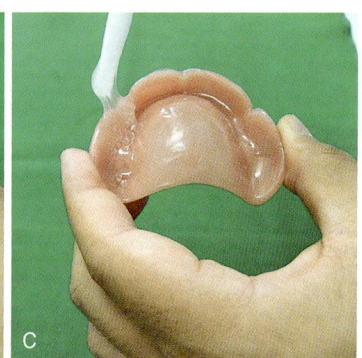

図5-I-34　アクリル系機能印象材の操作方法

4）使用方法

　義歯の調整では，患者が現在使用中の義歯を個人トレーとして使用する（図5-I-34）．粉液を計量後，義歯の粘膜面や辺縁に粉液混合物を盛り上げ，患者の口腔内に装着し，前後左右に動かして，そのときの筋肉の動きを印象材で記録する．印象材の厚さが床全体で均一になるように，繰り返して印象採得する．

Ⅱ　模型材

　模型用材料（模型材）は口腔内の状態を口腔外に再現するために印象材とあわせて用いられる材料である．口腔内を印象採得して得られた印象に模型材を注ぎ硬化させることにより，印象材に記録された情報を模型として再現する．口腔内の歯列や粘膜形状を再現している模型は，口腔内の咬合状態や咬耗状態の研究・診断をするための研究用模型や，修復物や補綴装置を設計・製作するための作業用模型として用いられる．したがって，模型は口腔内の形態や支台歯形状，寸法を正確に再現することが要求される．

1　分類

　模型材として最も用いられているのは石膏系模型材であり，一部で樹脂材料（エポキシ樹脂やアクリル樹脂）が用いられている．
　①石膏系模型材
　②樹脂系模型材（エポキシ樹脂，アクリル樹脂）

2　性質

　模型材の所要性質を以下に示す．
　①操作性がよい
　②硬化時間が短い
　③急激な反応を起こさない

表5-Ⅱ-1　歯科用石膏の分類

	主な用途	
タイプ1	印象用	普通石膏（焼石膏）
タイプ2	研究用模型，咬合器装着	普通石膏（焼石膏）
タイプ3	研究用模型	硬質石膏
タイプ4	歯型用（低膨張）	超硬質石膏
タイプ5	歯型用（高膨張）	硬質石膏

④印象面の微細な形態を再現できる

⑤寸法変化が少ない

⑥十分な強さを有する

⑦成形，切断ができる

⑧保存性がよい

3　石膏系模型材（成分，組成，硬化機構，特徴，使用法）

石膏系模型材の主成分は鉱物である石膏（セッコウ：gypsum）であり，化合物名は硫酸カルシウム二水和物（$CaSO_4 \cdot 2H_2O$）である．自然界には石膏の他に結晶水のない鉱物である硬石膏（$CaSO_4$）が存在する．歯科で用いる石膏系模型材は，粉末の半水石膏（$CaSO_4 \cdot 1/2H_2O$）を水で練和して硬化させた二水石膏（$CaSO_4 \cdot 2H_2O$）をさしている．

歯科用石膏は，ISO規格（ISO 6873）では使用用途に応じて5タイプに分類されている（表5-Ⅱ-1）．わが国では元来，強さ（硬さ）や硬化時の寸法変化量によって，普通石膏，硬質石膏，超硬質石膏に分類されている．タイプ1およびタイプ2模型材は普通石膏に対応し，印象用や義歯製作時の埋没材，アルジネート印象材の硬化剤に用いられる．タイプ3，タイプ4およびタイプ5は硬質石膏に対応し，補綴装置を製作する際の作業用模型として用いられる．硬化時の寸法変化が小さく，強さが大きい硬質石膏をとくに超硬質石膏とよぶ．

石膏系模型材に用いる粉末は β 半水石膏と α 半水石膏の2種類（図5-Ⅱ-1A，B）があり，β 半水石膏は普通石膏に，α 半水石膏は硬質石膏，超硬質石膏に用いられる．均質な石膏粉末を得るために，リン酸製造工業，ソーダ工業などの化学工業の副産物として得られる二水石膏を原料として用いて，それを半水石膏に生成している．β 半水石膏は二水石膏を大気中で120〜140℃に加熱することで得られ，粉末粒子は不規則な形状かつ多孔質で空隙率が大きい．α 半水石膏は二水石膏を圧力釜（オートクレーブ）で湿式加圧加熱することで得られ，β 半水石膏と比較して緻密で均質な形状である．

石膏系模型材では石膏粉末の粒度を調整し，それに添加剤を加えることで硬化時の寸法変化や強さを調整している．とくに，超硬質石膏は硬化膨張を抑制するために化学薬品を添加することで硬化時間を調整し，硬化体の結晶密度を大きくすることで強さを増加させている．

石膏のその他の使用用途は，咬合採得のための印象用石膏，アルジネート印象材の硬化剤，鋳造用埋没材の結合材，義歯製作時の埋没材として用いられている．義歯製作時には石膏と石膏，石膏

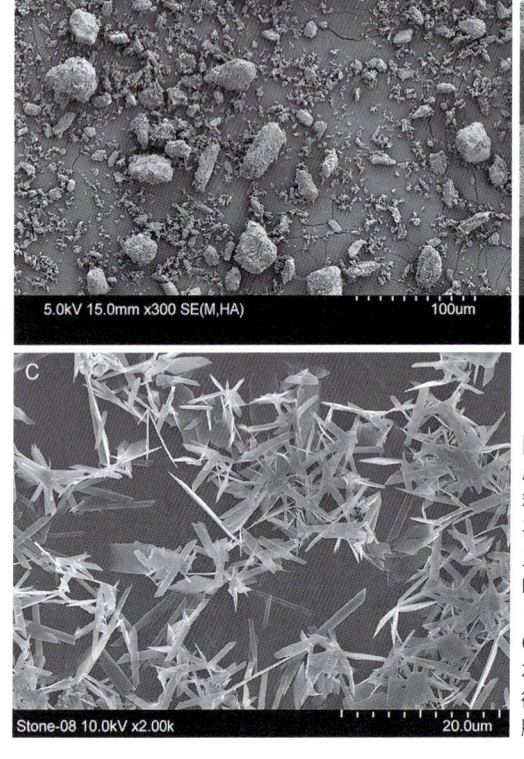

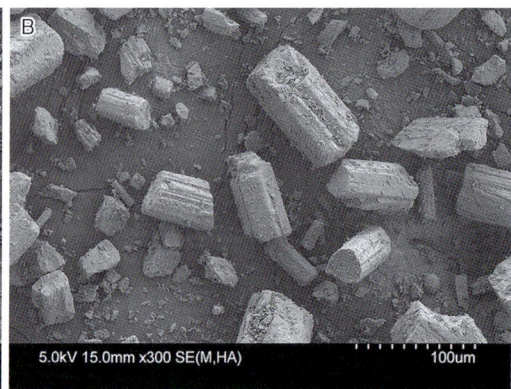

図5-Ⅱ-1　各種石膏の電子顕微鏡写真
A：β半水石膏．全体的に粒径が不均一であり，大きい粉末粒子の表面が多孔質になっている．そのため，多孔質な部分にも水が必要となるため一般に大きな混水比が必要となる．
B：α半水石膏．石膏粉末が比較的大きいものが多く，その粉末粒子表面も緻密である．
C：二水石膏．硬化した二水石膏で粉末表面の一部に針状結晶が認められる．針状結晶が成長すると絡み合い衝突し合うため，見かけ上，石膏系模型材は硬化時に膨張する．針状結晶が緻密でないため空隙も存在する．

とアクリルレジンとの結合を妨げる必要がある．このような分離剤として2〜3%のアルギン酸ナトリウムやアルギン酸カリウム水溶液が用いられ，石膏と反応して不溶性アルギン酸カルシウムの被膜を生成する．

1）硬化機構

半水石膏に水を加えると次のように水和して二水石膏となって硬化する．

$$CaSO_4 \cdot \frac{1}{2}H_2O + \frac{3}{2}H_2O \rightarrow CaSO_4 \cdot 2H_2O$$

歯科では，石膏系模型材を練和する際の石膏と水の割合を混水比（W/P：Water to Powder ratio）として表す．石膏系模型材を硬化させるために必要な水の量は，半水石膏の1 molの分子量が145.14であるのに対して水3/2 molが27.02であるから，半水石膏1 gあたり水0.186 gが必要となる．水の密度は1 g/cm^{3}であるから，半水石膏1 gあたり水0.186 mLが必要となる．したがって，石膏の理論混水比は0.186となる．

この硬化反応時には化学的に不安定な半水石膏から安定な二水石膏になるため，エネルギーが放出される．このエネルギーが発熱となって現れる．発熱量は多孔質なβ半水石膏で4,600 cal/mol（19.2 kJ/mol），緻密なα半水石膏で4,100 cal/mol（17.1 kJ/mol）である．

石膏の硬化理論は諸説あるが，現在最も受け入れられているのは溶解度説である（272ページ，図14-Ⅲ-1参照）．半水石膏と二水石膏の水への溶解度はそれぞれ室温で約0.8%と約0.2%で，二水石膏のほうが溶けにくいため結晶が析出し，成長すると考えられる．半水石膏と水とを練和すると，ま

表5-Ⅱ-2　石膏の使用条件が硬化時間，硬化膨張および強さに与える影響

条件	硬化時間	硬化膨張	強さ
混水比が小さい	短縮（促進）する	大きい	大きい
練和時間が長い	短縮（促進）する	大きい	大きい
練和速度が速い	短縮（促進）する	—	—
硬化促進剤の添加	短縮（促進）する	小さい	小さい
硬化遅延剤の添加	延長（遅延）する	小さい	小さい
その他	・二水石膏の残存で（短縮）促進する	・硬化時の吸水により膨張量が増加する	・石膏の種類（普通＜硬質＜超硬質） ・硬化反応が進行するほど大きくなる ・乾燥度が90％以上で大きくなる ・気泡の混入により小さくなる ・真空練和すると大きくなる

ず半水石膏粉末の一部は水に溶解して半水石膏の飽和水溶液を生じる．この飽和水溶液が過飽和状態になり，溶解度が小さい二水石膏の核が生成する．二水石膏が析出すると残りの半水石膏の一部が溶解可能となり，同じように二水石膏の結晶が析出し，成長する．この反応が繰り返されて硬化する．この二水石膏の析出物は図5-Ⅱ-1Cに示すように針状結晶であり，針状結晶が絡み合い，衝突している．

2）硬化時間

　石膏の硬化は，半水石膏（粉末）と水を練和すると流動性のよい石膏泥（スラリー状）になり，半水石膏の水和が進行し二水石膏の生成が増加すると流動性が徐々に低下する．流動性がなくなっても，反応に寄与していない水が存在するため強さが小さく，簡単に傷がつく状態となっている．この状態を初期硬化とする．硬化反応は比較的長い時間継続するが，流動性がなく，傷がつかなくなって硬化した状態を最終硬化として，印象から撤去できる目安としている．

　硬化時間の測定方法は，ISO規格やJISによって規定されている直径2 mm，重量300 gfのビカー針を，練和した石膏泥状の直上からビカー針の自重で落とし，その針入度によって評価する針入度試験で行われる．石膏粉末に水を加えたときからビカー針の侵入深さが1 mmとなるまでの時間を初期硬化時間としている．このように，ビカー針の侵入深さと時間で求める方法では最終硬化時間を求めることはできないが，石膏硬化過程の時期をとらえることはできる．

　硬化時間に影響する因子には石膏製造時に起因するものと使用方法に起因するものがある．製造時に二水石膏が残存していたり，無水石膏が生成して存在していたりすればいずれも硬化促進に働く．石膏使用方法が硬化時間に影響する因子については表5-Ⅱ-2に示す．

　混水比が大きいと練和する水の量が多くなるため，硬化遅延に働く．石膏粉末を練和する水温は，10〜40℃の範囲では水温が高いほど，二水石膏の析出速度が増加して硬化促進に働く．練和速度が速く，また練和時間が長いと二水石膏の結晶核が増加するため硬化促進に働く．しかし，練和が長すぎると結晶成長が阻害されるため，硬化遅延に働く場合がある．一方，硬化した石膏（二水石膏）の結晶が存在する場合，たとえば，ラバーボウルに前に使用した石膏が硬化して残存している場合は，ラバーボウルに水を入れると上澄み液（スラリー液）となり，生成している二水石膏が結晶の核となるため硬化促進に働く．ラバーボウルに少量の水が残っている場合にも粉末の半水石膏を入れる一部に二水石膏の結晶が生成し，硬化促進に働く．練和する水溶液に添加物がある

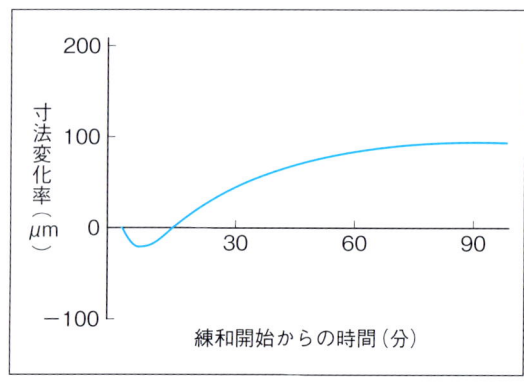

図5-Ⅱ-2　石膏硬化膨張曲線
水銀上での計測.
（中村健吾ほか，1970[4]より）

と，石膏の硬化反応を促進する場合と遅延させる場合がある．これらの添加剤は硬化促進剤および硬化遅延剤とよばれる（表5-Ⅱ-2）.

　硬化促進剤には塩化ナトリウムや硫酸ナトリウムなどの可溶性無機塩類が相当し，硬化遅延剤にはコロイド溶液やホウ砂，クエン酸塩，血液などが知られている．それぞれの添加物の濃度によっても硬化時間に影響するため，適度な濃度が必要である．一方で，超硬質石膏には，寸法変化を小さくするために製造過程においてすでに添加物が加えられているため，練和操作時の硬化促進剤や硬化遅延剤を添加しても，それぞれの濃度を変えることになりそれらの効果が表れないことがある.

3）寸法変化

　半水石膏が水と水和して二水石膏となり硬化する場合，二水石膏の硬化体は見かけ上膨張を示す（硬化膨張）．硬化機構の項で記述したように，硬化反応は半水石膏粉末の表面を溶解し，安定な二水石膏になり硬化する．石膏硬化時の寸法変化を水銀上でみると，練和初期に収縮し，その後，膨張している（図5-Ⅱ-2）．これは，練和により半水石膏の粉末が溶解するため収縮し，その後，針状結晶の析出，成長が起こり，結晶が衝突する析出圧によって膨張を示すようになる．また，針状結晶の析出と凝集により硬化するが，図5-Ⅱ-1Cのように結晶間には間隙が存在し，その間隙に反応に寄与していない余分な水分が含まれる．模型材は印象に注入するため，練和した石膏泥には流動性が必要となる．また，石膏粉末の粒度分布を調整し，さらに添加剤を加えることで必要な水の量を調整しているが，多孔質の場合には石膏泥に流動性を付与するために理論混水比より大きな混水比で練和している．混水比が大きいことにより，間隙および水の存在は石膏硬化体自体の多孔体（石膏硬化体が疎）になり見かけの容積は大きくなる（硬化膨張）．硬化時の寸法変化に影響する因子について，表5-Ⅱ-2に示す.

　混水比（W/P）が小さいほど，硬化体に形成する二水石膏の密度が大きくなり針状結晶が衝突しやすくなるため，硬化膨張は大きくなる．練和するときの水温が高くなると硬化膨張は小さくなる．練和時間が長くなるに従って二水石膏の結晶が多くなり，結晶成長による析出圧が大きくなるので，硬化膨張は大きくなる．添加剤の使用は二水石膏の結晶形態を太く，短くし，結晶成長を阻

害する．このため，結晶同士の析出圧が小さくなるために硬化膨張は小さくなる．初期硬化時に水への浸漬や注水を行うと，硬化反応により析出する二水石膏が持続的に結晶成長し，成長した結晶の析出圧により硬化膨張は大きくなる．この現象を吸水膨張とよんでいる．

　上記の寸法変化の説明を考慮すると，混水比が小さい超硬質石膏の硬化膨張は普通石膏より大きくなるはずである．しかし，超硬質石膏は種々の添加剤を含んでいるため，二水石膏の結晶成長を抑制し寸法変化を小さくしている．

4) 強さ

　石膏硬化体はそのうえでワックスパターン（ろう型）の製作を行うため，作業中に壊れないような強さが必要である．石膏硬化体の強さは，生成した二水石膏の結晶が絡み合う構造と結晶自体の凝集力によるものである．ISO規格およびJISでは，石膏硬化体の強さは圧縮強さで表される．石膏硬化体の強さに影響する因子について，表5-Ⅱ-2に示す．

　石膏硬化体の強さに最も影響するのは水の存在である．練和する水の量が少ない，すなわち混水比（W/P）が小さい超硬質石膏で最も強さが大きく，混水比が大きい普通石膏では最も強さが小さい．混水比が小さい場合，石膏硬化体の体積に占める析出する二水石膏の割合は大きくなるため，石膏硬化体の強さは大きくなる．硬化反応が進行すると，二水石膏の結晶が絡み合うため石膏硬化体の強さは増加する．石膏硬化体には硬化反応に寄与していない水が存在するため，乾燥により水分が除かれると空隙になる．その割合は混水比の小さい超硬質石膏で小さくなるため，乾燥により強さが増加する．練和時間が長すぎると二水石膏の生成での絡みが増加することで気孔（空隙）が増加し，短すぎると二水石膏の生成が不十分であるため，石膏硬化体の強さは低下する．

　また，練和時や模型作製時の脱泡不足により気泡が混入すると石膏硬化体の強さが低下するので，機械練和や真空練和，丁寧なバイブレーターによる脱泡により石膏泥中の空気を除くことで強さを増加できる．

　作業用模型は，その上で作業し，完成した修復物の適合を評価するため，模型表面は強く，硬いほうが好ましい．そのため，シアノアクリレート系樹脂やエポキシ樹脂を含浸させることで強化させる方法も用いられている．その際，模型の寸法変化が起こらないものを用いる必要がある．

5) 使用法

　模型材は，印象に注入して硬化することで研究用模型や作業用模型となる．作業用模型では印象が写し取った口腔内の状態を精密に再現する必要がある．そのために，模型材にはある程度の流動性が必要である．混水比を大きくすれば流動性の向上は見込まれるが，硬化時間や寸法変化，強さにも影響するため，適正な模型製作のためには石膏粉末と水の計量は欠かすことはできない．石膏泥を印象に注ぐ際には，バイブレーターを使用して石膏泥に振動を与えることで流動性を付与し（チクソトロピー），石膏泥への空気の混入を避けながら細部にまで注ぐ必要がある．これらの細部再現性や稠度はISO規格やJISにより規定されている．

　使用時の注意事項として，印象材との組み合わせが模型表面のあれに影響することがある．石膏の硬化反応には水や添加物の影響を受けることは前述したが，ハイドロコロイド印象材は硬化後にも離液するので模型表面があれる．とくに，添加物によって寸法変化を抑制している超硬質石膏を用いた場合に模型表面があれる．

4　その他の模型材

その他の模型材として，エポキシ樹脂やアクリル樹脂がある．エポキシ樹脂は重合後の強さと硬さが大きい．アクリル樹脂は，口腔内カメラの撮影によりCAD/CAMシステムで補綴装置を製作する際，適合性をみるための模型材として付加造形（積層造形）によって製作されることがある．

 ## 歯科用ワックス

歯科用ワックスは多種あり，咬合採得から診療補助，鋳造用ワックスパターンまで幅広く用いられている．ワックスは室温で固体であり，適当な温度で加熱することにより軟らかくなり流動性が増加し，成形することができる．軟化したワックスは室温に戻すと硬化し，彫刻することができる．このように，比較的簡便に扱えるためその使用範囲は広い．したがって，それぞれのワックスの特徴を知り，用途に応じて使い分ける必要がある（表5-Ⅲ-1）．

1　分類

1）用途による分類（表5-Ⅲ-2）

鋳造用クラウンやブリッジ，金属床のワックスパターン製作にはインレーワックス，シートワックス，レディキャスティングワックスが用いられる．義歯製作にはパラフィンワックスが使用される．また，鋳造や義歯製作時の診療，技工の補助的役割としてユーティリティワックスやスティッキーワックスが使用されている．

2）組成による分類

ワックスを構成する成分はその用途に応じた性質をもたせるために，単一の成分を使用せず，数種類のワックス原料を配合することによって製品がつくられている．主なワックス原料には，パラフィン，カルナウバワックス，蜜ろう，ダンマー，セレシン，カンデリラなどがある．

パラフィンワックス，シートワックス，インレーワックス，レディキャスティングワックスはパラフィンが最も多く含まれ，その割合はパラフィンワックスとシートワックスで70〜80％程度，インレーワックスやレディキャスティングワックスでは40〜60％程度である．ユーティリティワックスおよびスティッキーワックスは蜜ろうが主成分で，ユーティリティーワックスには軟性ワックスを，スティッキーワックスではダンマーやロジン（松ヤニ）が配合されている．主なワッ

表5-Ⅲ-1　歯科用ワックスの特徴

組成	天然・合成樹脂の混合物，密度が小さい
熱膨張係数	歯科用材料のなかで最も大きい
温度	加温により軟化，融解し，冷却により硬化する
焼却残渣	高温加熱で成分が燃焼する（鋳造用ワックスパターンの場合）
機械的質	小さい力で変形しやすい
	応力緩和が起こりやすい

表5-Ⅲ-2 歯科用ワックスの種類と用途

種類	主な用途
インレーワックス	鋳造用ワックスパターン（インレー，クラウン，ブリッジなど）
パラフィンワックス	義歯床の仮床，咬合堤，ろう義歯，咬合採得，ボクシング
シートワックス	鋳造用ワックスパターン（金属床）
レディキャスティングワックス	鋳造用ワックスパターン（クラスプ，パラタルバー，リンガルバー），鋳型製作時のスプルーやベント
ユーティリティワックス	印象用トレー周縁の修正，技工作業時の補助材料
スティッキーワックス	ろう付け時や義歯修理時の仮着

クス原料の性質を以下に示す．

(1) パラフィン（paraffin）

石油を分留して得られた重油を分留後，冷却して凝固させた，白色で半透明ろう状の固体である．融点が45〜65℃と低く，また，室温でのフロー（加圧短縮率，後述）が大きく，単独で使用しても彫刻が困難であり，ワックスパターンとしての使用には難しい．有機溶剤であるクロロホルム，エーテル，ベンジンなどに溶解する．

(2) カルナウバワックス（carnauba wax）

植物の葉から分泌される天然樹脂である．融点が80〜86℃と比較的高く，50％フローの温度が77℃と高い．パラフィンや蜜ろうに混ぜることにより，ワックスを硬くし，室温でのフローを減少させる．

(3) 蜜ろう（bees wax）

蜜蜂の巣から抽出することにより得ているろうである．融点は61〜63℃，50％フローの温度は38〜42℃で，熱膨張率は22〜45℃で1.0％を示す．パラフィンに添加することで，しなやかさを増し，室温でつやが出る．

(4) セレシン（ceresin）

石油から抽出されるワックスで，比重約0.9，融点は52〜73℃，50％フローの温度は約33℃で，性質はパラフィンに似ているが，パラフィンより分子量，比重がやや大きく，硬質である．

(5) ダンマー（dammar）

植物から分泌される樹脂．比重は約1.05，75℃で軟化し，150〜180℃で融解する．パラフィンなどに添加するとねばり強さをもたせ，表面を滑沢にする．

(6) カンデリラ（candelilla）

植物性ワックスで，比重約0.98，融点は66〜71℃，カンデリラはカルナウバワックスと同様にパラフィンに添加してワックスを硬くするが，カルナウバワックスより軟質で融点も低い．

2 性質

歯科用ワックスはほとんどが加熱して，軟化させて用いる．加熱温度によってワックスの粘弾性が異なり，軟化状態では半固体，液相点以上では液状になる．技工操作における修復物や補綴装置の原型製作（ワックスパターン形成）では，温度によるワックスの状態とその成形方法によるワッ

表5-Ⅲ-3　インレーワックスのフローの規格値（ISO15458，JIS T6503）

	30℃	37℃	40℃	45℃
硬質（直接法用）	—	<1%	<20%	70〜90%
軟質（間接法用）	<1%	—	>50%	70〜90%

クスの性質が重要になる．そのワックスパターン形成に主として用いられているのはインレーワックスである．したがって，ここではインレーワックスを中心とした性質について記述する．

1）所要性質

①温度変化による寸法変化が小さい

②室温よりやや高い温度で可塑性を有する

③軟化状態で可塑性を有する

④窩洞や支台歯の細部再現性に優れる

⑤室温で表面が滑沢で，彫刻できる

⑥ワックスパターン形成後，外力による変形が小さい

⑦鋳型加熱時に残渣が残らない

2）熱的性質

ワックスは，加熱温度を上昇させると徐々に軟化し，流動性が向上する．さらに加熱温度を上昇させると融解する．融解したワックスを冷却すると，単一組成の物質ではないため特定の温度で凝固せず，その温度に範囲がある．ワックスパターン形成に用いるインレーワックスの軟化温度は45〜55℃で，融解温度は55〜60℃のものが多い．

3）寸法変化

インレーワックスの熱膨張係数は$300〜400×10^{-6}$/℃である（16ページ，表4-3参照）．この熱膨張係数の値は歯科材料のなかで最も大きく，温度変化によって寸法変化が起こることを示している．また，融解状態のワックスを冷却すると液体から固体への凝固収縮も加味されてさらに大きな収縮が起こる．

4）フロー（加圧短縮率）

ワックスを軟化温度以上に加熱すると，小さい応力で容易に形状を変えることができる．このように，軟化したワックスに圧力を加えることで塑性変形が生じる現象はフローとよばれ，その大きさは加圧短縮率という性質で示される．インレーワックスのフローは，一定温度に保持した直径10mm，高さ6mmの円柱状ワックスに19.6N（2kgf）の荷重を10分間加え，そのときの変形量を割合（%）で表示することと定められている．ワックスパターン形成のためには，軟化温度以上で加熱すると流動性が向上し，大きなフローが生じるため，ワックスが窩洞や支台歯の細部にまで行き届く．一方，彫刻するために，室温では小さなフローであることが望まれる．

ISO15854：2005およびJIS T6503：2013ではインレーワックスのフロー値を表5-Ⅲ-3のように規定している．軟質のインレーワックスは模型上で成形するためのワックス（間接法用ワックス），硬質のインレーワックスは口腔内での直接窩洞に形成するためのワックス（直接法用ワックス）であるため，フローの規格値が異なっている．

5）ワックスパターンの変形

加熱して軟化した半固形状で加圧すると，分子構造中に圧縮力や引張力が生じ，その状態で硬化するためワックスパターン内部にひずみが残る．このひずみはワックスの半固形状の程度（軟化状態）や加圧された力によって異なり，一様に均一な温度や圧力のかからないワックスパターンでは，部位によりワックスパターン内部にエネルギーとして貯蔵される．このエネルギーがワックスパターン内部に貯蔵，蓄積された状態が，内部応力が残っている状態（残留応力）として現れる．この内部応力は時間が経過するに従って解放される．内部応力が解放される過程でワックスパターンに変形が生じることがある．

6）焼却残渣（残留灰分）

焼却後の灰分について，JISでは約1gのインレーワックスをるつぼに入れ，700℃で60分間加熱し，残留灰分が0.1%以下でなければならないと規定している．ワックスパターン（原型）として用いられたワックスは，焼却時に残留灰分が少ないほど，鋳造体の表面あれも小さくなる．

3 インレーワックス

鋳造用ワックスパターン形成に最も用いられるワックスである（図5-Ⅲ-1，2）．口腔内または模型上で成形することができ，室温で彫刻することでワックスパターンを形成する．最終的には加熱により残渣が残らないように揮散する性質が必要である．ワックスパターン形成方法は軟化圧接法，浸漬（溶融）法，盛り上げ法などがある．

軟化圧接法では，炎上で各部均一にワックスを加熱し，軟化させる．この際，炎上でワックスを揮散させないように，また，融解しないように注意が必要である．その後，軟化したワックスを一塊で口腔内の歯や模型の窩洞部に下底の隅々まで行き渡るように圧接する（図5-Ⅲ-3）．冷却していくとフローが小さくなるため，室温程度でワックススパチュラやエバンス彫刻刀で形態を整える．

浸漬法では，融解したワックスを歯型の窩洞に流し込む場合や，融解したワックスに模型を繰り返し浸漬することによりワックスを積層し，その後形態を整える場合がある（図5-Ⅲ-4）．盛り上げ法も融解したワックスをワックススパチュラで模型上に少量ずつ盛り上げて，形態を整えていく方法である．

インレーワックスで鋳造用ワックスパターンを形成する際の寸法変化や変形は，温度変化と圧接によりワックスが受ける力に依存している．前述のように，温度変化による寸法変化は熱膨張係数と大きく関係している．インレーワックスを窩洞に圧接すると，圧接体内部に応力が残存する（残留応力）．この圧接体の残留応力は，時間が経過するとともに緩和される．窩洞の形態やインレーワックスの軟化させている温度によって，フロー（加圧短縮率）が異なり，場合によっては不均一な収縮や残留応力の分布となる場合がある（図5-Ⅲ-5）．そのような不均一な収縮や残留応力がある圧接体を窩洞から取り出す際には，残留応力の解放によってワックスパターンの変形を生じることが危惧される（表5-Ⅲ-4）．

一方で，浸漬法や盛り上げ法では，窩洞に圧接されたインレーワックスは低温であるとワックスパターンの部分的な溶融と硬化が起こるため，残留ひずみが生じ，そのひずみが除去される際に応

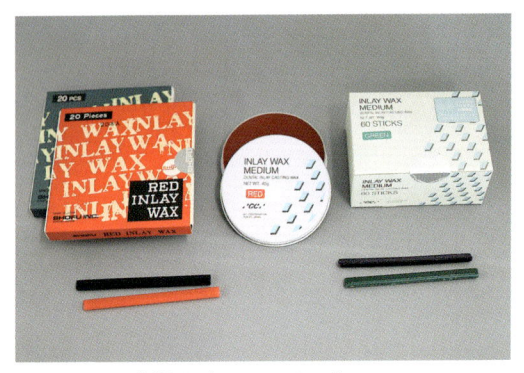

図5-Ⅲ-1　市販のインレーワックス

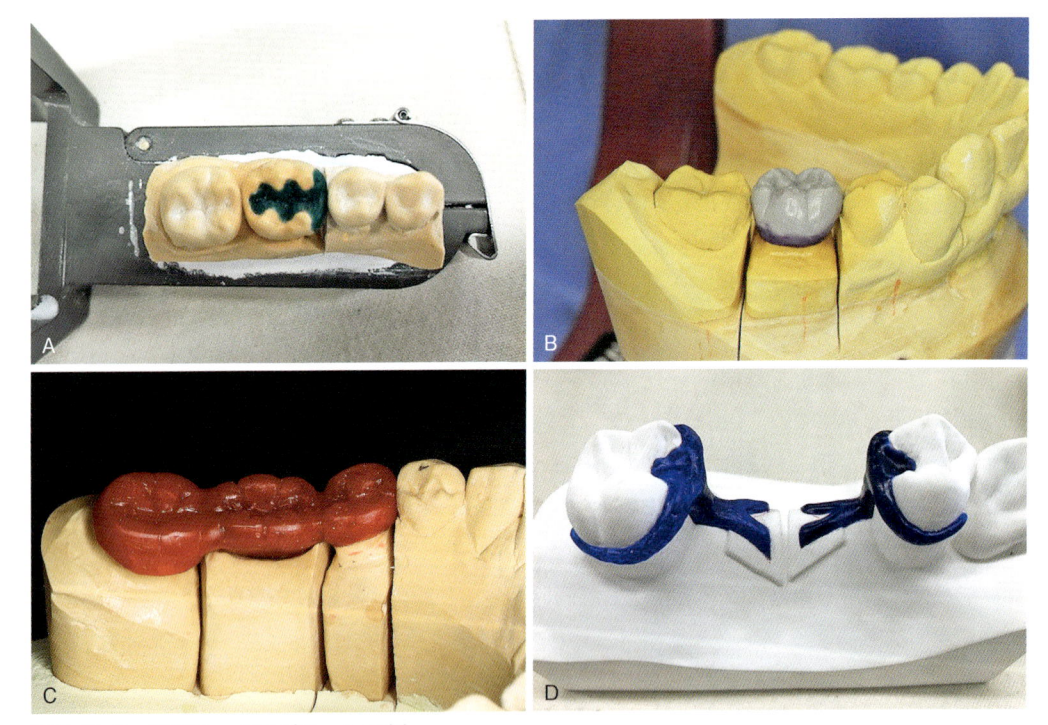

図5-Ⅲ-2　各種ワックスパターンの例
A：インレーのワックスパターン，B：クラウンのワックスパターン，C：ブリッジのワックスパターン，D：クラスプのワックスパターン．
（Aは岩手医科大学　長谷部智之先生，B〜Dは岩手医科大学　田邉憲昌先生のご厚意による）

力解放が起こることによってワックスパターンの変形が生じる．

　したがって，収縮や変形の少ないワックスパターン形成には，なるべく低い温度でワックスを軟化し，十分な圧で調製することが必要である．また，製作したワックスパターンは模型上に1時間以上放置することによって，圧接によりワックスパターン内に生じる残留応力を緩和することが望まれる．つまり，模型上からワックスパターンを取り外したら，内部応力の解放に伴うワックスパターンの変形を防止するためにできるだけ早く以後の操作を行うことが適合に優れた修復物製作に

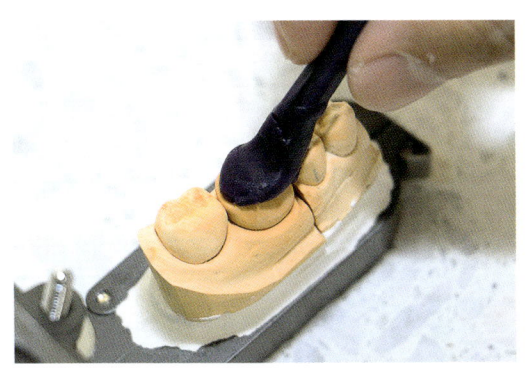

図5-Ⅲ-3　軟化したワックスを圧接した様子
（岩手医科大学　清水峻介先生のご厚意による）

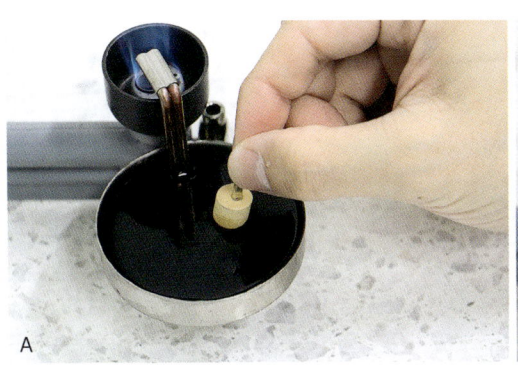
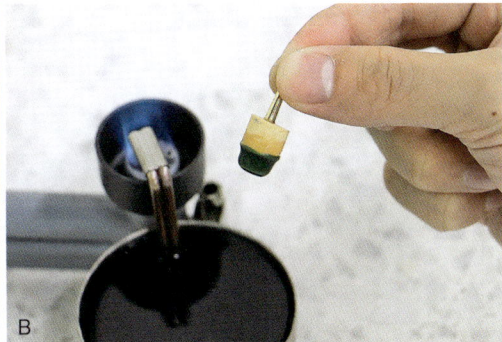

図5-Ⅲ-4　浸漬法の様子
A：模型を溶融ワックスに浸漬している．B：溶融ワックスより取り出した模型の様子．
（岩手医科大学　澤田智史先生のご厚意による）

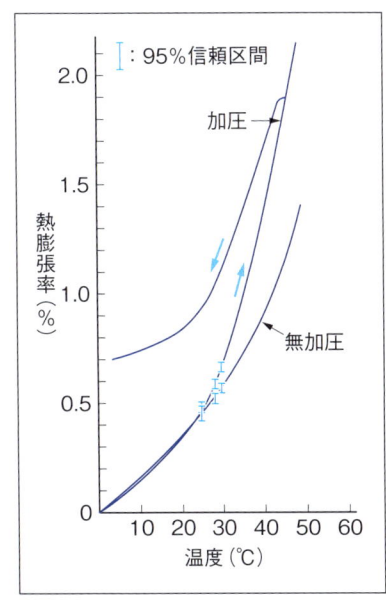

図5-Ⅲ-5　ワックスの加圧および無加圧時の熱膨張率
無加圧では加熱により膨張し，冷却により原寸に戻る．一方，加圧すると熱膨張率は加圧による残留応力の緩和分も加味されて大きくなり，さらに冷却しても原寸に戻らない．

表5-Ⅲ-4 軟化圧接法によるワックスパターン製作時のワックスの収縮量と残留応力との関係

軟化温度	低温	高温
収縮量	小さい	大きい
残留応力	大きい	小さい

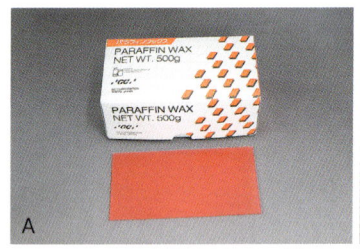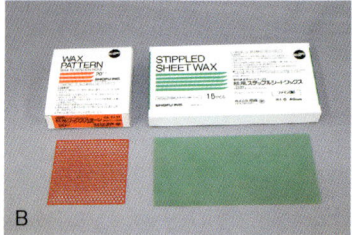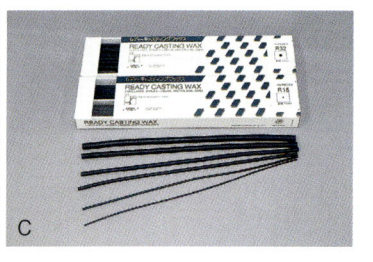

図5-Ⅲ-6 各種市販歯科用ワックス
A：パラフィンワックス，B：パターンワックスとシートワックス，C：レディキャスティングワックス．

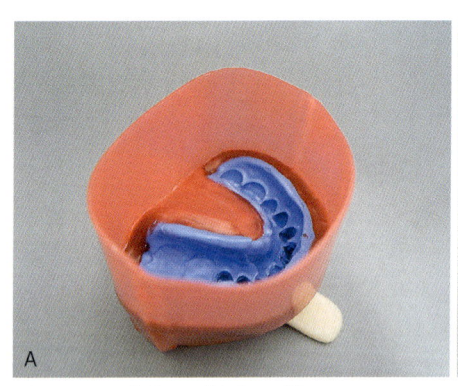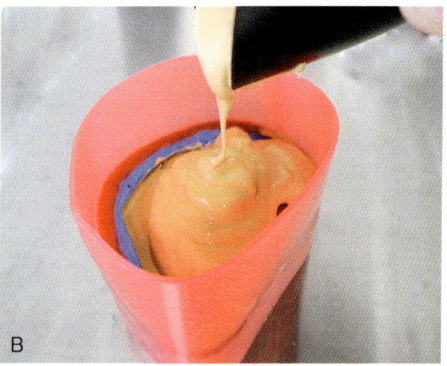

図5-Ⅲ-7 印象のボクシング
印象の辺縁にまで模型材を注入できるように囲い（ボクシング）をしている．
（岩手医科大学　澤田智史先生のご厚意による）

は重要である．

4 パラフィンワックス

　パラフィンワックス（paraffin wax）は義歯製作時のワックスパターン形成（仮床や咬合堤）や咬合関係を調べるための咬合採得に用いられている（図5-Ⅲ-6A）．また，模型製作時のボクシングやブロックアウトに用いるなど幅広く応用されている（図5-Ⅲ-7）．市販のパラフィンワックスの厚みは1.0〜1.5mmで，赤色ないしはピンク色である．インレーワックスと比較すると，融解温度，軟化温度ともに低く，気温が高い場合は室温でも取り扱いに注意が必要である．

　義歯製作時のパラフィンワックスは，削去や追加，軟化が簡単にできるため，ろう堤の高さと歯列弓の形成，人工歯の排列位置の変更も容易である．加えて，彫刻がしやすく歯肉の形成も容易である．最終的にはろう義歯を石膏で埋没し，床用レジンに置き換えるため，石膏型から取り除く（流ろう）ことが必要である．これも，フラスコを加温することによりパラフィンワックスで製作

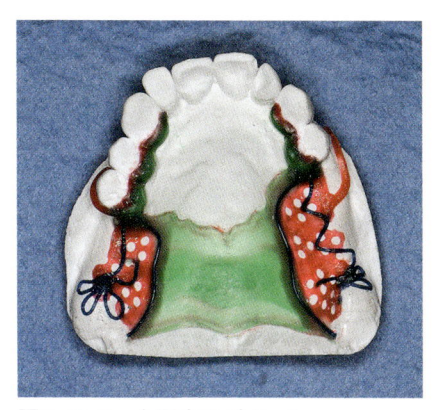

図5-Ⅲ-8　金属床のパターン
（岩手医科大学　米澤　悠先生，野村太郎先生のご厚意による）

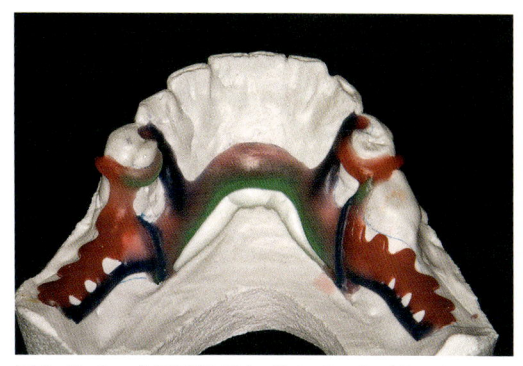

図5-Ⅲ-9　金属床のリンガルバーのパターン
（岩手医科大学　小林琢也先生のご厚意による）

したワックスパターンが軟化するので除去が容易である．さらに，除去できなかったワックスは熱湯を掛けることにより流ろうが簡単にできる．

　パラフィンワックスで咬合関係を調べる際には，加熱し，軟化したワックスを患者にかませて行う．この場合，軟化したワックスは室温まで冷却すると収縮するので，取り扱う場合には注意が必要である．

5　シートワックス

　シートワックス（sheet wax）（図5-Ⅲ-6B）はパラフィンワックスと成分がほぼ同じである．鋳造床用ワックスパターンに用いるため，薄い板状である（図5-Ⅲ-8）．その厚さは番号（ゲージ番号）で表されていて，#28で0.35 mm，#32で0.23 mmのようにゲージ番号の大きいほうがワックスの厚みは薄い．

6　レディキャスティングワックス

　レディキャスティングワックス（ready casting wax）（図5-Ⅲ-6C）はビニルラインワックスともよばれる．主に鋳造鉤（鋳造クラスプ）のワックスパターンや，金属床のパラタルバーやリンガルバー（大連結子），フレームワーク（床用レジンの維持装置），スプルー線のワックスパターンとして用いられている（図5-Ⅲ-9）．その形状は，円形や半円形，楕円形の線状である．太さも種々のものがあり，使用目的に合った形にして用いる．

7　ユーティリティワックス

　ユーティリティワックス（utility wax）は印象採得時のトレー周縁の修正や技工作業時の補助的な用途に幅広く用いられる（図5-Ⅲ-10）．室温で柔軟性があり，粘着性があるため，自由に形態を変えて用いる．

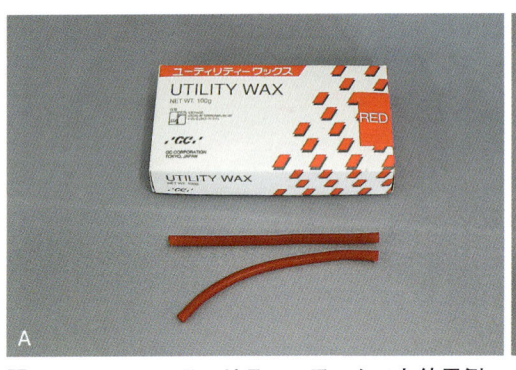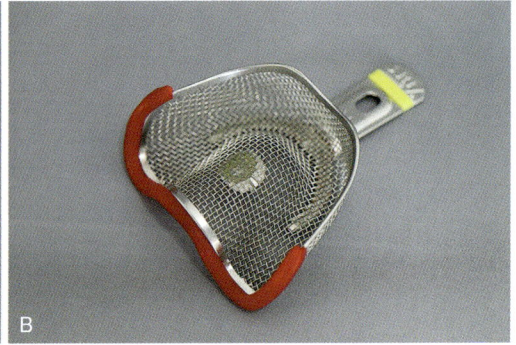

図5-Ⅲ-10　ユーティリティーワックスと使用例
A：ユーティリティーワックス，B：印象面の延長のためにトレー周縁の修正にユーティリティーワックスを用いている．

8　スティッキーワックス

　スティッキーワックス (sticky wax) はろう付け時のブリッジの仮着や，破折した義歯接合時の仮着などの一時的な固定に用いる．60〜65℃で融解し，粘性が大きくなり石膏も粘着するが，室温まで冷却すると硬く，脆くなる．

Ⅳ　埋没材

1　分類

　埋没材は，結合材，鋳造温度，用途ならびに加熱方法により分類されている (図5-Ⅳ-1)．埋没材は結合材と耐火材から構成されている．

　一般的には，結合材の組成により，石膏系とリン酸塩系に分類されている．また，鋳造温度により，低・中温鋳造用埋没材と高温鋳造用埋没材に分類されている．あるいは，用途により，鋳造用埋没材，型ごと埋没材とろう付け用埋没材，チタン用埋没材に分類されている．さらに，加熱方法によっても分類されることもある．

　埋没材は，次のように分類されている．

1）結合材による分類

（1）石膏系埋没材

　耐火材にクリストバライトのみを石膏で結合させたクリストバライト埋没材と石英のみを石膏で結合させた石英埋没材がある．さらに，クリストバライトと石英の2種類の耐火材の両方を耐火材とするのが急速加熱型埋没材である．

（2）リン酸塩系埋没材

　機械的強さが大きく，耐熱性のあるリン酸塩を結合材として，耐火材を結合させた埋没材である．

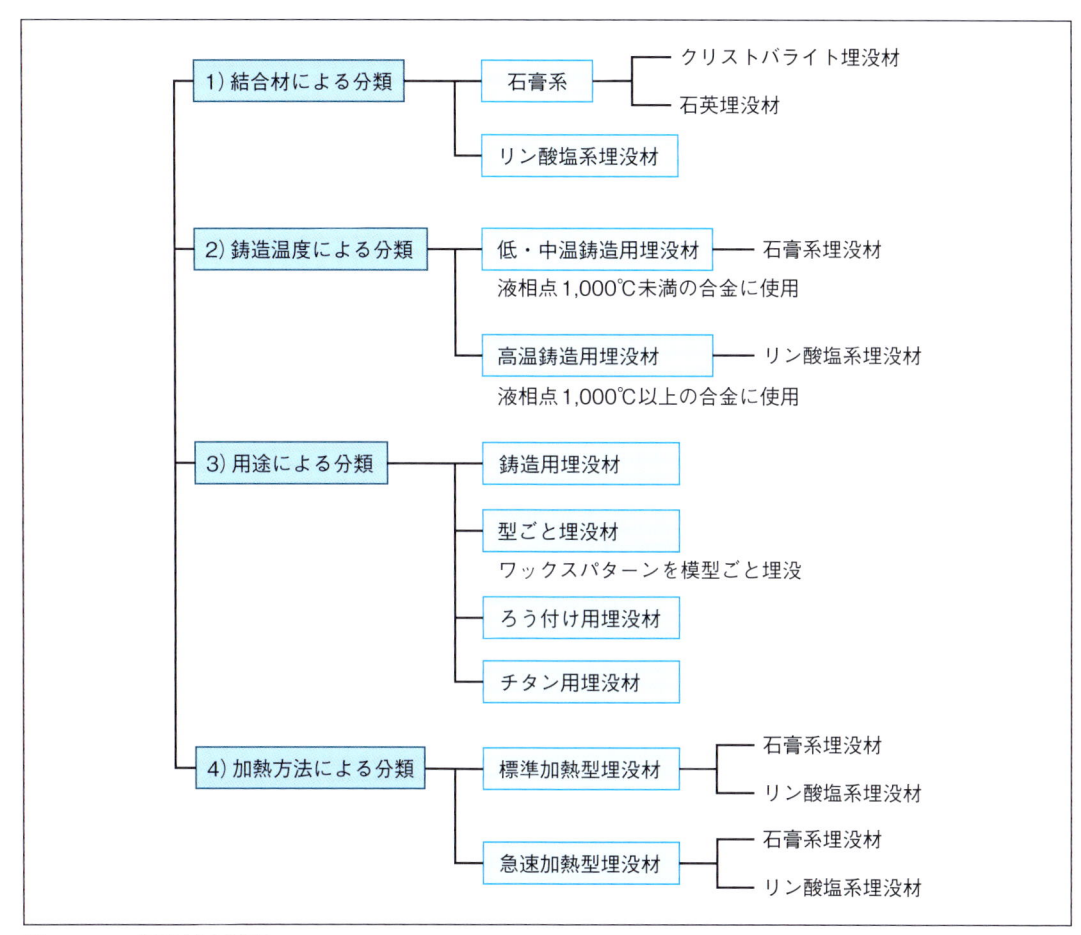

図5-Ⅳ-1　埋没材の種類

2）鋳造温度による分類

（1）低・中温鋳造用埋没材：石膏系埋没材；低・中融合金

　銀合金および金合金のような液相点が1,000℃未満の低・中融合金を鋳造するときに用いる埋没材である．

　700℃以上に加熱すると結合材である石膏が分解して結合性を失い，埋没材の強さが著しく低下するので，液相点が1,000℃以上の合金の鋳造時に用いることができない．

（2）高温鋳造用埋没材：非石膏系埋没材；高融合金

　陶材焼付用合金（貴金属合金も含まれる），コバルトクロム合金，チタンおよびチタン合金のような液相点が1,000℃以上の高融合金を鋳造するときに用いる．

3）用途による分類

（1）鋳造用埋没材

　歯科用合金で鋳造体を製作する場合，支台歯模型上でワックスパターンを製作し，溶融した合金を流し込むための鋳型材料である．

（2）型ごと埋没材

　バー，クラスプなどアンダーカットを要するパターンはワックスやレジンに弾性がないため模型から取り外すことができない．また，金属床となるワックスパターンも薄過ぎて変形するため，模型から取り外さないでそのまま埋没することによって，パターンの変形を避けることができ，適合性の良好な鋳造体を得る．このような方法を型ごと埋没法といい，模型材としての性質も必要となる．

（3）ろう付け用埋没材

　ろう付け用埋没材としては，石膏系およびリン酸塩系埋没材の両方が市販されている．母材間の間隙に，ろう付け前後で寸法の変化のないように，硬化膨張量がないことが理想とされる．一方，加熱膨張は必要で，母材の熱膨張曲線に近似させる必要がある．これはろうの凝固収縮による補綴装置の収縮分を補償させるためで，加熱膨張量は約0.2〜0.8%のものが多い．

（4）チタン用埋没材

　石膏系やリン酸塩系埋没材に使用されている耐火材のシリカが，高温時にチタンと強く焼き付いてしまう．よって，チタンとの反応を抑えるために，マグネシア，カルシア，ジルコニアおよびアルミナなどを耐火材とするチタン専用埋没材が開発されている．

4）加熱方法による分類

（1）標準加熱型埋没材

　埋没材の粉末と水（専用液）を練和し，練和開始後約30分間で埋没材は硬化する．さらに，硬化後2〜3時間待って硬化しにくい中心部も完全に硬化させ，次に電気炉に入れて加熱を開始する．

　石膏系のクリストバライト埋没材であれば，200℃くらいから急激に大きな膨張が起こる．そのため，200℃から300℃の昇温温度をゆっくり（7℃/分）にし，その後は毎分10〜15℃で係留温度まで昇温する．

　リン酸塩系埋没材で製作した鋳型の昇温条件は石膏系埋没材と同じである．しかし，係留最高温度は850℃まで設定できる．また，この埋没材は昇温時にアンモニアガスを発生する．このガスは臭気が強く，腐食性のため電気炉が傷みやすい．

（2）急速加熱型埋没材

　標準加熱型埋没材であれば，昇温過程におけるひびの発生防止や適正な熱膨張量を得るため，埋没後から鋳込み操作に移るまで3〜4時間が必要である．しかし，急速加熱型埋没材は練和開始後から11〜30分後に，石膏系では直接700℃の炉内温度（リン酸塩系では，直接700〜850℃の炉内温度）にて，30分程度の係留後に，すぐに鋳込みが可能となる．石膏系埋没材とリン酸塩系埋没材の両方とも市販されている．

　標準加熱型埋没材を硬化後30分で電気炉に挿入したと想定すると，電気炉に挿入した時点でまだ硬化膨張は進行途中である．埋没材の中にはまだ多くの水が残っており，その水の沸騰により埋没材は崩壊する．また，結合材である石膏は熱を伝えにくいため，最外側が700℃になっても，埋没材の中心部が熱膨張を発生しない温度であれば，中心部と外側部では熱膨張量に大きな差が生じ，埋没材内にひびが発生する．すなわち，標準加熱型埋没材を用いて，急速に加熱すると埋没材にひびが生じ，鋳造欠陥の鋳バリとなる．さらに，本来の硬化膨張量に達せず総膨張が小さくなり，鋳造収縮は完全に補償されず，小さい鋳造体となる．

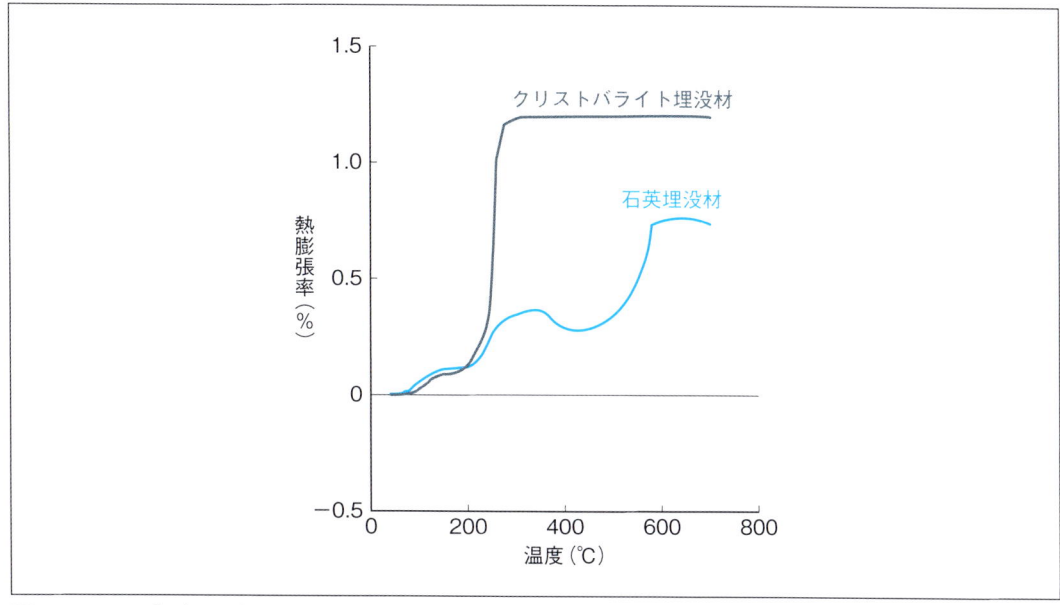

図5-Ⅳ-2　石膏系埋没材の熱膨張
（Skinner EW, et al, 1960[5], 446-464. をもとに作成）

　よって，急速加熱型埋没材の耐火材にはクリストバライトと石英が両方とも添加され，昇温（200〜300℃付近）時の大きな熱膨張（耐火材のクリストバライト）を抑え，埋没材の亀裂の発生を少なくしている．

2　性質

1）埋没材の所要性質

　①鋳造温度で十分な耐熱性を有する

　②合金の鋳造収縮を補償する膨張（硬化膨張と熱膨張の総和）を有する

　③滑沢な鋳造表面となる微細な粉末の粒度である

　④鋳造温度における鋳造圧で，ひび割れなどを生じない高強度である

　⑤鋳造時，合金と反応したり有毒なガスを発生しない

　⑥鋳造時，鋳型空洞部の空気を放出するのに必要な“通気性”を有する

　⑦鋳造完了後，容易に鋳型を壊すことができ，しかも鋳造体表面に固着しない

2）耐火材

　耐火材は耐熱性と加熱膨張性の両方を有するシリカ，マグネシア，アルミナおよびジルコニアを用いる．

（1）シリカ（SiO_2：二酸化ケイ素）

　シリカの同素体であるクリストバライトおよび石英をそれぞれ加熱すると，低温で安定なα型から高温で安定なβ型に結晶形態が変態する．その転移点は，クリストバライトが200〜275℃で，石英が573℃である．α型からβ型に変化するとき，図5-Ⅳ-2に示すように，石英およびクリスト

バライトは各転移点に加熱すると急激な膨張が生じる．この膨張は，合金の鋳造時の収縮を補償するために利用する．

(2) マグネシア（MgO：酸化マグネシウム），アルミナ（Al$_2$O$_3$：酸化アルミニウム），ジルコニア（ZrO$_2$：酸化ジルコニウム）およびカルシア（CaO：酸化カルシウム）

チタンとシリカは高温で結合しやすいので，チタンを鋳造する場合には耐火材としてシリカを使用できない．そこで，チタン用埋没材の耐火材として，耐熱性の高いマグネシア，アルミナ，ジルコニアおよびカルシアなどが使用される．

3) 結合材

埋没材の結合材として，石膏は古くから使用されてきた．しかし，歯科鋳造用合金として，高温溶融合金のコバルトクロム合金，チタンとチタン合金が導入されて，石膏より耐熱性の高いさまざまな結合材が開発されてきた．

(1) 石膏

半水石膏に水を加えると二水石膏となり硬化する．二水石膏を約130℃で加熱すると，β半水石膏に変化する．さらに，約190℃に加熱すると無水石膏に変化する．130〜400℃において脱水とⅢ型無水石膏からⅡ型への転移により収縮するといわれている．また，約800℃で無水石膏の分解によりさらに収縮する．結合材として使用される半水石膏は，強度が高く，加熱時の脱水による収縮の少ない硬質石膏が多く用いられている．

(2) リン酸塩

酸性のリン酸塩（NH$_4$H$_2$PO$_4$）と金属酸化物（主にマグネシアMgO）に水（あるいはコロイダルシリカ）を加えると硬化体（NH$_4$MgPO$_4$・6H$_2$O）になる．

この硬化体を加熱すると埋没材中の結合材は複雑な過程を経て，690℃以上の加熱により結晶性のピロリン酸マグネシウム（Mg$_2$P$_2$O$_7$）に，さらに1,040℃以上に加熱すると酸化マグネシウムが加わり，リン酸マグネシウム［Mg$_3$（PO$_4$）$_2$］になる．

4) 硬化膨張

石膏の硬化膨張と同様に，石膏系埋没材およびリン酸塩系埋没材も結合材が硬化膨張する．埋没材の硬化膨張機構は，二水石膏の針状あるいはNH$_4$MgPO$_4$・6H$_2$Oの針状結晶が互いに成長し，絡み合い互いに押し合って外部に膨らみ，見かけ上膨張する．さらに，石膏系埋没材およびリン酸塩系埋没材の場合，シリカ粒子が存在することで針状結晶同士のぶつかり合いが多くなり，石膏単独の場合よりも硬化膨張が大きくなる．

5) 吸水膨張

石膏や埋没材は，硬化初期に注水あるいは水中浸漬したりすると，そのまま硬化させたときよりも，大きな硬化膨張を示す．標準混水比で練和した石膏系埋没材の40分までの硬化膨張，また標準混水比で練和した石膏系埋没材において練和開始5分後にさらに水を加えた40分までの硬化膨張曲線（吸水膨張曲線）を図5-Ⅳ-3に示す．吸水膨張により，約4倍も大きい膨張が生じる．吸水膨張は普通の硬化膨張の延長として起こる膨張で，注水あるいは浸漬した水が硬化に使われた水を補充し，二水石膏の針状結晶がより自由に成長するために生じるといわれている．

石膏系埋没材では，混水比が小さいほど，浸漬開始時期が早いほど浸漬時間が長いほど，注水量

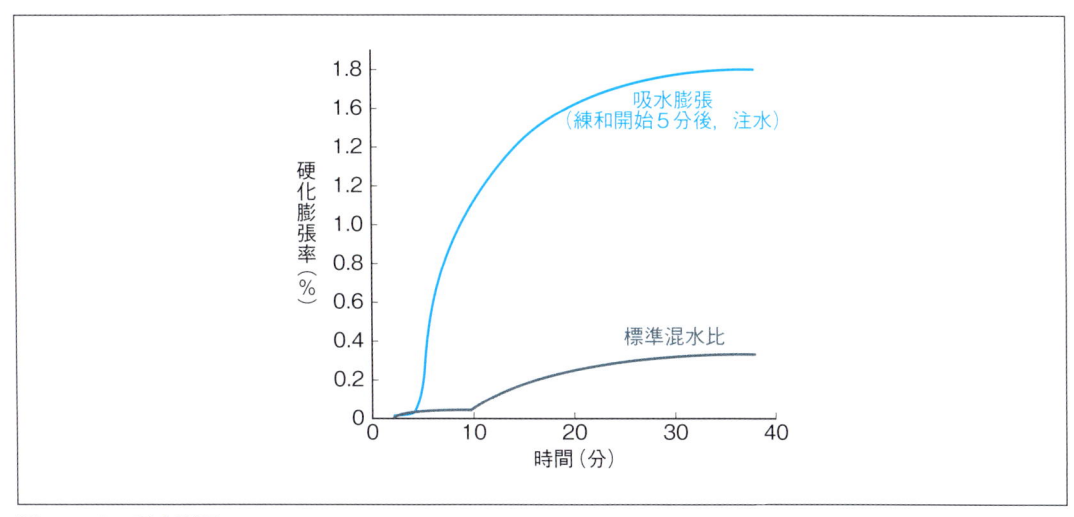

図5-Ⅳ-3　吸水膨張
（Anusavice KJ, et al, 2013[6], 203 をもとに作成）

が多いほど吸水膨張は大きくなる．

　高温溶融合金のような大きな鋳造収縮を補償する場合に，複印象に寒天印象材を用いると吸水膨張を得る．

6）熱膨張

　硬化した石膏系埋没材の主な成分はシリカと二水石膏である．シリカを加熱するとα型からβ型へと変態し，膨張する．他方，石膏は二水石膏→半水石膏→無水石膏への脱水により収縮が生じる．埋没材の熱膨張曲線はこの2つの反応を合算したものとなる．

　石膏系クリストバライト埋没材および石英埋没材の熱膨張曲線の代表例は図5-Ⅳ-2のとおりである．金合金の鋳型温度は600〜700℃で，このときのクリストバライト埋没材の熱膨張率は石英埋没材に比べて約0.4％大きく熱膨張する．

　また，シリカのα型からβ型への転移は可逆的であるから，一度加熱したシリカを冷却すると，再びβ型からα型へともとに戻り，収縮する．クリストバライトのβ型からα型へ降温時の転移は緩慢である．他方，石英の降温時の転移は急で，400℃付近で原寸の0％，室温になるともとより小さく−0.4％にもなる．石膏は冷却によって無水石膏からもとの二水石膏には戻らない不可逆的反応である．

　埋没材を再加熱すると，最初加熱したときとほぼ同じ加熱膨張を示すが，再加熱は埋没材内部の劣化やひび割れの原因となる可能性があるので好ましくない．

　図5-Ⅳ-4に急速加熱型の二種類の石膏系およびリン酸塩系埋没材の熱膨張曲線を示す．埋没材の硬化途中での加熱開始により，低温の200〜275℃におけるクリストバライトの大きな熱膨張を抑え，埋没材の内部に生じる亀裂を防止する．再び，573℃で石英による熱膨張の2段階で，トータルで大きな熱膨張を得る．

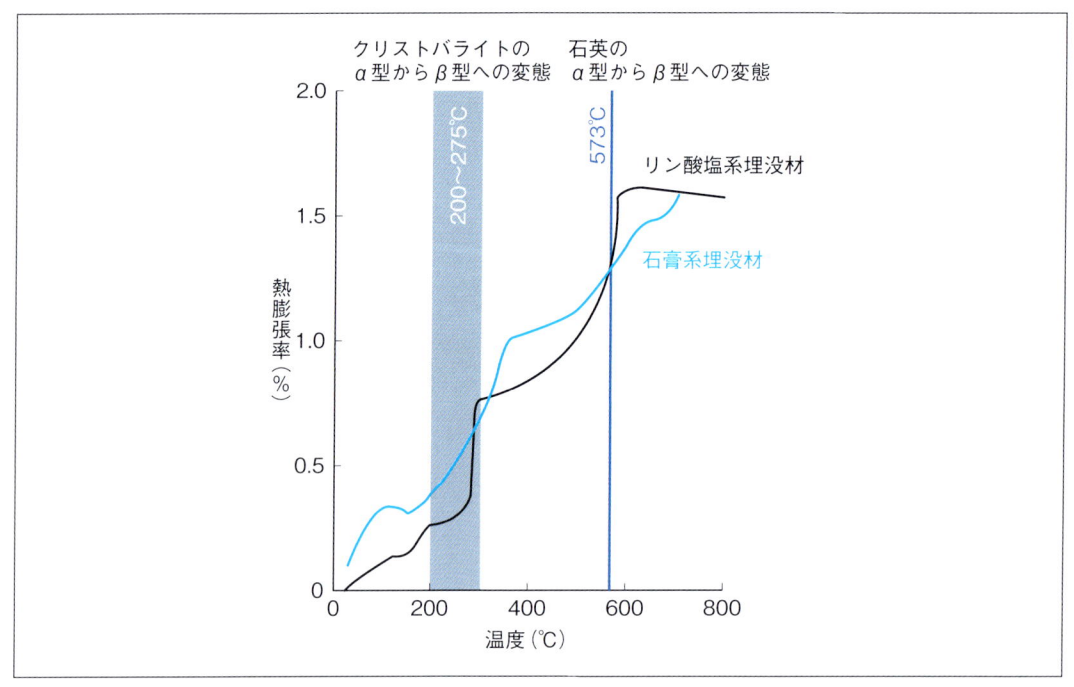

図5-IV-4　急速加熱型埋没材の熱膨張
（Zarb GA, et al, 1978[7]をもとに作成）

7) その他の性質

（1）圧縮強さ

　埋没材は加熱あるいは金属の鋳込みによって壊れることのない強さが必要である．しかし，あまり強すぎると鋳造後，鋳造体から埋没材の除去が困難になるので，必要限度以上の強さは不必要である．

（2）粉末粒度と通気性

　埋没材の耐火材と結合材には隙間が必要である．石膏系埋没材の通気性はリン酸塩系埋没材よりよい．

　鋳造時には，溶融合金に鋳造圧を加えて鋳型に鋳込むが，この際，鋳型内の空気が外部に放出されるために，埋没材の通気性は埋没材の重要な所要性質となる．リン酸塩系埋没材の通気性は石膏系に比べて著しく小さく半分以下である．埋没材の粉末粒度が細かいほど鋳造体の鋳肌が平滑になる．石膏系と比べるとリン酸塩系のほうが粒度は大きい．リン酸塩系埋没材の粒度が粗いにもかかわらず，通気性が石膏より悪い理由は，リン酸塩系埋没材の混水比が石膏系埋没材の半分以下で，硬化体の気孔率が小さいためである．

（3）耐熱性

　シリカ，マグネシア，アルミナの融点は，1,700℃，2,800℃および2,050℃で，通常の鋳造温度では熱溶解・分解しない．しかし，融点が1,668℃のチタンおよびチタン合金の鋳造では，チタンとシリカとが反応する．埋没材の結合材に石膏を用いた場合には，鋳造時の温度により熱分解の危険性がある．無水石膏は700℃以上で次のように分解する．

$$2CaSO_4 \rightarrow 2CaO + 2SO_2 + O_2$$

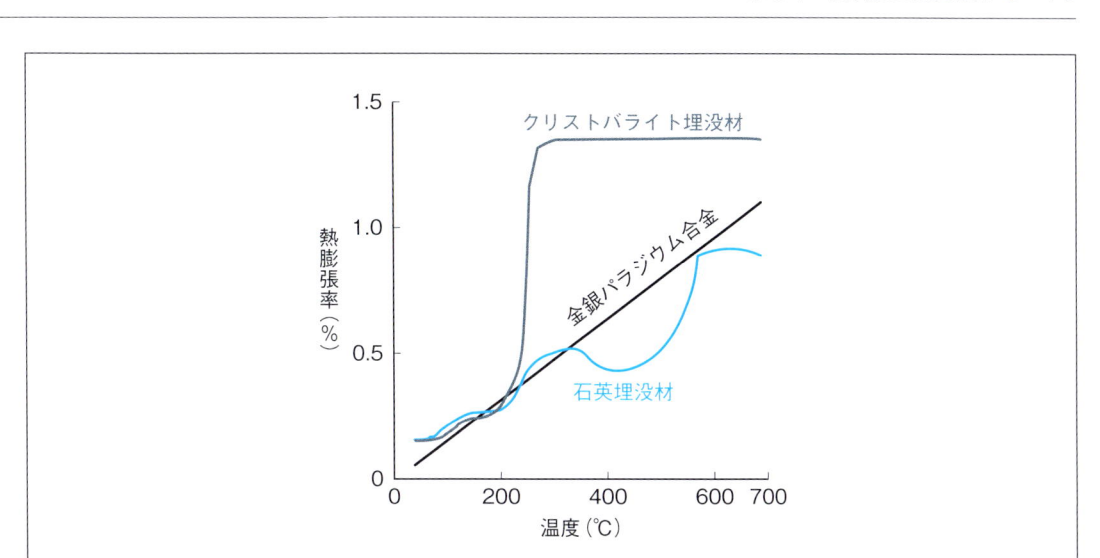

図5-Ⅳ-5　石膏系埋没材と金銀パラジウム合金の熱膨張率

　700℃以下では石膏は分解しないこと，また石膏が約750℃で急激な収縮を示すことから，鋳造時の石膏系埋没材の加熱・係留温度は700℃以下でなければならない．

　一方，リン酸塩系埋没材のピロリン酸マグネシウム（$Mg_2P_2O_7$）の融点は1,380℃であり，陶材焼付用合金やコバルトクロム合金の鋳造では加熱による埋没材の熱分解はほとんど問題とはならない．よって，クラウンの辺縁のように薄い部分まで，溶解した合金が鋳込まれるように，リン酸塩系埋没材の加熱・係留温度は850℃となる．

3 石膏系埋没材

1) 組成

　標準加熱型石膏系埋没材の組成は，主成分であるシリカ55〜75％，硬質石膏25〜45％からなり，この他に着色剤，硬化調節剤が添加されている．基材中のシリカの主成分の種類によってクリストバライト埋没材と石英埋没材とに分類されている．急速加熱型の埋没材の組成は，耐火材の2種類，クリストバライト21〜43％と石英25〜49％が添加され，石膏が28〜32％含まれている．

2) 硬化機構

　石膏系埋没材の硬化は結合材の硬質石膏の水和反応に基づくもので，生成する二水石膏の針状結晶の成長により硬化膨張や吸水膨張が発現する．

3) 特徴

　金銀パラジウム合金の熱収縮とクリストバライトと石英の石膏系埋没材（標準混水比）の熱膨張を図5-Ⅳ-5に示す．

　700℃時のクリストバライト埋没材（標準混水比）の膨張量は，700℃時の金銀パラジウム合金の熱収縮量より約0.2％大きい．すなわち，金銀パラジウム合金を用いた場合，クリストバライト埋

表5-Ⅳ-1　市販石膏系埋没材の物性の例

名　称	W/P (mL/g)	硬化時間 (分)	硬化膨張 (％)	熱膨張 (％)	総合膨張 (％)	圧縮強さ　（MPa）			
						30分後	2時間後	24時間後	加熱冷却後
石膏系埋没材									
クリストバライト埋没材	0.33	13.6	0.43	1.23	1.66	—	4.7	4.2	2.1
石英埋没材	0.32	13.3	0.11	0.89	1.00	—	2.6	2.4	2.3
急速加熱型埋没材	0.34	11.8	0.95	1.10	2.00	3.18	—	—	0.7

表5-Ⅳ-2　混水比が石膏系埋没材に及ぼす影響

物性＼混水比	大きい	小さい
通気性	良　好	不　良
流動性	良　好	不　良
硬化膨張	小さい	大きい
吸水膨張	小さい	大きい
機械的強さ	弱　い	強　い
硬化時間	長　い	短　い

没材（標準混水比）で埋没すると，外側性の修復物のセメント層を補うことができるほど大きくなり，外側性修復物（クラウン）の製作に有効となる．同様に，700℃時の石英埋没材（標準混水比）の膨張量は，700℃時の金銀パラジウム合金の熱収縮量より約0.2％小さい．金銀パラジウム合金を用いた場合，石英埋没材（標準混水比）で埋没すると，内側性修復物（インレー）の製作に有効となる．さらに，混水比をコントロールすることで，鋳造体の寸法精度を微調整することができる．

　表5-Ⅳ-1に石膏系埋没材の物性を示す．石膏系埋没材の総合膨張率は，急速加熱型が最も大きい2.00％で，クリストバライト埋没材，石英埋没材の順である．急速型の30分後の圧縮強さは，標準型のクリストバライト埋没材と石英埋没材の24時間後の圧縮強さの中間である．急速加熱型は，加熱冷却後の圧縮強さは半分以下になる．

4）使用法

　練和時の埋没材と水との割合を表す混水比（W/P）は，0.30〜0.35である．混水比がこれより大きくなると流動性がよくなるが，硬化膨張，熱膨張および機械的性質は低下する（表5-Ⅳ-2）．

4　リン酸塩系埋没材

1）組成

　耐火材としてはクリストバライトと石英を混合したものが多く，結合材としてはリン酸塩（リン酸二水素アンモニウム：$NH_4H_2PO_4$）と金属酸化物（MgO）の混合物である．

　主成分であるシリカ80〜90％，結合材が10〜20％である．水で練和したときにはほとんど硬化膨張が生じない．しかし，練和液としてコロイダルシリカの懸濁液（通常，20〜30％ SiO_2）を用い

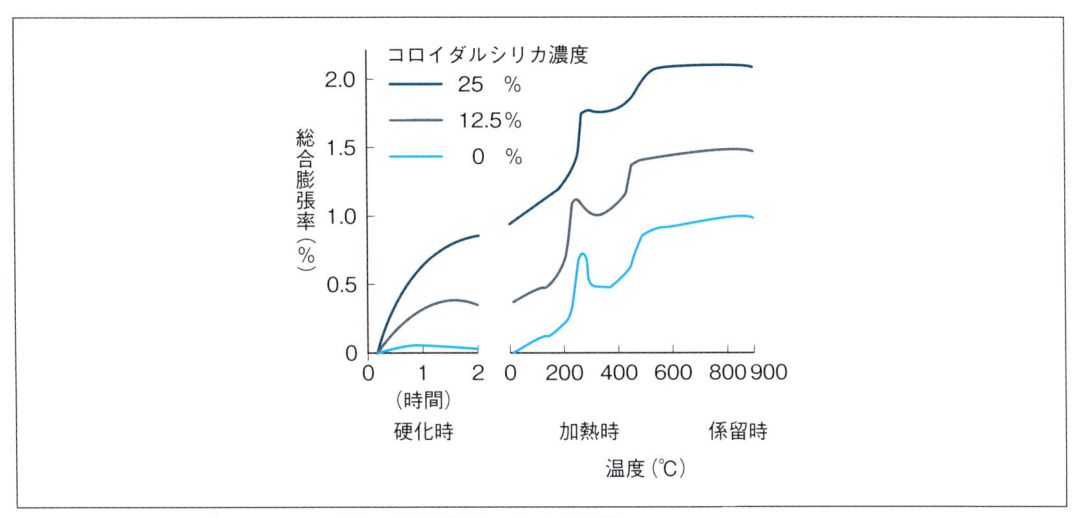

図5-Ⅳ-6　コロイダルシリカの添加が総合膨張に及ぼす影響
（長谷川二郎ほか，1995[8]，49をもとに作成）

表5-Ⅳ-3　市販リン酸塩系埋没材の物性の例

名　　称	W/P (ml/g)	硬化時間 (分)	硬化膨張 (%)	熱膨張 (%)	総合膨張 (%)	圧縮強さ（MPa）			
						30分後	2時間後	24時間後	加熱冷却後
標準加熱型	0.17	8.3	1.10	1.20	2.22	—	12.5	24.0	12.0
急速加熱型	0.20	—	0.80	0.91	1.71	3.2	—	—	14.1

て練和するとさらに大きな硬化膨張や熱膨張が得られ（図5-Ⅳ-6）強度も大きくなる．具体的には，25％コロイダルシリカの懸濁液を用いて練和すると，硬化膨張と熱膨張（900℃まで）の総合膨張量は2倍の2％以上にも達する．

2）硬化機構

リン酸塩系埋没材の硬化の反応は複雑であり，次式のように表される．

$$MgO + NH_4H_2PO_4 + 5H_2O \rightarrow NH_4MgPO_4 \cdot 6H_2O$$

最終的には硬化体（$NH_4MgPO_4 \cdot 6H_2O$）となり，針状や柱状結晶の成長で硬化膨張や吸水膨張が発現する．

3）特徴

表5-Ⅳ-3にリン酸塩系埋没材の物性を示す．

リン酸塩系埋没材は石膏系埋没材に比べて耐熱性が高いので（表5-Ⅳ-1, 3），高溶融合金の鋳造用として用いられる．また，加熱冷却後のリン酸塩系埋没材の圧縮強さは石膏系埋没材の6～7倍高い．

鋳造用リングを用いると，埋没材の膨張が抑制されるので，埋没材が自由に膨張できるように，リングレスの埋没法が望ましい．リン酸塩系埋没材の加熱冷却後圧縮強さは，石膏系埋没材に比べ

表5-Ⅳ-4 石膏系埋没材とリン酸塩系埋没材の比較

性 質	石膏系埋没材	リン酸塩系埋没材
混水(液)比	大きい	小さい
機械的強さ	弱 い	強 い
硬化時間	長 い	短 い
通気性	良 好	不 良
総膨張量	小さい	大きい
耐熱性	やや劣る	良 好

ると著しく大きいので,リングレス鋳造,すなわちリングを用いない鋳造が可能となる.

4) 使用法

リン酸塩系埋没材は,練和液として専用の液が添付されている製品が多く,水で希釈して用いることで,硬化膨張と熱膨張を調整する.混水比(混液比)は,石膏系埋没材と比べて半分程度小さい.

加熱中に,$NH_4MgPO_4 \cdot 6H_2O$ 塩が脱水され,さらに分解されて未反応の MgO と反応し,$(Mg_2P_2O_7)_n$ や $Mg_3(PO_4)_2$ を生じる.この過程で,水蒸気やアンモニアガスが発生し,アンモニア臭を伴い,さらに電気炉を損傷する.鋳型の加熱が不十分な場合は,鋳型内に溶湯が流入した際にこれらのガスが発生し,鋳造欠陥となる.

石膏系埋没材に比べ,吸湿性が高いので長期保存できない.日常使用する場合も密閉容器を用いて短時間に取り出し,あとは密閉を完全にする.

5 石膏系埋没材とリン酸塩系埋没材の物性比較

石膏系埋没材とリン酸塩系埋没材の物性を比較した表5-Ⅳ-4を示す.石膏系埋没材の混水比は,リン酸塩系埋没材の約2倍大きく(通気性に影響する),硬化時間も長く,通気性が良好である.リン酸塩系埋没材は,機械的強さおよび総膨張量が大きく,耐熱性に優れている.

文献

1) 全国歯科衛生士教育協議会編:歯科材料の知識と取り扱い.医歯薬出版,東京,1999.
2) 中嶌 裕ほか編:スタンダード歯科理工学 第6版.学建書院,東京,2016.
3) 宮﨑 隆ほか編:臨床歯科理工学.医歯薬出版,東京,2006.
4) 中村健吾ほか:せっこうをテストする.DE,13:18-27,1970.
5) Skinner EW, et al.:The science of dental materials, 5th ed. WB Saunders, Philadelphia, 1960.
6) Anusavice KJ, et al.:Philips' Science of Dental Materials, 12th ed. WB Saunders, Philadelphia, 2012.
7) Zarb GA, et al.:Prosthodotic treatment for partially edentulous patients. Mosby, St. Louis, 1978.
8) 長谷川二郎ほか編:歯科技工教本 歯科理工学②.医歯薬出版,東京,1995.

第6章 歯科生体材料

I 成形修復材

1 分類

　成形修復材とは，歯の欠損部(窩洞)に直接適用して，歯の形態や機能を回復するために使用される材料である．従来，周囲が歯質に囲まれる窩洞(内側性窩洞)に充塡されることが多かったため「充塡材」とよばれていたが，現在では歯冠部をより広範囲に修復することが可能となったため，「成形修復材」とよばれるようになった．

　表6-I-1に現在臨床で使用されている成形修復材の分類を示す．19世紀から臼歯部の成形修復材として，金属系材料である歯科用アマルガムが使用されてきた．しかし，水銀を含む材料であるため，1990年代以降は環境汚染の問題からわが国での使用は激減した．

　1969年にWilson A.D.とKent B.E.が成形修復用のセメント系材料としてグラスアイオノマーセメントを開発した．グラスアイオノマーセメントは，歯質接着性とフッ素徐放性を有することが利点であるが，硬化時間が長いため，感水により強さが低下しやすいという欠点を有していた．そこで，光照射による迅速な硬化性を付与するため，レジン添加型グラスアイオノマーセメントが開発された．

　1960年代，マトリックスレジンとフィラーとよばれる硬さの大きなガラス粒子を組み合わせた複合的(composite)な修復材料であるコンポジットレジンが開発された．当初のコンポジットレジンは，2ペーストを練和して化学的に重合・硬化させるタイプであったが，現在は1ペーストの光重合タイプが主流となっている．また，材料特性と接着技術の大幅な進歩により，現在は，コンポジットレジンが臼歯部にも多用されている．

表6-I-1　成形修復材の分類

コンポジットレジン
従来型グラスアイオノマーセメント
レジン添加型グラスアイオノマーセメント
歯科用アマルガム

表6-I-2　成形修復材の所要性質

流動性と可塑性	充塡操作と形態付与に必要な流動性や可塑性を有する
硬化性	適度な操作時間を確保しつつ，口腔内環境で迅速に硬化する
歯質に近似した物性	硬化体が歯質と近似した機械的性質や物理的性質を有する
審美性	天然歯の色調を再現できる
歯質接着性	周囲歯質と接着できる
安全性と耐久性	口腔内環境下での安全性と耐久性を有する
生体機能性	歯質強化，抗菌性など生体機能性を有する

表6-I-3　成形修復材の特性比較

	コンポジットレジン	グラスアイオノマーセメント	歯科用アマルガム
硬化機構	重合	酸-塩基反応，レジンの重合	アマルガメーション
硬さ・強さ	中	小	中
熱膨張係数	大	小	中
熱伝導率	小	小	大
耐久性	中〜大	低	中〜大
歯質接着性	大（歯質接着材との併用）	小	無

2　性質

　成形修復材の所要性質を表6-I-2に示す．

　流動性や可塑性，硬化性など口腔内での使用に適した操作性を有することに加え，硬さや強さなどの機械的性質や，熱伝導率・熱膨張係数のような物理的性質が歯質と近似していることが望ましい．成形修復材の硬さが歯質よりも小さいと，長期機能中に材料の摩耗が生じ，強さが十分でないと辺縁部などで破折が生じる．また，歯質との接着性という点では，接着界面の耐久性も重要である．

　硬化体から溶出する成分は，生体に為害作用があってはいけない．レジン系材料の残留モノマーの溶出や，歯科用アマルガムの腐食に伴う金属イオンの溶出が為害作用をもたらすことがある．逆に，硬化体からの溶出成分が歯質強化や抗菌性などのバイオアクティブな機能を発揮する有利な側面をもたらす場合もある．たとえば，グラスアイオノマーセメントは，フッ素徐放性を有することから，周囲歯質を強化して齲蝕に対する抵抗性を向上させる効果が期待できる．コンポジットレジンにおいても，さまざまな機能を積極的に付与したバイオアクティブな材料の開発が進められている．

　表6-I-3に成形修復材の特徴を示す．各材料の詳しい特徴については次の各節で解説する．

3　コンポジットレジン

　コンポジットレジン（図6-I-1）は，有機質であるマトリックスレジンと無機質であるフィラー

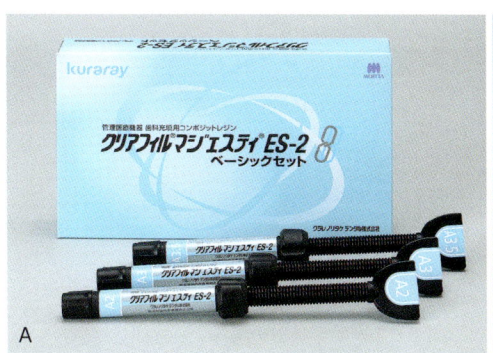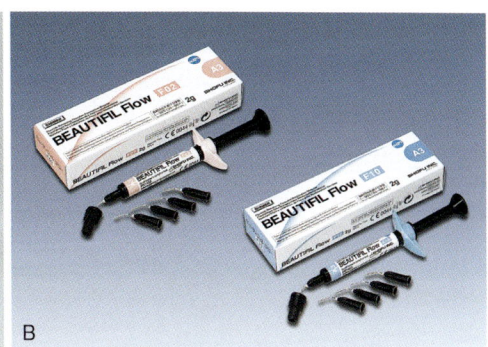

図6-I-1 コンポジットレジン
A：従来型コンポジットレジン. B：フロアブルコンポジットレジン.

表6-I-4 コンポジットレジンの分類

用途による分類	前歯部修復用, 臼歯部修復用, 前歯・臼歯部修復用 支台築造用, 小窩・裂溝填塞用
重合方式による分類	化学重合型, 光重合型, デュアルキュア型
フィラーによる分類	マクロフィラー型, ミクロフィラー型, サブミクロンフィラー型, ナノフィラー型, ハイブリッド型
ペーストの粘性による分類	従来型, フロアブルタイプ

からなる複合材料で, 現在, 臨床で最も高頻度に使用されている成形修復材である. マトリックスレジンはbis-GMA, UDMA, TEGDMAなどの二官能性モノマーが重合して形成され, ケイ素酸化物, 金属酸化物などのフィラーを高濃度に含むため, 高い機械的強度を示す. フィラーには, マクロサイズからナノサイズまでさまざまな大きさのものが使用されるが, 現在は, 粒径の異なる数種類のフィラーを混合して配合率を上げたハイブリッド型が主流である. マトリックスレジンと無機質のフィラーを化学的に結合させるため, フィラー表面にはシランカップリング剤による表面処理が施されている.

　コンポジットレジンそのものは歯質接着性を有していないため, 修復処置においては, 歯質に対してレジン接着システムによる処理を施した後, コンポジットレジンを充填する.

1) 種類

　コンポジットレジンの分類を表6-I-4に示す.

(1) 用途別分類

(a) 前歯部修復用

　色調再現性や研磨性, 色調安定性などの審美性が重視される.

(b) 臼歯部修復用

　機械的強度や耐摩耗性が重視される.

(c) 前歯・臼歯部修復用

　良好な審美性と優れた機械的強度や耐摩耗性を両立している.

表6-I-5　一般的なコンポジットレジンの組成

構成		組成
マトリックスレジン	ベースモノマー	bis-GMA，UDMAなど
	希釈モノマー	TEGDMAなど
フィラー	シリカ，ケイ酸塩ガラスなど	
シランカップリング剤	γ-メタクリロイルオキシプロピルトリメトキシシラン（γ-MPTS）など	
重合開始剤系	化学重合型	過酸化ベンゾイル（BPO）
		第3級アミン（DMPTなど）
	光重合型	カンファーキノン（CQ）など
		第3級アミン（DMAEMAなど）
重合禁止剤	ハイドロキノン（HQ），ブチル化ヒドロキシトルエン（BHT）	

bis-GMA；2,2-ビス［4-（3-メタクリロキシ-2-ヒドロキシプロポキシ）フェニル］プロパン
UDMA；ウレタンジメタクリレート，TEGDMA；トリエチレングリコールジメタクリレート
DMPT；ジメチルパラトルイジン，DMAEMA；N, N-ジメチルアミノエチルメタクリレート

(d) その他

支台築造や，齲蝕予防のための小窩・裂溝填塞用などがある．

(2) 重合方式による分類

(a) 化学重合型

2成分（たとえばペーストとペースト）から構成される常温重合型のコンポジットレジンで，使用時に練和して窩洞に充填する．

(b) 光重合型

1ペーストタイプで充填後に光照射により硬化させる．1970年代に，まず紫外線の照射によって重合・硬化する紫外線重合型コンポジットレジンが開発されたが，その後に可視光で重合・硬化するタイプが登場し，現在はすべて可視光線照射型になっている．

(c) デュアルキュア型

化学重合型と同様に2成分から構成され，2ペーストの練和による化学重合と，光照射による光重合の両者を利用して，重合・硬化する．

(3) フィラーによる分類

コンポジットレジンの組成のなかで，フィラーの種類や配合量が硬化体の諸物性に影響するため，フィラーに焦点を絞って分類するとわかりやすい．後述の「2）成分・組成」で詳しく解説する．

(4) ペーストの粘性による分類

従来型のコンポジットレジンよりもペーストの粘性を低下させたものをフロアブルコンポジットレジンとよぶ（図6-I-1B）．当初のフロアブルコンポジットレジンは，フィラー含有量が少なく強度が小さかったが，その後の組成の改良により強度が向上し，多様な用途に使用される．

2) 成分・組成

コンポジットレジンは，マトリックスレジン，フィラー，シランカップリング剤，重合開始剤・重合禁止剤，およびその他の成分から構成される（表6-I-5）．フィラー表面をシランカップリング

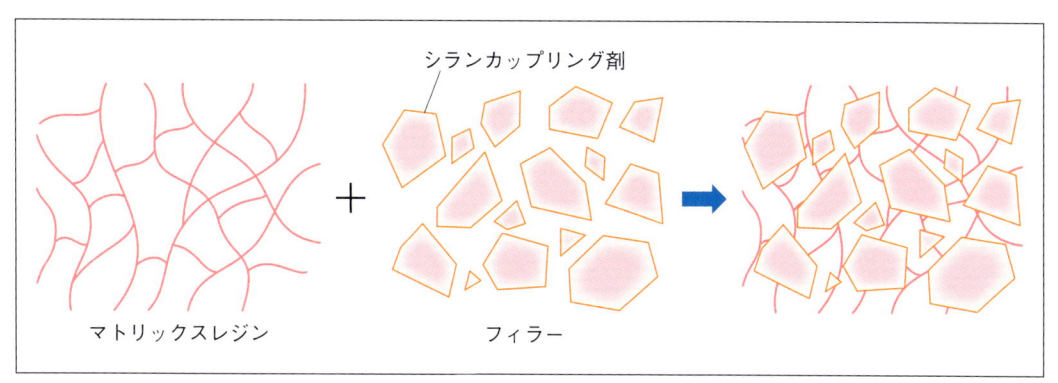

図6-I-2　コンポジットレジンの構造

図6-I-3　コンポジットレジンに使用される代表的なモノマー
枠で囲まれた部分はメタクリロイルオキシ基を示す.

剤で処理することによって，有機質のマトリックスレジンと無機質のフィラーは化学的に結合している（図6-I-2）.

（1）マトリックスレジン

（a）架橋高分子

コンポジットレジンに含まれるモノマーは，分子の両端にメタクリロイルオキシ基を2個有する二官能性モノマーである．二官能性モノマーを重合させると，三次元的な網目状の架橋高分子になり，ポリメチルメタクリレート（PMMA）のような線状高分子よりも強度が大きく，重合収縮の少ない硬化体となる（第16章「高分子の構造と性質」参照）.

（b）モノマー

図6-I-3にコンポジットレジンに使用される代表的なモノマーの構造を示す.

bis–GMAは二官能性のメタクリレートモノマーで，水飴状を呈する．このままでは粘性が高く，フィラーを配合できないため，液状のTEGDMA（トリエチレングリコールジメタクリレート tri-ethylene glycol dimethacrylate：3G）で希釈し，調整する.

表6-I-6　フィラーの役割

機械的強度を向上させる
耐摩耗性を向上させる
重合収縮を減少させる
熱膨張係数を低下させる
熱伝導率を増大させる
吸水率を低下させる

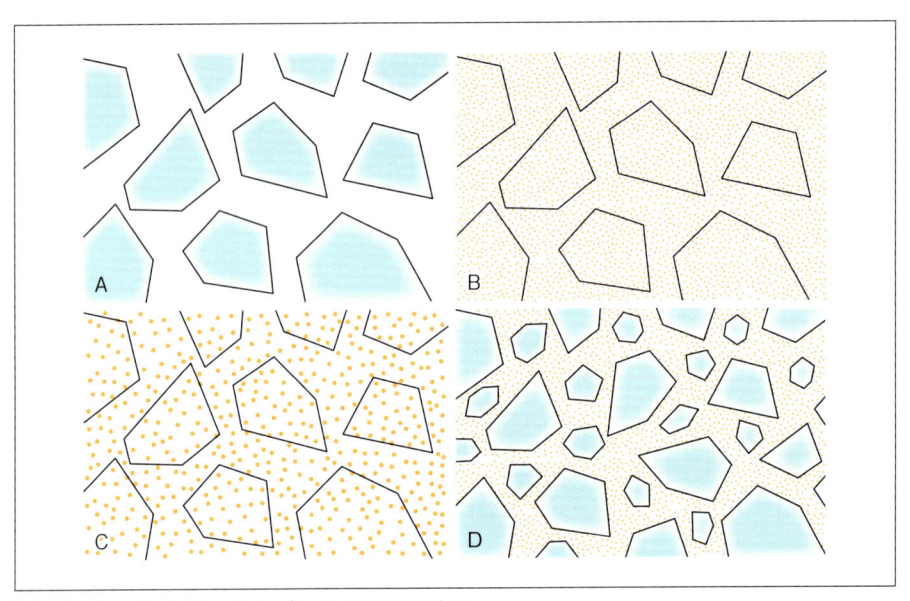

図6-I-4　コンポジットレジンの構造の模式図
A：マクロフィラー型. B：ミクロフィラー (MFR) 型. C：サブミクロンフィラー (SFR) 型. D：ハイブリッド型.

　もうひとつの代表的なモノマーは，ウレタン結合 (–NH–CO–O–) を含むUDMA (ウレタンジメタクリレートurethane dimethacrylate) である．UDMAは，bis–GMA よりも粘性が低い．

　これら以外にもさまざまなモノマーが用いられるが，数種類のモノマーを混合したコモノマーとして使用されることが多い．

(2) フィラー

　フィラーはコンポジットレジン硬化体の物性を改善する役割を果たし (表6-I-6)，コンポジットレジンの機械的性質や物理的性質にはフィラーが大きな影響を及ぼす．

　シリカ (結晶，ガラス)，ケイ酸塩ガラス，ホウケイ酸塩ガラス，コロイダルシリカ，ジルコニア，機能性ガラスなどが利用され，粒径の異なるフィラーが単独に，あるいは組み合わせて使用されている．レジン成分を含む有機質複合フィラー以外のフィラーを，総称して無機質フィラーという．

　以下にフィラーの種類に基づいたコンポジットレジンの分類を示す (図6-I-4)．

(a) マクロフィラー型

　石英やアルミノシリケートガラスなどを数μm〜50μmの粒径に粉砕した不定形フィラーを約

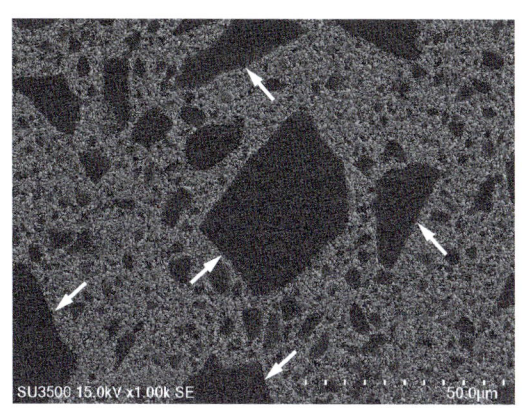

図6-I-5　有機質複合フィラー
コンポジットレジン（クリアフィル マジェスティ
ES-2）硬化体断面の走査電子顕微鏡像（矢印：有機質複
合フィラー）.

70（wt）％配合した開発当初のコンポジットレジンである．機械的強度は大きいが，フィラー粒径が大きいため研磨性・耐摩耗性が低いため，現在は臨床で使用することはほとんどない．

(b) ミクロフィラー (MFR) 型

超微粒子（粒径0.01〜0.1 μm）であるコロイダルシリカをあらかじめレジンモノマーに混合し，重合後に硬化体を粉砕したものを有機質複合フィラーという（図6-I-5）．MFR型コンポジットレジンは，コロイダルシリカと有機質複合フィラーを約60（wt）％添加したものである．粒径の大きなフィラーが入っていないので研磨性は良好であるが，マクロフィラー型に比べて機械的強度は劣る．また，無機質フィラー含有量が少ないので，熱膨張係数や吸水率も大きい．審美性が重視される前歯部用として主に使用されている．

近年，粒径5〜20nm程度のシリカやジルコニアのフィラーが，単独に，あるいは凝集したクラスターとして配合されたナノフィラー型コンポジットレジンも市販されている．

(c) サブミクロンフィラー (SFR) 型

0.2〜0.7 μmの球形あるいは不定形フィラーを，60〜80（wt）％程度配合したものである．単独で配合するか，あるいは有機質複合フィラーとして使用する．

(d) ハイブリッド型

マクロフィラーあるいはサブミクロンフィラーにミクロフィラーを混合させることで，フィラー配合量を80（wt）％程度，あるいはそれ以上まで高めたものをハイブリッド型とよぶ．粒径の大きなフィラーと小さなフィラーを組み合わせることで，フィラー配合率を高め，高い機械的強度と良好な審美性が得られることから，前歯・臼歯部両用として使用されている．ハイブリッド型のコンポジットレジンにナノフィラーを配合したものをナノハイブリッドコンポジットレジンとよび，現在主流になりつつある．

(3) フィラーの表面処理

有機質であるマトリックスレジンと無機質であるフィラーを化学的に結合させるために，フィラー表面はシランカップリング剤によるシラン処理が施される．代表的なシランカップリング剤として

γ–メタクリロイルオキシプロピルトリメトキシシラン(γ–MPTS)が使用されている(224ページ,図10-11参照).

3) 硬化機構

(1) 化学重合型コンポジットレジン

化学重合型コンポジットレジンは2つのペーストからなり,一方のペーストには重合開始剤である過酸化ベンゾイル(BPO),もう一方のペーストには重合促進剤である第3級アミンが含まれている.これらを練和すると,第3級アミンが作用して過酸化ベンゾイルからフリーラジカルが発生し,重合が開始する(170ページ,図7-I-4参照).

(2) 光重合型コンポジットレジン

現在のコンポジットレジンの主流である光重合型は,単一ペーストからなるコンポジットレジンで,可視光線を照射することによって重合が開始する.重合開始剤としては,カンファーキノンと第3級アミンの組み合わせが利用される(表6-I-5).第3級アミンの存在下で,カンファーキノンに470 nm付近(437〜482 nm)の可視光線が照射されると,カンファーキノンと第3級アミンはフリーラジカルを生成する.

近年,エネルギー効率が高く,小型化が可能な光源として,青色発光ダイオード(青色LED)照射器が開発された.製品によって波長域は異なるが,420〜480 nm程度のものが多く,カンファーキノンの励起波長域と重なるため,重合開始剤としてカンファーキノンを含むコンポジットレジンの重合が可能である.ペンタイプでコードレスになるという利点もあり,臨床の現場で広く使用されている.

4) 特徴

(1) 重合収縮

重合反応によりモノマーがポリマーになると収縮する(重合収縮).コンポジットレジンにはフィラーが多量に配合されているので,重合にかかわるレジン成分の占める割合が減少し,重合収縮が小さくなる.また,コンポジットレジンに含まれるbis-GMAやUDMAなどの二官能性モノマーは,MMAに比べると分子量が大きいので,単位体積あたりの重合にかかわる官能基数が少なくなり,重合収縮が減少する.通常のコンポジットレジンの体積収縮は2%程度である.

(2) 機械的性質

コンポジットレジンの機械的性質は,フィラーの種類・配合量,フィラーとマトリックスレジンの結合状態,マトリックスレジンの重合率,あるいは硬化体内部での気泡の存在などによって影響を受ける.

フィラー配合量が増大すると,硬さや強度などが増大する.フィラーとマトリックスの結合状態は,コンポジットレジンの耐摩耗性に関係する.フィラー表面のシラン処理が十分に行われていないと,長期間の使用によってフィラーの脱落が生じ,耐摩耗性が低下する.重合率が低いとマトリックスレジン自体の強度が小さくなる.とくに,光重合型コンポジットレジンは,光照射が十分でないと,その硬化体の機械的性質は低下する.また,化学重合型コンポジットレジンでは,2つのペーストの練和による気泡の混入がある程度避けられないが,単一ペーストの光重合型コンポジットレジンでは,化学重合型に比べて気泡の混入が少ないため強度低下が生じにくい.表6-I-7

表6-I-7　コンポジットレジン硬化体の機械的性質

ビッカース硬さ	43〜114
曲げ強さ（MPa）	150〜180
弾性係数（GPa）	15〜20
圧縮強さ（MPa）	340〜415
破壊靱性（MPa・m$^{1/2}$）	1.8〜2.1

に最近主流のハイブリッド型コンポジットレジンの機械的性質を示す．

（3）熱膨張係数・熱伝導率

　MMA系レジンの熱膨張係数は，歯質に比べて8倍と非常に大きい．コンポジットレジンの熱膨張係数は，無機質フィラーを多量に配合することにより全体的に小さくなっているが，それでも歯質の2倍以上の値を示す．

　コンポジットレジンの熱伝導率は，フィラーの配合により大きくなるが，およそ歯質と同等の値を示す．

（4）色調

　コンポジットレジンは，フィラーとマトリックスレジンの屈折率が近似しているため十分な透明性が得られ，さらに顔料で色調を調整できるので，高い色調再現性を備えている．現在は，10種類以上のシェードがそろっている製品もあり，高度な審美修復が可能である．

　開発当初のコンポジットレジンに比べて，現在のコンポジットレジンは色調安定性に優れており，レジン自体の変色は少ない．

（5）吸水性

　無機質フィラーを多量に配合しているため，コンポジットレジンの吸水量はMMA系レジンと比べてはるかに小さいが，口腔内の環境下で吸水によりわずかに膨潤する．また，マトリックスレジンとフィラーの界面の結合が加水分解されると，亀裂を生じ，機械的強度が低下する．

（6）歯髄刺激性

　コンポジットレジンの歯髄に対する刺激は，かつて，残留モノマー（未反応モノマー）が溶出することによって生じると考えられていた．しかし，残留モノマーの影響よりも，不十分な接着に起因する辺縁漏洩によるところが大きいことが明らかとなり，接着技術の進歩により辺縁漏洩が著しく軽減した現在では，臨床的にはほとんど問題ではない．

5）使用法

（1）化学重合型コンポジットレジン

　2ペーストを練和して，重合させる．練和時に気泡が混入すると，強度低下や重合阻害などを引き起こすため，気泡が混入しないように注意する．練和後，迅速に充塡操作を行い，製品によって定められた操作時間を遵守する．

（2）光重合型コンポジットレジン

　練和の必要がなく，可塑性のあるペーストを窩洞に充塡後，光照射により硬化させる．光照射を行わない限り重合は開始しないため，十分な操作時間を確保できる．実際の臨床では，操作性が重

視されるため，現在は光重合型の使用が主流である．

　光照射器の光源として，タングステンハロゲンランプ，キセノンランプ，およびLEDが使用される．硬化は表面から生じるため，光が透過しないと内部は硬化しない．また，光強度は距離の2乗に反比例して減衰するので，硬化深度に限界がある．通常の光照射では十分に硬化するのは2〜3mm程度の深さまでであり，それ以上の深さの窩洞では積層充填が必要になる．診療室の光でも重合が進行するので，材料の保管には注意が必要である．

　近年，硬化深度の制限を大幅に改善したコンポジットレジンが開発され，大きな窩洞に対しても一塊で充填できるバルクフィルコンポジットレジンとして市販されている．

(3) 仕上げ研磨

　硬化後のコンポジットレジン表面が粗いと審美的に不良であり，またプラークが蓄積しやすくなる．ミクロフィラー型やハイブリッド型コンポジットレジンは，以前のマクロフィラー型に比べてフィラー粒径が小さいので，滑沢な研磨面が得られる．

　化学重合型では，初期硬化後も重合が続くため，原則として充填から24時間以降に仕上げ研磨を行うのがよい．また，吸水によって重合収縮に起因する内部応力を緩和させる意味でも，充填直後ではなく，時間が経過してから研磨することが望ましい（第18章「内部応力の発生・緩和と修復物・補綴装置の適合性」参照）．光重合型コンポジットレジンの場合は，初期硬化後すぐに仕上げ研磨を行うこともできるが，やはり充填から24時間以降の研磨が望ましい．研磨には，仕上げ用ダイヤモンドポイントやアルミナなどの砥粒をコーティングした研磨用ディスクを使用する．

(4) フロアブルコンポジットレジン

　フロアブルコンポジットレジンは粘性が低く，流動性が高いため，ディスポーザブルチップを使用してシリンジから直接注入し，窩洞に充填することが可能である．この供給形態をダイレクトアプリケーションシリンジタイプとよぶ．

　比較的小さなサイズの窩洞の充填を基本とするが，充填操作がしにくい部位の修復や従来型コンポジットレジンと組み合わせた積層充填時のライニング，間接修復（コンポジットレジンインレー，セラミックインレー）のレジンコーティング法などにも用いられ，近年その使用頻度が増加している．

(5) 歯質との接着

　コンポジットレジン自体には，グラスアイオノマーセメントのように歯質に対する接着性がないため，レジン系接着システムによる処理を施した後，コンポジットレジンを充填し，コンポジットレジンと歯質の一体化をはかる．そのため，接着界面の構造は図6-I-6のように歯質/接着性レジン/コンポジットレジンとなる．また，対象となる歯質が，エナメル質と象牙質では組成や構造がまったく異なるため，接着技法も異なってくる．接着技術については，第10章「接合技術」で詳しく解説する．

4　グラスアイオノマーセメント

　グラスアイオノマーセメントは，成形修復，合着，支台築造，裏層，小窩・裂溝填塞など，幅広

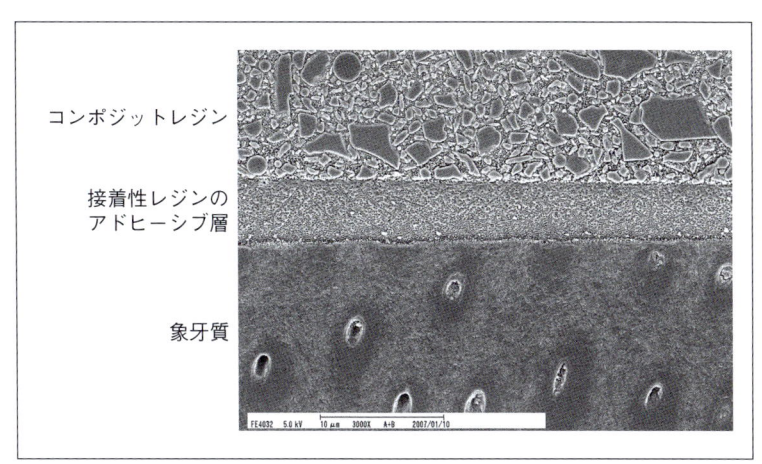

図6-Ⅰ-6　コンポジットレジンと歯質（象牙質）との接着界面
（千田　彰ほか，2013[1]より，日本大学　宮崎真至先生のご厚意による）

い用途に使用されている．歯質に対する接着性を有し，他のセメントと比べて歯髄への為害作用が少なく，さらにフッ化物イオンを徐放して抗齲蝕性が期待できるなどの特徴を備えている．ただし，硬化時間が長く，硬化時に水分に触れると劣化するといった欠点がある．また，歯科用アマルガムやコンポジットレジンに比べると機械的強度が低いので，咬合による負担の大きくない部位に使用されることが多い．これらの欠点を補うために開発されたのが，従来型のグラスアイオノマーセメントにレジン成分を添加したレジン添加型グラスアイオノマーセメントである．

1）種類

組成と硬化機構から次のように分類される．
・従来型グラスアイオノマーセメント
・レジン添加型グラスアイオノマーセメント

本節では，この分類に従って各グラスアイオノマーセメントの成分・組成，硬化機構，および特徴を解説する．

2）成分・組成

（1）従来型グラスアイオノマーセメント

（a）粉末成分

フッ化物を含むアルミノケイ酸塩ガラス（フルオロアルミノシリケートガラス）である（表6-Ⅰ-8）．シリカ，アルミナ，フッ化カルシウムなどの主成分を，ガラス化のフラックス成分とともに1,100〜1,300℃で溶融したものを水中で急冷してガラス化し，機械的に粉砕して，平均粒径約10μmに調整する（図6-Ⅰ-7）．

（b）液成分

ポリカルボン酸水溶液を基本とするが，アクリル酸共重合体（アクリル酸とイタコン酸，マレイン酸などとの共重合体）を含む約50（wt）％の水溶液を使用している（図6-Ⅰ-8）．操作性の向上とセメントの硬化を促進させる目的で，微量の酒石酸を添加している．

表6-I-8　従来型グラスアイオノマーセメントの組成

	組成	重量（%）
粉末	シリカ	29〜42
	アルミナ	17〜29
	フッ化カルシウム	16〜34
	フッ化アルミニウム	2〜7
	リン酸アルミニウム	4〜12
	フッ化ナトリウム	3〜9
液	ポリカルボン酸	42〜48
	種々のアクリル酸共重合体	5〜13
	水	45〜48
	酒石酸	5

（小倉英夫ほか，2014[2]より改変）

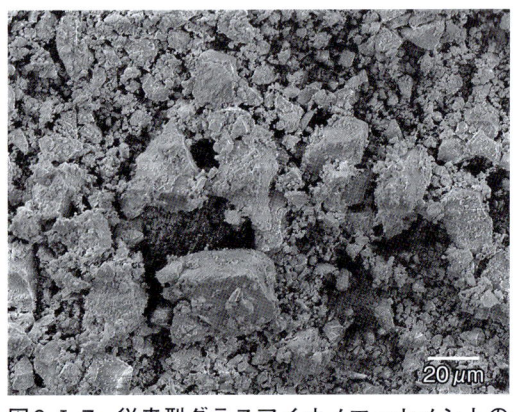

図6-I-7　従来型グラスアイオノマーセメントの粉末（走査電子顕微鏡像）

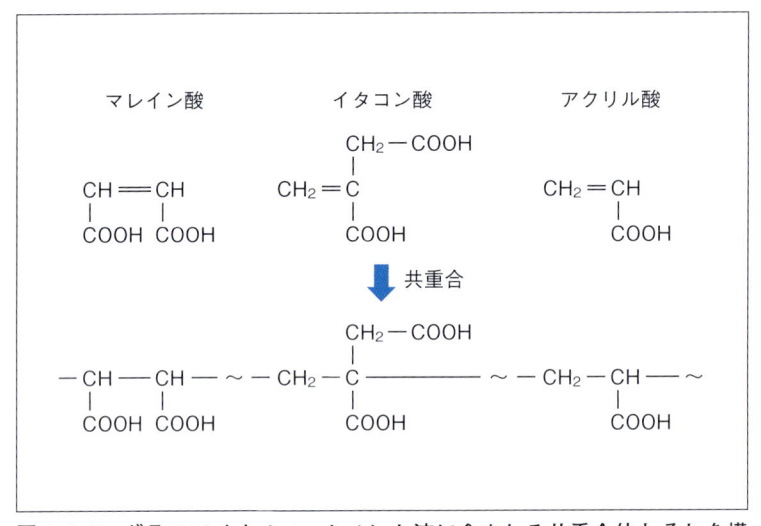

図6-I-8　グラスアイオノマーセメント液に含まれる共重合体とそれを構成するカルボン酸モノマー

(2) レジン添加型グラスアイオノマーセメント

(a) 粉末成分

　従来型と同じフルオロアルミノシリケートガラスであるが，形状は微細化され，これに重合促進剤が添加されている．

(b) 液成分

　ポリカルボン酸系水溶液中にレジン成分としてヒドロキシエチルメタクリレート（HEMA）やウレタンジメタクリレート（UDMA）を配合したもの，あるいはポリカルボン酸の側鎖の一部をメタクリロイルオキシ基で修飾したものなどがある．重合開始剤として，化学重合開始剤あるいは光重合開始剤のいずれか，もしくは両方を含有する．これらはコンポジットレジンに利用されている重

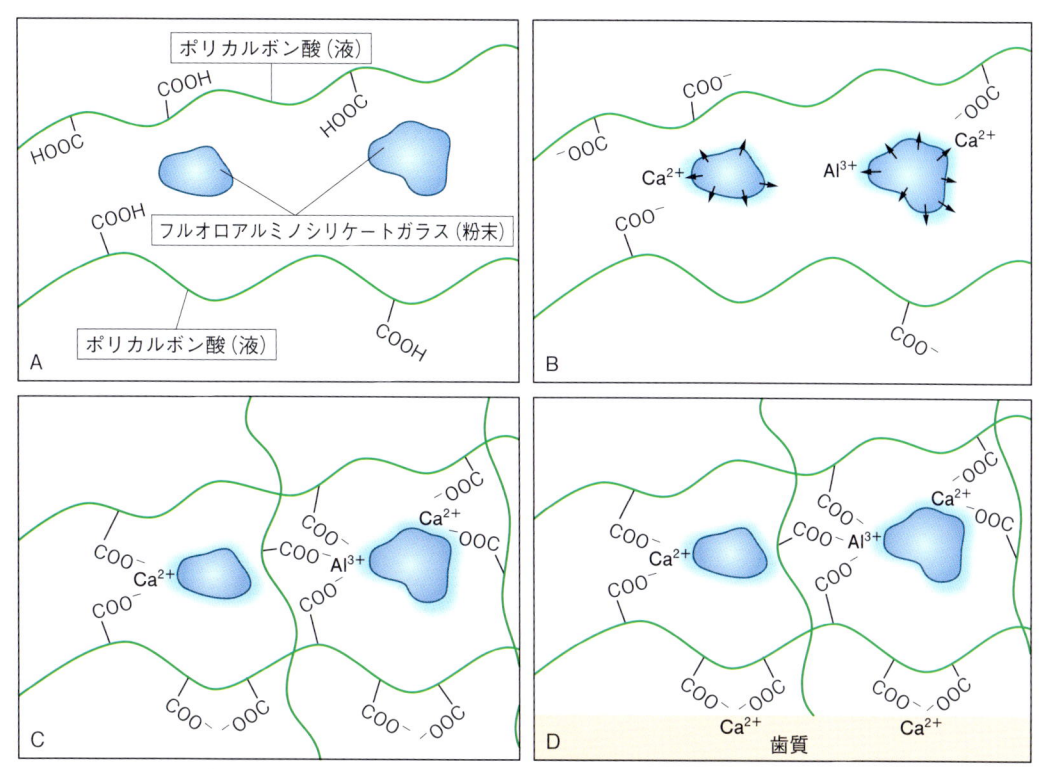

図6-I-9 従来型グラスアイオノマーセメントの硬化と歯質への接着模式図
A：練和前．B：練和すると液中にイオン溶出．C：架橋構造を形成して硬化．D：歯質と接着．
（Davidson CL, Mjör IA, 1999[3], 22より改変）

合開始剤と同じである．

3）硬化機構

（1）従来型グラスアイオノマーセメント

　ポリカルボン酸と塩基性物質であるガラスの酸–塩基反応である．粉末と液を練和すると，ガラス粉末の最表層が溶解し，液中にカルシウムイオン，アルミニウムイオン，ストロンチウムイオン，ナトリウムイオン，フッ化物イオンなどが溶出する．液の中でマイナスに帯電したポリカルボン酸などのカルボキシ基は，プラスに帯電したカルシウムイオン（Ca^{2+}）とイオン結合し，ポリカルボン酸の線状高分子を架橋する．その結果，水分子を取り込みながら三次元的な架橋構造を形成し，硬化する．遅れてアルミニウムイオン（Al^{3+}）も同様に架橋し，架橋体の構造を強化する．ナトリウムイオン（Na^+）とフッ化物イオン（F^-）は，架橋反応に関与せず，フッ化ナトリウムを生成して硬化体中に分散する（図6-I-9）．粉末は表層のみが反応し，ほとんどがコア（核または芯）として硬化体の中に取り込まれて残る．

（2）レジン添加型グラスアイオノマーセメント

　レジン添加型グラスアイオノマーセメントの硬化は，従来型グラスアイオノマーセメントの酸–塩基反応による硬化と，レジンの重合反応による硬化の両方による．レジンの重合反応は，コンポジットレジンと同様に，化学重合と光重合があり，セメント液中にHEMAを配合したものでは，

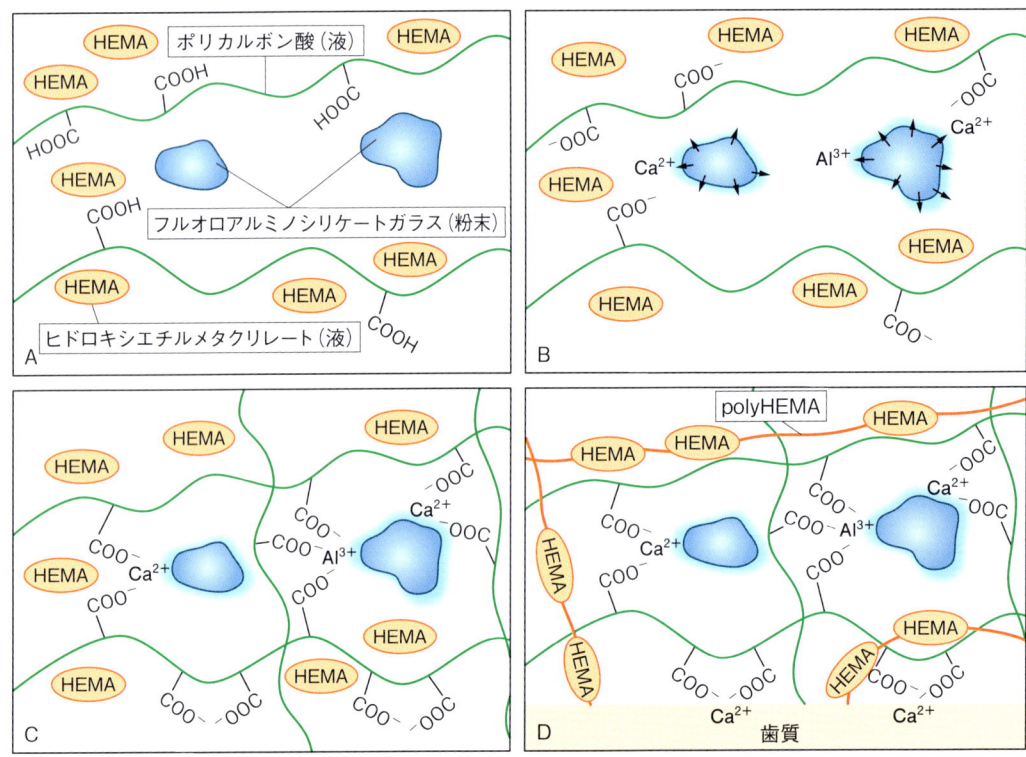

図6-I-10　レジン添加型グラスアイオノマーセメントの硬化と歯質への接着模式図
A：練和前．B：練和後．C：酸-塩基反応による硬化．D：レジンの重合と歯質への接着．
（Davidson CL, Mjör IA, 1999[3], 22より改変）

レジン（メタクリロイルオキシ基）の重合によりポリHEMAになる（図6-I-10）．このレジンの重合と，ポリカルボン酸とガラス粉末間の酸-塩基反応は独立して起こり，レジンの重合反応が先に完了し，酸-塩基反応は硬化が終了するまで進行する．

　酸-塩基反応と化学重合，あるいは光重合によって硬化するタイプのセメントをデュアルキュアタイプといい，酸-塩基反応，化学重合，光重合の3つの機構を利用して硬化するタイプのセメントをトライキュアタイプという．

4）特徴

（1）フッ素徐放性

　他の無機系セメントやレジン系材料にはない利点として，グラスアイオノマーセメントはフッ化物イオンを徐放するという特徴がある．グラスアイオノマーセメントからのフッ化物イオンの徐放は，粉末成分のフルオロアルミノシリケートガラス，あるいはフッ化カルシウムに由来する．溶出したフッ化物イオンは唾液中や隣接する歯質に取り込まれて，ハイドロキシアパタイトと反応してフルオロアパタイトを形成し，歯質を強化する．溶出するフッ化物イオンの濃度によってその効果はさまざまではあるが，口腔細菌の増殖や酸産生を抑制することが知られている．レジン添加型グラスアイオノマーセメントからも経時的にフッ化物イオンが徐放されるが，従来型と比べるとその濃度は低い．また，グラスアイオノマーセメントは，硬化体からフッ化物イオンが溶出した後に，

表6-I-9 グラスアイオノマーセメントの物性

	従来型	レジン添加型
ヌープ硬さ	29～37	29～32
引張強さ (MPa)	7～15	30～40
曲げ強さ (MPa)	10～14	55～60
圧縮強さ (MPa)	125～175	200～220
破壊靱性値 (MPa・m$^{1/2}$)	0.4～0.6	0.9～1.1

(中嶋　裕ほか, 2016[4]; Moberg M, et al, 2018[5] より作成)

フッ化物イオンを含む溶液やジェルなどを作用させると，セメント内へのフッ化物イオンの取り込み (リチャージ) が可能である．

(2) 硬化時間

当初のグラスアイオノマーセメントは，初期硬化時間が長いのが欠点であった．しかし，酒石酸の配合などにより，現在のグラスアイオノマーセメントは初期硬化時間が数分程度に短縮し，硬化がシャープになっている．

レジン添加型グラスアイオノマーセメントは，光重合で硬化させることができるため，初期硬化時間を短縮できる．

(3) 歯質接着性

グラスアイオノマーセメントの大きな特徴は，歯質 (エナメル質，象牙質) に対して接着性を有することである．レジン接着システムを併用したコンポジットレジンに比べて，その接着強さは小さいが，材料自身が直接歯質に接着することができる．接着機構については不明な点も多いが，歯質に含まれるカルシウムイオンと液中のポリカルボン酸のイオン化したカルボキシ基間のイオン結合 (図6-I-9)，あるいは歯質の有機成分であるコラーゲンのアミノ基とポリカルボン酸のカルボキシ基間の水素結合が関与していると考えられている．レジン添加型グラスアイオノマーセメントも同様に歯質接着性を有する (図6-I-10)．また，歯質表面を低濃度のポリカルボン酸水溶液で前処理すると接着強さは向上する．

(4) 熱膨張係数・熱伝導率

グラスアイオノマーセメントの熱膨張係数 [10.2～11.4 (×10^{-6}/℃)] は歯質に近く，コンポジットレジンのそれよりも小さい．グラスアイオノマーセメントの熱伝導率 [0.54～0.65 W/(m・K)] も歯質に近似している．

(5) 機械的性質

従来型グラスアイオノマーセメントの強さと硬さは，コンポジットレジンや歯科用アマルガムに比べて小さい．レジン添加型グラスアイオノマーセメントでは機械的性質が向上しているが，コンポジットレジン，とりわけハイブリッド型コンポジットレジンに比べると劣るため (表6-I-9)，その用途は限定される．

(6) 感水性

グラスアイオノマーセメントは，硬化時に水分に触れる (感水する) と，硬化反応が阻害され，

セメント表面が白濁し，硬化不良に陥って機械的性質が低下する．したがって，非水溶性のバーニッシュを表面に塗布して，感水を防ぐ必要がある．

(7) 歯髄為害作用

　液成分のポリカルボン酸は分子量が大きく，pHもリン酸ほど低くないため，グラスアイオノマーセメントは歯髄刺激性が少なく，歯髄為害作用は比較的低い．

5) 使用法

(1) 練和

　粉液タイプで練和が必要なものは，適正な粉液比を遵守して正確に計量し，紙練板とプラスチック製スパチュラを使用して練和する．粉液比を大きくすると強度は増大し，崩壊性は低下するが，硬化時間が短くなり，操作性が低下する．

(2) 充塡，硬化

　従来型グラスアイオノマーセメントは，初期硬化時間が長い（4分以上）ので，防湿に注意して硬化を待つ．

　レジン添加型グラスアイオノマーセメントは，硬化がシャープであるが，光重合型コンポジットレジン同様に，深い窩洞では光の到達度が悪く，硬化不良になることがあるので，積層充塡が望ましい．

(3) 仕上げ研磨

　従来型グラスアイオノマーセメントは，初期硬化後は形態修正にとどめ，バーニッシュを塗布する．研磨は原則24時間以降に行う．

　レジン添加型グラスアイオノマーセメントの場合は，初期硬化後にすぐに仕上げ研磨を行うこともできるが，やはり充塡から24時間以降の研磨が望ましい．

5　フィッシャーシーラント

　フィッシャーシーラント（小窩・裂溝塡塞材）は，永久歯の臼歯部咬合面の齲蝕を予防するために使用される．また，小窩・裂溝での初期齲蝕の進行抑制にも有用である．ただし，歯質とシーラント材の間に空隙が生じた場合は，そこにプラークが堆積しやすくなり，齲蝕が誘発されるため，塡塞後の経過観察は必須である．

1) 種類

　フィッシャーシーラントには，レジン系とグラスアイオノマーセメント系の二種がある．

(1) レジン系シーラント

　レジン系シーラントは比較的機械的強さが大きく，歯面への残存率も優れているが，長期的には辺縁破折が生じる可能性がある．bis-GMAやUDMA系モノマーに接着性モノマーが配合されたもので，光重合型と化学重合型に大別される．フィラーを配合することで機械的性質を向上させたものと，あえてフィラーを配合せずに流動性に重点を置いたものとがある．現在市販されている製品は，フッ素徐放性のポリマーやフィラーを含有するものが多い（図6-I-11）．

(2) グラスアイオノマーセメント系シーラント

　成形修復用グラスアイオノマーセメントと同様に，従来型とレジン添加型に大別される（図6-

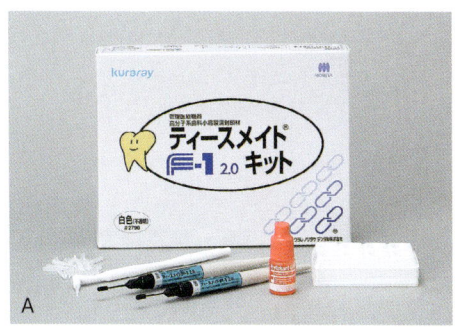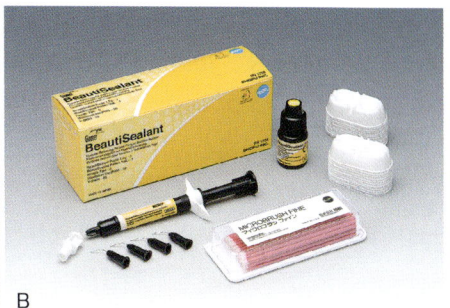

図6-I-11 レジン系シーラント

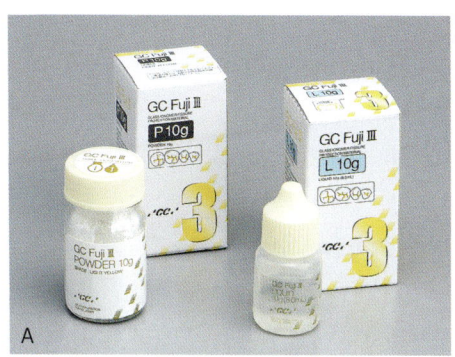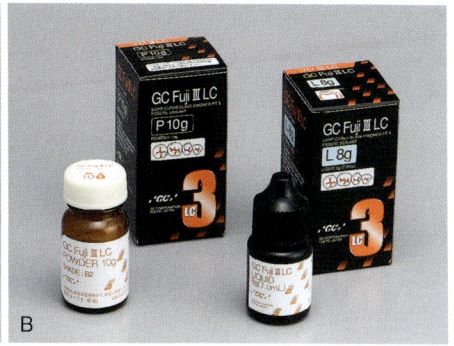

図6-I-12 グラスアイオノマーセメント系シーラント
A：従来型グラスアイオノマーセメント系シーラント.
B：レジン添加型グラスアイオノマーセメント系シーラント.

I-12). レジン添加型は従来型に比べて迅速に硬化するので, 物性の低下を招く感水の影響を受けにくい. フッ化物イオンが長期にわたり徐放されることで, 歯質強化や抗齲蝕性が期待できる.

2）特徴

フィッシャーシーラントは, 微細な小窩・裂溝の内部にまで容易に浸透する高い流動性が必要である. また, 唾液との接触による接着強さと物性の低下を防ぐため, 短時間での硬化が望まれる.

レジン系シーラントおよびグラスアイオノマーセメント系シーラントの機械的性質は成形修復用材料のそれと比べて小さい. また, エナメル質を酸エッチングするレジン系やレジン添加型グラスアイオノマーセメント系は, エナメル質に対する接着強さが従来型グラスアイオノマーセメント系に比べて大きい.

3）使用法

（1）レジン系シーラント

ラバーダム防湿後に, リン酸エッチングやセルフエッチングプライマーを用いてエナメル質の酸処理を行い, レジンと歯質の強固な接着をはかる.

光重合型は1ペーストなので, そのまま小窩・裂溝に塡塞後, 光照射して硬化させる. 化学重合型は練和した後, 小窩・裂溝に塡塞する.

(2) グラスアイオノマーセメント系シーラント

　エッチング処理は行わず，歯面清掃を行った後，防湿してシーラントを填塞する．ラバーダム防湿が困難な場合にはグラスアイオノマーセメント系シーラントがよく用いられるが，硬化前のシーラントが感水しないように細心の注意を払う必要がある．

　歯質との接着強さがシーラントの予後に大きく影響するため，より高い歯質接着強さが得られるような材料・術式を選択する．すなわち，ラバーダム防湿や酸エッチングが困難な半萌出歯などの場合はグラスアイオノマーセメント系シーラントを選択し，ラバーダム防湿および酸エッチングが可能な場合はレジン系シーラントを使用する．

6　歯科用アマルガム

　アマルガム用合金は，銀スズ銅系の多元銀合金で，JIS ではその組成を銀(40％以上)，スズ(32％以下)，銅(30％以下)，亜鉛(2％以下)，水銀(3％以下)と規定している．当初は，銅の配合量が5％以下の低銅型アマルガム用合金が用いられたが，1960年以降は，銅の配合量を10％以上にした高銅型アマルガム用合金が主流になった．

　アマルガム用合金粉末と液体の水銀を練和すると，合金粉末から銀，スズ，銅が水銀中に溶解し，銀–水銀金属間化合物や銅–スズ金属間化合物を生成する．練和をやめて余剰水銀を除去すると，未反応粉末を取り囲んで，新たに生成した金属間化合物に埋め尽くされて硬化する．

　歯科用アマルガムは，19世紀終わり頃から，臼歯部の成形修復材として世界中で最も多く用いられてきた．水銀による環境汚染の問題に加え，コンポジットレジンの機械的強度が臼歯部でも適用できるほど向上したことから，わが国では歯科用アマルガムの使用頻度は大きく減少した．現在は，国内での歯科用アマルガムの製造は中止となり，歯科用アマルガムを使用した修復治療は保険適用外となっている．しかし，過去に充填されたアマルガム修復物を除去する機会は多い．診療ユニットのスピットンやバキュームにはアマルガム回収用のトラップが設けられている．アマルガム硬化物の温度が60℃以上になると水銀が蒸発してくるので，温度上昇しないように十分に注意する必要がある．水銀蒸気は毒性が強いため，アマルガム修復物を除去・研磨する際は必ず注水下で行い，バキュームで完全に吸引する．また，環境汚染を避けるため，アマルガムは一般ゴミとして廃棄するのではなく，完全に回収して水を入れた密閉容器に収容し，専用業者に処理を依頼する．

歯冠修復・補綴用材料

1 歯冠修復・補綴用材料の分類

　歯冠修復・補綴用材料は歯冠補綴装置の種類によって使用する材料が異なってくる．歯冠補綴装置の種類にはインレーやクラウン，ブリッジがあり，使用される材料は金属，セラミックス，レジンなどである．まず，インレーは外傷や齲蝕により歯冠の一部分が欠損した歯に一定の形状を形成し，その部位に適合するように製作した補綴装置で，金属やセラミックス，レジンなどを使用して製作する．クラウンはインレーや成形修復物以外の歯冠補綴装置の総称で，修復範囲の程度により部分被覆冠，全部被覆冠，歯冠継続歯（ポストクラウン）に分類される．主に金属で製作されるが，審美性が要求される部位の歯冠補綴装置では外見に触れる金属冠の一部分に歯冠色の前装用材料を使用した前装冠が適用される．その場合，金属とセラミックスもしくはレジンを用いる．ジャケットクラウンやラミネートベニアのように歯冠色材料のみを用いて製作されるものもあり，セラミックスもしくはレジンが用いられる（表6-Ⅱ-1）．

1）歯冠修復・補綴用金属材料

　歯冠修復・補綴用金属材料は金合金，陶材焼付用合金，銀合金，卑金属（非貴金属）合金（チタンおよびチタン合金を含む）に大別され，鋳造や切削加工により歯冠補綴装置が製作される．鋳造は金属を融解して所定の鋳型に流し込んで成形する方法である．切削加工はCAD/CAM法を用いる．CAD/CAM法は支台歯や対合歯，咬合位の画像をCCDカメラやレーザースキャナーで取り込み，コンピュータ上で補綴装置のデザインを行い（CAD），CADで設計されたデザインの歯冠補綴装置をブロック状の材料から削り出して製作（CAM）する方法である．

　金属材料の具備すべき特徴は大きな咬合力を受けても変形や破損をしないような機械的強度を有すること，口腔内で変色や腐食を起こさないこと，生体親和性が高いことなどである．しかし，歯冠修復・補綴用金属材料に対して金属アレルギーを引き起こす患者が増加していることは否めない事実であり，懸念されている．

2）歯冠修復・補綴用セラミックス材料

　歯冠修復・補綴用セラミックス材料の分類法はさまざまであり，それらは焼成温度による分類や成分・組成による分類，焼成部位・用途による分類などがある．歯冠用セラミックスは天然色によ

表6-Ⅱ-1　歯冠修復・補綴用材料の分類

	金属	セラミックス	レジン
インレー	金属インレー	セラミックインレー	コンポジットレジンインレー
クラウン	全部冠 歯冠継続歯	陶材焼付冠 オールセラミッククラウン セラミックラミネートベニア 歯冠継続歯	レジン前装冠 レジンジャケットクラウン レジンラミネートベニア 歯冠継続歯
ブリッジ	全部ブリッジ	陶材焼付ブリッジ 高強度セラミックブリッジ	レジン前装ブリッジ 高強度コンポジットレジンブリッジ

く似た色調や透明性を有し，審美修復に対する患者の要求の増大もあり，審美修復を目的とした治療に欠くことのできない歯科生体材料である．また近年，歯冠金属材料に対する金属アレルギー患者の発症率の増加に伴い，審美性や生体親和性に優れ，金属アレルギーの心配の少ないオールセラミックスによる歯冠修復システムが確立されている．従来から使用されてきた歯冠用陶材は脆性材料であるため，荷重の負荷時に塑性変形をほとんど起こすことなく破壊に至る．さらに圧縮強さや硬さは大きいが，引張強さや曲げ強さが比較的小さく，耐衝撃性にも劣る．よって，陶材だけで歯冠補綴装置を製作するオールセラミッククラウンは，強度不足のためにあまり応用されてこなかった．現在では金属にセラミックスを焼成・被覆し，陶材の脆性や耐衝撃性を金属で補った陶材焼付冠として用いることが一般的である．

　近年，高強度セラミックス材料の改良や歯科デジタル技術の発展と相まって，オールセラミック歯冠補綴装置の新しい切削加工法や機械的強度が飛躍的に改善され，クラウン・ブリッジ用のセラミックコーピングやオールセラミッククラウン・ブリッジの製作が普及している．セラミックス材料の強度の向上には，従来の長石系の陶材において強度の高いリューサイトの含有量の増加，二ケイ酸リチウムガラスの利用，あるいは高強度セラミックスであるアルミナやジルコニア焼結体の利用などがあげられる．

3）歯冠修復・補綴用レジン材料

　歯冠修復・補綴用レジン材料はアクリルレジン，コンポジットレジン，暫間歯冠修復材料からなるが，その分類法は使用する色調による分類（オペーク，デンティン，エナメル，サービカル，ステイン），金属フレーム有無による分類（前装冠用，ジャケットクラウン用），フィラーによる分類（ミクロ，マクロ，ハイブリッド），重合様式による分類（光重合，加熱重合）などがある．レジン系歯冠補綴材料は主に外観に触れる前歯，小臼歯の歯冠部を被覆する材料であるため，審美性や機械的性質が重要視される．その他にも多くの所要性質が要求される．以下にレジン系歯冠補綴材料の所要性質を示す．

　　①歯冠色と色調が調和し，再現性に優れる
　　②十分な機械的強度をもつ
　　③天然歯と同等の耐摩耗性をもつ
　　④賦形性，操作性がよい
　　⑤滑沢な表面性状を示す
　　⑥口腔内で為害性がない
　　⑦重合収縮が小さい
　　⑧他の材料との接着性がよい

　現在，多くの歯冠修復・補綴用レジンが市販されているが，それぞれの製品が具備する所要性質はメーカー間により大きな相違があるので，それらの所要性質を十分に把握し，用途に応じて使用するべきである．

2 歯冠修復・補綴用金属材料

　歯冠修復・補綴用金属材料はインレーやクラウン，ブリッジなどの歯冠修復・補綴装置として口腔内で使用されるので，大きな咬合力を受けても破折や変形が生じないような機械的強度を有すること，口腔内で変色や腐食を起こさないこと，高い生体親和性を有することが要求される．歯冠補綴装置を製作するときには，使用する金属材料の機械的性質などの特性を十分に把握し，保険適用の可否も鑑み，症例に対応した材料の選択が必要となってくる．

　歯冠修復・補綴用金属材料は金（Au），銀（Ag），白金（Pt），パラジウム（Pd）を含む貴金属合金とコバルト（Co），ニッケル（Ni），クロム（Cr），チタン（Ti）を含む卑金属合金に分類される．貴金属合金には金合金（白金加金を含む）や銀合金（金銀パラジウム合金と低融銀合金），卑金属合金にはコバルトクロム合金やチタンおよびチタン合金，ニッケルクロム合金などがあり，インレーやクラウン，ブリッジなどの用途により使い分けられている．陶材焼付用合金には貴金属合金と卑金属合金の両方がある．

1）金合金

　金合金の主成分である金の特徴には次のことがあげられる．

①融点は1,064℃であり，比熱・融解熱が小さい

②比重（19.3 g/cm^3）が大きい

③延性・展性に富み，加工性がよい

④熱伝導，電気伝導ともに優れた性質をもつ

⑤耐食性（耐酸性・耐アルカリ性）に優れる

⑥合金化が容易である

⑦合金化による金の固有色を保持する力は小さい

　このような性質を有する金を主成分とする金合金は口腔内環境できわめて安定であり，優れた耐食性を示し，他の合金と比べて為害作用が小さい．また，金合金は添加元素の種類や組成により熱処理が可能となり，軟化熱処理や硬化熱処理を施すことにより修復物の種類にあわせて機械的強度や硬さを変化させることができる．さらに金合金は鋳造性に優れ，融解温度が適度で湯流れがよく，製作された修復物の適合性も良好である．金の含有量が多いほど耐食性は高い．また，銅（Cu）の含有量が増加すると耐食性は低下する．高カラット金合金とよばれる75 mass％以上である金合金であれば，その耐食性はきわめて高く，歯冠修復・補綴用材料として優れている．

　金含有量の表示にはカラット（karat：K）が使用される．24カラットが純金であり，カラットの計算式は［カラット＝（合金中の金の質量/金合金の質量）×24］で表される．K22（22金）なら24分の22で金の含有量は91.67％，K18（18金）なら24分の18で金含有量は75％となる．歯科鋳造用金合金は世界共通のISO規格とJIS（日本工業規格）による分類が一般的である．金の含有量をカラットで表示するカラット別分類や，白金を多量に添加した金合金を意味する白金加金として分類する方法もあるが，最近ではJISがISO規格との整合性をはからせて分類されている．

　JIS（表6-Ⅱ-2）はISO規格への整合性をとるために2つの規格が存在する．それぞれ18カラット相当（金および白金属元素含有量：75％）以上と18カラット相当未満の貴金属合金の規格（JIS T

表6-Ⅱ-2　JISによる歯科鋳造用金合金の種類と特性*

種類	性質	耐力（MPa）	伸び（%）	おもな用途の例
タイプ1	軟質	80以上	18以上	単純窩洞のインレー
タイプ2	中硬質	180以上	10以上	インレー，クラウン
タイプ3	硬質	270以上	5以上	ブリッジ
タイプ4	超硬質	360以上	2以上	可徹性義歯床，クラスプ，薄い被覆冠，ロングスパンブリッジ，連結部が小断面のブリッジ，バー，アタッチメント，インプラント上部構造

*歯科鋳造用金合金　JIS T 6116：2012
貴金属含有量が25%以上75%未満の歯科鋳造用金合金　JIS T 6122：2012

6116とT 6122）である．JISとISO両規格における合金の種類（タイプ別金合金）とその特性は共通であり，耐力や伸びなどで分類される．18カラット相当以上では金の含有量が65%以上，金および白金族元素の合計が75%以上と規定されている．18カラット相当未満では，金および白金族元素の合計が25%以上75%未満の組成で口腔内において生体適合性を有し，為害作用のないことが条件とされている．タイプ1は単純窩洞インレー，タイプ2は複雑窩洞インレーやシングルクラウン，タイプ3はブリッジ，タイプ4はロングスパンブリッジや義歯床，バー，クラスプにそれぞれ用いられる．市販タイプ別金合金の組成と諸性質を表6-Ⅱ-3に示す．金の含有量はタイプ1が最も大きく，タイプ2からタイプ4へと順次減少する．タイプ1は伸びが最も多く硬さは最も小さい．融解温度はタイプ1からタイプ4へと低下する．タイプ3とタイプ4は硬化熱処理が可能である．白金族元素の白金とパラジウムが添加されており，金・白金族元素の含有量が75%以上であるので18カラットの金合金に相当する．

　金合金は金銀銅（Au-Ag-Cu）三元合金を基本とし，その他少量の白金，パラジウム，亜鉛（Zn），イリジウム（Ir）などを添加した多元合金である．各添加元素の役割を表6-Ⅱ-4に示す．銀は金と全率固溶体を形成し，金の含有量の低減をはかるために添加され，銅添加による合金の赤色化を抑制する．銅は融解温度を低下させるとともに，AuCu規則格子の形成による時効硬化処理が可能となり，機械的性質を向上させる．パラジウムと白金は合金の靱性化に寄与し，強度や弾性係数を増大させ，融解温度を上げるとともに合金を白色化する．亜鉛は合金溶融時の脱酸剤として添加され，湯流れをよくし，鋳造性を向上させる．結晶粒微細化元素として微量のイリジウムやロジウム（Rh）が添加され，成分元素の偏析緩和や物性（強度，伸び）を向上させる．

　白金を通常より多く添加させて，金合金の機械的強度を向上させた合金を白金加金とよんでいる．白金加金を硬化熱処理した場合，その硬さや引張強さなどの機械的性質が大幅に増加する．臨床ではロングスパンブリッジやコーヌスクラウン，アタッチメントに使用される．白金を添加することで，合金の耐食性を損なうことなく，高い強度と靱性を与えられるので，強度を必要とする義歯床，クラスプ，バーなどへの適応には最適であるが，高価であるため，義歯に使用されることはきわめて少ない．

2) 陶材焼付用合金

（1）陶材焼付用金合金

　陶材焼付用金合金としては，陶材の焼成温度よりも高い固相点を有すること，焼成時に変形しな

表6-Ⅱ-3　市販タイプ別金合金の組成と諸性質

種類(タイプ)	組成（wt%）						溶解温度(℃)	硬さ (HV)		引張強さ(MPa)		伸び（%）		比重
	Au	Ag	Cu	Pt	Pd	その他		軟化	硬化	軟化	硬化	軟化	硬化	
1	83〜84.3	11〜12	4.5〜5	0〜1	0〜1	0〜1	920〜1,015	80〜85		200〜270		30〜34		16.6〜17.7
2	76〜80	7〜13	5.9〜14	0〜2	0〜2	0〜1	920〜975	102〜120		230〜343		29〜31		16.1〜17
3	74〜75	5〜13	8〜16	2〜3	1〜3	1〜2	895〜985	130〜145	220〜245	300〜430	600〜726	22〜40	11〜12	15.8〜16.9
4	67〜70	8〜11	12〜16	2〜4.5	3〜3.5	1〜2	875〜985	160〜170	255〜290	400〜588	500〜830	23〜26	6〜11	15〜16.9

表6-Ⅱ-4　金合金の添加元素とその役割

添加元素	役割
Ag	Au含有量の低減化，銅による赤色化の抑制
Cu	時効硬化による機械的性質の向上，融解温度の低下
Pt, Pd	合金の高靱性化，融解温度の上昇，白色化
Zn	脱酸作用，鋳造性の向上
Ir, Rh	結晶粒微細化による強度の向上

いこと，陶材と強固に接合すること，陶材を変色させないこと，熱膨張係数が陶材と近似していることなどの性質が要求される．陶材は審美性，生体安全性，耐摩耗性に優れているが，脆性材料であり，衝撃に弱いという欠点がある．そこで，歯冠補綴装置としては審美性と高い強度を有するメタルコーピングに陶材を焼き付けた陶材焼付冠が用いられている．

　陶材焼付用金合金は，歯科メタルセラミック修復用貴金属材料としてJISで規格されており，その主成分は金もしくは白金族元素が35％以上，または金および白金族元素の合計が35％以上でなければならない．

　陶材焼付用金合金はクラウン・ブリッジ用金合金と違い，陶材との組み合わせで使われるために，陶材との結合が十分に得られることが重要である．白金やパラジウムの添加を多くし，通常の金合金や金銀パラジウム合金より融解温度（1,200〜1,300℃）を高くしているので，埋没材は石膏系でなく，耐熱性の高いリン酸塩系が使用される．白金とパラジウムの添加は機械的性質（とくに弾性係数や硬さ）を増大させる．また，合金の熱膨張係数の値を低下させ，陶材の熱膨張係数に近づける効果もある．陶材焼付用金合金の熱膨張係数（14〜15×10^{-6}/℃）は陶材よりわずかに大きく設計されており，陶材に圧縮応力がかかることで，陶材の剥離や亀裂が発生するのを防止することができる．

　陶材焼付用高カラット系金合金は広範囲の合金組成をもっている．一方，低カラット系合金はパラジウム金合金がその主体となっている．通常のクラウン・ブリッジ用金合金で時効硬化を発現させる銅はその酸化膜によって陶材を着色させるため，陶材焼付用金合金には一般的に添加されな

い．そのため機械的性質が不十分であり，卑金属系の微量元素［スズ（Sn），インジウム（In），鉄（Fe）］を添加して他の規則格子を生成させて若干の時効硬化を出現させている．いままでにPd_3Sn，Pd_3In，FePtなどの規則格子が報告されている．銀も陶材を黄変させる原因となることがあるので，添加されないか，されてもごく微量である．スズやインジウム，鉄の添加は陶材とのぬれをよくし，合金に対する陶材の焼付強度を向上させる．これはディギャッシング時に合金表面にこれらの添加物が酸化され，酸化物層（In_2O_3，Fe_2O_3，SnO_2）を形成する．この金属酸化物層が陶材との結合を強固にしている．

（2）その他の陶材焼付用合金

陶材焼付用金合金以外の焼付用金属材料はJISにより歯科メタルセラミック修復用非貴金属材料（JIS T6121）として規定されている．この規格での非貴金属材料とは，化学成分として金もしくは白金族元素が35％未満，または金および白金族元素の合計が35％未満の金属材料をいう．機械的性質によってタイプ2からタイプ5までの4種類に分類されている．用途としては，タイプ2は耐力が180 MPa以上，伸びが10％以上で単一歯固定性修復物（例：クラウン），タイプ3は耐力が270 MPa以上，伸びが5％以上で複雑歯固定性修復物（例：ブリッジ），タイプ4は耐力が360 MPa以上，伸びが2％以上で高負荷のかかる小断面積装置（例：ロングスパンブリッジ，連結部が小断面のブリッジ，インプラント上部構造），タイプ5は耐力が500 MPa以上，伸びが2％以上で高剛性および高強度が要求される装置（例：連結部が小断面のロングスパンブリッジ）に使用される，と規定されている．タイプ2の範疇に入るものに純チタンJIS1種・2種，タイプ3は純チタンJIS2種・3種，タイプ4は純チタンJIS3種・4種，タイプ5は純チタンJIS4種，チタン合金（Ti-6Al-4V），コバルトクロム合金がある．純チタン，チタン合金では酸素が高温で固溶されるため低融陶材が使用される．

3）銀合金

銀合金の主成分である銀の特徴には次のことがあげられる．
①融点（961.8℃）が比較的低く，鋳造性がよい
②展延性が大きく，加工性がよい
③熱伝導率が大きい
④イオウと反応し，硫化（黒変）しやすい
⑤貴金属のなかでは安価である

歯科鋳造用合金として銀合金の最大の問題点は硫化しやすいことである．耐硫化性を改善するために，金やパラジウムを添加した金銀パラジウム合金や，銀に対する固溶限の大きいスズ，インジウム，亜鉛を添加した低融銀合金がある．

（1）金銀パラジウム合金

金銀パラジウム合金は保険適用の医療用合金としてわが国において最も多く使用されている歯科鋳造用合金である．基本成分は銀が主成分で，パラジウム，銅，金の合金である．含有量からすると銀パラジウム銅金合金というべきであるが，JISでは古くから金銀パラジウム合金とよんでいる．JISによれば，金の含有量12％以上，パラジウム20％以上，銀40％以上を含む合金として規定されている．その特性を表6-Ⅱ-5に示す．本合金の種類にはインレー，クラウン用の第1種と，ブリッジ，クラスプ用の第2種がある．第2種は硬化熱処理が可能な合金である．パラジウム銅

表6-Ⅱ-5　JISによる歯科鋳造用金銀パラジウム合金の特性*

種類	熱処理	液相点（℃）	耐力（MPa）	引張強さ（MPa）	伸び（%）	おもな用途
第1種	軟化	1,100以下	190〜470	390〜590	10〜40	インレー，クラウン
第2種	硬化		500〜940	640〜980	2〜15	ブリッジ，クラスプ

*歯科用鋳造用金銀パラジウム合金　JIS T 6106：2011

表6-Ⅱ-6　金銀パラジウム合金における添加元素の役割

添加元素	役割
Pd	耐食性・耐硫化性の向上
Cu	時効硬化の発現による強度の向上
Au	耐食性と鋳造性の向上
Zn	脱酸剤（酸化防止）
Ir, Rh	結晶粒微細化による強度の向上

（PdCu）規則格子の生成や銀銅（AgCu）系のα相からβ相の析出反応（析出硬化）により時効硬化する（第20章「歯科用貴金属合金の時効硬化機構」参照）．時効硬化を起こさせるためには銅を10%以上含有させる必要がある．しかし，銅の含有量を増やすと耐食性が低下するので，良好な時効硬化性と高い耐食性を発揮させるため銅の含有量は10〜20%に設定されている．

　金銀パラジウム合金における添加元素の役割と強度，耐食性ならびに融解温度に及ぼす影響について表6-Ⅱ-6に示す．パラジウムは耐硫化性を向上させるが，含有量の増加とともに合金の融解温度を上昇させ，強度も増加する．しかし，融解温度の上昇に伴い，溶湯中への酸素や水素ガスの吸蔵性が高まり，鋳造性を低下させる．パラジウムは高価な金属であるので，市販合金のパラジウム含有量は良好な耐食性の維持と融解温度上昇の抑制のため必要最小限の20%に設定されている．銅の添加はPdCu規則格子の形成による時効硬化性を付与し，硬化熱処理により合金の機械的性質を向上させることを可能にする．添加量の増加により融解温度を下げるが，耐食性も低下する．金は耐食性の向上と強度を向上させるが，含有量の増加に伴いコストも上がる．また，銀やパラジウムのガス吸収による鋳造欠陥の発生を防止する．金の含有量は2→5→10→12→20%と変遷し，現在は12%が主流である．亜鉛は脱酸剤として1%程度，イリジウムは結晶粒を微細化するために0.1%程度添加されている．

　金銀パラジウム合金は鋳造の際に溶湯中へのガスの巻き込みによる鋳巣が発生しやすいので，過熱による合金の溶融は避け，溶融後はただちに鋳造することが重要である．また鋳造後の切断した合金スプルーを再利用する場合，ニューメタルを等量加えることにより，鋳造欠陥の発生を予防することができる．鋳造後の合金の強度を変化させる熱処理は各メーカーの処理条件に従うことが推奨される．合金の鋳造後に徐冷すると，その硬さは約200HVでありインレー・クラウンに適応できるが，その後に合金の溶体化処理を行うと，その硬さは約150HV前後まで低下し，ISOタイプ2金合金並みの硬さと同等でインレーの適応となる．溶体化処理後に時効処理を施すとその硬さは

表6-Ⅱ-7　JISによる歯科鋳造用銀合金の組成と特性[*]

種類	組成	液相点（℃）	融解温度（℃）	硬さ（HV）	引張強さ（MPa）	伸び（%）
第1種	In含有量が5%未満で白金族元素を含まないもの	1,000以下	580〜700	90以上	−	−
第2種	In含有量が5%以上で白金族元素10%以上のもの		820〜900	90以上	295以上	3以上

[*]歯科鋳造用銀合金　JIS T 6108：2005

表6-Ⅱ-8　JISによる歯科鋳造用コバルトクロム合金の機械的性質[*]

種類	耐力（MPa）	伸び（%）	ヤング率（GPa）
タイプ5	500以上	2以上	150以上

[*]歯科鋳造用コバルトクロム合金　JIS T 6115：2013

ISOタイプ4金合金並みの250HV以上になり，ロングスパンのブリッジにも適応できるようになる．2段階の熱処理を適切に施すことにより，合金の性能を最大限に引き出すことが可能である．

（2）その他の銀合金

　JISでは金を含まない銀合金として2種類の歯科鋳造用銀合金が規定されている．銀の含有量は60%以上で，銀の硫化反応を抑制するインジウムと白金族元素の含有量に基づく（表6-Ⅱ-7）．第2種は銀に多量のインジウムを添加し，耐硫化性，引張強さ，伸びを改善したものである．JIS第1種，第2種ともに液相点が低く，低融銀合金とよばれる．市販の低融銀合金には銀スズ亜鉛系および銀インジウム亜鉛系の2種類がある．スズ，亜鉛，インジウムは銀に対して固溶限が大きく，硫化反応を抑制する卑金属元素として知られている．銀スズ亜鉛系はスズ，亜鉛を添加し，耐変色性を向上させるとともに融解温度を低下させている．銀インジウム亜鉛系は耐変色性を向上させるためにスズの代わりにインジウムを約20%添加している．しかし，その効果が弱いため，パラジウムの添加で補っている．スズ，亜鉛の添加量が微量であるので比較的伸びのある合金となる．低融銀合金は金銀パラジウム合金と比較して強度が低く，伸びの値が小さく，硬化熱処理ができないので負荷の大きくない部位に使用される．JIS第1種合金は主に支台築造用として使用される．JIS第2種合金はインレーやクラウンの製作に使用可能であるが，JIS第1種合金と同様に支台築造用に使用することが望ましい．

4）卑金属合金

（1）コバルトクロム合金

　鋳造用コバルトクロム（Co-Cr）合金は義歯床，バー，クラスプなどのフレームワークに使用する材料としてJIS T6115（本合金の機械的性質：表6-Ⅱ-8）に規定されている．組成はコバルトを主成分とし，クロム25%以上，モリブデン（Mo）4%以上，ならびにコバルト，ニッケル，クロムの合計が85%以上でなければならないと規定されている．基本的にはコバルト40%以上，クロム20%以上，モリブデン4%以上の組成であり，添加元素としてチタン，タングステン（W），マンガン（Mn），鉄，アルミニウム（Al），タンタル（Ta），シリコン（Si），炭素（C）などが微量に含まれている．クロムは合金を不動態化し，耐食性を向上させ，硬さを増加させ，融解温度を下げる．コ

バルトクロム合金の鋳造用歯冠材料としての利点は耐食性が良好であり，機械的強度（耐力や弾性係数）が大きいことがあげられる．逆に欠点は合金の伸びが小さく，硬くて研磨が困難であることと，鋳造収縮率が大きく，融解温度が高いので高温用埋没材が必要になることがあげられる．

（2）チタンおよびチタン合金

チタンは優れた生体親和性と適度な機械的強度を有しており，歯冠修復・補綴用金属材料として使用されている．チタンの優れた生体親和性は，チタンが酸素との親和力がきわめて高く，表面に酸化チタン（TiO_2）の不動態皮膜を形成し，その不動態皮膜がニッケルクロム合金やコバルトクロム合金と比較して非常に安定であることに起因する．そのため，チタンは口腔内環境では優れた耐食性を示し，腐食することは少ない．よって生体為害性がなく，金属アレルギーを起こしにくい．また，チタン表面はリン酸カルシウム［$Ca_3(PO_4)_2$］を形成しやすく，骨適合性に優れ，インプラント用材料としても使用されている．しかし，チタンは融点（1,670℃）が非常に高く，比重（4.5 g/cm^3）が小さく，高温での酸素との反応性がきわめて高いため，溶解時に酸素の吸収や鋳巣などの鋳造欠陥を発生しやすく，鋳込み時に鋳型の埋没材との反応が起こると鋳造体表面は硬くなるとともに脆くなってしまうので，チタンの歯科鋳造はきわめて難易度が高い技術である．チタン鋳造の研究は1980年代に始まり，現在では高真空および不活性ガス雰囲気中で溶解する鋳造機やチタンとの反応を極力抑えた専用の埋没材が開発され，精度のよい鋳造チタンによる歯冠補綴装置が製作できるようになってきた．

チタンは不純物元素（N，C，H，Fe，O）の濃度によってその強度が変わり，表6-Ⅱ-9に示すようにJIS第1種〜第4種に分類される．チタンに含まれる不純物元素（酸素，窒素，炭素，鉄）はある限度まではチタンの機械的強度の強化に寄与するが，その添加量が多くなると逆に靱性を損なう．とくに酸素の影響が大きく，酸素量を制御して機械的強度を変化させたものがJISで規定された工業用チタンである．その機械的性質（表6-Ⅱ-9）はISO規格のタイプ1〜4金合金に類似している．第1種は酸素量が最も少なく軟らかく強度も小さいが伸びが大きく，タイプ1金合金に相当し，インレーの製作に適している．第2種から第4種になるにつれて酸素量が大きくなり，引張強さ，耐力，硬さが大きくなり，伸びが減少する．よってクラウンやブリッジなどに適用できる．しかし，ロングスパンのブリッジや大きな負荷のかかるクラスプやバー，義歯床などのフレームワークの適応には強度が不足するので，より強度を有するチタン合金が使用される．

チタン合金の機械的性質は金属組織依存性で，室温での組織によってα型，$\alpha+\beta$型，β型に分類され，歯冠修復・補綴用に使用されるチタン合金は$\alpha+\beta$型のTi-6Al-4VやTi-6Al-7Nbがある．これらの合金の引張強さ（約900 MPa）はチタンのおよそ2倍であり，伸びも10%程度あるので，コバルトクロム合金と同等の性質を有している．チタンにアルミニウム6%を添加すると，靱性や伸びを低下させずに引張硬度を大幅に増加させることができる．

チタンやチタン合金は口腔内環境で腐食することはほとんどないが，フッ化物を含む環境下では不動態皮膜は破壊され，腐食を引き起こす．フッ化物洗口剤やフッ化物歯面塗布剤，フッ化物歯磨剤に含まれるフッ化物によりチタン製歯冠補綴装置が腐食する可能性がある．フッ化物によるチタンの腐食はフッ化物のフッ素濃度とpHにより変化する．フッ素濃度は大きいほど，また，pHが小さいほどチタンの腐食は起こりやすいので，フッ化物の使用条件により腐食の程度は変化する．

表6-Ⅱ-9　JISによるチタンおよびチタン合金の機械的性質*

種類	引張強さ（MPa）	耐力（MPa）	伸び（％）	硬さ（HV）
1種	270〜410	165以上	27以上	100以上
2種	340〜510	215以上	23以上	110以上
3種	480〜620	345以上	18以上	150以上
4種	550〜750	485以上	15以上	180以上
Ti-6Al-4V	895以上	825以上	10以上	−
Ti-6Al-7Nb	900以上	800以上	10以上	−

*チタンとTi-6Al-4V合金はJIS H 4650：2012, Ti-6Al-7Nb合金はJIS T 7401-5：2002による.

したがって，チタン製歯科補綴装置を腐食させないためにフッ化物濃度とpHをコントロールする必要がある.

　近年，デジタル技術の進歩によって，チタンやチタン合金の歯冠補綴装置はCAD/CAM法による成形加工が主流になってきている．また，CAD/CAM技術の発達により精度のよい歯冠補綴装置を製作できるようになってきた．切削加工で成形することにより，本来チタンがもっている機械的性質を変化させることなく，品質のよい歯冠補綴装置を製作することができる.

(3) ニッケルクロム合金

　ニッケルクロム（Ni–Cr）合金は陶材焼付用ならびに歯冠修復用として使用されてきた．陶材焼付用ニッケルクロム合金は焼付用高カラット金合金よりも強度を有しているため，陶材の剥離や破折が少なく，ロングスパンのブリッジや薄いフレームワークの製作に適しているが，液相点が高く鋳造性や適合性が貴金属合金よりも劣る．また，最近になってニッケルイオンの溶出による金属アレルギーの患者の報告が多く，ほとんど使用されなくなり市場から消える傾向にある.

3　歯冠修復・補綴用セラミック材料

1) 概要

　セラミックスとは，金属酸化物などを高温の窯で焼結して得られる焼結体や，融解して得られるガラスの総称として一般的に用いられる．焼結体とは，粒子間の隙間がほとんどない緻密な状態にしたものであり，多結晶から構成されるものが多い．ガラスとは，高温で融解した液体状態の金属酸化物などを冷却・固化したアモルファス（非晶質）である．一般的に，ガラスは透明性に優れるが機械的強度が低く壊れやすいものが多い．一方，多結晶からなる焼結体は，透明性は低いが機械的強度が高いものが多い．歯科用セラミックスには，ガラスや多結晶体だけで構成される材料だけでなく，これらの複合材料がある．複合構造をもつ歯科用セラミックスは，ガラスと多結晶体のそれぞれの特長を生かすことで必要な特性を獲得している．したがって，歯科用セラミックスの機械的性質や審美性などの諸性質を理解するためには，化学組成だけでなく微細構造と諸物性の関係が重要である．本項では，歯科用セラミックスの微細構造の分類と諸性質を述べるとともに，代表的歯科用セラミックスについて概説する.

2）微細構造による分類

　歯科用セラミックスを微細構造の観点から分類したものを図6-Ⅱ-1に示す．歯科用セラミックスの微細構造は，ガラスと結晶粒子の混合状態によって，粒子添加ガラス，結晶化ガラス，ガラス含浸セラミックス，高密度焼結体の4種類に大別できる．

（1）粒子添加ガラス（代表的材料：長石質陶材）

　粒子添加ガラス（図6-Ⅱ-1A）は，ガラスを主成分とするマトリックスに，結晶粒子が分散した微細構造をもつ．ガラスマトリックスは，透明性が高いものの機械的強度は低い．結晶粒子は，機械的強度を向上させる役割（分散強化）と，透明性を制御する役割をもつ．ガラスマトリックスと結晶粒子の化学組成や粒径によって透明性と色調を制御できるため，歯質に近い外観を得やすい．この構造をもつセラミックスは，審美性は高いが強度に劣る．

（2）結晶化ガラス（代表的材料：金属焼付用陶材，二ケイ酸リチウムガラス）

　結晶化ガラス（図6-Ⅱ-1B）は，熱処理などによりガラスマトリックス中に高濃度に結晶粒子を析出させたガラスセラミックスである．粒子添加ガラスよりも結晶粒子の濃度が高く，機械的強度が大幅に向上している．切削加工などの機械加工による亀裂やチッピングが起こりにくく，CAD/CAMで加工できるものが多い．また，ガラスマトリックスと結晶粒子の屈折率を近似させることにより，透明性を維持しながら機械的強度を向上させることができる．審美性と強度が比較的高い．

（3）ガラス含浸セラミックス（代表的材料：ガラス含浸アルミナ）

　ガラス含浸セラミックス（図6-Ⅱ-1C）は，結晶粒子からなる成形体を仮焼（半焼結）して得られた多孔質セラミックスの細孔内に，ガラスを含浸して得られる．結晶粒子が焼結した骨格とガラスの骨格の両者をもつ構造体である．機械的強度が高い．

（4）高密度焼結体（代表的材料：アルミナ焼結体，ジルコニア焼結体）

　高密度焼結体（図6-Ⅱ-1D）は，ガラスを含まず，多結晶粒子から構成されるセラミックスである．金属酸化物などの粒子を高温で焼結することで，空隙のない緻密な多結晶体が得られる．高密

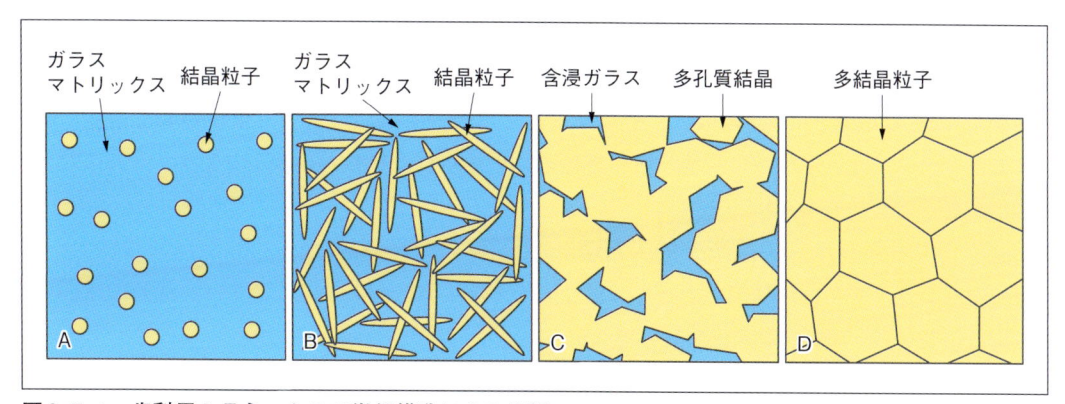

図6-Ⅱ-1　歯科用セラミックスの微細構造による分類
　A：粒子添加ガラス．B：結晶化ガラス．C：ガラス含浸セラミックス．D：高密度焼結体．

度焼結体は，ガラスを含むセラミックスより亀裂が進展しにくく高強度である．しかしながら，結晶粒界を多くもつため，光の散乱が起こりやすく透明性は低い．手作業中心の歯科技工では，歯冠などの複雑な形状に成形・加工することは難しい．そのため，CAD/CAMシステムの進歩発展によって普及したセラミックスである．

3) 諸性質

歯冠修復物・補綴装置として口腔内で機能させる場合，セラミックスはレジンや合金と比べて次の点に優れている．

①エナメル質や象牙質などの歯質に類似した質感・色調をもつ
②金属イオンなどの構成成分の溶出が少なく，生体に対する為害性が小さい
③化学的耐久性が高く，長期間の使用による着色や変色が少ない

しかし，脆性材料であるセラミックスは，曲げ強さや引張強さが小さく耐衝撃性に劣るため，亀裂やチッピングによる破壊を起こしやすい．したがって，歯科用セラミックスには，咬合圧に耐えるために十分な強度と靱性などの機械的性質がとくに重要である．

表6-Ⅱ-10に，各種歯科用セラミックスの物性を示す．セラミックスの曲げ強さと靱性はおよそ相関があり，高強度の材料は高靱性を示す．曲げ強さと破壊靱性などの機械的強度は，粒子添加ガラス＜結晶化ガラス＜ガラス含浸セラミックス＜高密度焼結体の順番で大きくなる．ジルコニアなどの高密度焼結体セラミックスの機械的強度は，長石質陶材などの粒子添加ガラスのそれに比べると非常に大きいが，それでもコバルトクロム合金などの歯科用合金に比べると劣る．ジルコニアなどの高強度セラミックスであっても割れることがあるため，使用の際には注意が必要である．また，審美性に関係する透明性は，粒子添加ガラス＞結晶化ガラス＞ガラス含浸セラミックス＞高密度焼結体の順番となる．つまり，ガラス質が多くなるにつれて透明性が高くなるため，エナメル質や象牙質の質感を再現しやすい．しかし，前述したように，結晶粒子が多くなるにつれて機械的強度は高くなるが，色調や透明性の制御は困難になる．

また，セラミックスは硬くて変形しにくい材料である．表6-Ⅱ-10に示すように，セラミックスのビッカース硬さは，PMMAなどの有機材料，コンポジットレジンなどの有機-無機複合材料，およびコバルトクロム合金などの金属材料，さらにはエナメル質や象牙質よりも大きい．そのため，セラミックスを歯冠修復物・補綴装置として使用する場合，咬合による摩耗などによって対合歯を傷つけるおそれがある．とくに，ジルコニアやアルミナなどの硬さはエナメル質と比べると非常に大きいため，表面をできるだけ滑沢に研磨するなど対合歯を傷つけない対策が必要である．同様に，セラミックスの弾性係数は，他の歯科材料やエナメル質よりも大きい．つまり，外力に対して変形が小さな材料である．

4) 歯科用セラミックスの成形・加工方法

歯科用セラミックスは，種類によって多様な成形・加工方法がある．ここでは，代表的成形・加工方法を概説する．

(1) 築盛・焼成法

陶材などのセラミックス粉末を蒸留水または専用液などで混和してペースト状にする．このペーストを筆またはスパチュラを用いて築盛する．この際，セラミックス粒子の充塡率を上げるために

表6-Ⅱ-10 歯冠修復用セラミックスの諸性質例

種類	ビッカース硬さ (HV)	弾性係数 (GPa)	曲げ強さ (MPa)	破壊靭性値 (MPa・m$^{1/2}$)
長石質陶材	708	69~74	84~86	1.07~1.26
ニケイ酸リチウムガラス	580	95	360	2.25
ガラス含浸アルミナ	1,122	280	500	3.9
アルミナ焼結体	1,650	380	360	3.5
ジルコニア	1,250	210	1,272	10
レジン (PMMA)	16~20 (ヌープ硬さ)	2.5~3.8	72~118	—
コンポジットレジン	64	10	242	—
コバルトクロム合金	237	195	530 (引張強さ)	—
エナメル質	270~366	40~90	105	0.8~0.9
象牙質	57~76	10~22	187~200	—

（中嶌　裕ほか, 2016[4]；末瀬一彦ほか, 2012[6]；Lauvahutanon S, et al, 2014[7] より作成）

コンデンス操作（軽い振動を与え、粒子を密にする操作）を行う。さらに、電気炉で焼成することにより目的とする形状を得る。焼成によって収縮するため、寸法を考慮した築盛をする必要がある。代表的材料として長石質陶材や金属焼付用陶材があげられる。

(2) 加熱加圧法

作業用模型上で製作したワックスパターンを埋没し、焼却することで鋳型を得る（ロストワックス法）。鋳型に軟化したガラスを加熱加圧により注入する。その後、熱処理を行うことでガラス中に結晶相を析出させる。代表的材料としてニケイ酸リチウムガラス（加熱加圧法用）があげられる。

(3) スリップキャスト法

セラミックス粉末と水を混和したものを模型上に築盛し、焼成することで多孔質セラミックスを得る。多孔質セラミックスの細孔内に、低粘度のガラスを含浸させることで緻密なガラスセラミックスを得る。代表的材料としてガラス含浸アルミナがあげられる。

(4) CAD/CAM法

3D-CADで作成した歯冠形状などのデータをもとに、CAMによりセラミックスブロックから削り出す。セラミックスブロックは、ブロックを削り出した後に焼結する仮焼結タイプと、削り出し後の焼成が必要ない完全焼結タイプがある。現在の主流は仮焼結タイプである。代表的材料としてニケイ酸リチウムガラス（切削加工用）やアルミナ焼結体、ジルコニア焼結体があげられる。

5) 各種歯冠修復・補綴用セラミックス

歯科用セラミックスは、便宜上、長石質陶材や金属焼付用陶材などの伝統的な歯科用陶材（ポーセレン）と、ニケイ酸リチウムガラス、アルミナ、ジルコニアなどのニューセラミックスに分類されることがある。陶材は、審美性が高いが機械的強度に劣るため、合金や高強度なニューセラミックスと併用して歯冠修復物として使用される。一方、ニューセラミックスは、陶材に比べると強度

表6-Ⅱ-11　長石質陶材の原料粉末

成分	割合（重量%）	役割
長石（$K_2O \cdot Al_2O_3 \cdot 6SiO_2$）	80～90	透明性の付与
石英（SiO_2）	10～20	強度の向上
カオリン（陶土，$Al_2O_3 \cdot 2SiO_2 \cdot 2H_2O$）	0～5	築盛時の成形性の向上
ホウ砂，炭酸ナトリウムなど	数%	焼成温度の低下
金属酸化物	数%	色調と透明性の制御，熱膨張係数の増大，強度の増大

（全国歯科技工士教育協議会，2016[8]，88より一部改変）

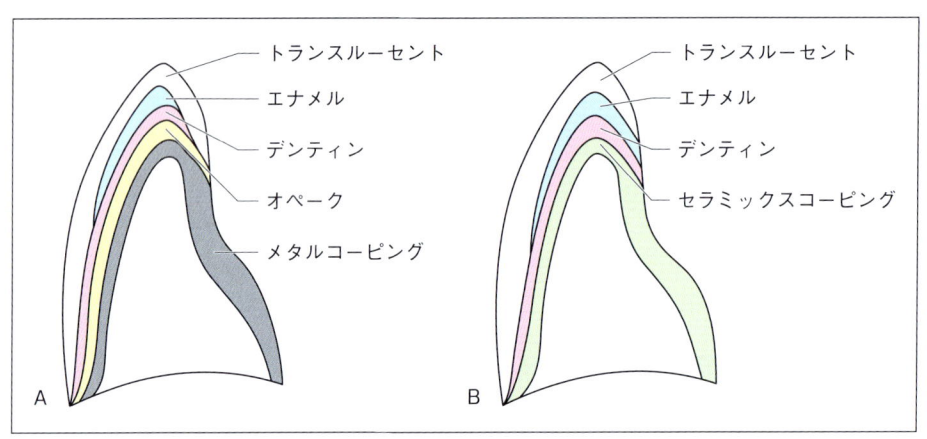

図6-Ⅱ-2　陶材を積層させて製作した歯冠修復物
A：メタルコーピング．B：セラミックスコーピング．

は高いが審美性に劣る．そのため，ニューセラミックスは単体として使用する場合もあるが，歯科用陶材と併用することで審美性と機械的強度を確保する場合が多い．本項では，現在使用されている代表的な歯科用セラミックスに焦点を絞り，これらの特徴を述べる．

（1）長石質陶材（ポーセレン）

　長石質陶材とは，現在使用されている歯科用セラミックスのなかで最も古くから使用されている伝統的材料である．表6-Ⅱ-11に示すように，主成分の長石に，石英（シリカ），陶土，着色材などの原料を混ぜ合わせたものが陶材粉末として市販されている．この粉末を蒸留水または専用液と混和してペーストを調製し，築盛後に焼成することで長石質陶材が得られる．エナメル陶材やデンティン陶材など色調や透明性の違う陶材を積層させることで歯の色調と質感を再現する（図6-Ⅱ-2）．焼成後の長石質陶材の微細構造は図6-Ⅱ-1Aの通りである．ガラスマトリックスの成分は，主成分のSiO_2（シリカ）と，K_2O，Na_2O，CaOなどのアルカリ成分，およびAl_2O_3から構成されるガラスである．分散強化材として入っている粒子は，リューサイトやアルミナなどの結晶粒子である．

　長石質陶材はガラス質が多いため透明性が高いが，ガラスだけでは透明性が高くなりすぎて色調を再現できない．そのため，TiO_2などの金属酸化物を添加して，意図的に透明性を下げることで審美性を制御している．強化材の役割をする結晶粒子が少ないため，機械的強度は低く破損しやすい．

　長石質陶材の強度増加を目的とし，アルミナ粒子を大量に用いたものがアルミナ陶材とよばれる．アルミナ陶材は，アルミナ粒子の添加によって強度が増加するものの，透明性は長石質陶材に比べると低くなる．

　陶材（長石質陶材，金属焼付用陶材）は，焼成温度や使用目的に応じて下記の分類がある．

(a) 焼成温度による分類

　築盛した後の焼成温度によって，およそ以下に分類できる．

　①高温焼成陶材（1,300℃以上）．用途：陶歯

　②中温焼成陶材（1,100〜1,300℃）．用途：陶歯

　③低温焼成陶材（850〜1,100℃）．用途：陶材修復物や金属焼付用陶材

　④超低温焼成陶材（850℃以下）．用途：陶材修復物や金属焼付用陶材

(b) 陶材粉末の使用目的による分類

　陶材を用いて歯冠修復物を製作する場合，色調や透明性の異なる数種類の陶材粉末を用いて積層構造に築盛される．

　①エナメル（エナメル質の透明性の再現）

　②デンティン（象牙質色の再現）

　③コア（機械的強度をもたせた構造の土台となる部分）

　④オペーク（金属色を遮蔽するための不透明化）

　⑤ステイン（着色の表現）

　⑥グレーズ（表面の光沢）

(2) 金属焼付用陶材

　長石質陶材は，審美性に優れているものの機械的強度が低いため，それのみで単冠などに適用することは難しい．そこで，金属の機械的強度と陶材の審美性を兼ね備えた陶材焼付冠（メタルボンドクラウンまたはセラモメタルクラウン）が1960年代に実用化された．陶材焼付冠とは，鋳造によって製作したフレームワーク（メタルコーピング）に，各種陶材を築盛・焼結して金属と陶材を一体化した歯冠修復物である（図6-Ⅱ-3）．金属焼付用陶材とは，陶材焼付冠に使用するための陶材であり，金合金などのフレームワークの表面に焼き付く（結合する）ように改良された陶材である．陶材焼付冠は，陶材を金属に焼き付けて一体化することにより，陶材の審美性と金属の強度を獲得した．しかし，陶材の下地が金属であるため，すべてセラミックスで製作した歯冠修復物と比べると暗い色調である．また，表面に焼き付けた陶材自体の機械的強度は高くないため，表面の陶材が破損することがある．実際に使用する際はこれらの点を考慮する必要がある．

　金属焼付用陶材の化学組成は，長石質陶材をベースとして陶材が金属に焼き付くように工夫されている．その工夫の1つは，熱膨張係数の制御である．長石質陶材の熱膨張係数（8×10^{-6}/℃）と陶材焼付用合金の熱膨張係数（$12 \sim 14 \times 10^{-6}$/℃）を比べた場合，長石質陶材の熱膨張係数が小さいため，長石質陶材を金属に焼き付けた場合は焼成後の冷却過程の熱収縮により陶材に亀裂が生じる．そこで金属焼付用陶材には，長石質陶材の熱膨張係数を金属のそれに近づけるため，リューサイト

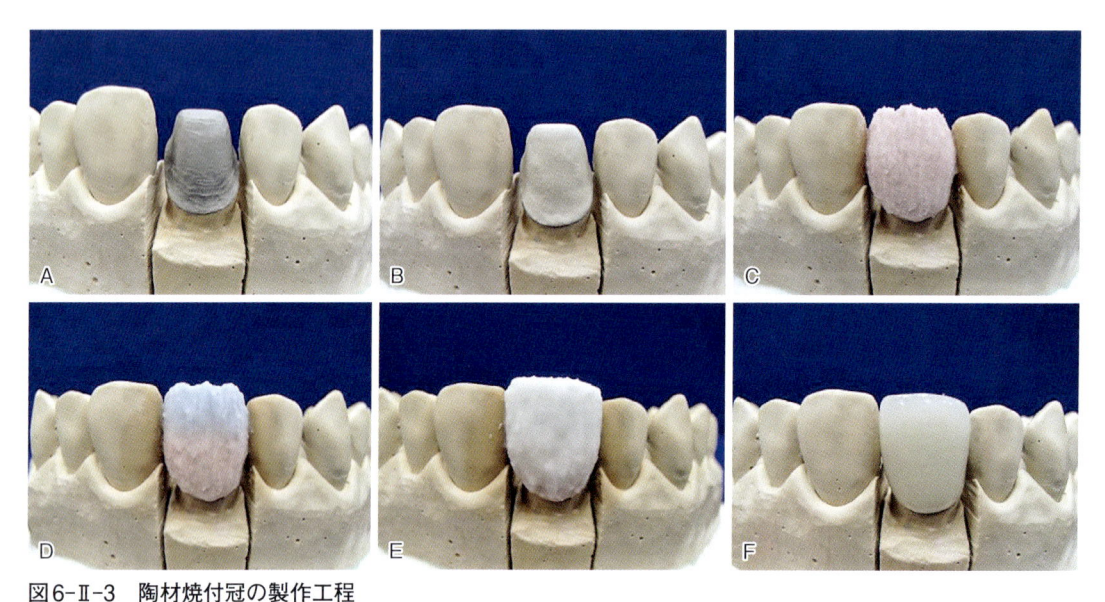

図6-Ⅱ-3　陶材焼付冠の製作工程
A：フレームワーク．B：オペーク陶材の築盛．C：デンティン陶材の築盛．D：エナメル陶材の築盛．E：トランスルーセント陶材の築盛．F：焼成後，形態修正を経て完成．

（KAlSi$_2$O$_6$）結晶が多量に析出するように工夫されている．リューサイトは，625℃において正方晶から立方晶への相転移に伴った体積膨張が起こるので，陶材と金属の熱膨張係数を近づけることができる．つまり，長石質陶材に15〜25vol％のリューサイトを析出させることにより，陶材の熱膨張係数が大きくなり，金属のそれよりわずかに小さくできる．その結果，焼成後の冷却中に陶材に亀裂が生じず，陶材が金属に焼き付く．そして，陶材と金属の界面に圧縮応力が残留するため焼付強さは向上する．このような熱膨張係数の他にも，オペーク陶材には金属とのぬれをよくするために SnO$_2$，In$_2$O$_3$，Fe$_2$O$_3$ などの金属酸化物や，金属色を遮蔽するために前述の3種の酸化物以外に，ZrO$_2$ や TiO$_2$ などの金属酸化物が加えられている．焼成後に得られた金属焼付用陶材の微細構造は，ガラスにリューサイト結晶が分散された構造をもつ（図6-Ⅱ-1B）．リューサイトは，分散強化材としての役割と，陶材の熱膨張係数を金属に近づける役割をもつ．

（3）二ケイ酸リチウムガラス

　二ケイ酸リチウムガラスとは，ガラスのマトリックスに Li$_2$Si$_2$O$_5$ 結晶を多量に析出させたガラスセラミックスである．微細構造は，図6-Ⅱ-1Bの結晶化ガラスに分類できる．図6-Ⅱ-4に示すように，針状結晶の Li$_2$Si$_2$O$_5$ が析出した構造をもつ．ガラスマトリックスに対し，60〜70vol％の Li$_2$Si$_2$O$_5$ 結晶が析出している．このように多量に析出した針状結晶は，それぞれが複雑に絡み合っているため亀裂が進展しにくい．そのため二ケイ酸リチウムガラスは高強度を示す．また，結晶粒子は高濃度であるが，結晶とガラスマトリックスの屈折率の差を少なくすることで透明性が高いものが得られる．800〜900℃程度で Li$_2$Si$_2$O$_5$ 結晶を析出させるため，熱処理は必要不可欠である．二ケイ酸リチウムガラスは，成形方法から加熱加圧タイプと CAD/CAM による削り出しタイプに分けられる．

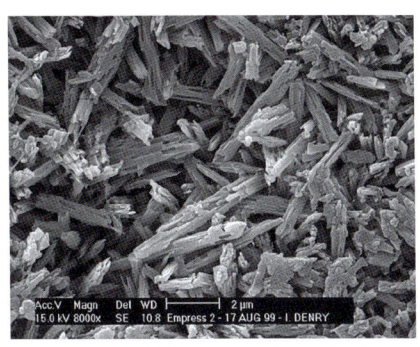

図6-Ⅱ-4 加熱加圧タイプのニケイ酸リチウムガラスの微細構造
（Denry I, Holloway JA, 2010[9]より）

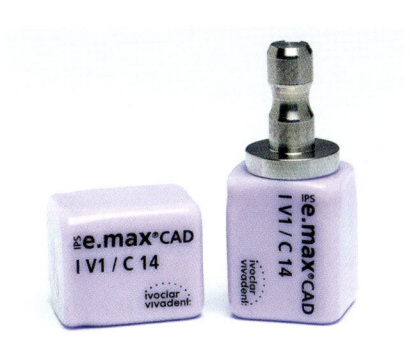

図6-Ⅱ-5 CAD/CAM加工用のニケイ酸リチウムガラスブロック
（Ivoclar Vivadent社のご厚意による）

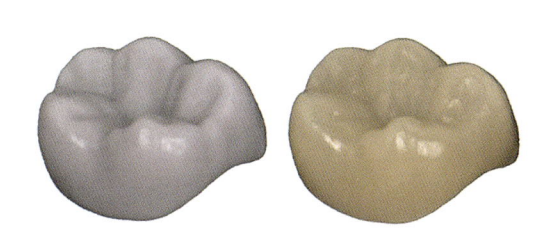

図6-Ⅱ-6 CAD/CAMによって削り出したニケイ酸リチウムガラス
写真左は熱処理前，右は熱処理後．

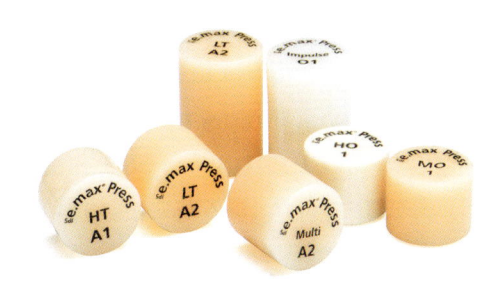

図6-Ⅱ-7 加熱加圧成形用のニケイ酸リチウムガラスのインゴット
（Ivoclar Vivadent社のご厚意による）

　図6-Ⅱ-5にCAD/CAM加工用のニケイ酸リチウムガラスブロックを示す．青紫色をしたブロックは，Li_2SiO_3と$Li_2Si_2O_5$の結晶核をもつ．この時点では比較的軟らかく，切削加工しやすい．ブロックから所望の形状に削り出した後，850℃程度で熱処理を行う．このとき，Li_2SiO_3結晶がガラスマトリックスに取り込まれ，$Li_2Si_2O_5$結晶が針状結晶へと成長する．これに伴い，ブロックの色は青紫から歯冠色へ変化する（図6-Ⅱ-6）．また，機械的性質も熱処理によって強化され，熱処理前後の曲げ強さは，130 MPaから360 MPaへと向上する．

　加熱加圧タイプの化学組成は，CAD/CAM加工用ブロックのそれとほぼ同じである．図6-Ⅱ-7にインゴットを示す．加熱加圧成形は，ロストワックス法にて製作した鋳型の鋳込み口にインゴットを設置し，所定の温度まで加熱した後，軟化したインゴットを加圧によって鋳込む．それに続き，電気炉内で熱処理を行うことで$Li_2Si_2O_5$結晶を析出させる．

（4）アルミナ

　アルミナとは，化学組成がAl_2O_3の金属酸化物である．歯科用として使用されているアルミナは，たとえば，コンポジットレジンのフィラー，長石質陶材の分散強化材，サンドブラスターの粉末，研磨用の砥粒があげられる．本項ではこれらの用途は除き，アルミナが主として使用される歯冠修復用アルミナについて述べる．

(a) アルミナ焼結体

純度99％以上のアルミナ（Al_2O_3）粒子を高温で焼成して得られる．微細構造は，図6-Ⅱ-1Dのような多結晶の高密度焼結体である．完全焼結したアルミナブロックは非常に硬く，切削加工が容易でない．そのため，通常，仮焼ブロックからCAD/CAMを用いて所望の形状に削り出した後，高温で焼成することで緻密なアルミナ焼結体を得る．この場合，焼成中にアルミナが収縮するため，寸法変化を考慮して大きく削り出す必要がある．アルミナ焼結体は，機械的強度が高いため，フレームワーク材料として使用される．ジルコニア焼結体と比較すると屈折率が低く透明性は高いとされるが，強度や靱性ではジルコニアに劣る．そのため，現在ではアルミナ焼結体を使用する頻度は少ない．

(b) ガラス含浸アルミナ

仮焼して得られた多孔質アルミナブロックの細孔内に，低粘性のランタンガラスを含浸させることによって得られる．図6-Ⅱ-1Cに示すように，ガラス骨格とアルミナ結晶の骨格の両者をもつ構造である．ランタンガラスとアルミナ結晶との屈折率差が大きく透明性が低いため，フレームワークに使用される場合が多い．ガラス含浸セラミックスは，アルミナ以外にもスピネルやジルコニア多孔質を用いるものがある．ガラス含浸アルミナは，スリップキャスト法によって耐火模型上で成形するタイプとCAD/CAMで削り出すタイプがある．陶材や二ケイ酸リチウムガラスと比べると強度や靱性に優れているが，ジルコニアなどのさらに強度の高いセラミックスが登場した現在では使用頻度は少ない．

(5) ジルコニア

ジルコニアとは，本来，化学組成がZrO_2の金属酸化物である．一方，歯冠修復物・補綴装置で使用される"ジルコニア"は，後述する部分安定化ジルコニアをさすことが多い．純粋なジルコニア（ZrO_2）は，温度によって結晶構造が変化し，単斜晶（室温〜1,170℃），正方晶（1,170℃〜2,370℃），立方晶（2,370℃〜融点）の3種類の結晶構造をもつ．ZrO_2に対し，イットリア（Y_2O_3），セリア（CeO_2），マグネシア（MgO）のいずれかを添加することによって結晶構造を安定化させ，室温でも正方晶や立方晶を維持できるようにしたものが安定化ジルコニアとよばれる．また，添加剤の量を減らして，完全に結晶構造を安定化させずに，部分的に不安定な結晶相を存在させたものを部分安定化ジルコニア（partially stabilized zirconia, PSZ）とよぶ．とくに，結晶のほとんどを正方晶として安定化させたものを正方晶ジルコニア多結晶体（tetragonal zirconia polycrystal, TZP）とよぶ．TZPは，添加元素によってY–TZP（イットリア添加型），Ce–TZP（セリア添加型），Mg–TZP（マグネシア添加型）がある．3mol％のイットリアを添加したものが3Y–TZPとよばれ，歯冠修復・補綴用ジルコニアとして多く使用されている．

部分安定化ジルコニアに亀裂が生じた際，亀裂先端に生じた応力によって準安定相である正方晶が単斜晶へと相転移する．これにより部分安定化ジルコニアは高強度と高靱性を示す（293ページ，図19-5参照）．単斜晶は正方晶よりも4％程度体積が大きいため，相転移が起きた亀裂先端周辺に圧縮応力が生じ，亀裂の進展を抑制する．この応力誘起相転移による圧縮応力が，高い機械的強度の理由の1つといわれている．ジルコニアは，現在の実用的歯科用セラミックスのなかで最も大きな曲げ強さと破壊靱性値を示す．

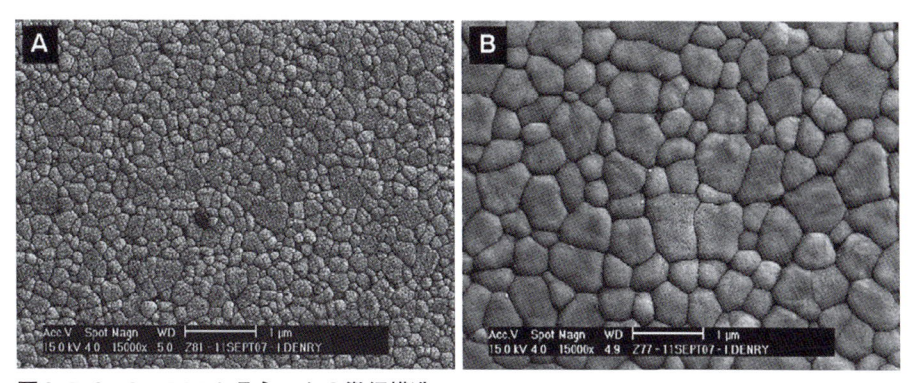

図6-Ⅱ-8 3Y-TZPセラミックの微細構造
A：1,300℃で2時間焼成したもの. B：1,500℃で2時間焼成したもの.
(Denry I, Holloway JA, 2010[9] より)

　ジルコニアの微細構造は，図6-Ⅱ-1Dに示す高密度焼結体に分類される．ガラス質を含まず，ジルコニアの多結晶粒子のみで構成されている．図6-Ⅱ-8に示すように，ジルコニア焼結体の粒径は焼成温度と時間に大きく依存しており，これらの微細構造が強度や靱性などの物性に関係する．

　他のセラミックスと複合化したジルコニアも存在する．たとえば，アルミナと複合化したアルミナ–ジルコニアや，シリカとの化合物であるジルコン($ZrSiO_4$)などが，歯科用セラミックスとして使用されている．

　ジルコニアは長石質陶材などのガラスを含むセラミックスに比べると透明性に劣る．主成分であるZrO_2の屈折率は，2.1程度と高いため，ジルコニア多結晶体からなる高密度焼結体は粒界での光散乱が大きく透明性が低い．そのため，ジルコニアはフレームワーク用として使用されることが多い．一方，近年では，比較的透明性の高いジルコニアや着色したジルコニアなどの審美性の向上したジルコニアの開発も行われている[10]．一般に，ジルコニアを歯冠修復物・補綴装置として使用する場合，ステイニング(図6-Ⅱ-9)やレイヤリング(図6-Ⅱ-10)を行うことで色調を再現する．

　ジルコニアの主な成形方法は，CAD/CAMによる削り出しである．しかし，アルミナ焼結体と同様に，完全焼結したジルコニアは非常に硬く，削り出しは容易でない．そのため，半焼結したジルコニアブロックを削り出し，その後に焼結するプロセスが一般的に用いられている．しかし，焼成による収縮や反りなどの寸法変化に十分注意が必要である．また，完全焼結したジルコニアをCAD/CAMによる削り出す場合もある．この場合は，削り出しに労力を必要とするが，削り出し後の寸法変化はない．

4 歯冠修復・補綴用レジン材料(インレー用，前装冠用，ジャケット冠用)

1) 概説

　硬質レジン(dental hard resin)とは，主に補綴領域で用いられる歯冠色をもつコンポジットレジンである．歯冠修復物に用いられるものを歯冠用硬質レジンといい，このコンポジットレジンで製作された人工歯を硬質レジン歯という．ポリメチルメタクリレート(PMMA)をはじめ各種床用

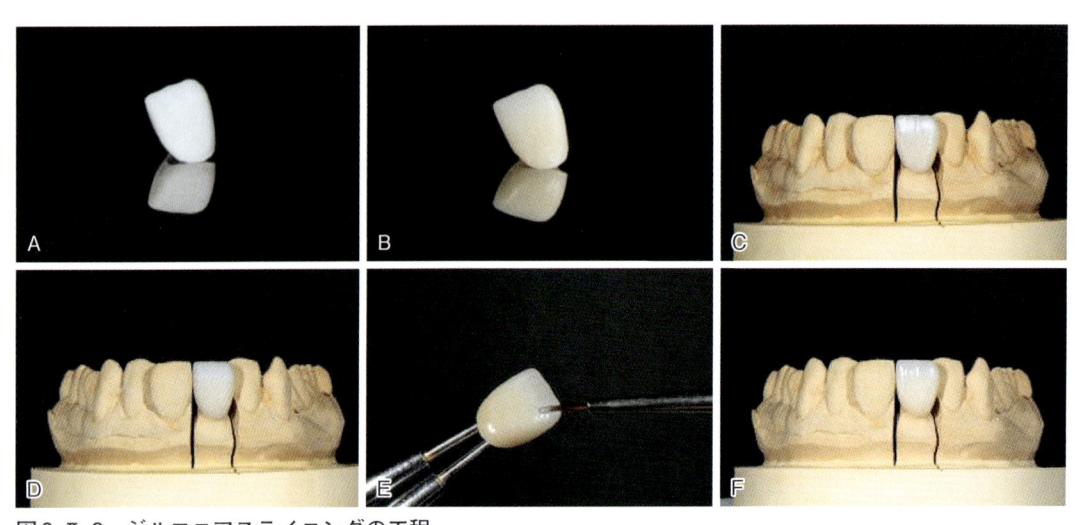

図6-Ⅱ-9　ジルコニアステイニングの工程
A：ジルコニアブロックから削り出した成形体（焼成前）．B：焼成後．C：適合調整後．D：形態修正後．E：ステイニング．F：再び焼成後，完成．

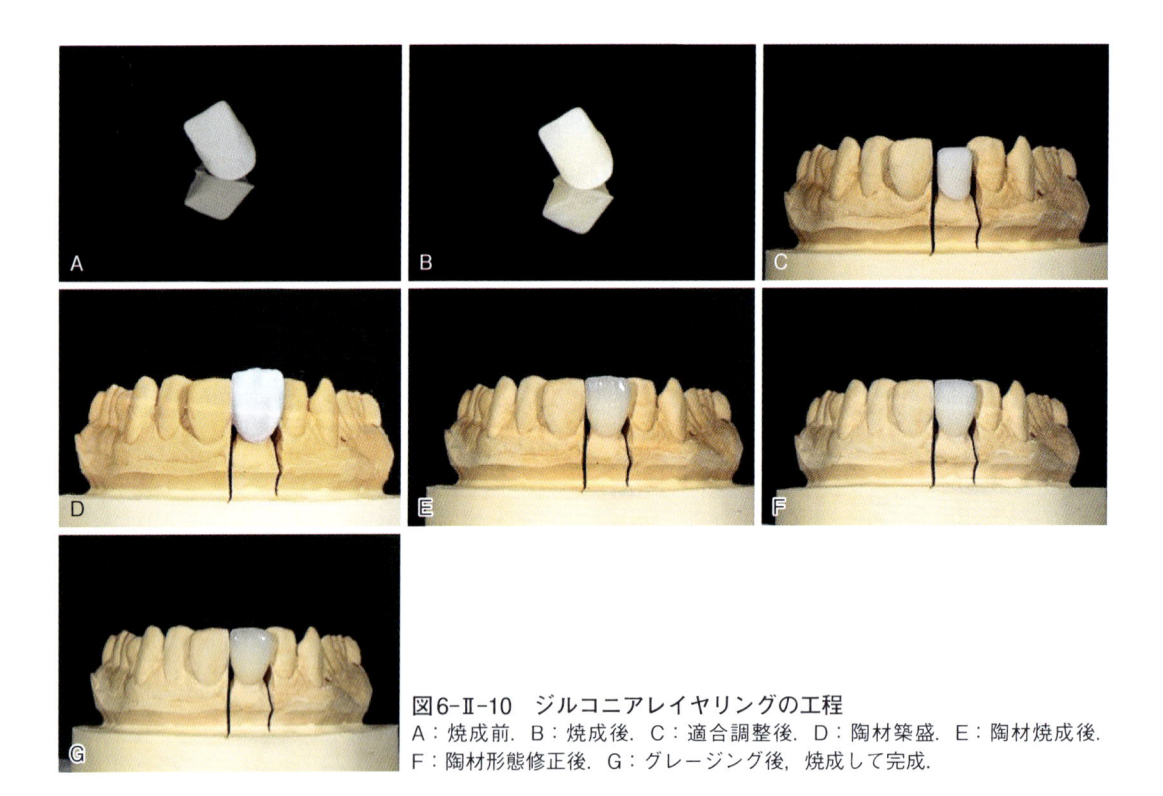

図6-Ⅱ-10　ジルコニアレイヤリングの工程
A：焼成前．B：焼成後．C：適合調整後．D：陶材築盛．E：陶材焼成後．F：陶材形態修正後．G：グレージング後，焼成して完成．

レジンが加熱すると軟化する熱可塑性樹脂であるのに対し，硬質レジンは加熱しても軟らかくならない熱硬化性樹脂である．近年，硬さや耐摩耗性などの機械的性質が向上しており，アクリルレジンに比べると文字通り硬質である．しかしながら，レジンのなかでは硬質であるということであって，エナメル質やセラミックスに比べると，硬質レジンの硬さは圧倒的に小さい．後述のように，基本的構成は多官能性モノマーからなる連続相のマトリックスレジン（ベースレジン）と分散相をなすフィラーの混合物で，保存領域で用いられる成形修復用のコンポジットレジンとほぼ同じである．英語圏では成形修復用コンポジットレジンを direct restorative composite resin というのに対し，間接法で用いられるコンポジットレジンを indirect restorative composite resin という．そこで近年，これに対応してわが国でも歯冠用硬質レジンを間接修復用コンポジットレジンというようになってきた．

2）歯冠用硬質レジンの用途

歯冠用硬質レジンを用いて，硬質レジン前装冠（ポストクラウン，ブリッジの支台装置やポンティックの前装を含む）（図6-Ⅱ-11，12），硬質レジンジャケット冠（図6-Ⅱ-13），硬質レジンインレー（図6-Ⅱ-13）および硬質レジンラミネートベニアなどを製作することができる．

硬質レジン前装冠は，歯科用金属で製作されたフレームワーク（メタルコーピング）の唇側や頬側に歯冠用硬質レジンを適用する構造の歯冠補綴装置である（図6-Ⅱ-14）．これについては4）硬質レジン前装冠にて詳述する．

硬質レジンジャケット冠は前装冠に比べて審美的により良好な歯冠補綴装置であるが，強度的な問題があった．そこで，この問題を解決するため，ガラス繊維で補強することによってメタルフリーの臼歯部ブリッジにも適用できるとされる高密度フィラー充塡型コンポジットレジンのシステムが考案された（図6-Ⅱ-15）．しかしながら，さらに新しいシステムの出現によって使用頻度は減少している．

近年，コンピュータ支援を基盤とした革新的変化が歯科を含む医療にも及んでいる．歯科治療においては印象材を使わない光学印象が開発され，修復物や義歯の製作には材料ブロックを削り出す CAD/CAM〔Computer Aided Design/Computer Aided Manufacturing（Machining）〕という新しい概念と手法が導入された．これは歯科精密鋳造以来の技術革新といってよい．2014年からは，CAD/CAM で製作された小臼歯部のコンポジットレジン製のジャケット冠が CAD/CAM 冠という名称でわが国において保険適用となり，普及してきた（図6-Ⅱ-16）．この材料は，従来の歯冠用硬質レジンに対して，製作過程でより高密度に重合したコンポジットレジンのブロック形態で供給される．CAD/CAM 冠は支台歯の歯冠長が短いなどの理由で維持力が十分でなく，接着が必須とされている．しかしながら，それでも装着後短期間のうちに破損や脱離が生じた例が報告されており，この材料については当面注意深い経過観察が必要である．一般に CAD/CAM 用の材料に賦形性は必要なく，望まれる性質をもった均質な素材でブロックがつくれればよい．この観点から，新しい材料開発の自由度は高くなっており，今後は従来の概念にとらわれない新規材料の開発が期待される．

近年，硬質レジンインレーや硬質レジンラミネートベニアの歯科治療における使用頻度は高くない．前者は齲蝕治療として成形修復用のコンポジットレジンで直接修復される機会が増えたためで

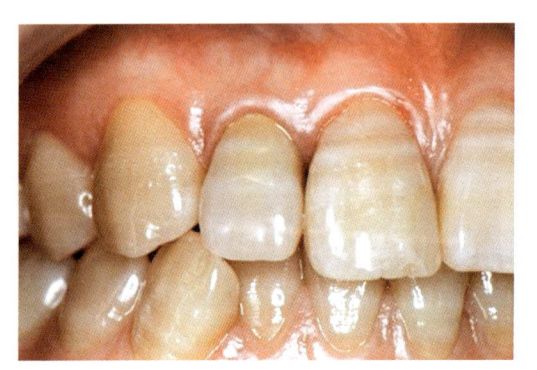

図6-Ⅱ-11　硬質レジン前装冠（2|）唇側面観

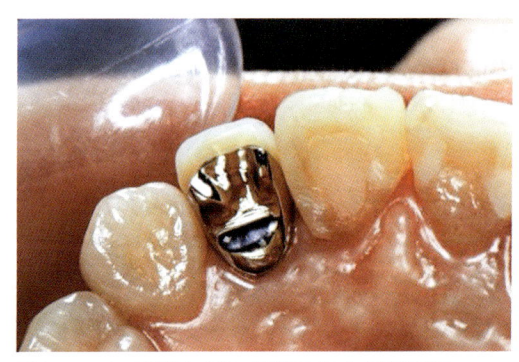

図6-Ⅱ-12　硬質レジン前装冠（2|）舌側面観

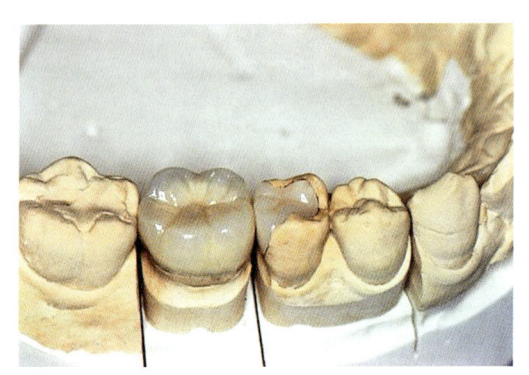

図6-Ⅱ-13　硬質レジンジャケット冠（6|）と硬質レジンインレー（5|）
ともに保険適用ではない.

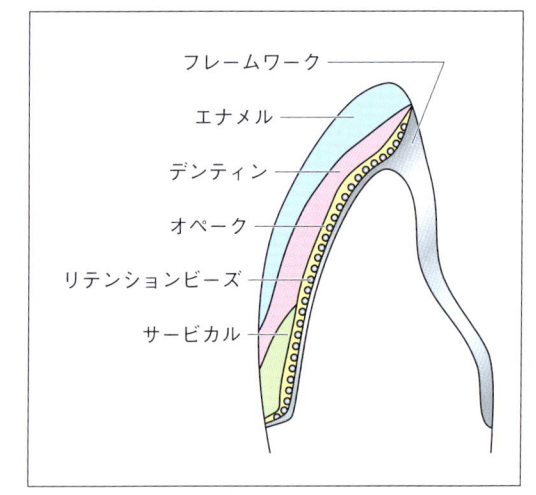

図6-Ⅱ-14　硬質レジン前装冠の模式図

フレームワーク
エナメル
デンティン
オペーク
リテンションビーズ
サービカル

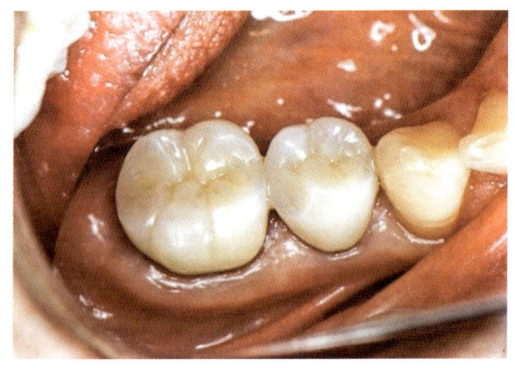

図6-Ⅱ-15　高密度フィラー充填型コンポジットレジンのジャケット冠（65|）

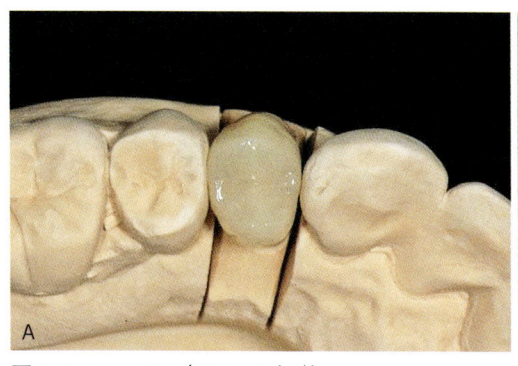
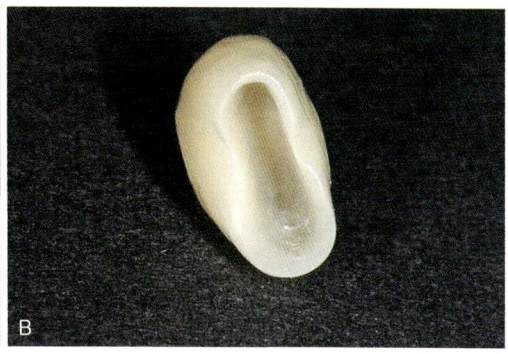

図6-Ⅱ-16　CAD/CAM冠（4｜）
A：咬合面観．B：冠内面．
2017年には条件付きで大臼歯，2020年からは前歯でも保険適用になった．

ある．後者はポーセレンラミネートベニアの適用を経済的な理由で断念したケースで主に用いられているためである．硬質レジンラミネートベニアは形態的に機械的嵌合力が期待できないうえ，完全に重合・硬化したコンポジットレジンの表面には基本的に未重合層がなく接着性に乏しいため，接着には不利な状況である．

3）歯冠用硬質レジンの組成

歯冠用硬質レジンの組成と硬化機構は，成形修復用のコンポジットレジンと基本的に同じである（82ページ，表6-Ⅰ-5参照）．マトリックスレジンの役割は，築盛時には賦形性を与え，重合後は硬化してフィラーとともに外形を維持することである．フィラーは複合化，微細化の時代を経て近年は高密度化がはかられている．無機質フィラーとして，シリカSiO_2系やジルコニアZrO_2系化合物が用いられている．シリカ系の場合，フィラー表面はシランカップリング剤（γ-MPTS）で処理されている．

基本的には粒径の大きなフィラーが機械的性質を向上させ，粒径の小さなフィラーが表面の良好な滑沢性や艶の持続性を担っている．これらは相反する性質であるため，各メーカーが工夫して粒径の異なるフィラーを混在させたハイブリッド型が主流になっている．ハイブリッド型にすると，結果的にフィラーの充塡率を高めることができるというメリットもある．城の石垣で，大きな岩の間に小さな石がぎっしりと詰まっている状態と同じである．有機質複合フィラーは，コロイダルシリカをモノマーに配合したものを重合・硬化させた後に粉砕し，これを再度モノマーに混合したフィラーである．したがって，フィラーの内部がマトリックスレジンと球状のシリカフィラーから構成される階層構造となっている．

硬化機構はラジカル重合による．重合開始機構は光重合型が主流のため，約475 nmの波長の可視光線で励起され，ラジカルが発生する光増感剤のカンファーキノン（CQ）と，反応を促進する還元剤N,N-ジメチルアミノエチルメタクリレート（DMAEMA）が添加されている．硬化深度は浅いが表面の重合を促進する特性をもつ紫外線重合や，機械的性質をさらに向上させる加熱重合を併用するシステムもある．したがって，紫外線重合開始剤のベンゾインメチルエーテル（BME）やアシルフォスフィンオキサイド（APO）や加熱重合開始剤の過酸化ベンゾイル（BPO）が添加されている

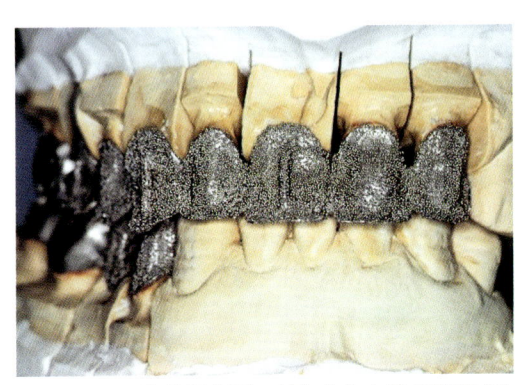

図6-Ⅱ-17　前装面全面に付与された維持装置（リテンションビーズとループ）

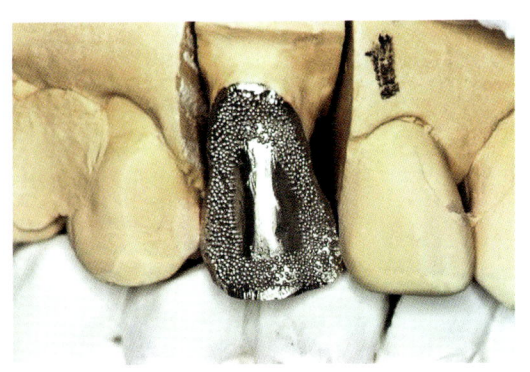

図6-Ⅱ-18　前装面外周と中央部のリテンションビーズを削減した例

製品もある．

4）硬質レジン前装冠

　陶材焼付冠（メタルボンドクラウン）では原子レベルで陶材とフレームワークとの結合がはかられているのに対し，硬質レジンとフレームワークは当初接着しなかった．そこで，リテンションビーズやループなどのアンダーカットを利用した機械的維持を前装面全面に付与することによって，前装レジンを維持していた（図6-Ⅱ-17）．リテンションビーズは焼却できる樹脂製の平均粒径100〜200μmの球状の粒子で，ワックスパターンの前装部に貼付して用いる．維持力の向上と色調再現の容易さの両方の観点から，現在，リテンションビーズの粒径が小さくなっており，リテンションパウダーとよばれる製品も市販されている．アンダーカットが埋まらないよう接着材を薄く塗布するのが肝要である．近年，前装レジンの維持に接着を併用することによって，リテンションビーズを部分的に減らすことができるようになった．しかしながら，今日でも完全になくすまでには至っていない（図6-Ⅱ-18）．

　硬質レジン前装冠のフレームワークは金銀パラジウム合金で製作されることが多い．接着を併用する場合は，技工用サンドブラスターを用いて前装面に対するアルミナブラスト処理を行い，接着性プライマーを塗布する．金銀パラジウム合金の場合，イオウ系官能基を有する接着性モノマー配合のプライマーを用いる．代表的な貴金属用接着性モノマーの構造式を図6-Ⅱ-19に示す．その後，金属色を遮蔽するオペークレジン，デンティン，エナメルおよびサービカルといったボディー色のレジンを順次積層し，技工用光重合器を用いて逐次光照射する．オペークレジンは顔料を含んでおり光を通しにくいため，ある程度長い照射時間が必要である．一方，上から積層するレジンが接着して一体化するためには，表面に未重合層が残っていることが必須である．このような相反する要求に応えるために，化学重合も併用するデュアルキュア型がある．最表層となるレジンの築盛が完了したら，最終的に十分長い時間光を照射するのがよい．紫外線は可視光線に比べて硬化深度は浅いが，表面に未重合層を残しにくいので最終重合に適している．したがって，可視光線領域の波長をもつ中間重合器で予備重合を行い，紫外線領域の波長をもつ箱型光重合器で最終重合を行うのが合理的である．

図6-Ⅱ-19　主な貴金属用接着性モノマーの構造式

　コーヌステレスコープクラウンの外冠には，硬質レジンの使用が必須であると一般に考えられている．コーヌステレスコープクラウンの外冠は維持力発現の機構上，義歯の着脱のたびにわずかにたわむからである．破折の回避という観点から，脆性の大きい歯科用陶材による前装は禁忌である．

Ⅲ　合着材・接着材（セメント各種）

1）分類

　歯科用セメントは，インレー，クラウンやブリッジなどの修復物や補綴装置を支台歯に接合したり（図6-Ⅲ-1），ブラケットなどの矯正治療用装置を歯に接合する際に使用する材料である．一般に，接合とは，同種または異種の物質を，物理的，化学的あるいは機械的につなぎ合わせることをいう．歯科治療における材料の接合様式には「接着」と「合着」の2種類があり，接着材を用いて，物理的もしくは化学的に結合して物質同士を保持することを接着といい，合着材を用いて機械的な嵌合により保持することを合着という．

　接着材である歯科用セメントとはレジンセメントをさし，メチルメタクリレート（MMA）系とコンポジットレジン系に大別される．合着材としてのセメントには，ポリカルボキシレートセメント，グラスアイオノマーセメント（従来型，レジン添加型），リン酸亜鉛セメントなどがある．

2）性質

（1）稠度

　セメント練和泥の流動性の指標であり，コンシステンシーとよぶこともある．一定量のセメント泥を2枚のガラス板の間にはさみ，一定時間後のセメント泥の広がり（長径と短径の平均値）を測定することにより求める．つまり，セメント泥が被着体のすみずみまで流れるかどうかの目安となる．硬化前の稠度が大きいほどセメント層の厚みは小さくなる．

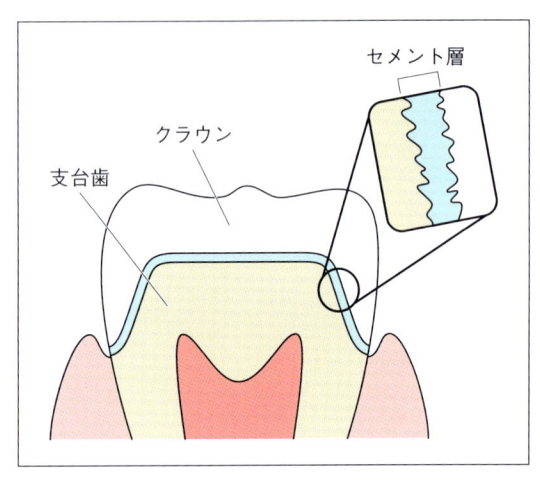

図6-Ⅲ-1　合着材または接着材によるクラウンと支台歯の接合

表6-Ⅲ-1　各種合着材・接着材の機械的強度と接着強さ

	圧縮強さ (MPa)	引張強さ (MPa)	弾性係数 (GPa)	象牙質接着強さ (MPa)
MMA系レジンセメント	50〜70	37〜41	1.2〜10.7	11〜24[*]
コンポジットレジン系レジンセメント	168〜351	34〜37	4.4〜6.5	18〜30[*]
従来型グラスアイオノマーセメント	125〜175	4.2〜5.3	3.5〜6.4	3〜5
レジン添加型グラスアイオノマーセメント	85〜126	13〜24	2.5〜7.8	10〜12 (14〜20)[*]
ポリカルボキシレートセメント	57〜99	3.6〜6.3	4.0〜4.7	2.1
リン酸亜鉛セメント	96〜133	3.1〜4.5	9.3〜13.4	0

[*]プライマー処理後
(小倉英夫, 2014[2], 107, 122より改変)

(2) 硬化時間

　セメントは，化学反応によって硬化するため，温度が高いほど硬化時間は短くなる．したがって，練和時の温度や練和後の環境温度が高くなると，硬化時間は短くなる．粉液を混和するタイプでは，液に対する粉の比率（粉液比）を大きくすると硬化時間は短くなる．

(3) 機械的性質

　機械的性質としては，圧縮強さや引張強さ，弾性係数などが重要である．レジンセメントやレジン添加型グラスアイオノマーセメントは，無機系の合着用セメントと比べて引張強さが大きい（表6-Ⅲ-1）．

(4) 被膜厚さ

　練和開始後に圧縮力を負荷し，一定時間経過したセメントの膜の厚みを測定したもので，粉液比，練和時の温度，練和後の経過時間，装着時の荷重，窩洞のテーパー角，被着面の状態や修復物・補綴装置の適合度によって影響を受ける．粉末に対する液の比率が小さい，練和時の温度が高い，練和後の経過時間が長い，窩洞のテーパー角が小さい場合には被膜厚さは大きくなり，装着時の荷重が大きい，被着面の粗さが小さい，修復物・補綴装置の適合性がよい場合には小さくなる．

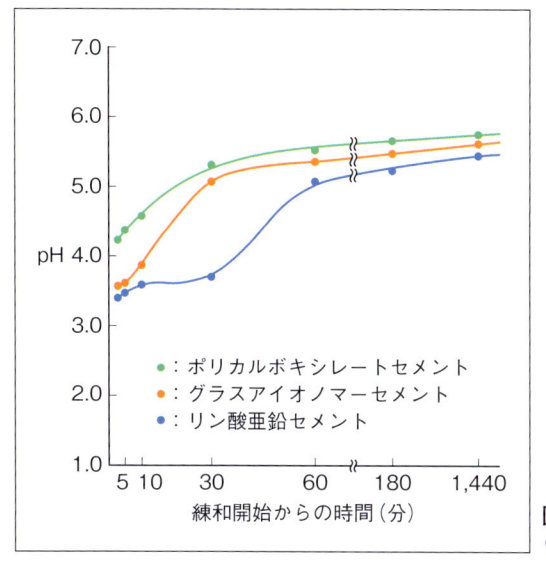

図6-Ⅲ-2　合着材の練和開始からのpH変化
（広田一男，富岡健太郎，1984[11]より）

（5）崩壊性

　セメント硬化体がどの程度溶け出すのかを表す指標である．硬化したセメントを水中保管した後，セメントが水中へ溶解もしくは崩壊して流れ出した量である．二次齲蝕の発生や修復物の変形・脱落を防止するうえでは，崩壊性が低いほうが望ましい．

（6）酸性度

　酸性度が強い（pHが低い）と歯髄を刺激することがある．リン酸亜鉛セメントの液はリン酸水溶液であるため，硬化前のpHが低く，窩底部が歯髄に近接している場合は刺激を感じるおそれがある．ポリカルボキシレートセメントやグラスアイオノマーセメントも初期のpHは低いが，練和開始から30分程度で中性に近づくため，歯髄に対する刺激は小さい．硬化後はいずれのセメントも中性に近くなる（図6-Ⅲ-2）．

（7）接着性

　レジンセメントには接着性モノマーが添加されており，歯質や歯科用金属に対する接着強さが大きい（表6-Ⅲ-1）．ポリカルボキシレートセメントとグラスアイオノマーセメントも歯質および金属に対して接着性を示すが，レジンセメントと比較すると接着力は小さい．また，卑金属であるコバルトクロム合金やニッケルクロム合金とは比較的強固に接着しやすい一方で，貴金属である金合金や陶材との接着力は小さい．

（8）フッ素徐放性

　グラスアイオノマーセメントからはフッ化物イオンが徐放される．溶出したフッ化物イオンは隣接する歯質に取り込まれてフルオロアパタイトを形成し，齲蝕に対する抵抗性を向上させる効果が期待できる．また，レジンセメントのなかにも，フッ素徐放性が付与されたものがある．

（9）硬化体の透明性

　無機系の合着用セメントは透明性が低い．レジンセメントでは，フィラーの配合量によって透明

種類		主な成分
MMA系	粉-液タイプ 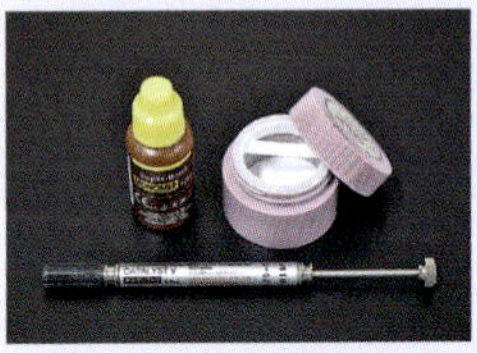	【粉末】PMMA 【液】MMA，接着性モノマー（4-META，MTU-6等） 【その他】重合触媒等
コンポジット レジン系	前処理剤併用タイプ 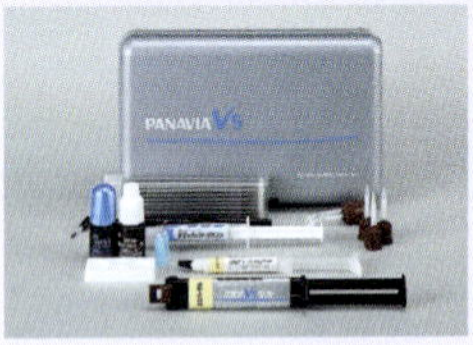	モノマー（bis-GMA，TEGDMA，UDMA等），フィラー，重合触媒
	セルフアドヒーシブタイプ 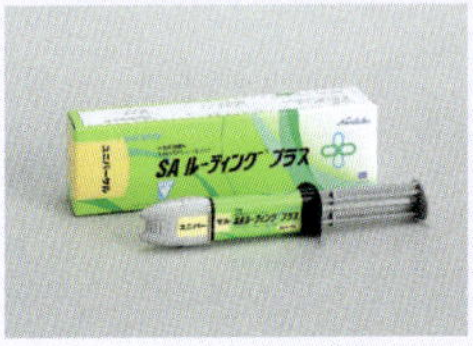	モノマー（bis-GMA，TEGDMA，UDMA，接着性モノマー等），フィラー，重合触媒

図6-Ⅲ-3　各種レジンセメント

性が異なり，フィラーを含有しないものは透明性が比較的高い．

3）レジンセメント（resin cement）

（1）成分・組成

　MMA系のレジンセメントは，粉末と液から構成される（図6-Ⅲ-3）．粉末の主成分はポリメチルメタクリレート（PMMA）であり，液の主成分はメチルメタクリレート（MMA）である．フィラーは配合されていない．

　コンポジットレジン系のレジンセメントには，歯質前処理剤併用タイプと，歯質前処理を必要としないセルフアドヒーシブタイプがある（図6-Ⅲ-3）．歯質前処理剤併用タイプでは，接着性モノマーを含むプライマーを用いて歯質の前処理を行った後，セメントを接着面に塗布する．これに対して，セルフアドヒーシブタイプは，セメントそのものに接着性モノマーが配合されているため，プライマーを用いた前処理が不要となる．開発当初の前処理剤併用タイプは，シリカフィラーや有機質複合フィラーなどを含む粉末と，bis-GMAおよびUDMAの多官能性モノマーに接着性モノマーが添加された液から構成される粉-液タイプであったが，現在はペースト・ペーストタイプが主流となっている．

（2）硬化機構

　MMA系の場合，PMMAとMMAを混合すると常温でラジカル重合が進行し，化学反応によって硬化する．トリ-n-ブチルボラン（TBB）を触媒に用いている場合は，TBBが空気中の酸素と反応す

ることによって過酸化物が生成され，これが再度TBBによって分解されて生成した活性ラジカル
が，MMAに作用して付加重合することで硬化する．

　コンポジットレジン系では，粉末と液，または2つのペーストを練和すると，両者に分離して添
加されている重合開始剤と重合促進剤が反応し，活性ラジカルが生成される．この活性ラジカルが
重合開始の種となり，多官能性モノマーが付加重合して硬化する．

（3）特徴

　レジンセメントは，合着用のセメントと比べて引張強さが大きく，とくにコンポジットレジン系
は，フィラーを含有するためセメントのなかで最も大きな強度を示す（表6-Ⅲ-1）．MMA系レジ
ンセメントは，コンポジットレジン系と比べると強度は小さく，弾性係数が小さい．

　レジンセメントは，種々の被着体に対する接着強さが大きいことが特徴である．歯質に対して
は，MMA系の場合，リン酸水溶液や10％クエン酸–3％塩化第二鉄の水溶液（10-3溶液）などを用
いた前処理を行う．コンポジットレジン系の前処理剤併用タイプでは，リン酸水溶液によるエッチ
ングを行うか，セルフエッチングプライマーを使用する．セルフアドヒーシブタイプでは，これら
の前処理が不要であるが，歯質に対する接着強さは前処理を行うものほど大きくない．

　金属やセラミックスなどの修復物・補綴装置としての被着体に対しては，各種のプライマーを用
いた前処理を行うことで，強固な接着性を発揮する．卑金属に対しては，分子中にカルボキシ基を
有する4–METやリン酸基を有するMDPなどの接着性モノマーを含むプライマーを，貴金属に対
しては，イオウ系官能基を有するモノマーを含むプライマーを使用する．

　レジンセメントと硬質レジンやCAD/CAMレジン冠，陶材修復物などの接着に使用されるプラ
イマーは，シランカップリング剤であるγ–メタクリロイルオキシプロピルトリメトキシシラン
（γ–MPTS）をベースとしている．シランカップリング剤のメトキシ基が加水分解され，セラミッ
クス中のシラノール基と縮合反応することで結合する．また，ジルコニアやアルミナに対しては，
MDPなどの接着性モノマーを含むプライマーで処理することで，高い接着強さを示す．

（4）使用方法

　粉–液タイプのMMA系レジンセメントは，粉末と液を練和して修復物・補綴装置の内面に塗布
し，被着面に圧接する．ペースト・ペーストタイプでは，シリンジから紙練板に2種のペーストを
出し，練和，混合する．光重合型の場合，修復物・補綴装置を圧接した後に辺縁から溢出した余剰
セメントは，数秒間光照射して仮重合させると除去が容易になる．近年，発光ダイオード（LED）
を光源とした光照射器を用いることが多いが，使用する照射器の光強度に応じて，適切な照射時間
を設定する必要がある．

4）グラスアイオノマーセメント（glass-ionomer cement）

（1）成分・組成

　グラスアイオノマーセメントは，組成と硬化機構から従来型とレジン添加型に分類される．

　従来型のグラスアイオノマーセメントは，粉末と液から構成される粉–液タイプである（図6-
Ⅲ-4）．基本的な組成は，成形修復用のグラスアイオノマーセメントと同じである（90ページ，表
6-Ⅰ-8参照）．粉末はシリカ，アルミナ，フッ化カルシウムなどを高温で溶融したものを急冷して
ガラス化し，機械的に粉砕したアルミノケイ酸塩ガラス（フルオロアルミノシリケートガラス）で，

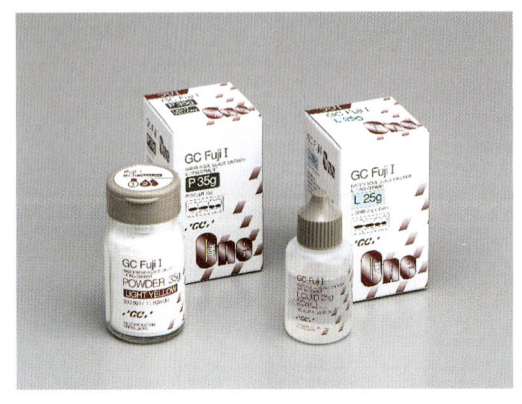

図6-Ⅲ-4　従来型グラスアイオノマーセメント

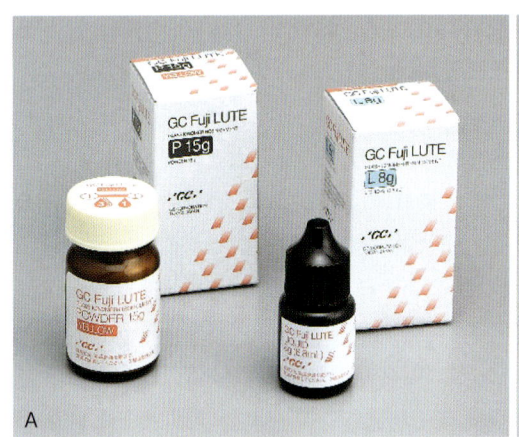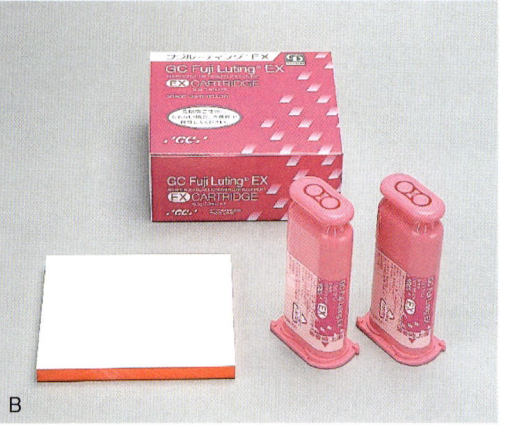

図6-Ⅲ-5　レジン添加型グラスアイオノマーセメント
A：粉-液タイプ．B：ペースト・ペーストタイプ．

液は，ポリアクリル酸およびアクリル酸とマレイン酸やイタコン酸などの共重合体が水に溶解されたものである．

　レジン添加型グラスアイオノマーセメントは，液成分のポリカルボン酸系水溶液にレジン成分としてヒドロキシエチルメタクリレート（HEMA）やウレタンジメタクリレート（UDMA）を配合したもの，あるいはポリカルボン酸の側鎖の一部をメタクリロイルオキシ基で修飾したものなどがある．レジン添加型でも粉-液タイプが主流であったが，近年はペースト・ペーストタイプのものも使用されている（図6-Ⅲ-5）．

（2）硬化機構

　硬化機構についても，成形修復用のグラスアイオノマーセメントと同じである（91，92ページ図6-Ⅰ-9，10参照）．従来型グラスアイオノマーセメントでは，アルミノシリケートガラス粉末とポリカルボン酸水溶液の酸-塩基反応で硬化が進行する．アルミノシリケートガラスの表層がポリカルボン酸によって一部溶解し，カルシウムイオン（Ca^{2+}）やアルミニウムイオン（Al^{3+}）などの金属イオンが遊離し，ポリカルボン酸のカルボキシ基との間でイオン結合を起こす．レジン添加型グラスアイオノマーセメントの硬化は，従来型グラスアイオノマーセメントの酸-塩基反応による硬

化と，レジンの重合反応による硬化の両方による．

(3) 特徴

　粉末成分にアルミノシリケートガラスを含むため，リン酸亜鉛セメントやポリカルボキシレートセメントと比べて機械的強度が大きい（表6-Ⅲ-1）．ポリカルボキシレートセメントと同様に液成分にポリカルボン酸水溶液を含むため，歯質や金属との間でイオン結合や水素結合が起こり，接着性を示す．そういったことから，合着用だけではなく，成形修復材や裏層材，仮封材としても用いられている．

　硬化体のpHが中性になるまでの時間が短いため（図6-Ⅲ-2），歯髄刺激性が少ない．また，粉末成分としてのフルオロアルミノシリケートガラスやフッ化カルシウムを含有することから，フッ素徐放性を示すことが特徴的である．

　セメントを被着体に塗布する前に，コンディショナー（ポリカルボン酸やクエン酸などの水溶液）で表面処理を行うことで，歯質への接着性が向上する．レジン添加型では，前処理剤としてプライマーを使用するものもある．

(4) 使用方法

　練和には，紙練板とプラスチック製スパチュラを使用する．金属スパチュラやガラス練板を用いると，アルミノシリケートガラス粉末によってそれらが削られてセメントに混入し，硬化体の色調や物性に悪影響を及ぼすうえ，セメントが付着すると清掃が困難となることから使用しない．

5) ポリカルボキシレートセメント（polycarboxylate cement）

(1) 成分・組成

　粉末と液から構成され（図6-Ⅲ-6），それぞれの主成分は酸化亜鉛とポリカルボン酸水溶液である（表6-Ⅲ-2）．粉末には，硬化調整剤として5～10%の酸化マグネシウムが添加されている．

(2) 硬化機構

　酸化亜鉛とポリカルボン酸水溶液の酸–塩基反応で硬化が進行する．酸化亜鉛表層がポリカルボン酸によって一部溶解して亜鉛イオン（Zn^{2+}）が遊離し，ポリカルボン酸のカルボキシ基との間でイオン結合や配位結合を起こす．硬化体はコアとマトリックスからなり，コアは硬化反応に関与しなかった未溶解の酸化亜鉛，マトリックスは，2価の金属とカルボキシ基によって生成された塩である（図6-Ⅲ-7）．

(3) 特徴

　歯質および卑金属に接着性を有するため，かつては合着材として多用されたが，現在は，仮着材や仮封材として使用されることが多い．練和直後のpHが中性に近く，装着直後に歯髄刺激が少ないため，裏層材として用いられることもある．また，タンニン・フッ化物合剤を配合したポリカルボキシレートセメントは，覆髄材として使用される．圧縮強さはリン酸亜鉛セメントの約半分である（表6-Ⅲ-1）．

(4) 使用方法

　練和には，紙練板とプラスチックスパチュラを用いる．ガラス練板や金属製スパチュラは，セメントが付着すると清掃が困難となることから使用しない．また，練和には十分に乾燥した器具を用いる．硬化途中で一時的に弾性を示すため，硬化が完了するまでは，修復物を歯質に対して押さえ

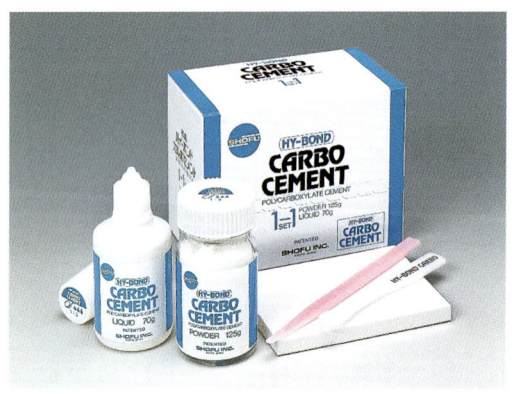

図6-Ⅲ-6　ポリカルボキシレートセメント

表6-Ⅲ-2　ポリカルボキシレートセメントの組成

粉（%）		液（%）	
酸化亜鉛	90～95	ポリカルボン酸	32～43
酸化マグネシウム	5～10	水	56～69
		その他	0～6

（中嶌　裕ほか，2016[4]，256より）

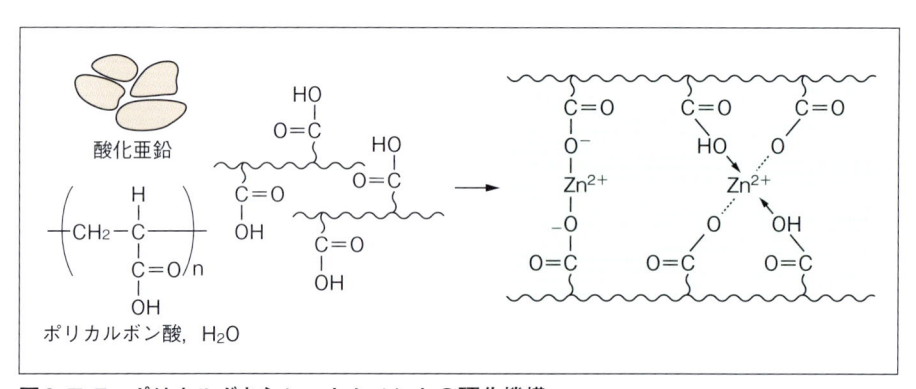

図6-Ⅲ-7　ポリカルボキシレートセメントの硬化機構

つけておく．

6）リン酸亜鉛セメント（zinc phosphate cement）

（1）成分・組成

粉末と液から構成され（図6-Ⅲ-8），それぞれの主成分は酸化亜鉛とリン酸水溶液である（表6-Ⅲ-3）．粉末には酸化マグネシウムが，液にはアルミニウムや亜鉛などが硬化調節剤として添加されている．

（2）硬化機構

酸化亜鉛とリン酸水溶液の酸–塩基反応で硬化する．まず，酸化亜鉛の表層がリン酸水溶液によって溶解され，その反応で生じる第一リン酸亜鉛が，さらに酸化亜鉛と反応して第二リン酸亜鉛

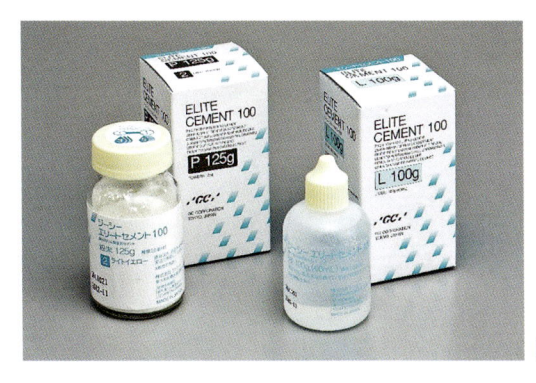

図6-Ⅲ-8 リン酸亜鉛セメント

表6-Ⅲ-3 リン酸亜鉛セメントの組成

粉（％）		液（％）	
酸化亜鉛	89.1～92.7	リン酸	45.3～63.2
酸化マグネシウム	3.2～9.7	亜鉛	0～9.9
アルミナ	0～6.8	アルミニウム	1.0～3.1
シリカ	0～2.1	水	残部

（中嶋　裕ほか，2016[4]，258より）

となり，最終的に水に溶けにくい第三リン酸亜鉛が生成されて硬化反応が終了する．

（3）特徴

歯質や金属に対して接着性がないため（表6-Ⅲ-1），合着力は，もっぱら被着歯面表層と修復物の凹凸部分にセメントが侵入して発生する機械的嵌合力による．練和直後のpHが低く，歯髄刺激性が強い．24時間程度で中性になるが，初期段階ではかなりの刺激がある．そのため，合着材として使用する頻度は少なくなり，根管治療中の仮封材などとして流用されることが多い．

（4）使用方法

JISで規格された分割練和を行う．ガラス練板に粉と液を別々に採取した後，粉を1/6，1/6，1/3，1/3に4分割する．ステンレス製のスパチュラを用いて，まず，液と1/6の粉を15秒間練和した後，残りの1/6を加えて15秒間，1/3を加えて30秒間，さらに1/3を加えて30秒間練和し，合計90秒で練和を終了する．

7）仮着用セメント

（1）成分・組成

短期間の仮着に使用されるセメントとしては，ポリカルボキシレートセメントや酸化亜鉛ユージノールセメントなどが多用される（図6-Ⅲ-9）．これらには仮着用としての専用の製品が存在するが，成分・組成は合着用に準ずる．インプラントの上部構造を比較的長期間仮着することを目的とした，グラスアイオノマーセメント系のものもある（図6-Ⅲ-9）．

酸化亜鉛ユージノールセメントの粉末・液の代表的な組成を表6-Ⅲ-4に示す．酸化亜鉛ユージノールセメントは，液の主成分である芳香族化合物のユージノールが，粉末の主成分である酸化亜

種類		成分
ポリカルボキシレート系	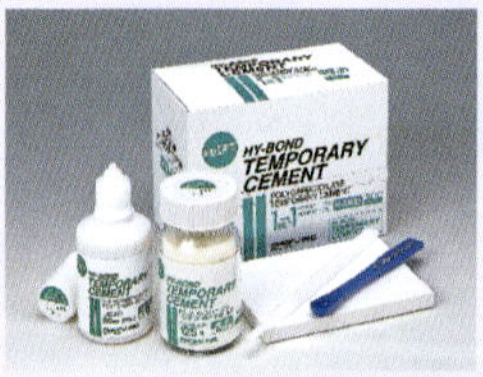	【粉末】酸化亜鉛 【液】ポリカルボン酸水溶液
酸化亜鉛ユージノール系	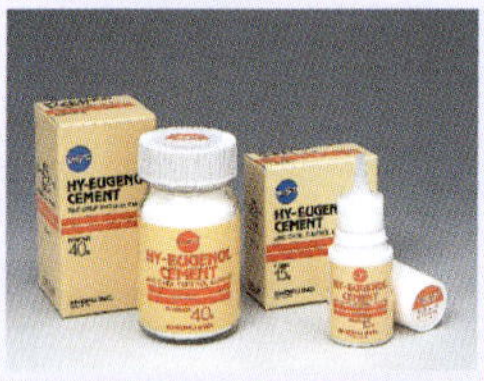	【粉末】酸化亜鉛 【液】ユージノール
グラスアイオノマー系	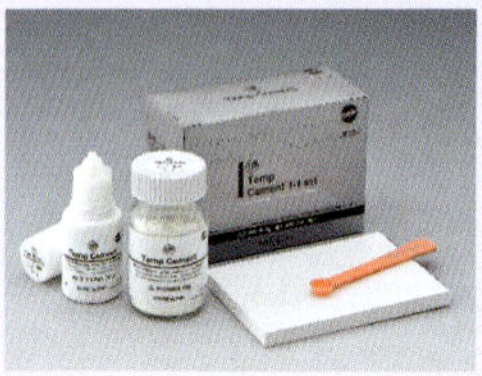	【粉末】ガラス粉末 【液】ポリカルボン酸水溶液

図6-Ⅲ-9　各種仮着用セメント

鉛から遊離した亜鉛イオンとキレート反応を起こして硬化する（図6-Ⅲ-10）．液成分にユージノールを含むことから，セメント硬化体から遊離したユージノールによって歯髄鎮痛・鎮静効果が期待できるが，その反面，歯周組織への刺激性を有する．練和は，耐油性の紙練板上で，スパチュラを用いて行う．初期硬化時間は他の無機セメントと同程度であるが，最大強度に達するには24時間を要する．また，水分によって反応が促進するため，高温多湿環境での練和には注意しなければならない．

　なお，仮着用セメントではないが，逆根管充塡材として使用されている強化型の酸化亜鉛ユージノールセメントとしてEBAセメントがある．酸化亜鉛ユージノールセメントの液の成分であるユージノールの1/2〜2/3程度をEBA（o-エトキシ安息香酸）に置き換え，粉末にシリカやアルミナ粒子を添加したものである．

(2) 特徴

　仮着用セメントの所要性質を表6-Ⅲ-5に示す．仮着材は，修復物・補綴装置が一定期間脱離しないための接合力をもちながら，除去が容易にできるという性質も必要なため，接着材・合着材と比べて圧縮強さなどの機械的強度が小さい．ほとんどの仮着用セメントは合着材よりも大きな崩壊率を示すが，長期間の暫間修復やインプラントの上部構造の固定を目的として使用されるグラスアイオノマーセメント系の仮着用セメントは高い機械的性質を有する．酸化亜鉛ユージノールセメントの場合，仮着用として，硬化時間1.5〜10分，圧縮強さ35 MPa以下，被膜厚さ25 μm以下とJISで規定されている．

表6-Ⅲ-4　酸化亜鉛ユージノールセメントの組成

粉末（重量％）		液（重量％）	
酸化亜鉛	70	ユージノール	85～100
水素添加ロジン	29	オリーブ油	15
酢酸亜鉛	1	酢酸	～1

（平澤　忠，1977[12]より）

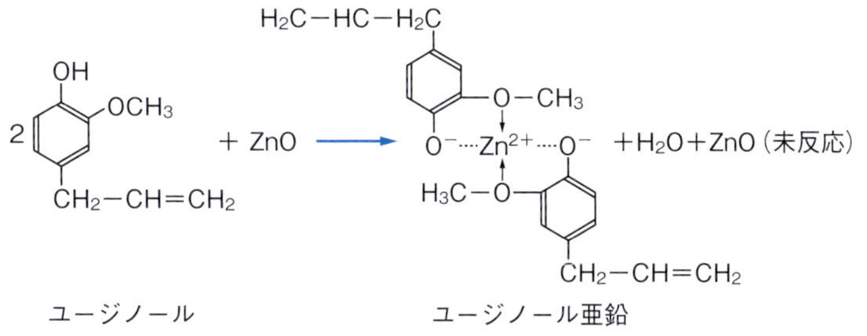

図6-Ⅲ-10　酸化亜鉛ユージノールセメントの硬化反応
液の主成分であるユージノールが，粉末の主成分である酸化亜鉛から遊離した亜鉛イオンとキレート反応を起こして硬化．

表6-Ⅲ-5　仮着用セメントの所要性質

数日から数週間，口腔内で修復物・補綴装置が脱離しない
必要に応じて修復物・補綴装置を容易に除去できる
辺縁封鎖性にすぐれる
歯髄保護作用がある
被着歯面を汚染，変性させず，接着材・合着材の接着性を阻害しない
被着面から容易に除去，清掃できる
暫間あるいは最終修復物・補綴装置の物性を劣化させない

(3) 使用方法

　仮着部位，仮着期間などの条件をもとに，除去のしやすさも考慮しながら，適切なセメントを選択することが必要である．仮着された暫間修復・補綴装置を除去した後，歯質に仮着用セメントが残存するようであると，接着や合着の妨げとなる．そのため，最終的な修復物・補綴装置を接着・合着する前に，エアスケーラーや超音波スケーラー，探針などの器具を使用して仮着用セメントを除去し，取り残しがないように十分注意する．これらの器具を用いた機械的な除去の後に，次亜塩素酸ナトリウム水溶液などの歯面清掃剤を使用することもある．また，酸化亜鉛ユージノールセメントに含有されるユージノールは，分子中の水酸基の水素がレジンの重合反応のラジカルと結合してレジンの硬化を阻害し，接着力の低下を招くため，最終修復物をレジンセメントで接着させる場合は，これらのセメントを仮着材として使用しない．

　表6-Ⅲ-6に各種合着・仮着用セメントの主要成分と特徴を示す．各セメントの特性を十分考慮

表6-Ⅲ-6　合着・仮着用セメントの主要成分と特性比較

		従来型グラスアイオノマーセメント	レジン添加型グラスアイノマーセメント	ポリカルボキシレートセメント	リン酸亜鉛セメント	酸化亜鉛ユージノールセメント
主要成分	粉末	フルオロアルミノシリケートガラス	フルオロアルミノシリケートガラス	酸化亜鉛	酸化亜鉛	酸化亜鉛
	液	ポリカルボン酸水溶液	ポリカルボン酸水溶液,レジンモノマーなど	ポリカルボン酸水溶液	リン酸水溶液	ユージノール
機械的強度		大	大	中	中	小
歯質接着性		有	有	有	無	無
崩壊性		中	中	低	低	低〜中

したうえで，用途や目的に応じたセメントを選択する．たとえば，機械的強度が大きく，歯質接着性を有するグラスアイオノマーセメントは合着用に，強度が小さい酸化亜鉛ユージノールセメントは仮着用に使用することが多い．

歯内療法関連材料，支台築造用材料

　齲蝕や外傷などの硬組織疾患に伴って継発する歯髄疾患および根尖性歯周疾患に対する処置・治療法としては，歯の欠損部（窩洞）直下の歯髄に対する物理的・化学的刺激の遮断を目的とした裏層，歯髄保護と硬組織形成の促進を目的とした覆髄，不可逆的な歯髄の炎症により保存できないと診断された歯髄を全て除去する抜髄，抜髄後の根管や歯髄が壊死した根管内の無菌化と，無菌化された状態の維持をはかる根管治療などがある．

　本節では，これらの治療時に使用する材料として，根管充填材，裏層・覆髄材，仮封材，さらに根管充填後の補綴処置として使用する支台築造用材料について述べる．

1　根管充填材

　根管治療後の根管に，細菌や有害物質が侵入しないように根管を緊密に封鎖する材料を根管充填材という．根管充填材は根尖部で歯周組織と接するため，生体に為害性のない材料が望まれる．また，根管内で長期にわたって存在するため，物理的・化学的に安定で，継続的に根管を緊密に封鎖できる材料である必要がある．

1）種類

　材質や使用目的により，ガッタパーチャやその他の固形充填材，根管用シーラー，糊剤に大別される．

（1）ガッタパーチャ

　可塑性があるため，加圧により変形し，根管封鎖に必要な圧接操作が行える．熱可塑性を有し，固形充填材として最も使用頻度が高い．

（2）ガッタパーチャ以外の固形充填材

　圧接性に乏しい強固な材質からなる根管充填材である．銀（シルバー）ポイントやポリプロピレ

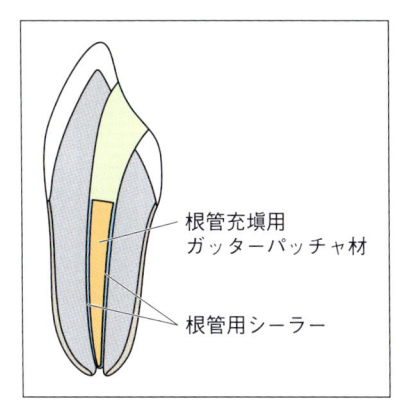

図6-Ⅳ-1　根管充塡

表6-Ⅳ-1　根管充塡用ガッタパーチャ材の組成

ガッタパーチャ	19〜22%
酸化亜鉛	59〜79%
金属塩（硫酸バリウムなど）	1〜17%
ワックス・レジン類	1〜4%

ン樹脂製のプラスチックポイントが使用される．適度な弾性があるため，細く彎曲した根管の充塡に適しているが，圧接ができないため，使用頻度は低い．

　また，ガッタパーチャと類似の熱可塑性を有するポリエステル樹脂製の充塡材もあり，加圧充塡が可能である．

（3）根管用シーラー（根管用セメント）

　根管用シーラーは，歯質接着性のない半固形・固形充塡材と併用することで，充塡材と根管壁間，あるいは充塡材間の空隙を塞いで，根管内を緊密に充塡するために使用される（図6-Ⅳ-1）．酸化亜鉛ユージノール系，水酸化カルシウム系，レジン系などがある．

（4）糊剤

　成分として含まれる薬物の薬理作用に期待したペースト状の充塡材である．緊密な根管封鎖が困難なため，暫間的な充塡に用いられることが多い．水酸化カルシウム製剤やヨードホルム系製剤などがある．

2）成分・組成と特徴

（1）根管充塡用ガッタパーチャ材

（a）成分・組成

　根管充塡用のガッタパーチャ材の一般的な組成を表6-Ⅳ-1に示す．ガッタパーチャは天然ゴムに類似したトランス–1,4–ポリイソプレンである．根管充塡用ガッタパーチャ材には基材となるガッタパーチャに加え，フィラーとして酸化亜鉛が含まれている．また，硫酸バリウムなどの金属塩が造影剤として添加されており，エックス線不透過性を示す．さらに，軟化温度や硬さなどの調整や抗酸化剤として，ワックス・レジン類が添加されている．

（b）特徴

　熱可塑性を有し，有機溶媒に溶解するため，再治療の際に根管からの除去が可能である．また，適度な圧縮性と可塑性があるため，根管封鎖に必要な圧接が容易に行える．比較的生体への為害作用が弱く，化学的に安定な材料で歯質を変色させない．根管壁の歯質と接着性がないのが欠点である．

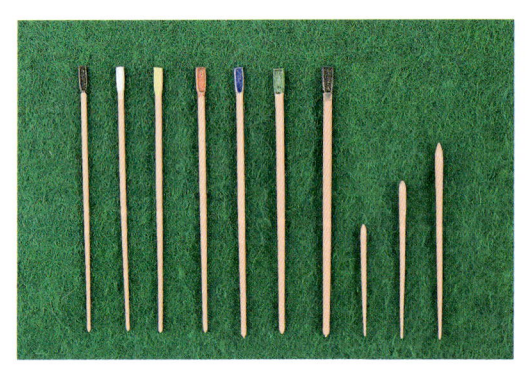

図6-Ⅳ-2　ガッタパーチャポイント
マスターポイント（左）とアクセサリーポイント（右）.

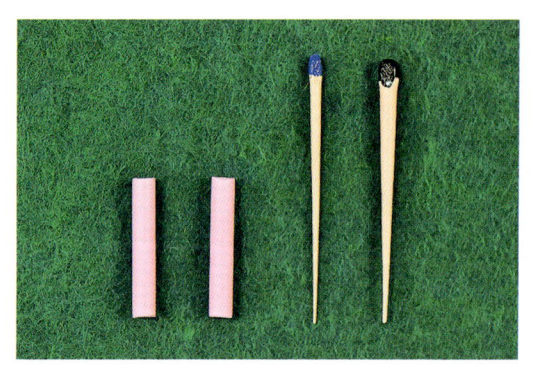

図6-Ⅳ-3　ペレット状根管充填材（左）とヒートプ ラガーを用いた根管充填に使用するガッタパー チャポイント（右）

　ポイント（コーン）状，ペレット（円柱）状，カニューレ内に封入されたタイプなどの形状のガッ タパーチャ材があり，とくにポイント状のものをガッタパーチャポイントとよぶ．現在も，ガッタ パーチャポイントを用いた根管充填法が主流ではあるが，各種の根管充填用器材や装置の開発に伴 い，ポイント以外のガッタパーチャ材による充填も行われている．
①ガッタパーチャポイントを用いた根管充填

　ガッタパーチャポイントには，根管の太さに合わせて選択するマスターポイント（メインポイン ト）と，マスターポイントを挿入後，根管の空隙を埋めるため補助的に使用するアクセサリーポイン トがある（図6-Ⅳ-2）．ISO規格（ISO 6877：2006）では，根管形成器具の径に対応した太さのマス ターポイントが規格化されている．マスターポイントを根管に挿入して圧接後，数本のアクセサリー ポイントの挿入・圧接を繰り返し，緊密な根管の封鎖をはかる術式を側方加圧充填法という．その 際，ガッタパーチャポイントは歯質と接着しないため，根管用シーラーで細部を閉鎖する．
②ガッタパーチャ材によるその他の根管充填

　ピストル状の形態の注入装置にペレット状のガッタパーチャ（図6-Ⅳ-3）あるいはポリエステル 樹脂製の充填材を填入し，専用のヒーターで充填材を160℃程度に加熱・軟化させ，根管に注入す るインジェクション式の根管充填法がある．

　また，根尖側を緊密に充填するため，ガッタパーチャポイント（図6-Ⅳ-3）を根管に挿入後，加 熱したヒートプラガーを根管に挿入して瞬時に軟化させ，温度低下後に圧接を行う方法もある．歯 冠側の空洞は，上述のペレット状ガッタパーチャ材を用いたインジェクション式の充填法によって 填塞する．

(2) 根管用シーラー

(a) 成分・組成

　酸化亜鉛ユージノール系と水酸化カルシウム系，レジン系などがある（図6-Ⅳ-4）．酸化亜鉛 ユージノール系シーラーは，酸化亜鉛ユージノールセメント（第6章Ⅲ「合着材・接着材（セメント 各種）」参照）の一種で酸化亜鉛とユージノールを主成分とする．表6-Ⅳ-2に代表的な酸化亜鉛ユー ジノール系シーラーの組成を示す．粉末には，滑らかさを付与するロジンや，造影剤として次炭酸

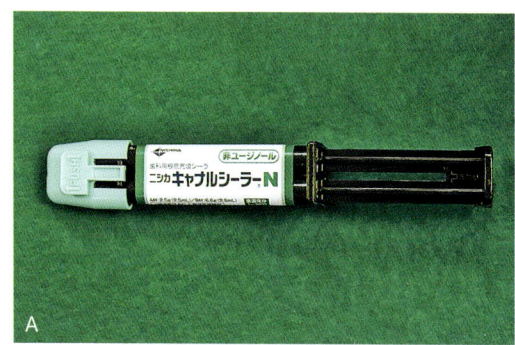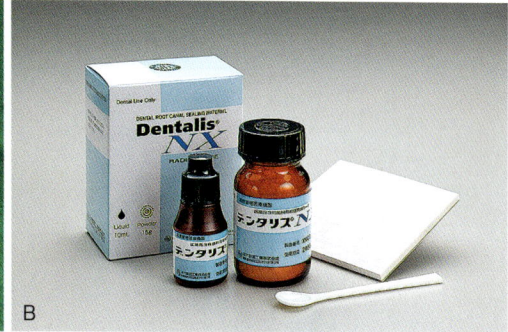

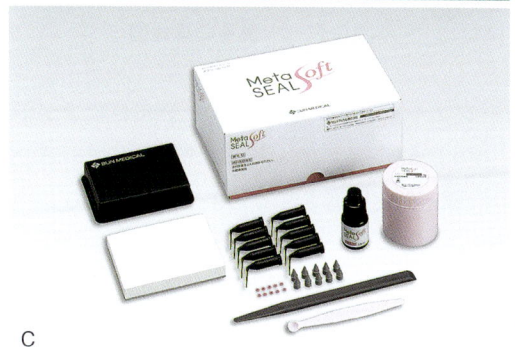

図6-Ⅳ-4　根管用シーラー
A：酸化亜鉛ユージノール系シーラー，B：水酸化カル
シウム系シーラー，C：レジン系シーラー．

表6-Ⅳ-2　代表的な酸化亜鉛ユージ
ノール系シーラーの組成

粉末	酸化亜鉛	42%
	ロジン	27%
	次炭酸ビスマス	15%
	硫酸バリウム	15%
	ホウ酸ナトリウム	1%
液	ユージノール	100%

ビスマスや硫酸バリウムが添加されている．組織刺激を避けるため，ユージノールの代わりに，他の油性成分を用いた酸化亜鉛非ユージノールセメントも使用されている．水酸化カルシウム系シーラーでは，一般に酸化亜鉛ユージノール系の粉末中の酸化亜鉛の配合量を減らし，水酸化カルシウムが添加されている．

　レジン系シーラーには，エポキシレジン系やポリビニルレジン系の他に，接着性モノマーである4-METAを配合することで根管象牙質との接着性を高めたものや，bis-GMAを含むシーラーとポリエステル製ポイントを併用するものなどがある．

(b) 特徴

　ポイント類と根管用シーラーを併用することで，ポイントを根管壁に密着させることができる．また，複数のアクセサリーポイントを用いて充塡を行う側方加圧充塡法では，根管用シーラーを用いてポイントとポイントを密着させることで，根管内の緊密な充塡・封鎖が可能となる．

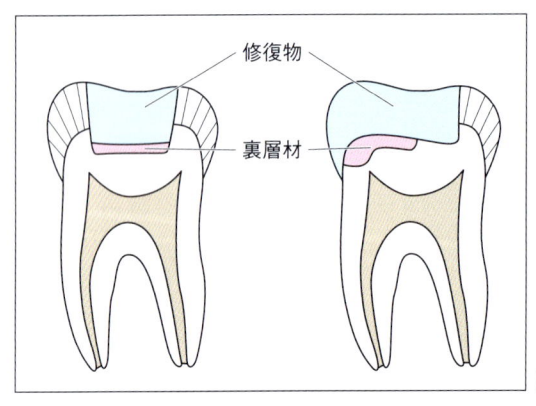

図6-Ⅳ-5　裏層の模式図

　酸化亜鉛ユージノール系は，通常の酸化亜鉛ユージノールセメントと比べて粉末の粒子が細かく，流動性が高い．また，操作性の向上のために，硬化時間が長くなるように調節されている．

　水酸化カルシウム系シーラーは，根尖歯周組織の治癒過程を促進させる効果や，積極的な石灰化作用による根管穿孔部の封鎖効果などを期待して使用される．

　レジン系シーラーは，接着性モノマーが配合されているため根管に対して良好な接着性を示すが，レジンの接着性は根管内の水分の影響を受けやすいため，充填操作時に根管内を十分に乾燥させる必要がある．

2　裏層・覆髄材

1）裏層材

　歯の修復にあたり，窩洞の形態修正や，外部からの物理的(熱，電気)・化学的刺激を遮断し，歯髄保護を期待して窩底部に防御層をつくることを裏層（図6-Ⅳ-5）といい，使用される材料を裏層材という．

(1) 種類

　グラスアイオノマーセメント，ポリカルボキシレートセメント，酸化亜鉛ユージノールセメントなどのセメント系裏層材やフロアブルコンポジットレジンなどが使用される．本節では，各材料の裏層材としての特徴を説明する．

(2) 特徴

(a) グラスアイオノマーセメント

　歯質接着性があり，機械的性質に優れる．また，フッ素徐放性により歯質の耐酸性の向上および抗齲蝕作用が期待できる．そのため，裏層材として有用であり，広く使用されている．

(b) ポリカルボキシレートセメント

　ポリカルボキシレートセメントは歯質接着性があり，歯髄刺激性も低く，機械的性質が比較的優れていることから，かつては使用頻度が高かった．しかし，現在は，より優れた歯質接着性や機械的性質を有するグラスアイオノマーセメントを裏層として使用することが多い．

(c) 酸化亜鉛ユージノールセメント

　合着用や仮封用のセメントの粉液比を変えて粘稠度を調整して使用する．ユージノールによる歯

髄鎮静作用が期待できる．液部に用いられるユージノールがレジンの重合を阻害するため，レジン系材料で修復を行う場合には用いない．

(d) フロアブルコンポジットレジン

適度な流動性のため操作性に優れ，窩洞の形態修正を容易に行うことができる．レジン系接着システムとの併用によって，良好な歯質接着性を示す．歯髄保護の目的の他に，コンポジットレジンインレーやセラミックインレーなどの間接修復物の合着時の接着性向上を目的としたレジンコーティング法などにも用いられ，臨床における使用頻度が増加している．

2）覆髄材

外部からの物理・化学的刺激から歯髄を保護するだけではなく，修復象牙質の形成促進や露髄部におけるデンティンブリッジ形成促進を目的に，歯髄上部または歯髄に近接する歯質を材料や薬剤などで覆うことを覆髄といい，この処置に使用する材料のことを覆髄材とよぶ．

(1) 種類

覆髄は，処置時における露髄の有無によって分類され，露出した歯髄に対して行う場合を直接覆髄といい，露出のない歯髄に対する場合を間接覆髄という．また，齲蝕象牙質をすべて除去すれば露髄する危険性がある場合，露髄を避ける意味で齲蝕象牙質を一層残したまま暫間的に覆髄を行い，感染象牙質の無菌化や再石灰化，さらには修復象牙質の形成を促進して治癒をはかる方法を暫間的間接覆髄（歯髄温存療法）という．ただし，間接覆髄に関しては，実際のところ，同じく歯髄保護を目的としている裏層と厳密に区別することは難しい．

覆髄材としては，現在，水酸化カルシウム製剤，タンニン・フッ化物合剤配合ポリカルボキシレートセメント，MTA（mineral trioxide aggregate）セメントが主に利用されている．

(2) 特徴

(a) 水酸化カルシウム製剤

①成分・組成

水酸化カルシウム製剤には，水酸化カルシウム粉末を練和して糊剤として用いるものと，セメントタイプのものがある．糊剤としては，水酸化カルシウム粉末を精製水で練和して使用する以外に，取り扱いを容易にするためにカルボキシメチルセルロース水溶液で練和するものや，ヨードホルムで練和するもの，エックス線不透過性を付与するために硫酸バリウムを加えたものなどが用いられる．

セメントタイプは，ベースとキャタリストの2ペーストからなり（図6-Ⅳ-6），混和すると，水酸化カルシウムとサリチル酸エステル化合物との酸-塩基反応によって硬化する．酸化チタンなどの無機質フィラーや，可塑剤が添加されている．

②性質

修復象牙質の形成を誘導・促進するため，直接覆髄や暫間的間接覆髄に用いられることが多い．

(b) タンニン・フッ化物合剤配合ポリカルボキシレートセメント

①成分・組成

ポリカルボキシレートセメントの粉材（第6章Ⅲ「合着材・接着材（セメント各種）」参照）に，タンニン酸，フッ化亜鉛，フッ化ストロンチウムからなるタンニン・フッ化物合剤を配合したもので

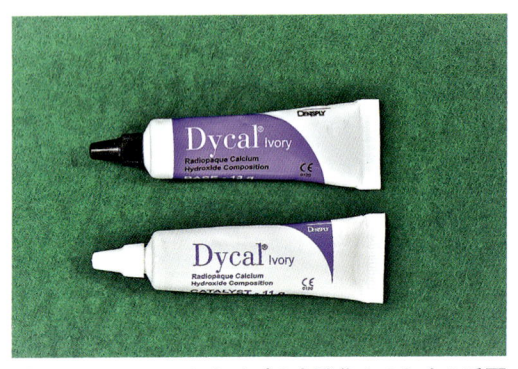

図6-Ⅳ-6　セメントタイプの水酸化カルシウム系覆髄材
ベース（上），キャタリスト（下）.

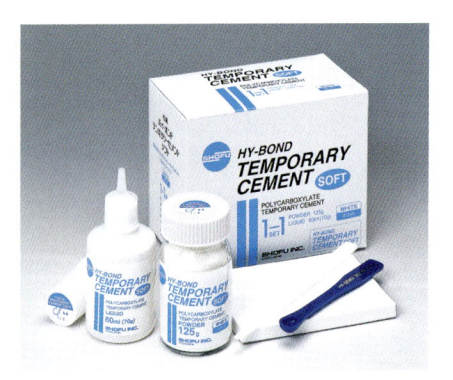

図6-Ⅳ-7　タンニン・フッ化物合剤配合ポリカルボキシレートセメント

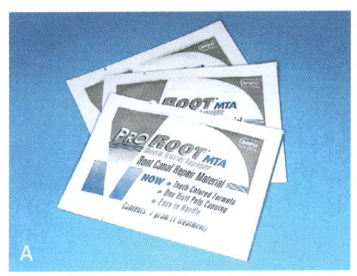
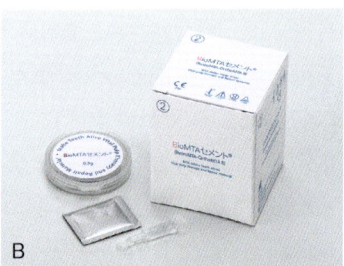
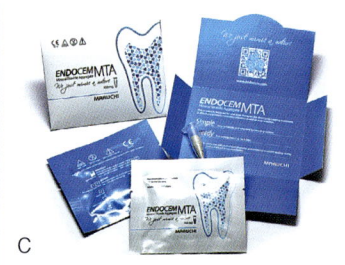

図6-Ⅳ-8　MTAセメント
A：最初に市販されたMTAセメント.
B，C：硬化時間の短縮や操作性の向上がはかられたMTAセメント.

ある（図6-Ⅳ-7）.

②性質

　主に暫間的間接覆髄に用いられ，タンニン・フッ化物合剤による齲蝕象牙質中の細菌の抑制作用と残存齲蝕象牙質の再石灰化が期待できる.

(c) MTAセメント

　MTAセメントは，土木建築用のポルトランドセメントを歯科用に改変するというアイデアから生まれた無機セメントで，ケイ酸カルシウムを主成分とする. わが国では覆髄材として薬事承認されている.

①成分・組成

　最初に市販されたMTAセメント（図6-Ⅳ-8A）は，ケイ酸三カルシウム（$3CaO \cdot SiO_2$），ケイ酸二カルシウム（$2CaO \cdot SiO_2$），アルミン酸三カルシウム（$3CaO \cdot Al_2O_3$），硫酸カルシウム（$CaSO_4$）などの無機化合物からなり，造影剤として酸化ビスマスやジルコニアが添加されている. 近年，組成の異なる種々のMTAセメントが開発され，硬化時間の短縮や操作性の向上がはかられている（図6-Ⅳ-8B，C）.

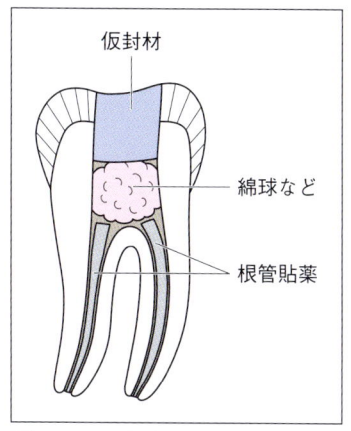

図6-Ⅳ-9　根管治療における仮封材の使用

表6-Ⅳ-3　仮封材の所要性質

生体安全性に優れる
化学的に安定で，溶解，崩壊しない
窩壁に密着して辺縁漏洩を起こさない
咬合圧に耐える機械的性質を有する
充填や除去などの操作性に優れている

②性質

　MTAセメントは，ほとんどが精製水と混和することで硬化する．操作時間は数分程度だが，硬化するまでには数時間を要するものが多い．

　硬化後，強アルカリ性(pH約12.5)を示し，水酸化カルシウム製剤と同様，石灰化誘導能がある．わが国では覆髄処置用としてのみ認可されているが，機械的強さに優れ，封鎖性が高いこともあり，諸外国では根管穿孔部の封鎖や逆根管充填などにも多用されている．

3　仮封材

　根管治療は複数回の来院が必要となることが多く，治療期間中の口腔内の細菌や汚染物質による再感染を防ぐため，辺縁封鎖性の高い材料で窩洞を一時的に封鎖する(図6-Ⅳ-9)．また，間接修復においては，窩洞形成後，次回の修復物の装着まで一時的に窩洞を封鎖しておく必要がある．これらの処置を仮封とよび，使用される材料を仮封材という．

　表6-Ⅳ-3に仮封材として望まれる性質を示す．仮封は，あくまで一時的な封鎖を目的とするため，各用途に応じて除去のしやすさも考慮しながら，使用する材料を選択する．また，2種類の仮封材を組み合わせて使用する方法を二重仮封とよぶ．二重仮封では，たとえば，封鎖性の高い材料を外側に，除去しやすい材料を内側に用いる．

1) 種類

　仮封材には，セメント系仮封材，水硬性仮封材，レジン系仮封材，ならびに熱可塑性を有するテンポラリーストッピングなどがある(表6-Ⅳ-4)．

2) 特徴

(1) 酸化亜鉛ユージノールセメント

(a) 成分・組成

　仮着用とほぼ同様である(第6章Ⅲ「合着材・接着材(セメント各種)」参照)．

表6-Ⅳ-4　仮封材の種類

種類		特徴
セメント系仮封材	酸化亜鉛ユージノールセメント	封鎖性にすぐれる
	グラスアイオノマーセメント	
	ポリカルボキシレートセメント	
	リン酸亜鉛セメント	
レジン系仮封材	メチルメタクリレート系	操作性は比較的良好
	コンポジットレジン系	封鎖性はあまり高くない
水硬性仮封材		操作性にすぐれる
		封鎖性は比較的良好
テンポラリーストッピング		封鎖性に乏しい

(b) 性質

グラスアイオノマーセメントやリン酸亜鉛セメント，ポリカルボキシレートセメントに比べて強度が小さく，歯質への接着性はない．そのため除去が容易で，仮封材として使用しやすい．セメント硬化体から遊離したユージノールによって歯髄鎮痛・鎮静効果が期待できるが，その反面，歯周組織への刺激性を有する．

(2) グラスアイオノマーセメント

(a) 成分・組成

成形修復用グラスアイオノマーセメントとほぼ同様である（第6章Ⅰ「成形修復材」参照）．

(b) 性質

歯質接着性やフッ素徐放性があり，歯髄刺激はほとんどなく，封鎖性に優れる．主に窩洞や根管内に薬物を貼付する場合に使用される．歯質と見分けられるように青色に着色されたセメントも市販されている．歯質に接着し，かつ機械的性質が良好なため，除去には回転切削器具を使用する必要がある．

(3) ポリカルボキレートセメント

(a) 成分・組成

合着用ポリカルボキレートセメントとほぼ同様である（第6章Ⅲ「合着材・接着材（セメント各種）」参照）．

(b) 性質

グラスアイオノマーセメントほどではないが，歯質接着性があるため封鎖性に優れ，機械的性質が良好である．主に窩洞や根管内に薬物を貼付する場合に使用される．除去には，エアスケーラーや超音波スケーラー，回転切削器具を使用する．

(4) リン酸亜鉛セメント

(a) 成分・組成

リン酸亜鉛セメント（第6章Ⅲ「合着材・接着材（セメント各種）」参照）は本来合着用であるが，仮封材として流用されることがある．したがって，成分は合着用と同一である．

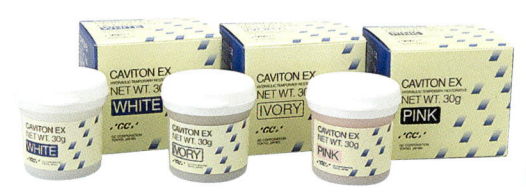

図6-Ⅳ-10　水硬性セメント

(b) 性質

　機械的性質が良好で封鎖性に優れるが，除去が困難であり，回転切削器具を使用する必要がある．現在，使用頻度は少なくなってきているが，主に窩洞や根管内に薬物を貼付する場合に使用される．歯質への接着性はない．

(5) 水硬性仮封材

(a) 成分・組成

　硫酸カルシウム（石膏）にポリ酢酸ビニルと酸化亜鉛などを配合したパテ状材料である（図6-Ⅳ-10）．

(b) 性質

　練和・加熱の必要がなく，操作性が良好である．パテ状物に唾液（水分）が接触すると，とくに硫酸カルシウムとの反応により硬化が進行する．パテ内への水分浸透に時間がかかるため，初期硬化が緩慢である．封鎖性は良好で，歯髄刺激性がないが，歯質接着性はない．窩洞を清掃，乾燥後にパテ状物を圧接充塡し，咬合調整を行う．除去には，主にエアスケーラーや超音波スケーラーを使用する．

(6) レジン系仮封材

(a) 成分・組成

　レジン系仮封材には，粉液タイプの化学重合型と1ペーストの光重合型がある．完全には硬化せず，弾性を保つ製品が多くみられる．

(b) 性質

　硬化機構は，義歯用材料の化学重合型レジン，または成形修復用の光重合型コンポジットレジンと同様である（第6章Ⅰ「成形修復材」，Ⅴ「義歯用材料」参照）．多くの製品が市販され，操作性，辺縁封鎖性はさまざまである．粉液タイプは筆積み法で充塡を行う．ペーストタイプは光重合型コンポジットレジンと同様に，窩洞に塡塞したあと光照射を行う．歯質への接着性はない．

(7) テンポラリーストッピング

(a) 組成

　熱可塑性を有するガッタパーチャをベースとする仮封材である．ガッタパーチャ，無機物（酸化亜鉛など），ワックス・レジン類，蜜ろうからなり，根管充塡用ガッタパーチャポイントの成分に蜜ろうを加えて粘着性を付与した材料である．

(b) 性質

　辺縁封鎖性が乏しく，口腔内の温度変化や咬合圧で容易に変形するため，根管治療時の単独での使用は不適で，二重仮封の内側に使用する．ストッピングを加熱し，窩洞に充塡した後，セメント

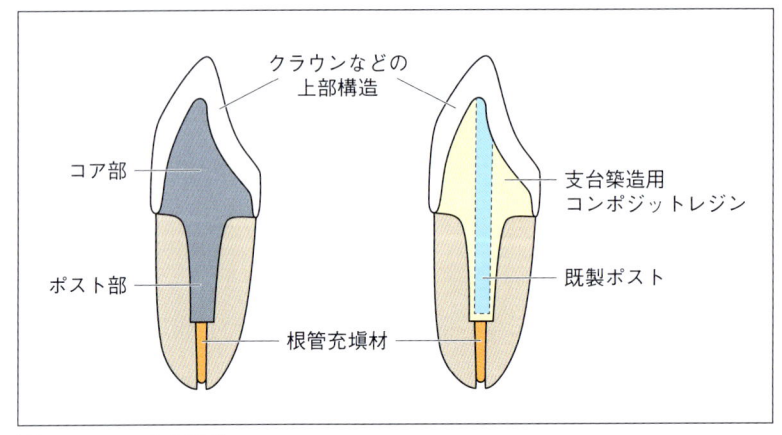

図6-Ⅳ-11　支台築造
鋳造金属による支台築造（左）とコンポジットレジンによる支台築造（右）．

系仮封材や水硬性セメントなどをその上に充填する．歯質への接着性はない．

4　支台築造用材料

　支台築造とは，崩壊した歯冠部分を，鋳造金属やコンポジットレジンなどによって，クラウンなどの上部構造を装着できる形態に回復する処置のことである．築造体は上部構造を保持するコア（支台部）とコア部を保持するポスト（歯根）部で構成される．

1）種類

　支台築造用材料としては，主に鋳造金属とコンポジットレジンが用いられる（図6-Ⅳ-11）．グラスアイオノマーセメントのような充填用セメントで築造することもあるが，頻度は少ない．コンポジットレジンによる支台築造では，根管を利用した既製ポストを併用する．歯冠部歯質の崩壊が少ないときは，既製ポストを使用せず髄腔内のみでコア部を保持することもある．既製ポストには，ステンレス製などの金属ポストと，セラミックスファイバーの束をレジンで固めたファイバーポストがある．

2）特徴

（1）鋳造金属による支台築造

　コア部とポスト部を同時に，もしくは分割して鋳造により製作するもので，低融銀合金が使用される．クラウンなどの上部構造と異なる組成の合金を鋳造金属として用いた場合，異種金属接触腐食を生じるおそれがあるため，両者の合金は同じ組成のものが望ましい．ポスト孔を含む築造窩洞を形成後，印象採得を行い，作業用模型上で築造体を製作して，口腔内に装着する間接法が適用される．

（2）コンポジットレジンによる支台築造

　支台築造用材料として，かつては鋳造金属が主流であったが，歯質削除量が多いこと，金属アレルギーの問題，象牙質との弾性係数の違いなどの理由から，近年では，築造窩洞のアンダーカットを許容でき，レジン系接着システムとの併用によって歯質接着性を有するコンポジットレジンによ

表6-Ⅳ-5 ファイバーポストの種類と組成

	組成
ファイバー束	ガラス，石英
マトリックス	エポキシレジン，UDMAなど
エックス線不透過性の付与	バリウムガラス，ジルコニアなど

UDMA：ウレタンジメタクリレート

る支台築造を選択することが増えてきている．

　成分，硬化機構，機械的性質は成形修復用コンポジットレジンとほぼ同様である（第6章Ⅰ「成形修復材」参照）．化学重合型，あるいは化学重合と光重合の両方で硬化するデュアルキュアタイプが用いられる．白色で透明性の高い支台築造用コンポジットレジンを用いることで，天然歯に近い色調のコアが製作できる．既製ポストを併用する場合は，後述のファイバーポストを使用することで審美修復の妨げとなる金属色を排除でき，修復物・補綴装置の審美性が向上する．2016年よりファイバーポストとコンポジットレジンを用いた支台築造が保険適用となり，その使用頻度が高くなってきている．

　歯冠部歯質の崩壊が少ないときは，口腔内で直接支台歯形態を回復する直接法が用いられることが多い．歯質の崩壊が大きい場合は，コンポジットレジンの重合収縮の影響を受けやすく，形態付与が難しいため，間接法を適用することもある．

(3) 既製ポスト

(a) 金属ポスト

　ステンレス鋼，チタン合金，純チタンなどが用いられている．その形状は，象牙質の厚みが薄くならないよう，また応力の集中を避けるために先端では細くなっている．ただし，ポスト部にテーパーのあるもの，ねじのついたもの，あるいはセメント流出用の溝のあるものなど製品によって形状はさまざまである．ねじのついたものは，ねじ込む際に象牙質に応力がかかり，歯根破折を起こす可能性があるため，あまり好ましくない．

(b) ファイバーポスト

　ファイバーポストの弾性係数は象牙質の弾性係数と類似し，ファイバーポストを利用したレジンコアでは咬合時の応力が歯頸部に集中する．そのため，歯頸部での歯質の破折は生じても，歯根破折が生じにくい．直径約10μmの白色または半透明のファイバーをレジン系のマトリックスで束ねたものが各社から市販されている．

　マトリックスレジンとしては，エポキシレジンやUDMAなどが用いられている（表6-Ⅳ-5）．その他無機質フィラーやエックス線不透過性付与のためのバリウムガラス，ジルコニアなどが含まれている．通常，数種類の直径のポストが用意されており（図6-Ⅳ-12），その径に対応するポスト孔を形成し，装着する．接着処理前に，ファイバーポストにシラン処理を施すと，レジンとの接着性が向上する．

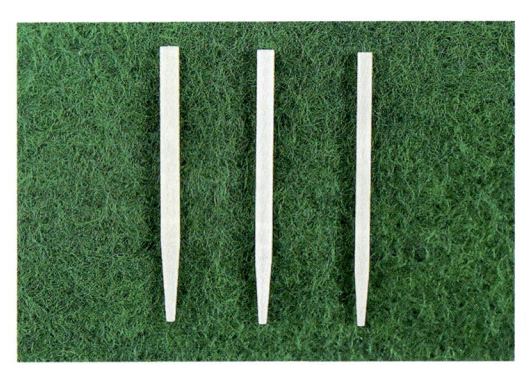

図6-Ⅳ-12　ファイバーポスト
左から直径1.6 mm，1.4 mm，1.2 mm.

Ⅴ　義歯用材料

　わが国では義歯用材料として古来よりポリメチルメタクリレート (PMMA) が用いられている．一般に，有機高分子 (プラスチック) 材料では加熱成形による加工法が主流であるが，歯科では臨床での利便性が考慮され，PMMAは粉液重合法を採用している．そのため，チェアサイドで修理あるいは形態修正などを行うことができ，大変重宝される材料である．

1　分類・種類

　歯を喪失した後には代替材料で機能回復をはかるのが一般的である．完全に歯を喪失してしまうと全部床義歯 (図6-Ⅴ-1) が用いられ，部分欠損の場合には部分床義歯 (図6-Ⅴ-2) が用いられる．また，これらとは別に残根を利用して補綴を行うケースもあり，それらはオーバーデンチャーとよばれる．これは，残根とはいえ抜去による歯槽骨レベルの低下を防ぎ，より安定した顎堤状態を保持して補綴処置を施していくことを旨としている．

2　床用材料

　一般に義歯床用材料にはレジンが用いられる．レジンとは樹脂のことであり，多くのポリマーがこれに属する．歯科で扱っているのはこれらレジンのなかでもほんの一部にすぎない．モノマーを重合によりポリマーにする過程を経て，補綴装置製作が遂行されていく．

1）床用レジン

　義歯床用レジンのことをMMAレジン，アクリルレジンとも称するが，このアクリルレジンとはアクリル酸の誘導体からできた高分子のことをさしている．図6-Ⅴ-3のR部分にメチル基が置かれるとメチルメタクリレート (MMA) となる．

（1）熱可塑性レジン

　基本的にはMMAベースが主流である (図6-Ⅴ-4) が，これはモノマーに重合性基 ($C=C$) が1つしかない線状高分子であるため分類上は熱可塑性レジンに該当する．重合体の分類を表6-Ⅴ-2に示すが，基本的に歯科では熱可塑性レジンが用いられる．義歯床用レジンは次のとおりに分類できる．

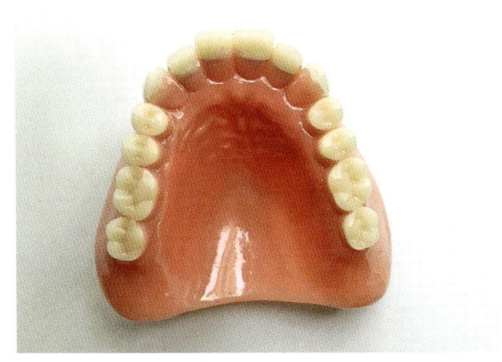

図6-V-1 全部床義歯

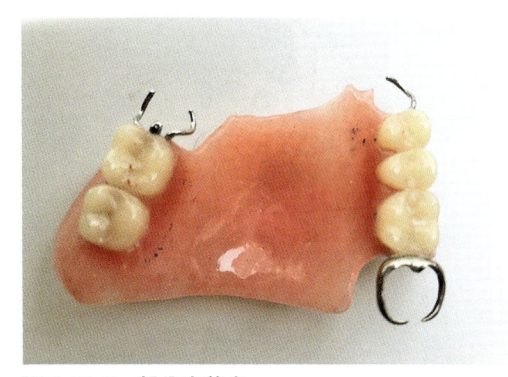

図6-V-2 部分床義歯

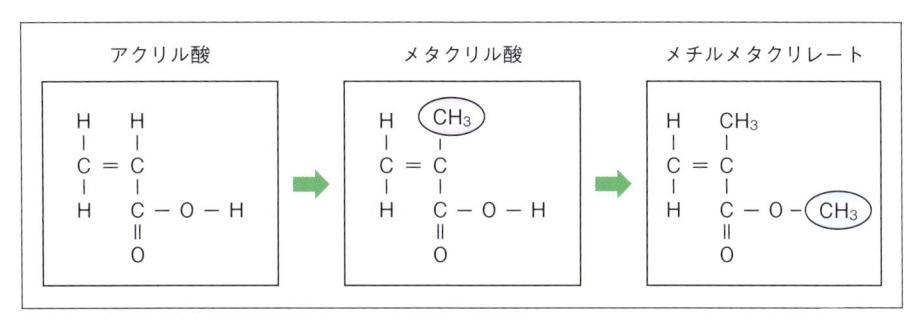

図6-V-3 アクリル酸誘導体
アクリル酸の水素がメチル基に代わりメタクリル酸，さらにカルボキシ基の水素がメチル基に代わってメチルメタクリレートになる．

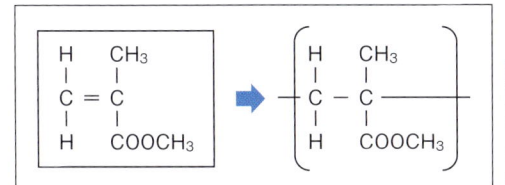

図6-V-4 MMAの構造
原子量はCが12で5個，Oが16で2個，Hが1で8個．これを計算すると5×12（C）＋2×16（O）＋8×1（H）＝100となる．高分子は定義から10,000以上の分子量をもつので，単純にこのMMAが100個連なると重合体といえる．

表6-V-2 重合体の分類

熱可塑性樹脂 （thermoplastic resin）	加熱により可塑性を有する樹脂のこと．線状高分子では架橋がなされていないため，各線同士は化学的な結合がなく，分子間力だけで結合している．分子間力のみの結合なのでモノマーなどの溶媒に溶けやすい．
熱硬化性樹脂 （thermosetting resin）	架橋高分子では分子間が化学結合で結ばれている．この架橋の程度が高くなると，熱による切断（約200〜300℃程度）が難しくなる．このような重合体は熱を加えても軟化せずに硬度を保ち変形しにくいため，熱硬化性樹脂とよばれる．当然ながら溶媒には溶けにくい．

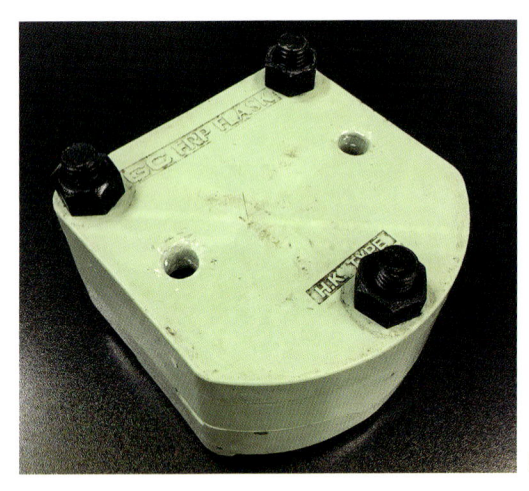

図6-V-5　マイクロウェーブ重合用のフラスコ

(a) 加熱重合レジン

60℃以上に加熱することにより添加重合開始剤をラジカル化してMMAの重合を進行させる.

(b) 常温重合レジン

重合開始剤を添加薬剤(第3級アミン)の作用によりラジカル化してMMAの重合が進行していく.

(c) 光重合型レジン

可視光照射を行うことで重合開始剤をラジカル化して重合が進行していく.

(d) ヒートショック型レジン

基本的には加熱重合レジンと同様の重合機序であるが,徐々に加熱して重合を行うのではなく,沸騰水中で一気に重合を完了する.

(e) マイクロウェーブ重合型レジン

加熱重合レジンとほぼ同じ組成である.フラスコ中での湿熱重合法では外側から重合開始剤のラジカル化が進むが,この方法では電子レンジ内でのマイクロ波振動による加熱を利用するため内部よりラジカル化が進行する.フラスコには特殊なプラスチック製(図6-V-5)のものが使用される.

(2) ノンメタルクラスプデンチャー

義歯装着者においても審美的な要素は重要な問題である.残存歯にクラスプをかけて維持を求めることがさまざまな角度から批判にさらされ,クラスプを残存歯にかけない補綴方法が考えられた(図6-V-6).これらは床材料が柔軟性に富み,大きく変形をさせてももとに戻る性質があることを活かし,床部により顎堤部に維持を求めるという手法である.このように製作された義歯をノンメタルクラスプデンチャーとよんでいる.

(a) ポリアミドデンチャー

ナイロンデンチャーとよばれ,カルボン酸とアミンの反応によるアミド結合でポリマーを形成している (270ページ,図14-Ⅱ-2参照).柔軟性は抜群であるが,既製人工歯の使用が不可であり,また吸水しやすく変色に難がある.

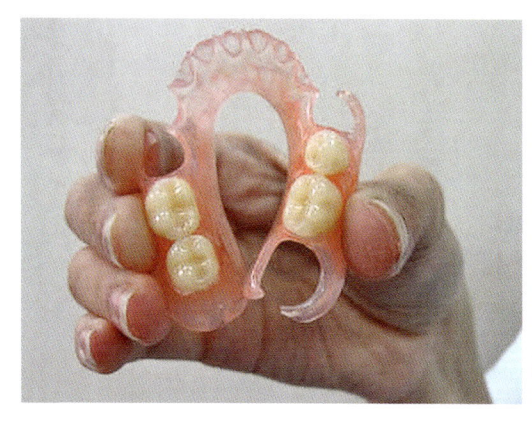

図6-V-6　ノンメタルクラスプデンチャー
（ナイロンデンチャー）

表6-V-3　金属床義歯とレジン床義歯の比較

項　目	金属床義歯	レジン床義歯
機械的強度	大	小
設計自由度	大	小
床の厚み	薄	厚
温熱感覚	優	劣
適合精度	優	劣
修　理	難	易
変　色	小	大

（b）ポリカーボネートデンチャー

カーボネート結合を主としてポリマーを形成する．

（c）アセタールレジンデンチャー

白色のプラスチッククラスプとして臨床で用いられている．床用材料としてではなく軟性クラスプに特化して使用されている．

（d）ポリエチレンテレフタレートデンチャー（PET）

ペットボトルに代表される原料である．構造上，アクリルレジンとの結合力も高いが熱に弱く，沸騰水中では容易に軟化変形してしまうのが欠点である．

2）床用金属材料

義歯床をすべてプラスチックでつくる場合もあるが，金属で骨格をつくりレジンで被覆して補綴を行う方法もある．これらは金属床義歯とよばれる．金属床義歯とレジン床義歯の対比を表6-V-3に示す．金属は温熱を伝える熱伝導性に優れていることや，靱性が大きく丈夫なために補綴装置の厚みを減少することが可能で，異物感を抑制できることなどが大きな利点である．使用される金属にはコバルトクロム合金，チタン合金，タイプ4金合金・白金加金などがあり，基本的には鋳造により製作される（図6-V-7）．

（1）コバルトクロム合金

一般的にはリン酸塩系埋没材を利用した鋳造（リングレス鋳造）で製作するが，近年では3Dプリ

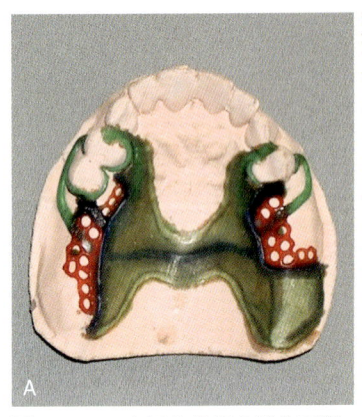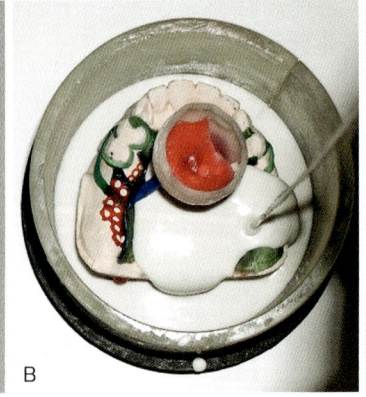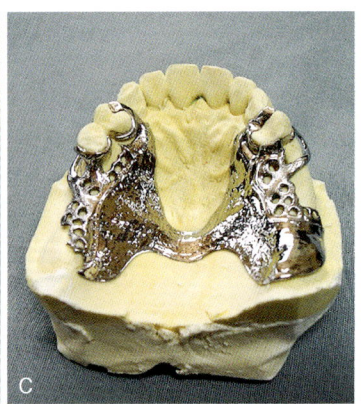

図6-V-7　金属床義歯の製作工程

ンターを用いた製作法も多用されてきている．弾性係数，硬さがセラミックス並みに大きい強靱な合金であるため，キャストクラスプとしては曲げ加工がしにくく，アンダーカット量も大きくとれない合金である．

(2) チタン合金

チタンは純チタンとして第1〜4種まで分類され，金合金のISOタイプ別分類と類似したものである．主な特徴は以下のとおりである．

　　①比重が小さい

　　②融点が高い

　　③酸素との親和性が大きい(酸化しやすい)

　　④腐食しにくい

　　⑤アレルゲンになりにくい

　　⑥生体親和性に優れる

などがあげられ，1980年代頃よりインプラント用材料として臨床応用されていたが，歯科臨床での多様性を求めて鋳造技術に対応する必要があったので，鋳造技術の確立を目指して多くの研究が行われた．

チタンは純金属として臨床応用が可能と評価されていたが，融点の高さや鋳造体の強度に懸念が残るため合金化が検討され，現在ではTi-6Al-4V合金，Ti-6Al-7Nb合金が開発された．Ti-6Al-4V合金についてはASTM規格(American Society for Testing Materials：アメリカ材料試験協会)のなかで医療用チタン合金としてインプラント治療使用実績があった．

(3) タイプ4金合金，白金加金

タイプ別金合金のなかでも最も金の含有量が少ないが，多くの添加元素を含ませることで強固な性質を保たせたものである．鋳造により製作されるが，コバルトクロム合金やチタン合金に比べて比重が大きいので，大型の床義歯などでは重さがネックとなる．

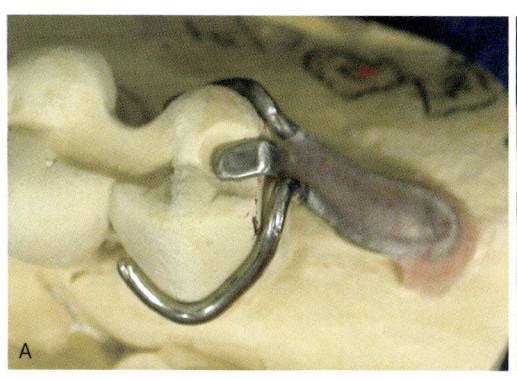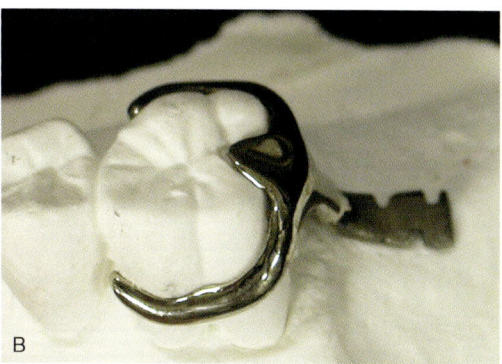

図6-V-8　クラスプの種類
A：線鉤（ワイヤークラスプ）．B：鋳造鉤（キャストクラスプ）．
（宮﨑　隆ほか，2006[13]，244より，昭和大学歯学部　佐藤裕二先生のご厚意による）

3　支台装置・連結子

支台装置には直接支台装置と間接支台装置があり，以下があげられる．

1）直接支台装置：クラスプ，バー，アタッチメントなど

欠損部近傍に位置し直接維持作用を行うものである．クラスプには線鉤（ワイヤークラスプ）と鋳造鉤（キャストクラスプ）がある（図6-V-8）．線鉤用にはコバルトクロム合金線やステンレス鋼線などが使用され，鋳造鉤には上記の鋳造床用合金以外に金銀パラジウム合金，ニッケルクロム合金などが使用される．

2）間接支台装置：フック，スパー，レストなど

欠損部から離れた部位に設置され，主に支台歯間線を軸とした義歯の回転に抵抗するものである．

連結子とは欠損が多数歯にわたる場合に補強を目的に渡すものである．これには大連結子と小連結子がある．

4　人工歯

義歯に欠かせない材料として人工歯がある．人工歯には陶歯，レジン歯，硬質レジン歯の3種類がある．他に金属で咬合面を被覆する金属歯もある．表6-V-4にその違いをまとめる．

1）陶歯

通常の陶材焼付用合金による前装材料は低温焼成陶材を用いるが，陶歯は高温焼成陶材である．陶歯は非常に硬さが大きく，滑沢に研磨した状態でないとエナメル質が摩耗していくとされている．また，吸水性がないので変色しない材料として長期耐久性に優れる．義歯用材料のアクリルレジンとは化学的結合が期待できないので，機械的な維持力に頼るためピンが設けられている．

2）レジン歯

義歯床用材料と同じ材料のポリメチルメタクリレートが用いられるため，義歯床とは特別な処置を施すことなく接着させることが可能である．物性としては陶歯に比べると硬さに大きく劣るた

表6-V-4　人工歯の比較

項　目	陶歯	硬質レジン歯	レジン歯
硬　さ	大	小	極小
耐摩耗性	大	小	極小
床との結合	物理的	化学的	化学的
研磨性	難	易	易
耐変色性	優	劣	劣
修　理	難	易	極易
対合歯への影響	大	小	極小

め，摩耗性が大きく咬合高径に変化が生じるおそれがある．またプラスチック材料なので吸水しやすく，長期使用では変色も問題視される．

3）硬質レジン歯

　陶歯とレジン歯の中間的な位置づけであるが，多官能性モノマーとフィラーを用いてプラスチック材の強度を向上させているもので，基本的にはレジン歯である．したがって，各種物性についてはレジン歯に近い．最近では基底面をポリメチルメタクリレートで床義歯との化学的接合を有利に展開し，咬合面は多官能性モノマーで強度を優先しているものもある．

5　義歯裏装材

　義歯裏装材は，長期使用により顎堤に変化が生じて義歯の維持安定が難しくなってきた場合に用いられることが多い．粘膜面に材料を継ぎ足して義歯の適合性と安定性を高めることが目的である．硬質義歯裏装材と軟質義歯裏装材がある．

1）硬質義歯裏装材

　硬質義歯裏装材はアクリルレジンが用いられ，重合タイプには加熱重合型，常温重合型，光重合型があるが，通常は常温重合型がチェアサイドでは多用されている．

2）軟質義歯裏装材

　軟質義歯裏装材の材料としてはアクリル系，シリコーンゴム系がある．以前はフッ素ゴム系，ポリオレフィン系なども用いられていたが現在はほとんど使用されていない．

　アクリル系はティッシュコンディショナー（粘膜調整材）ともよばれ，ポリメチルメタクリレートよりもガラス転移点が低いポリエチルメタクリレート（PEMA）を粉末に用い，これを液成分のエチルアルコールで溶解して用いる．基本的に重合による硬化機構は存在しないので，エチルアルコールが揮発してレジンの軟性が失われて硬くなっていく．以前は可塑剤としてフタル酸エステルが液成分に含まれていたが，最近では含まない製品もある．使用は短期に限られるが，エチルアルコールを使用するために義歯床用レジンも溶解して一体となり，剥がすのが難しくなる．

　シリコーンゴム系はアクリル系に比べると弾性に富むが，義歯床用レジンとの接着性はまったくない．

Ⅵ インプラント用材料

1 はじめに

　歯科修復物やコンタクトレンズなど，多くの既存の生体材料（バイオマテリアル）は上皮組織よりも外側に装着し使用してきた．しかし，炎症や感染の制御がある程度可能となった20世紀後半より，体内に埋入し使用するインプラント用材料の使用がさかんになってきた．この普及には生体適合性の高い生体材料の研究，開発や種々の生体安全性評価方法が確立されてきたといった諸事情も関係している．歯科でインプラント用材料というとデンタルインプラントをさすことが多いが，インプラントという単語は体内に埋めるという意味をもち，骨再建に用いる人工骨や歯周組織再生などに用いる膜（メンブレン）材料もすべてインプラント用材料である（表6-Ⅵ-Ⅰ）．

　他の生体組織と同様，顎顔面領域においても先天性疾患，後天性疾患により生体組織の欠損が生じる．生体組織欠損の理由として，先天性疾患としては奇形や口唇裂・口蓋裂などの形態異常，後天性疾患としては腫瘍，炎症による組織摘出や外傷による組織挫滅などがあげられる．インプラント用材料を使用する大きな理由は，失われた組織の機能および形態を補完，回復することである．人工材料などを用いて人工的にこれを達成する場合，組織再建（tissue reconstruction）という．生体組織そのものの新生，再生を誘導し欠損組織を機能的，形態的に回復，再現することを組織再生（tissue regeneration）という．これまでの生体材料を用いた歯科臨床では，生体材料を上皮外で使用するため，多くの治療（とくに歯冠修復治療）は組織再建を目的としている．しかし，インプラント用材料は上皮内で用いるがゆえに，組織再建に加えて組織再生を目指している場合も多い．これが従来の治療とインプラント治療との大きな違いであり，インプラント治療のさらなる進展が期待される理由の1つでもある．

　本節では本来の意味に基づき，医療全般における広義のインプラント用材料について解説し，そのなかでデンタルインプラントについても触れる．

表6-Ⅵ-1　歯科で用いられるインプラント用材料

種類	素材	用途
デンタルインプラント（人工歯根）	チタン チタン合金	失われた歯の代替 口腔内修復物の保持
骨接合材，スクリュー	チタン チタン合金 ポリ乳酸	骨折組織の固定 術後骨組織の接合
人工骨	各種リン酸カルシウム	骨欠損部の補填，骨組織再建
骨補填材	各種リン酸カルシウム	骨欠損部の補填，骨組織再建，骨組織再生誘導
歯周組織再生療法用材料（GTR膜）	乳酸グリコール酸共重合体 Ⅰ型コラーゲン	歯周組織再生スペースの確保，上皮組織・結合組織細胞侵入の防御
矯正用アンカースクリュー	チタン チタン合金	矯正治療用固定源

表6-Ⅵ-2　インプラント用材料の各種試験

インプラント用材料	評価内容	物理化学的試験							生物学的試験					
		表面処理	強さ	疲労試験	耐食性試験	吸水性	溶解性	分解性	細胞毒性試験	感作性試験	刺激性試験	全身毒性試験	遺伝毒性試験	埋植試験
金属		○	○	○	○				○	○	○	○	○	○
セラミックス		○	○	○			○	○	○	○	○	○	○	○
高分子		○	○	○		○	○	○	○	○	○	○	○	○

医療機器の製造販売承認申請等に必要な評価項目（厚生労働省医薬食品局，平成24年3月1日版をもとに作成）

2　インプラント用材料の所要性質

インプラント用材料に求められる所要性質としては，以下の性質があげられる．

①炎症，アレルギー，がんの誘発など細胞，組織に対する為害作用を示さない（高い生体適合性）

②代替する組織の機能を補完，再建できる機械的，物理化学的特性を有する

③代替する組織の形態を補完，再建，再生できる機械的，物理化学的特性を有する

④生体非吸収性材料の場合，埋入期間にわたり機械的特性を維持し物理的，化学的にも安定である

⑤生体吸収性材料の場合，組織再生に必要な期間，機械的特性を維持し，その後はすみやかに体内から分解，排除される

　体内に埋入される材料の多くは「医薬品，医療機器等の品質，有効性及び安全性の確保等に関する法律（薬機法）」における医療機器区分としてはクラスⅢもしくはⅣとなり，高度管理医療機器に分類される．これは最も安全性評価項目が多く，承認を受けることが困難な分類であり，上皮の内側への埋入，移植治療の難しさを示している．一方で，この法律は患者の不利益を防ぐうえで非常に重要である（表6-Ⅵ-2）．

3　インプラント用材料の素材

1）金属材料

　金属は紀元前から使用されていた記録が残っているほどインプラント用材料として長い歴史をもつ．インプラント用材料としての金属材料の利点は大きく3つあり，1つは強度が大きい点である．歯周組織や骨組織は機能の発現にあたり大きな力が負荷される組織であり，これら組織の代替材料として第一選択で選ばれるのが金属材料である．2つめの大きな利点は破壊靱性が大きいところである．体内に埋入したインプラント用材料が破壊，崩壊した場合，その撤去のため患者にさらなる侵襲を加えることになる．そのため長期にわたり強度を維持し，破壊靱性に優れる金属材料は重要な材料といえる．また，3つめの利点は高い成形加工性である．一般的な歯科臨床技術の発展と同時に金属加工およびその精密加工技術は大きな進歩を遂げている．患者個々人に合った専用のインプラント用材料を供給する点からも，この精密加工のしやすさは金属材料の重要な利点となっている．これらの特徴から金属材料はインプラント用材料として多く使われており，歯科以外でも整形外科領域における人工関節や骨折固定材，あるいは循環器領域では血管内ステントなどに利用

されている.

　一方で，いくつかの問題点もあげられる．重要なものとしては，金属イオンの溶出にともなうアレルギーや，埋入期間が長期に及ぶことで生じる腐食などである．本来，金属材料は電解質溶液など周囲にイオンが存在すると，イオン化傾向の違いによりイオン溶出をおこしやすい．また，金属にさまざまな方向からの力学的刺激が加わることで，金属結晶粒界における腐食の誘発なども知られている（応力腐食）．この対応策としてインプラント用材料として用いられる金属は，いずれもその表面が不動態化しやすいものが使用されている．不動態とは金属表面が酸化した安定層に変化し，金属イオンの溶出が起こりにくくなっている状態のことをさす.

　もう1つの問題として，金属疲労がある．疲労は応力が繰り返しかかることによって材料が破壊する現象で，金属では引張強さの1/2から1/3の応力で生じるといわれている．そのため，適切な医療用途に応じた金属の選択が重要となる.

　生体内で安全に機能し続けるという高いハードルのため，使用されているインプラント用金属はその種類が限られている．わが国では，チタンおよびチタン合金が主流である．チタンは軽くて強く，耐食性に優れる材料として知られている．チタンは酸素や炭素，窒素，鉄などを固溶しやすいため純粋なチタンは存在せず，この不純物を含んだものをcpTi（commercially pure titanium）とよぶ．このcpTiは，その微量元素含有量と機械的性質によって4種類（JISならびにASTM）に分類されている．1種は不純物が少なく軟らかいのが特徴で，歯科用金合金で例えるとタイプ1〜2金合金に相当する．一方，4種は不純物が多く，硬くて強いのが特徴で，歯科用金合金で例えるとタイプ3〜4金合金に相当する．この4種チタンよりも高強度のものがTi-6Al-4V（チタン-アルミニウム-バナジウムの合金）である．バナジウムの為害作用が以前報告されたことから，バナジウムを含まず，ニオブ（Nb）やジルコニウム（Zr）を含んだ合金なども開発されている.

2）セラミック材料（無機材料）

　金属材料とは異なり，セラミック材料がインプラント用材料として生体に使用されたのは比較的新しい．1960年ごろより，体内で使用するインプラント用材料としてアルミナ（Al_2O_3）が人工骨や人工歯根として使用されたが，破壊靱性や骨接合性の問題から使用頻度が下がった．1970年ごろ開発されたバイオガラス（$CaO-P_2O_5-SiO_2$）は一時期人工骨としての使用が試されたが，強度などの物性維持が困難であるため海外ほどの普及はみられなかった．現在，バイオガラスは象牙質再生を期待した根管用シーラー材料などに利用されている.

　一方で，体内に埋入する材料として広く普及しているのはリン酸カルシウム系セラミックス材料である.

　リン酸カルシウム系材料の特徴は高い生体適合性である．これは，生体内硬組織である歯や骨の主成分がリン酸カルシウムであるということからも理解しやすい．とくに骨組織との親和性は高く，埋入したリン酸カルシウムと直接接する形で新生骨が生成する．同じリン酸カルシウムでも構造の違いによりハイドロキシアパタイト（HAp）やリン酸三カルシウム（TCP），リン酸八カルシウム（OCP）などさまざまな種類があり，この種類によって溶解性やpH安定性など物性に違いがある（表6-Ⅵ-3）.

　これらリン酸カルシウムは焼結処理を施さない状態のものは生体内で吸収分解する．リン酸カル

表6-Ⅵ-3 リン酸カルシウム系材料の種類と化学式

種類	化学式
ハイドロキシアパタイト hydroxyapatite（HAp）	$Ca_{10}(PO_4)_6(OH)_2$
リン酸三カルシウム tricalcium phosphate（TCP）	$Ca_3(PO_4)_2$
リン酸八カルシウム octacalcium phophate（OCP）	$Ca_8(PO_4)_6 \cdot 5H_2O$
炭酸アパタイト carbonated hydroxyapatite（CO₃Ap）	$Ca_{10}(PO_4)_x(CO_3)_{6-x}(OH)_2$
非晶質リン酸カルシウム amorphous calcium phosphate（ACP）	

シウムの生体内での吸収は破骨細胞の産生する酸による分解，および破骨細胞，マクロファージによる貪食により起こる．いずれの場合においても，実際の生体内での骨吸収と同様であることから大きな副作用は認められない．

　一方，焼結したリン酸カルシウムは他の焼結セラミックスと同様，化学的安定性が高くほとんど溶解しない．結果的にこれらの材料は生体非吸収性を示す．焼結した場合でもリン酸カルシウムは生体内細胞，組織と良好な親和性を示し，新生骨の生成を認める．リン酸カルシウム材料はその焼成の有無によって強度，硬度が大きく異なる．焼成せずにただ固めただけのものは低強度ですぐに破壊される一方で，1,000℃以上で焼結したものは強度，硬度も高い．しかし，硬くなるとともに脆性も高まり，衝撃や引張により破壊されやすくなるため，強度を要する部位への焼結リン酸カルシウム材料の使用は難しい．リン酸カルシウムはこのようにさまざまな性状，形状で使用されており，後に述べる有機系材料と複合化して使用することも多い．

　リン酸カルシウム以外のセラミック材料として注目されているのがジルコニア（ZrO_2）である．ジルコニアは歯冠修復材料としての使用が年々増加しており，デンタルインプラントとしての使用も近年，検討が進められている．

3）有機材料

　インプラント用材料として使用される有機材料は合成高分子材料と天然高分子材料とに分類される．

　これら有機材料の特徴は金属材料やセラミック材料と比較して変性しやすいこと，軟らかいことなどがあげられる．融点も低く，多くの天然高分子は数十度の加熱で変性を起こし，合成高分子であっても100℃以下の加熱により容易に軟化変形を示すものが多い．合成高分子は加工成形ならびに物性制御が容易であり，品質管理がしやすく値段も安価である．天然高分子は採取量が少なく，また，特殊な単離方法が必要な場合が多いため，とくに動物由来の材料は高価である．また，変性温度が低いため加工成形も難しいことが多い．

　合成高分子として使用されるインプラント用材料としては，ポリ乳酸（PLA）やポリグリコール酸（PGA），およびそれらの共重合体である乳酸グリコール酸共重合体（PLGA）があげられる．これらは生体吸収性材料として代表的な合成高分子材料である．これら生体吸収性高分子材料はともに体内において水の存在下で加水分解し低分子化する．ポリグリコール酸のほうがポリ乳酸と比較

して親水性が高く，低分子化の速度も早い．そういった両ポリマーの性質をうまく合わせることで，適度な生体吸収時間に調節した乳酸グリコール酸共重合体が近年は使用されている．これらは縫合糸のほか，組織工学用スキャフォールド材料としての使用も多い．歯科ではguided tissue regeneration (GTR) 用の吸収性膜としての使用がある．インプラント用材料のうちで生体非吸収性高分子材料としては，ポリテトラフルオロエチレン (ePTFE) やポリジメチルシロキサンなどが知られている．ポリ乳酸単体では骨プレートとしての利用が知られている．

　一方，天然高分子として使用されるインプラント用材料としては，Ｉ型コラーゲン，ヒアルロン酸などがある．医療用途で用いられるＩ型コラーゲンは牛皮，豚皮由来のものが多い．これらコラーゲンは動物の皮膚から抽出する際の酸処理，あるいはアルカリ処理により，その抗原性となる両末端部分が切り取られアテロコラーゲンとなるため，免疫反応やそれに伴う炎症はあまり生じないといわれている．歯科では，抜歯窩の創傷治癒用材料やGTR用の吸収性膜として使用される．

4 　各論

1）デンタルインプラント（人工歯根）

　現代のデンタルインプラントシステムは1965年にスウェーデンのBrånemarkがチタンと骨との接合性（オッセオインテグレーション）を発見したことに始まる．その後，デンタルインプラントとしてのブローネマルクシステムは1971年より臨床での使用が始まった（わが国への導入はさらに数年後となる）．

　デンタルインプラントは顎骨に埋め込まれる人工歯根のことである．この人工歯根は顎骨に外科的に埋入後しばらく経つと，骨との接合が起こりクラウン装着に適した土台として使用できる．この人工歯根は1歯の土台としてだけでなく，ブリッジとしての土台や義歯用の土台としても使用が可能である．現在のデンタルインプラントは次に示す3つの構造からなっている．①顎骨に埋め込まれるインプラント体，②インプラント体の上に位置しクラウンを支えるアバットメント，③アバットメントに装着する上部構造（例：クラウン）（図6-Ⅵ-1）の3つである．

　デンタルインプラントのインプラント体はスクリュー型とシリンダー型に分類され，スクリュー型はさらにテーパー型とストレート型とがある．スクリュー型は骨と接する面積が大きく咬合力を適度に分散できる特徴がある．シリンダー型はスクリュー型と比べて表面に凹凸がない分，埋め込みやすいという特徴がある．過去にはブレードタイプのインプラントも使用されていたが，部分的な破折や定着の悪さが報告されており，近年，ほとんど使用されない（図6-Ⅵ-2）．

　オッセオインテグレーション（osseointegration）は，線維性組織を介さないインプラント体と骨との直接接合と定義されている（光学顕微鏡レベルでの観察に基づく）．このメカニズムとしては，チタン表面への生体タンパク質吸着とそれに引き続き生じる骨系細胞の接着，骨生成によるものと考えられている．

　デンタルインプラントとして使用される材料はcpTiもしくはTi–6Al–4Vであり，cpTiとしてはJIS 4種が最もよく使用される．デンタルインプラントのインプラント体表面は骨との接合を高めるため，種々の表面処理が施されている．表面処理としては，①サンドブラスト処理，②プラズマ処理，③酸処理，④陽極酸化処理（anodization）などがあげられる．これら表面処理は基本的に金

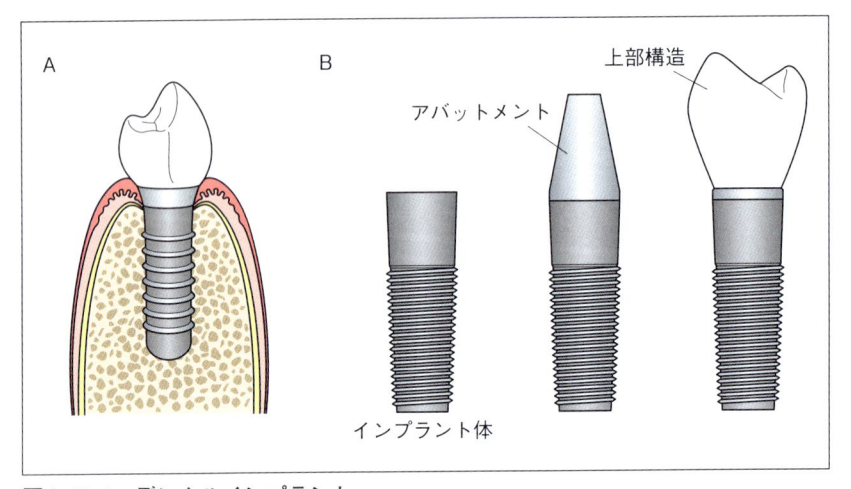

図6-Ⅵ-1　デンタルインプラント
A：歯槽骨に埋植した場合の模式図．B：デンタルインプラントを構成するパーツ．

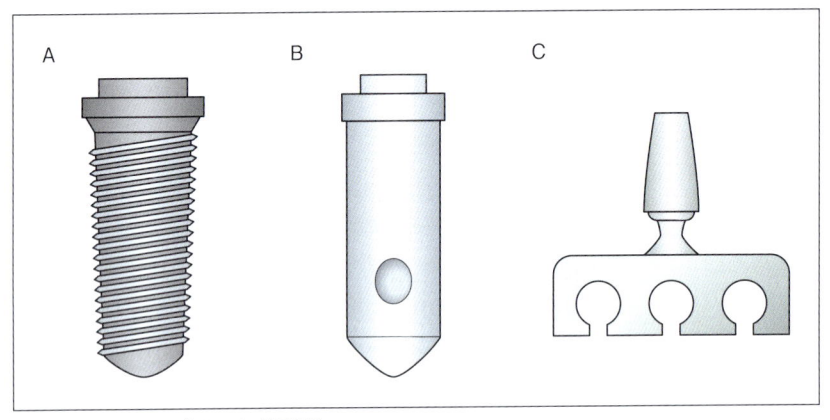

図6-Ⅵ-2　インプラント体形状
A：スクリュータイプ．B：シリンダータイプ．C：ブレードタイプ．

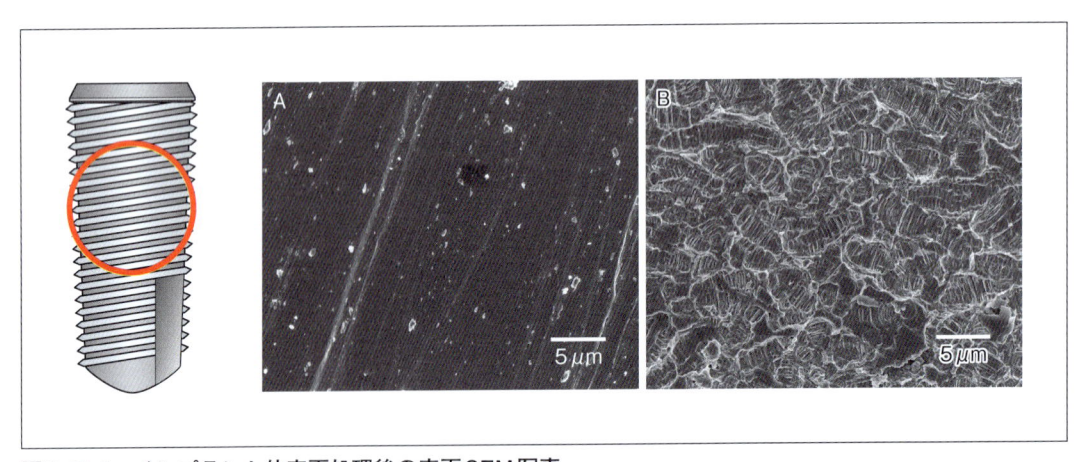

図6-Ⅵ-3　インプラント体表面処理後の表面SEM写真
A：研磨面．B：酸処理後の表面．

表6-Ⅵ-4 チタンインプラントの表面処理方法

処理	方法	効果
サンドブラスト処理	ガラスやアルミナ，チタンなどの微小粉末を圧縮ガスで吹き付ける	インプラント体表面の不純物除去，表面の粗糙化
プラズマ処理	大気や酸素など特定雰囲気下やチタン粉末の存在下でプラズマを発生し，インプラント表面を照射する	ガスプラズマの場合，表面への親水基導入と親水性の向上．チタン粉プラズマの場合，表面への微細チタン粉コーティング
酸処理	フッ化水素酸や硫酸およびこれらの混酸にインプラント体を浸す	インプラント体表面の不純物除去，表面の粗糙化
陽極酸化処理	電解質溶液中でインプラント体を陽極として電圧を印加する	通常より厚めの酸化チタン被膜ならびに孔が形成
ハイドロキシアパタイトコーティング	プラズマ溶射法，スパッタリング法，水熱処理法などによりチタン表面にアパタイト薄膜を形成	骨との接合性を高める

属表面を粗くすることで表面積を大きくし，骨との接着面積を高めること，また，物理的な凹凸によるアンカーリング（機械的嵌合力）を高める意義がある（図6-Ⅵ-3，表6-Ⅵ-4）．

　チタン表面に別の物質，とくにハイドロキシアパタイトをコートする表面処理も行われている．ハイドロキシアパタイトは生体硬組織の主要無機成分であり，骨組織との親和性が高い材料である．このコーティング方法としては，プラズマ溶射法，スパッタリング法，水熱処理法などが用いられる．しかし，コートしたアパタイト材料の剥離などの問題があり，剥離しないアパタイトコート方法の開発など，現在も種々の研究が進められている．

　一方，近年，矯正治療における固定源としてピアス状やプレート状のトップ形状を有するインプラント（矯正用アンカースクリュー）を骨に埋入することも増加している．これらは暫間固定装置（temporary anchorage device：TAD）といわれるもので，矯正治療期間中のみ埋植され，治療期間後は取り外される暫間的なものである．

2）骨接合材

　上下顎骨を含む顎顔面領域の骨組織は種々の先天性，後天性疾患に応じて骨形態の再現を行う必要がある．このため骨折や術後の骨断片の接合や固定などに骨接合材を用いる．骨接合材としてはプレートとスクリューからなり，プレート自体にスクリューが通過できる穴状構造が付与されており，必要部位での骨固定が可能となっている．素材としてはcpTi（純チタン）とチタン合金，ステンレス鋼，コバルトクロム合金ならびにポリ乳酸製品が用いられる（図6-Ⅵ-4）．

3）人工骨，骨補塡材

　比較的大きな骨欠損部位に対して骨組織欠損部に形態を合わせて挿入，固定し骨形態の復元をはかる材料のことを人工骨という．人工骨は歴史的には種々の金属やサンゴ，セラミック材料が使用されてきたが，近年は非吸収性人工骨として焼結ハイドロキシアパタイトが使用されている．形状としては，実際の骨形態を再現したブロック状のもの，顆粒状のものがある．製品については緻密体と多孔体とがある（図6-Ⅵ-5）．

　一方で，小規模骨欠損部に対する治療としては骨補塡材を使用することが多い．また，インプラ

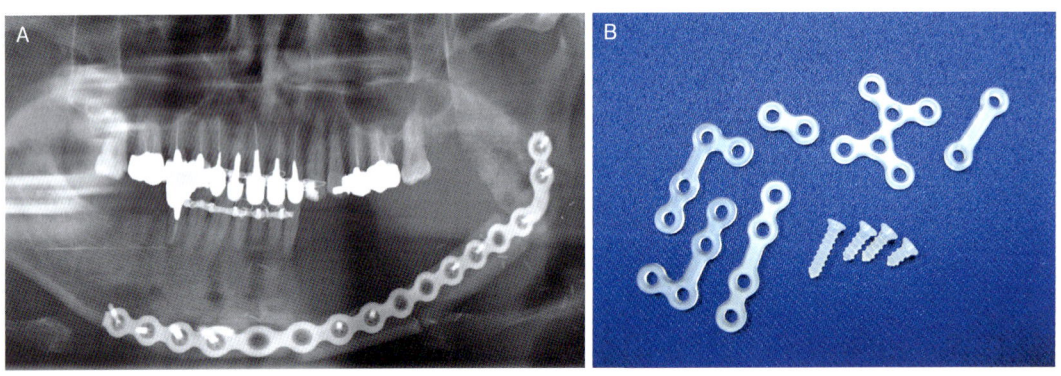

図6-Ⅵ-4　骨プレート
A：チタン製骨プレート．B：ポリ乳酸製骨プレート（グンゼ社のご厚意による）．

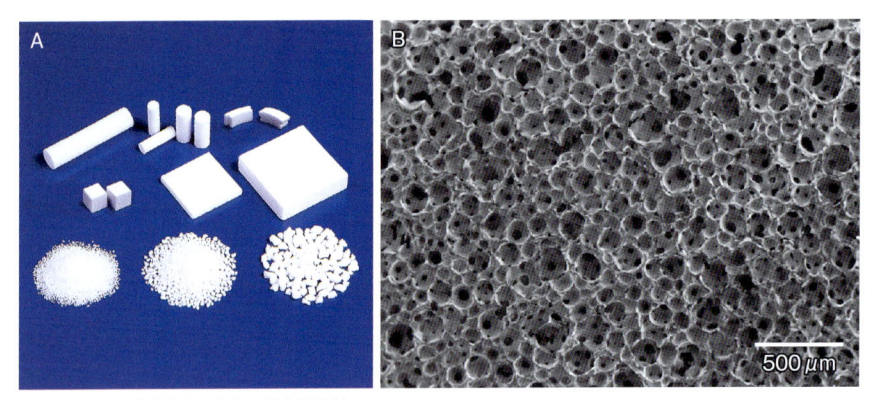

図6-Ⅵ-5　市販人工骨，骨補填材
A：ブロック状，顆粒状などの形状がある．
B：多孔性骨補填材．SEM観察像（ブロック）からこれらの材料が多孔質であることがわかる．
（Aimedic MMT社のご厚意による）

ント埋植のための歯槽骨造成やサイナスリフトなど症例に応じて骨補填材の使用は増加している．骨補填材としてはリン酸カルシウム系材料が主流であり，とくにハイドロキシアパタイト（HAp），リン酸三カルシウム（TCP）ならびにその複合体が主流である．また，牛骨由来のHApによる骨補填材（Bio-oss®）も使用されるようになっている．それぞれ顆粒状で使用される場合が多く，顆粒の粒の大きさである粒径は0.3〜1.0mm前後である．骨補填材は材料表面に細かい穴が多数開いている多孔構造が望ましい．この理由は，穴があることで骨関連細胞の侵入を促進し，新生骨の形成が促進される結果，骨補填材の生着が高まるからである．市販の骨補填材では孔の大きさが150〜300μm，気孔率が70〜80％程度を示すものが多い．また，骨補填材の停留を高めるため多孔性のチタンメッシュを併用し処置することもある．

4）歯周組織再生療法用材料

歯周病にともなう炎症により歯と歯肉との上皮性付着の消失，歯根膜組織の消失，歯槽骨の吸収などが問題となる．このような問題に対する治療法として近年進められているのが歯周組織再生療法であり，この療法では歯周組織つまり歯根膜，歯槽骨といった歯周組織の再生を誘導する．この

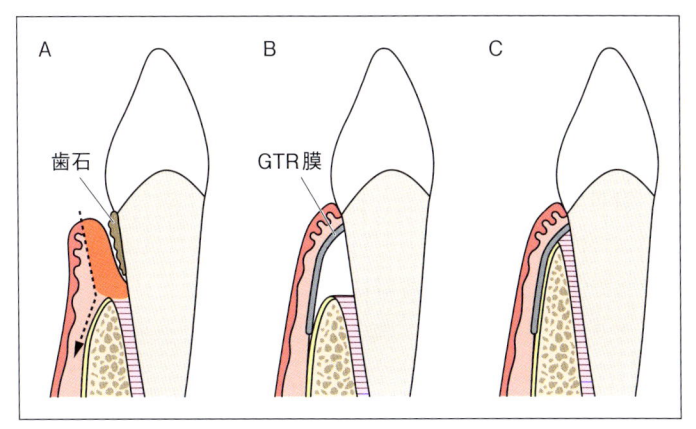

図6-Ⅵ-6　GTR法
A：歯肉切開と歯根面の清掃.
B：GTR膜を挿入し，歯周組織再生スペースを確保.
C：歯周組織再生を達成.

表6-Ⅵ-5　GTR膜の有する性質

細胞遮断性
適切な機械的強さ（スペースメイキング）
組織結合性
操作性

　目的達成における有効な方法としてGTR法があげられる（図6-Ⅵ-6）．これは，歯周組織再生を期待する空間（スペース）をあらかじめ人工材料により確保し，また，歯肉上皮組織，結合組織由来の細胞の侵入を防ぐことで線維性治癒のような不完全治癒ではなく，本来の歯周組織での完全治癒を目指す治療方法である．この治療にあたり使用されるのが細胞成分の交通を遮断する人工膜である．この膜の所要性質としては，①生体組織親和性，②細胞遮断性，③適切な機械的強さ（スペースメイキング），④組織結合性，⑤操作性などがあげられる（表6-Ⅵ-5）．

　GTR法用の人工膜としては，歴史的には市販の濾過フィルターを用いたのが最初であり，その後，ePTFE（expanded polytetrafluoroethylene）が膜として使用されるようになった．しかし，この人工膜は非吸収性であるため数か月後に二次手術による膜の除去が必要であった．そのような処置の煩雑さから，近年では吸収性膜の使用が一般的になっている．

　合成高分子の吸収性膜としてはPLGA膜が一般的であり，天然高分子の吸収性膜としてはⅠ型コラーゲン膜が使用されている．膜による再生スペースの確保に加え，組織再生期間の短縮を目指し，この部分に増殖因子や細胞などの生体活性因子を添加する方法も採用されている．この添加物としては，増殖因子としては塩基性線維芽細胞増殖因子（bFGF）やブタエナメル由来タンパク質（enamel matrix derivative：EMD）などがある．また，細胞成分の添加物としては患者個人から採取して使用する多血小板血漿（platelet rich plasma：PRP）などが使用される．

矯正用材料

1 矯正治療の機構と矯正装置の分類

　矯正治療では，歯に適切な矯正力を与えることで適正な位置に歯を誘導し，歯列を整えることを目的とする．治療に際しては，歯に与える力を発揮する要素と，力を歯に伝える要素をさまざまに組み合わせて用いることが多く，これらの要素および要素を組み合わせたものを矯正装置とよぶ．

　矯正装置には，マルチブラケット装置，舌側弧線装置，床矯正装置，拡大装置，顎外固定装置，保定装置などさまざまなタイプがある．これらの装置は主に，ワイヤー，スプリング，リングなどの力を発揮する装置と，ブラケット，チューブ，バンドなどの歯に固定され力を歯に伝える装置などで構成される（図6-Ⅶ-1, 2）．また，近年では顎骨に埋め込んだねじ（アンカー・スクリュー）

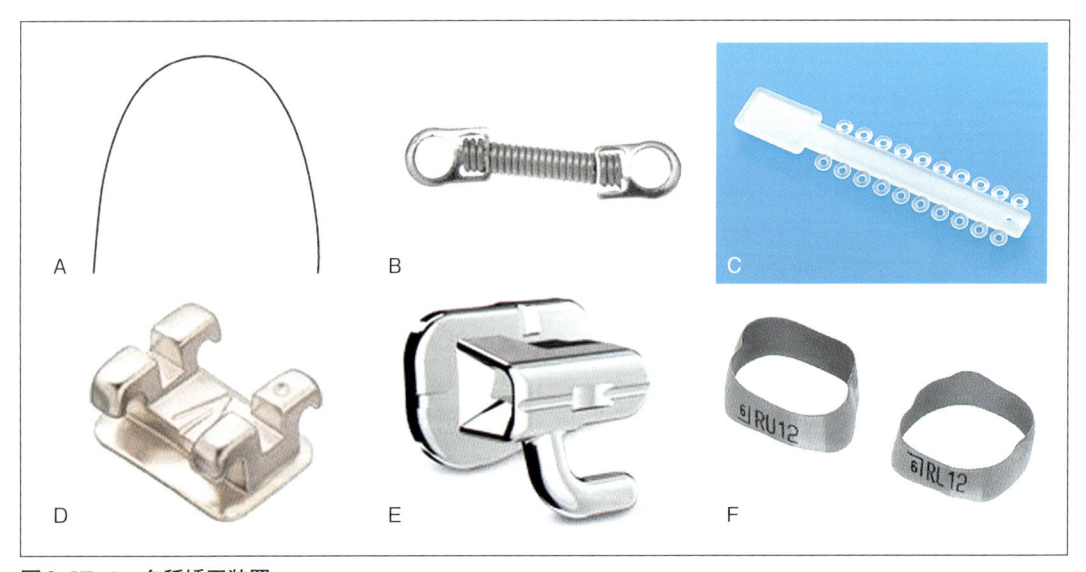

図6-Ⅶ-1　各種矯正装置
A：アーチワイヤー，B：コイルスプリング，C：エラスティックリング，D：ブラケット，E：チューブ，F：バンド．
（A，B，D〜Fはカボデンタルシステムズジャパン社，CはJM Ortho社のご厚意による）

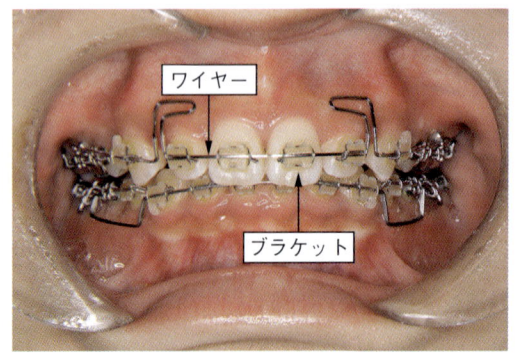

図6-Ⅶ-2　矯正用装置の構成の例

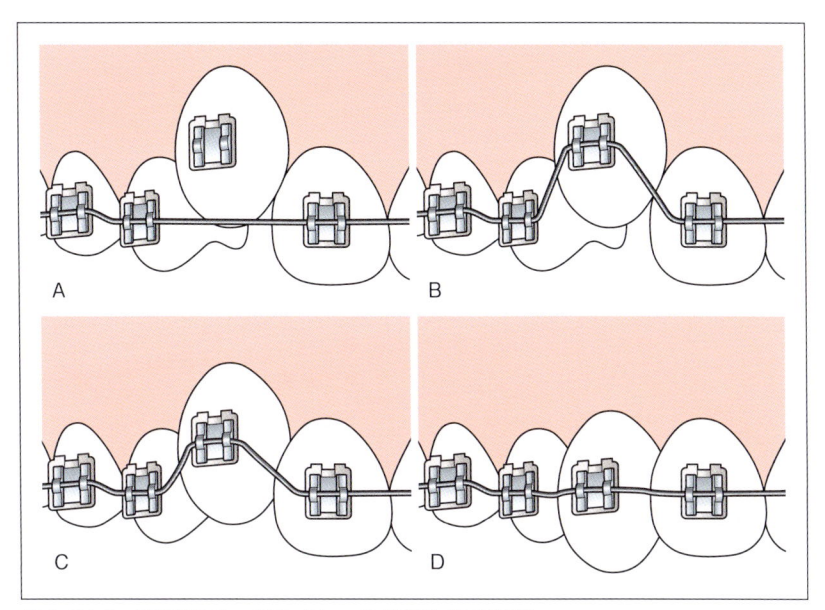

図6-Ⅶ-3　矯正用アーチワイヤーの装着と歯の移動
A：装着前．B：装着時．ワイヤーの変形量は最大．C：歯の移動に伴ってワイヤーの
変形量が減少．ワイヤーを交換．D：歯の移動完了．

にワイヤーなどの一端を固定して歯に力を伝える治療も行われる．

2　ワイヤー

1）ワイヤーの性質と矯正力

　矯正用アーチワイヤーによる歯の移動の模式図を図6-Ⅶ-3に示す．曲げ変形させてブラケットに装着した矯正用ワイヤー（図6-Ⅶ-3B）は，もとの形状に戻ろうと弾性回復してブラケットに矯正力を与え，歯を移動させる（図6-Ⅶ-3C, D）．ワイヤーがブラケットに与える矯正力は，ワイヤーを装着した際の変形量（図6-Ⅶ-3B）と，ワイヤー材料の弾性係数，ワイヤーの断面形状および断面積で決まる．図6-Ⅶ-4Aは，ワイヤー装着時の変形量と矯正力との相関に，ワイヤー材料の弾性係数が及ぼす影響を模式的に示した図である．弾性係数が高いワイヤー（図中の緑線）では，わずかな変形量でも大きな矯正力を発揮するため，歯の変位量が大きい場合は矯正力が過大となり，疼痛やブラケットの脱離を招く．一方，弾性係数が低いワイヤー（図中の赤線）では，歯の変位量が小さいと矯正力が過少となるが，歯の変位量が大きくても矯正力が過大になる可能性は低い．また，弾性係数が同じでも，断面積が大きければ同じ変形量に対して大きな矯正力を発揮し，曲げ変形時には断面形状も矯正力に影響する．

　矯正力を与えられた歯が移動すると，ワイヤーが弾性回復して変形量が減少し（図6-Ⅶ-3C, D），それとともに発揮する矯正力も減少する．矯正力が小さいと歯が移動しにくいため，ワイヤーを交換して再び必要な矯正力を発揮させる．図6-Ⅶ-4Bは，ワイヤーの回復量と矯正力の減少量との相関に，ワイヤー材料の弾性係数が及ぼす影響を模式的に示した図である．装着時から交換時までのワイヤーの変形は弾性回復であるので，ワイヤーの矯正力の減少量はワイヤーの回復量

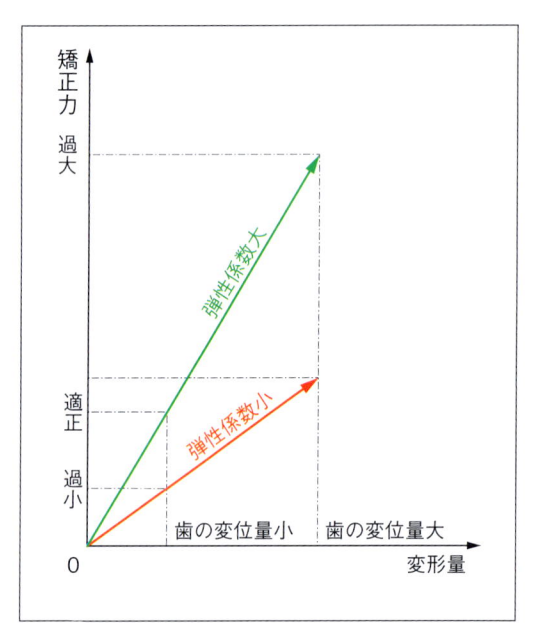

図6-Ⅶ-4A　矯正用ワイヤーの機械的性質と矯正力の関係（模式図）

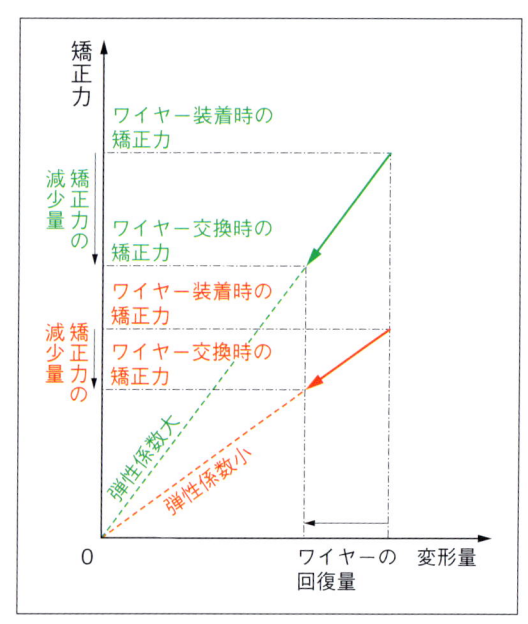

図6-Ⅶ-4B　矯正用ワイヤーの弾性回復と変形量の関係（模式図）

と弾性係数に比例する．したがって，弾性係数の低いワイヤーは，歯の移動中の矯正力の減少量が少なく，適正な矯正力を持続的に与えるうえで有利である．

　以上の点から，さまざまな治療過程において適切な力を歯に与えることができるよう，異なった機械的性質を示す材料で作られた，さまざまな形状のワイヤーが使用される．

2）矯正用アーチワイヤーの材料

（1）ステンレス鋼

　主にオーステナイト系のSUS304ステンレス鋼が用いられる（表6-Ⅶ-1）．オーステナイト系ステンレス鋼は，優れた塑性変形能を示すことから，複雑な形状に曲げ加工される矯正用ワイヤーに適している．しかし，熱処理硬化性を示さないため，市販の矯正用ワイヤーは加工硬化させて高強度を発揮させた製品が多い．これらの製品の塑性変形能は限られており，大きく変形するワイヤーとしては適していないが，高強度に加えて高い弾性係数を示すことから，大きな矯正力を必要とする治療に適している．

　オーステナイト系ステンレス鋼は，表面に形成される酸化クロムの不動態皮膜により高い耐食性を示すことから生体適合性に優れ，口腔内で長期的に使用可能である．また，溶接性に優れ，ろう付けが容易である点も，矯正用ワイヤーとして適している．

（2）コバルトクロム合金

　コバルト・クロム・鉄・ニッケル・モリブデン合金が用いられる（表6-Ⅶ-1）．この合金は熱処理硬化性を示すことから，軟化状態のワイヤーを加工後，500℃程度で時効熱処理を行うことで高強度を示す．また，オーステナイト系ステンレス鋼と同等の高い弾性係数を示すことから，大きな

表6-Ⅶ-1　矯正用ワイヤーの主な材料と組成

合金	主な組成（mass%）	ヤング率（縦弾性係数）(GPa)
オーステナイト系ステンレス鋼（SUS304）	Cr：18〜20 Ni：8〜10.5 Fe：残部	約200
コバルトクロム合金（エルジロイ®など）	Co：39〜42 Cr：18.5〜21.5 Ni：14〜18 Mo：6.5〜8 Mn：1〜2.5 Fe：残部	約200〜220
ニッケルチタン合金（ニチノール）	Ni：55〜57 Ti：残部	母相：約50〜70 マルテンサイト相：約20〜30
チタンモリブデン合金	Mo：10〜13 Zr：5〜8 Sn：4〜5 Ti：残部	約80
チタンニオブ合金（ゴムメタル®）	Nb：36 Zr：3 Ta：2 O：0.3 Ti：残部	約50

矯正力を必要とする治療に適している.

　コバルトクロム合金は，表面に形成される酸化クロムの不動態皮膜により高い耐食性を示すことから生体適合性に優れ，口腔内で長期的に使用可能である．また，溶接性に優れ，ろう付けが容易である点も，矯正用ワイヤーとして適している.

（3）ニッケルチタン合金

　超弾性を示すニッケルチタン合金が用いられる（表6-Ⅶ-1）．超弾性とは，金属材料としてはきわめて大きい弾性ひずみを示す性質をさすが，一般的には応力誘起マルテンサイト変態と，その逆変態によって生じる弾性をさす．応力誘起マルテンサイト変態を示す合金は，応力を与えるとただちに結晶構造が変化し，それに伴ってひずみを示す．超弾性合金では，与えた応力を除去すると，逆変態により結晶構造がただちにもとに戻ることから，生じたひずみももとに戻る．生じたひずみがもとに戻ることから，この変形は弾性変形といえるが，通常の金属材料の弾性変形とは異なる機構で生じることから，擬弾性とよばれる.

　応力誘起マルテンサイト変態を示す合金の種類は多いが，超弾性を示す合金は限られ，ニッケルチタン合金は擬弾性によるひずみが大きい点や，逆変態を生じる応力を大きくできる点など，矯正用ワイヤーとして優れた性質を示す．また，表面に酸化チタンの不動態皮膜が形成され，高い耐食性を示すことから生体適合性にも優れている．しかし，ニッケルを多く含むことから潜在的な金属アレルギーが懸念され，ニッケルフリーでより生体適合性に優れた超弾性合金の開発が進められている.

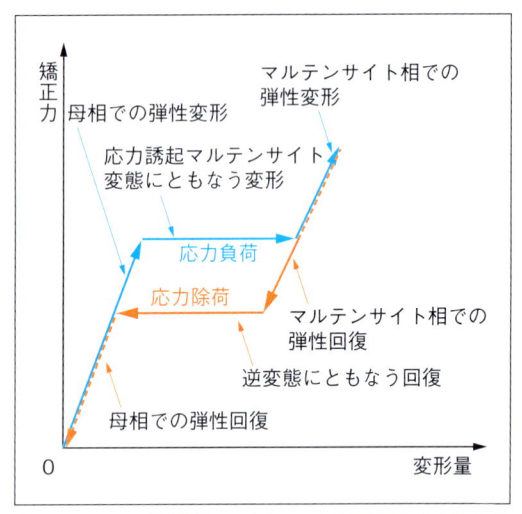

図6-Ⅶ-5A　超弾性ワイヤーの変形量と矯正力の関係（模式図）

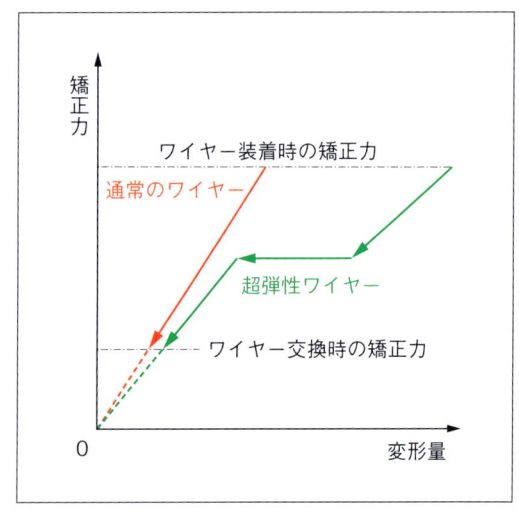

図6-Ⅶ-5B　超弾性ワイヤーの弾性回復と変形量の関係（模式図）

　超弾性を示すニッケルチタン合金製ワイヤーの変形量と矯正力の関係は，通常の金属材料とは大きく異なる（図6-Ⅶ-5A）．変形量が小さい領域では，通常の金属材料と同様に母相が弾性変形を示す．変形量が大きくなると応力誘起マルテンサイト変態により一定の矯正力を示しながら変形量が増大する領域が現れる．母相からマルテンサイト相に変態し終わると，マルテンサイト相が弾性変形を示す．マルテンサイト相での弾性変形には限界があり，それを超えると塑性変形が生じてもとの形状に戻らなくなるため，加工時には注意が必要である．与えた変形を取り除くと，まずマルテンサイト相での弾性回復が生じ，続いて逆変態によりマルテンサイト相が母相に戻るとともに，大きな回復を示す．マルテンサイト相が母相に逆変態し終わると，母相が弾性回復を示しもとの形状に戻る．

　矯正治療における超弾性ワイヤーの利点は，変形過程で矯正力が増加せずに変形量が増加するため，歯の変位量が大きい場合でも矯正力が過大となりにくいことである．また，ワイヤーの弾性回復過程で，矯正力が減少せずに変形量が減少するため，適正な矯正力を持続的に与えるうえで有利である（図6-Ⅶ-5B）．

（4）β型チタン合金

　純チタンは885℃以上で体心立方晶（β相）となるが，合金化することで室温でもβ相としたものをβ型チタン合金とよぶ．β型チタン合金は低弾性率ワイヤーに用いられる．代表的なβ型チタン合金としてはチタンモリブデン合金があげられ，歯科矯正用ワイヤーとしてはチタン・モリブデン・ジルコニウム・スズ合金（表6-Ⅶ-1）が用いられる．

　近年，新たなβ型チタン合金としてチタンニオブ合金が用いられ始めた（表6-Ⅶ-1）．この合金は「ゴムメタル®」とよばれ，低弾性係数で弾性ひずみがきわめて大きい点が矯正用ワイヤーとして優れている．ただし，弾性ひずみの発現機構が応力誘起マルテンサイト変態ではないため，この合金を超弾性合金とよぶのはふさわしくない．また，加工硬化せずにきわめて大きな延性を示すこと

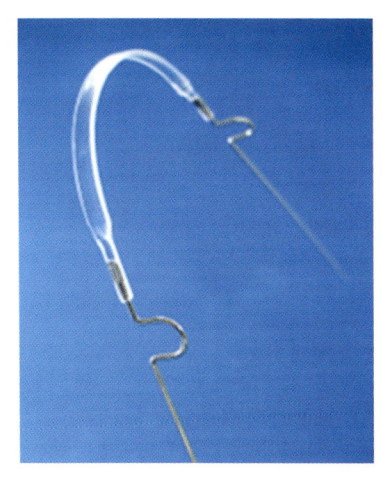

図6-Ⅶ-6　透明ポリマー製のリテーナーワイヤー
（チカミミルテック社のご厚意による）

から，加工が容易である点も矯正用ワイヤーに適している．

　β型チタン合金も表面に酸化チタンの不動態皮膜が形成され，高い耐食性を示すことから生体適合性にも優れている．矯正用ワイヤーとして用いられる合金は，ニッケルフリーで潜在的な金属アレルギーのリスクは低い．

（5）ポリマー

　シリコーンゴム製やポリウレタンゴム製のリングやチェーンが，矯正力を発揮する部材として利用される．また，歯の唇側に装着された金属製ワイヤーは審美性に問題があるため，透明ポリマー製の高審美性ワイヤー（図6-Ⅶ-6）が用いられる．これらのゴム（エラスティック）やポリマーは弾性係数が小さく，大きな矯正力を発揮することは困難だが，小さい矯正力を必要とする保定装置（リテーナー）に適している．

3　ブラケット

1）矯正用ブラケットの所要性質

　矯正用ブラケットは，矯正用ワイヤーなどが発揮した矯正力を歯に伝えるため，十分な強度と高い弾性係数を必要とする．その一方，歯の唇側・頬側に装着された金属製ブラケットは審美性が低いため，ポリマー製やセラミック製の無色半透明や白色の審美性ブラケットが利用される（図6-Ⅶ-7）．また，これらの審美性の高い材料と金属材料を組み合わせてつくられたブラケットが用いられる．

2）矯正用ブラケットの材料

（1）金属材料

　ステンレス鋼（SUS304など），コバルトクロム合金が主に用いられ，潜在的な金属アレルギーのリスクが少ないチタン合金（Ti-6Al-4V合金）も用いられる．

（2）ポリマー

　ポリマーとしては強度の高いポリアミド樹脂，ポリカーボネート樹脂などが用いられる．審美性は高いが，強度や耐摩耗性には限界があるため，ガラス繊維を含有させて強度を向上させたレジン

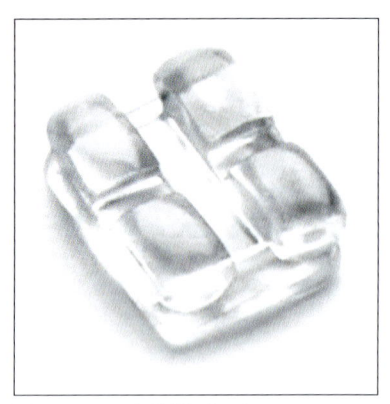

図6-Ⅶ-7　審美性ブラケット
（カボデンタルシステムズジャパン社の
ご厚意による）

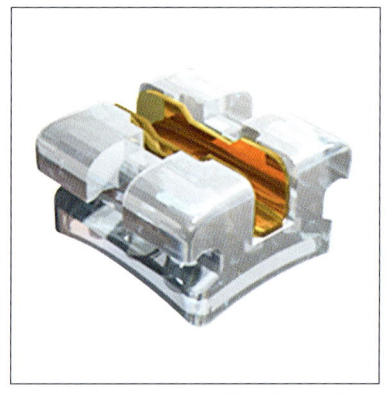

**図6-Ⅶ-8　スロット部を金属とした
審美性ブラケット**
（デンツプライシロナ社のご厚意による）

との複合材料も用いられる．ワイヤーを通すスロット部分を金属製として，ワイヤーとの摩擦を低減したブラケットも用いられる（図6-Ⅶ-8）．

（3）セラミックス

半透明あるいは白色のアルミナやジルコニアが用いられる．

文　献

1）千田　彰ほか編：保存修復学　第6版．医歯薬出版，東京，2013．
2）小倉英夫ほか：コア歯科理工学．医歯薬出版，東京，2014．
3）Davidson CL, Mjör IA：Advances in glass-ionomer cements. Quintessence, Chicago, 1999.
4）中嶌　裕ほか編：スタンダード歯科理工学　第6版．学建書院，東京，2016．
5）Moberg M, et al.：Physical property investigation of contemporary glass ionomer and resin-modified glass ionomer restorative materials. Clinical Oral Investigation, 2018.DOI：10.1007/s00784-018-2554-3.
6）末瀬一彦，宮崎　隆編：CAD/CAMデンタルテクノロジー．医歯薬出版，東京，2012．
7）Lauvahutanon S, et al.：Mechanical properties of composite resin blocks for CAD/CAM. Dent Mater J, 33：705-710, 2014.
8）全国歯科技工士教育協議会編：最新歯科技工士教本　歯科理工学．医歯薬出版，東京，2016．
9）Denry I , Holloway JA：Ceramics for Dental Applications：A Review. Materials, 3：351-368, 2010．
10）伴　清治：歯科用ジルコニアの新展開．日歯理工会誌，35：257-260，2016．
11）広田一男，富岡健太郎：りん酸亜鉛セメントの特性．増刊号，合着マテリアル＆クリニカルポイント．20-27，1984．
12）平澤　忠：歯科材料の化学．鶴見歯学，3：175-176，1977．
13）宮崎　隆ほか編：臨床歯科理工学．医歯薬出版，東京，2006．

第3編 歯科技術各論

第 7 章

レジンの加工法

I 加熱重合・常温重合

　基本的な歯科用アクリルレジンの組成および液部に特化して添加されている材料を表7-I-1〜3
に示す．歯科では工業界と異なり粉液重合法を採用しているが，ここでは代表的な加熱による重合
と常温での重合法について述べる．粉末はMMAを水に加え撹拌して懸濁させた状態で重合開始剤
にさらす懸濁重合（得られる粉末の形状からパール重合ともよばれる）により製作される（図7-
I-1）．一般に加熱重合アクリルレジンの粉末は常温重合型よりも粒子径が大きく（図7-I-2），ま
た重合度が高いため分子量も大きい．

表7-I-1　加熱重合型床用メチルメタクリレートレジン（heat curing resin）の組成

液部	主成分：メチルメタクリレート（MMA） 重合禁止剤：ハイドロキノン（0.005〜0.006%） 架橋剤：架橋性モノマー（エチレングリコールジメタクリレートEGDMAなど）
粉部	主成分：ポリメチルメタクリレート（PMMA） 重合開始剤：過酸化ベンゾイル（BPO）（0.1〜0.5%） 着色剤：無機顔料（ベンガラ，酸化チタンなど） その他：ナイロン，アクリル繊維など

表7-I-2　常温重合型床用メチルメタクリレートレジン（self curing resin）の組成

液部	主成分：メチルメタクリレート（MMA） 重合禁止剤：ハイドロキノン（0.005〜0.006%） 架橋剤：架橋性モノマー（エチレングリコールジメタクリレートEGDMAなど） 重合促進剤：第3級アミン（ジメチルパラトルイジンDMPT）
粉部	主成分：ポリメチルメタクリレート（PMMA） 重合開始剤：過酸化ベンゾイル（BPO）（0.5〜3.0%） 着色剤：無機顔料（ベンガラ，酸化チタンなど） その他：ナイロン，アクリル繊維など

表7-I-3　歯科用アクリルレジンの液部に特化して添加されている材料

ジメチルパラトルイジン（DMPT）
・第3級アミンなので常温重合に含まれる ・DMPTが直接重合に関与するのではない ・作用は　DMPT＋BPO→ラジカル
エチレングリコールジメタクリレート（EGDMA）
・架橋剤として添加されている ・これがないと重合しても単なる線状高分子 ・EGDMAが線と線をつなぎ架橋構造へ
ハイドロキノン（HQ）
・重合禁止剤として使用前のMMA→PMMAを阻止

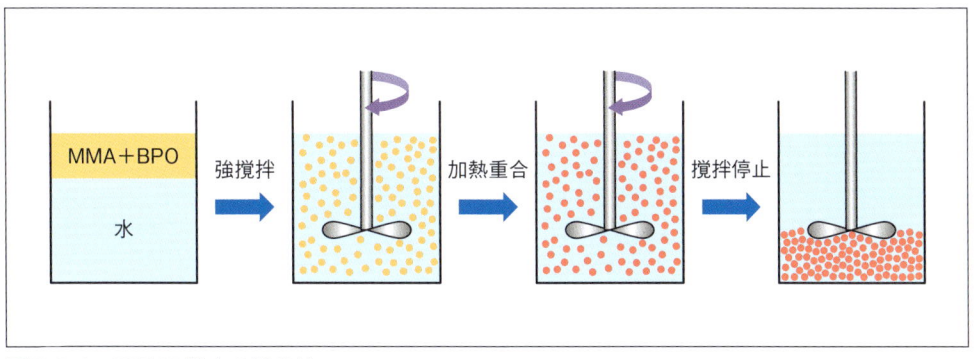

図7-I-1　PMMA粉末の製作法
少量のBPOを溶解したMMAを水中で強撹拌して，微小液滴として強制的に分散させた状態で加熱重合すると，球状のPMMA粒子が得られる．実際には粒径は一定ではなく，ある幅の分布をもつ．

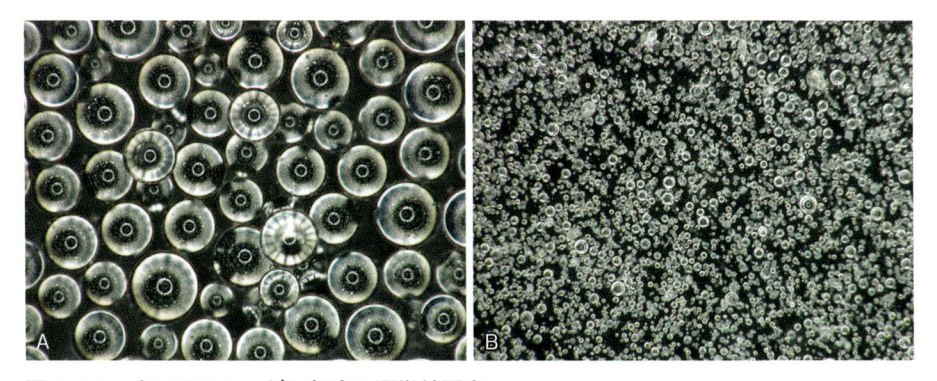

図7-I-2　各アクリルレジン粉末の顕微鏡写真
A：加熱重合レジン．B：常温重合レジン．

1　加熱重合

1）重合の概要

　アクリルレジンの粉液重合法では基本的に粉末のPMMAはなんら変わらずに粉末が塊になり，重要なのはMMAをPMMAにすることである（図7-I-3）．この過程は単に粉と液を混和することで開始するものではなく，重合開始剤である過酸化ベンゾイル（benzoine per oxide，BPO）が重要な役割を果たす．すなわち，ラジカル重合ではBPOを活性な状態，いわゆるラジカル化することが重合進行の第一歩となるわけであるが，このためには加熱の場合ではBPOを60℃以上に熱する必要がある．図7-I-4に具体的なラジカル発生の反応式を示す．ラジカル重合ではラジカルが関与して図7-I-5に示すような開始・成長反応を遂げて重合が進行する．成長反応ではBPOの作用により活性化されたモノマーが別のモノマーに付加して分子量を大きくしていく．また成長を続けている者同士が出会うと双方のモノマーが活性状態を失い，反応が停止する（図7-I-6）．この連鎖については図7-I-7に示すようなドミノのように行われていると考えるとわかりやすい．

　通常はパラフィンワックスで顎堤を形成し，上下顎それぞれのフラスコに普通石膏を用いて埋没

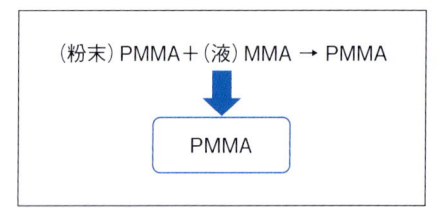

図7-I-3　粉液重合法の重合機構
粉と液による効果であるが，実際には新たな生成物があるのではなく，MMA→PMMAが硬化の主体である．

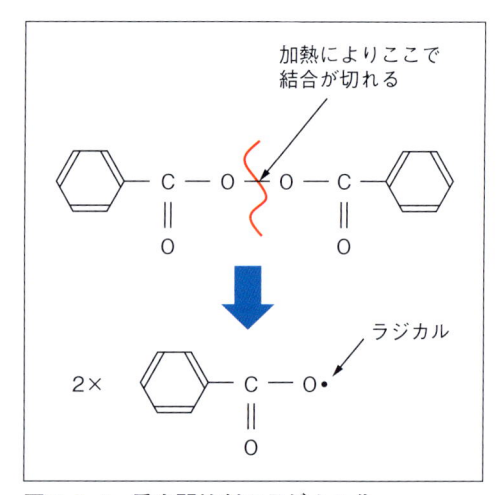

図7-I-4　重合開始剤のラジカル化

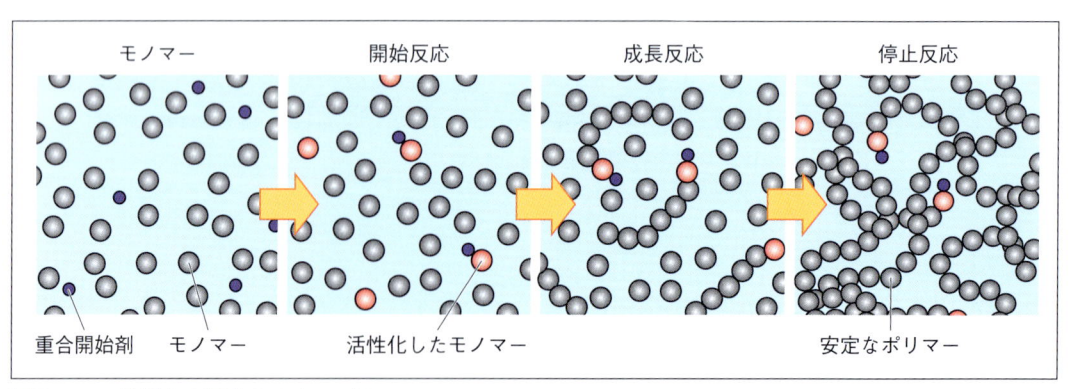

図7-I-5　ラジカル重合のメカニズム

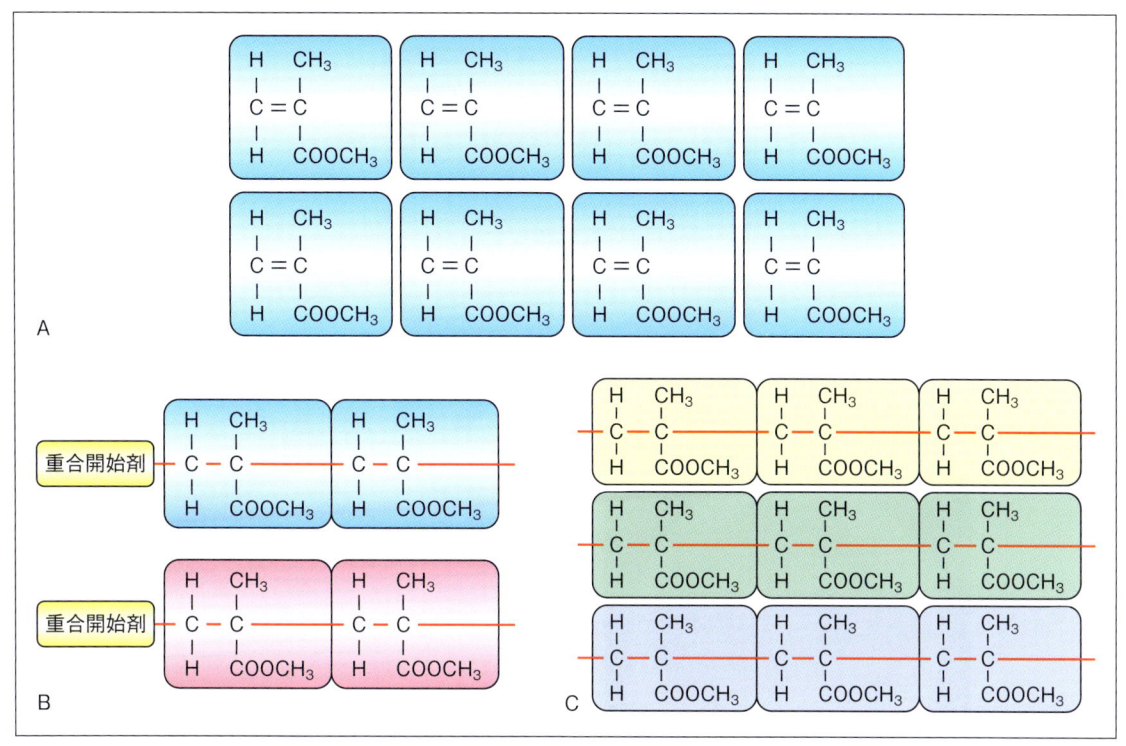

図7-I-6　モノマーの成長反応
A：重合する前のMMAは一つひとつ独立してつながっていない．モノマーとして安定な状態になる．B：ラジカルとなった重合開始剤はMMAの官能基に作用して連鎖を形成していく．しかし，鎖はそれぞれが独立している．C：重合は活性化された（二重結合が解かれた）MMAが安定なMMAに作用して進行．

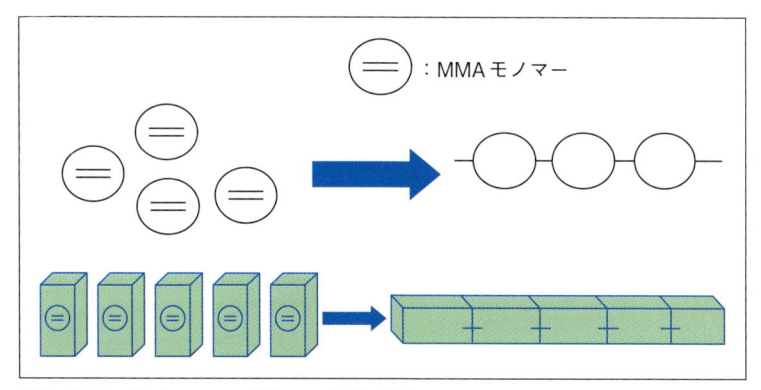

図7-I-7　モノマー→ポリマーの模式図
MMAのビニル基（二重結合）が開いて連鎖．

を行い顎堤の位置を決定する．その後にフラスコを分割して熱湯によりワックス部を溶融しスペースをつくる．この工程を流ろうとよぶ（図7-I-8）．この際，後のアクリルレジン分離剤を上下のフラスコに塗布する（図7-I-9）．この分離剤にはアルジネート水溶液が用いられる．

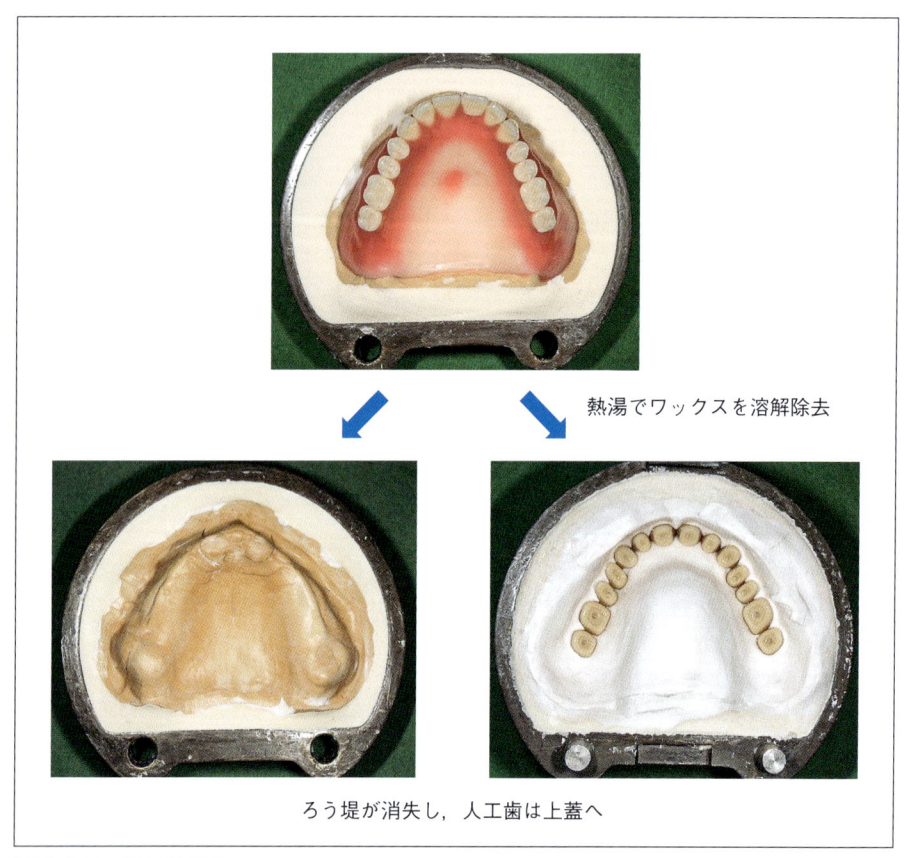

熱湯でワックスを溶解除去

ろう堤が消失し，人工歯は上蓋へ

図7-I-8　流ろう操作

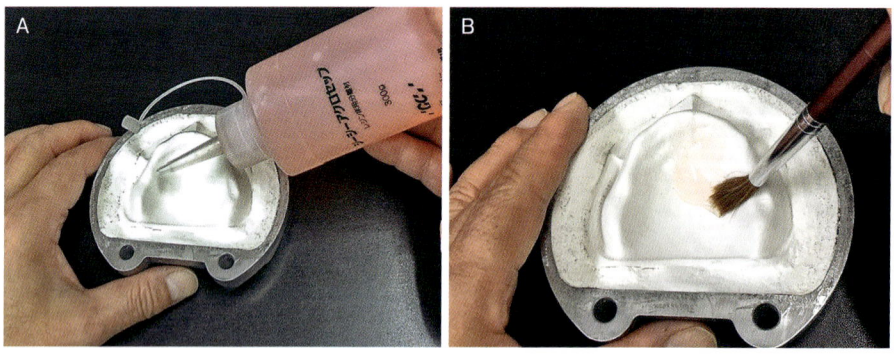

図7-I-9　分離剤塗布
A：レジン分離剤塗布（写真はアクロセップ：ジーシー社）.
B：重合後のレジンの剥がれを良好にするため，全面に塗布する.

2）重合手順（図7-I-10）

　アクリル混和器中に所定の液量を採り，粉末を入れて塡入の準備を行う.

（1）サンドウェット状（湿った砂状）

　通常は混和器中に粉末と液を採る.　割合は一般的に粉2〜2.5（g）：液1（mL）程度である.　はじ

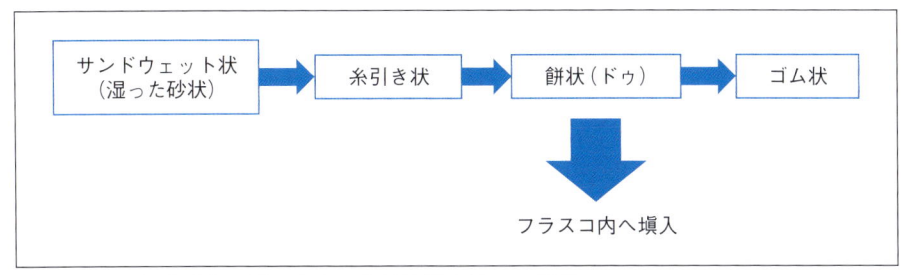

図7-I-10　加熱重合レジンを用いた粉液重合法での進行
（宮﨑　隆ほか，2006[1]より）

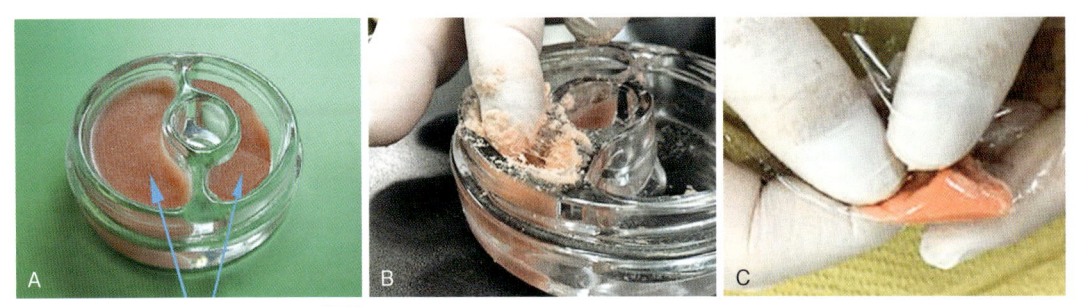

図7-I-11　混和後のPMMAの推移
A：サンドウェット状（矢印：PMMA＋MMA），B：糸引き状（PMMAがMMAに溶解），C：餅状（PMMAが均一な可塑性）．

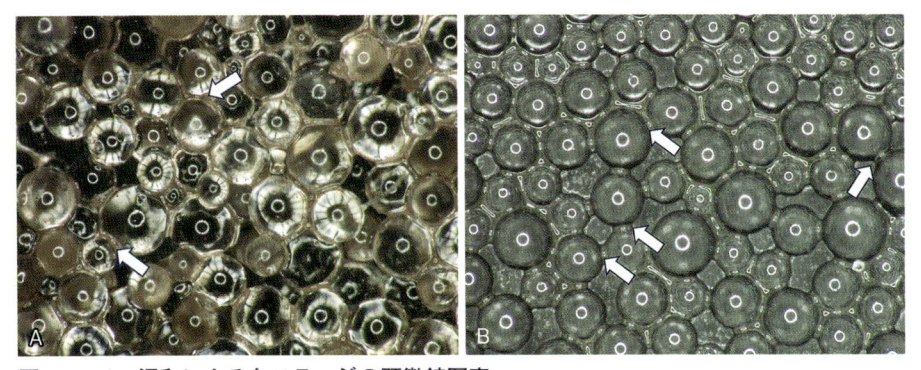

図7-I-12　混和による各ステージの顕微鏡写真
A：サンドウェット状→糸引き状（MMAがPMMAを溶解）．
B：餅状→ゴム状（溶解した粒子同士が結合）．

めに混和器中の液中に粉末を可能な限り塡入し，波打ち際の砂のような状態（サンドウェット状）にする（図7-I-11A）．

（2）糸引き状

　数分の時間を経ると，アクリルレジン粉末が液成分であるMMAによって溶解され（図7-I-12），サンドウェット状から糸引き状へと移行する（図7-I-11B）．この状態はポリエチレンフィルムにより直接レジン泥に触ることなく状態を確かめる．

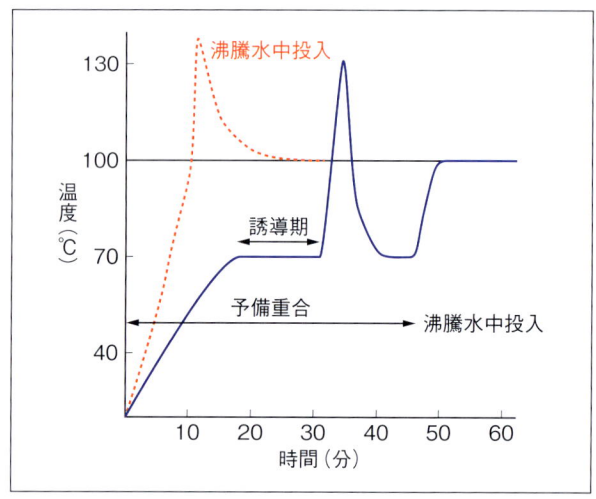

図7-I-13　キュアリングサイクル
当初から100℃で加熱するとモノマーが沸騰するおそれがある.

(3) 餅状 (ドゥ) →重合へ

　糸引き状を過ぎると,一塊で多くの量を採取できる,いわゆる餅状態になる (図7-I-11C).この段階で流ろうによって形成されたフラスコ内空隙に填入する.填入はポリエチレンフィルムを介して行い過不足なく充足するように試圧を行う.試圧により外形が整った段階でフラスコをねじにより固定し,重合へと移行する.

　重合には乾熱重合,湿熱重合,マイクロ波重合などがあるが,湿熱重合による重合形式が広く採用されている.60～70℃に調整された重合槽にフラスコを入れて,重合を開始する.通常は60～70℃で60～90分間静置した後に100℃の重合槽に移し,30～60分間さらに重合を行う.これは,フラスコ内には石膏が存在しているために内部のレジンの温度が60～70℃に達すると過酸化ベンゾイルのラジカル化を生じ重合を徐々に開始し,さらに100℃で熱し重合効率を高めることを目的としている.また,いきなり100℃に加熱するヒートショック法という手法もあるが,厚みのある義歯床ではアクリルレジンの重合反応熱によりMMAの沸点 (100.8℃) を超えて沸騰することが危惧されるので,あえて初期の加熱は60～70℃に抑制している.この方法をキュアリングサイクルとよぶ (図7-I-13).

　なお,餅状化を早めるための条件としては,①粉末の重合度が低い,②粉末の粒子径が小さい,③粉の割合が多い,④温度が高い,などがあげられる.

(4) ゴム状

　餅状を過ぎると完全に流動性を失い,ゴム状あるいはプラスチック状になる.この段階ではフラスコ内への填入が難しく,また仮にできても試圧が困難をきわめ,強い負荷圧で石膏型を破損することもある.

3) 残留モノマー

　モノマーは線状 (鎖状) につながり高分子となって重合が進むが,なかにはポリマー内にモノマー

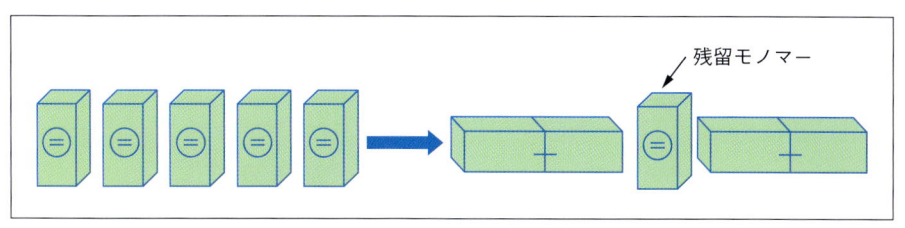

図7-I-14　残留モノマーの模式図
重合に関与しなかった（できなかった）モノマーがポリマーの中に取り込まれて残る.

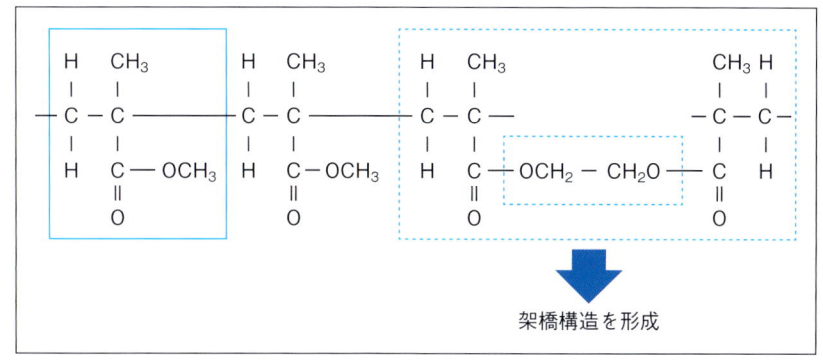

架橋構造を形成

図7-I-15　EGDMA（エチレングリコールジメタクリレート）の架橋構造

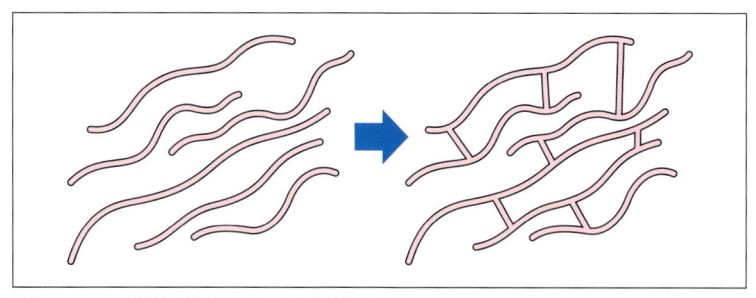

図7-I-16　線状ポリマーと架橋性ポリマー

の状態で取り込まれてしまうものもある.これを残留モノマーとよぶ（図7-I-14）.残留モノマーは,ポリマーを可塑化して強さを減じたり,モノマー単体でアクリルレジンから溶出しアレルギーや重篤な疾病を引き起こしたりする可能性があるので,可能なかぎり残留しないようにすることが大事である.

4）架橋性モノマー

　MMA自体は官能基が1つの単官能性モノマーなので,単純なMMAの重合に頼っていては強さが不足する.そこで,通常は液成分として架橋性モノマーが配合されている.義歯床用アクリルレジンではEGDMA（エチレングリコールジメタクリレート）が添加され,架橋構造をとることにより口腔内で使用可能な強さを保持している.図7-I-15,16にそのメカニズムを示す.

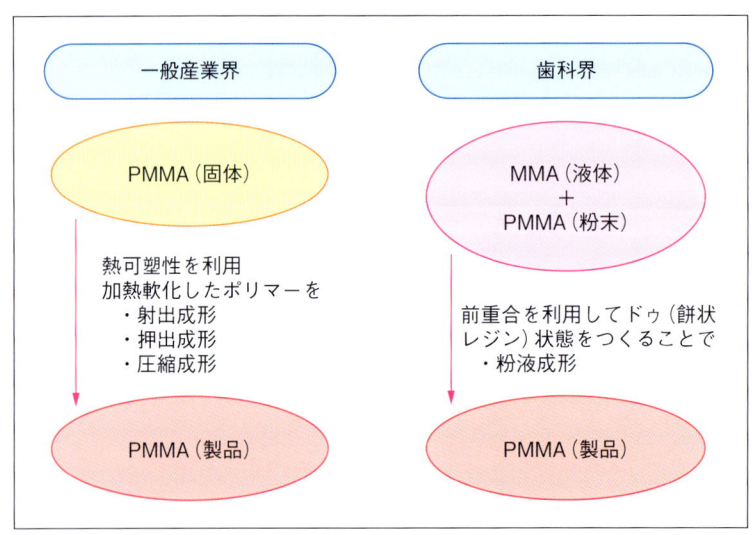

図7-I-17　PMMAの成形法の違い

5）重合収縮

　一般産業界と歯科界ではプラスチックの成形法が異なる（図7-I-17）．アクリルレジンはモノマーとポリマーで密度が異なるため，重合が進行するほど収縮量が大きくなることが知られている．重合収縮では，重量を物差しにした場合，100 gのモノマーが過不足なく100％重合したと仮定すると，100 gのポリマーが得られる．モノマーであるMMA（密度：0.94 g/cm^3）の100 gの体積は約106.4 cm^{3}であるが，すべてが重合してポリマーであるPMMA（密度：1.19 g/cm^3）になると約84 cm^{3}へと体積は減少し，その体収縮率は約21％になる．

　しかし，実際には重合に用いる粉と液の割合（2〜2.5：1）から，重合に関与するMMAは約1/3であるため21％中の7％が重合収縮を起こすことになる．またさらに，体収縮ではなく線収縮で求めると，図のように1辺あたりの収縮率は約2.3％となり，補綴装置提供に寄与できることになる．図7-I-18にその概要を示す．

6）保管方法

　義歯床は口腔内で使用することを考慮して一般的に水中で保管をすることが推奨されている．また水中保管では残留モノマーの溶出，あるいは吸水によるレジン自体の体積膨潤なども期待される．

2　常温重合

　常温重合アクリルレジンも基本的には加熱型と同じ機構で重合硬化をしていくが，大きく異なるのは加熱をしなくても過酸化ベンゾイルがラジカル化することである．それは重合促進剤とよばれる第3級アミン（ジメチルパラトルイジン：DMPT）に依存する．図7-I-19のようにジメチルパラトルイジンの窒素には非共有電子対があり，これがBPOのラジカル化に寄与する．常温重合レジンの組成は重合促進剤を除けば加熱重合レジンとほぼ同じである．

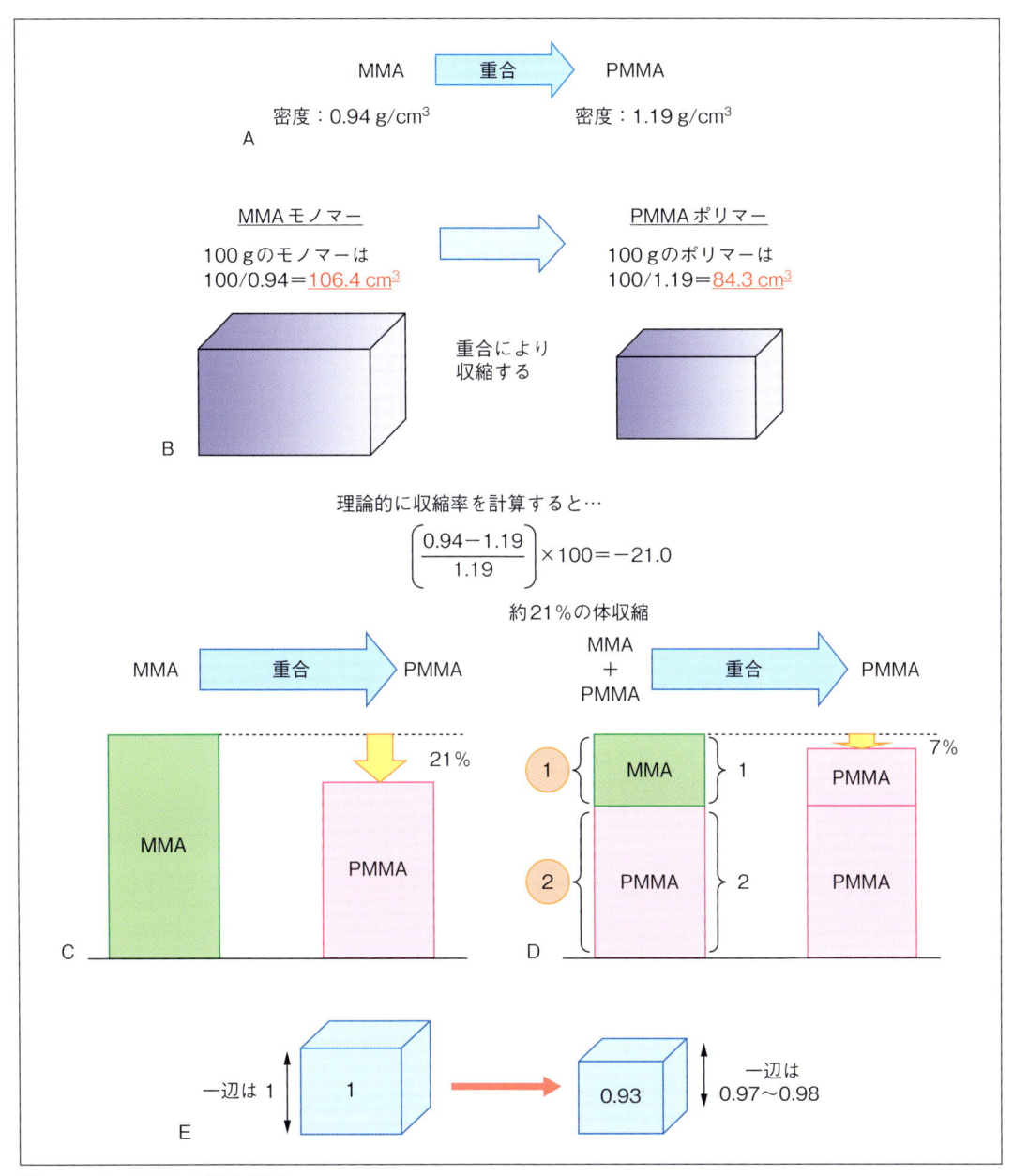

図7-I-18　MMAの重合収縮

A：MMAとPMMAでは密度が異なる．B：理論的にはMMA→PMMAで21％収縮．C：モノマーからポリマーでは大きな収縮となる．D：21％の重合収縮に関与するのはMMAのみであるため，粉液重合法で体積収縮率は7％まで抑制可能である．E：体積が1のものが0.93になったとすると，立方体を構成する1辺は0.97〜0.98になる．つまり，体積収縮を線収縮に換算すると，7％の体収縮であっても実際に影響を及ぼす収縮量は約2〜3％である．

　常温重合アクリルレジンでの義歯床製作は流し込み法で行われることが多く，そのため流し込みレジンともよばれている．一連の工程を図7-I-20 に示す．加熱重合レジンとは異なり，モノマー中にポリマーを最大量まで浸透させるのではなく，ポリマーの量を減じてスラリー状にし，フラスコ内の寒天，石膏，シリコーンの間隙に注ぎ，加圧して重合を完了する．加圧重合器では若干の加

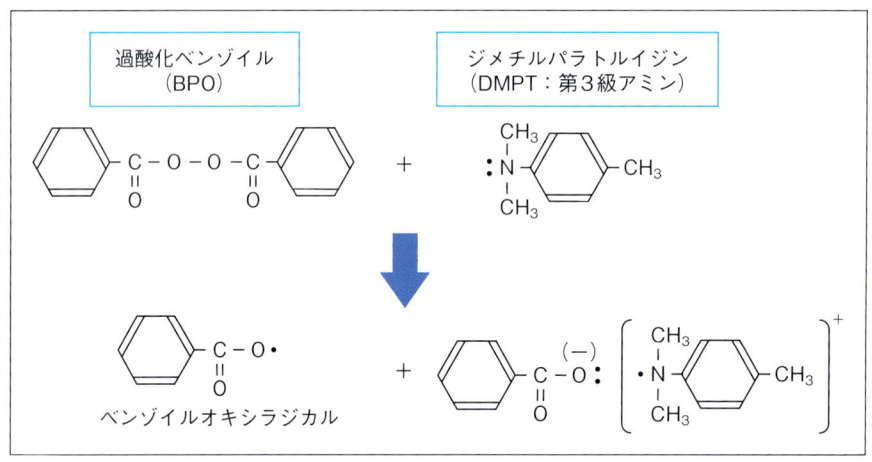

図7-I-19　常温重合レジンの重合メカニズム

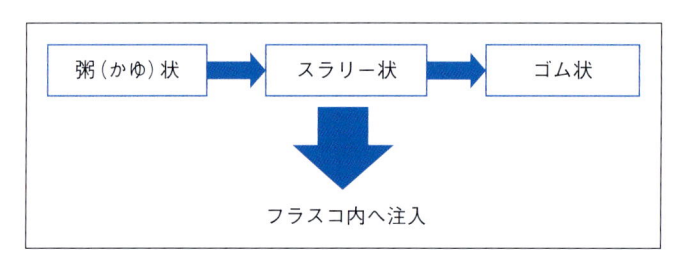

図7-I-20　常温重合レジンを用いた粉液重合法での進行
（宮﨑　隆ほか，2006[1]より）

温のもとで行われるが，温度自体はBPOのラジカル化に必要な60〜70℃には及ばない．
　加熱重合レジンとの相違点を表7-I-4に示す．
・流し込むためにスラリーは餅状ではなく流動性が必要になるためあらかじめ液成分の量を多めに
　している
・残留モノマーの量は多い（加熱重合レジンの約10倍）
・重合率は小さく，機械的強さは小さい
・吸水あるいは変色も大きい
・寸法変化は小さいので適合性には優れる

Ⅱ　加熱圧縮成形（図7-Ⅱ-1）

　MMAレジンでは粉液重合法が頻用されているが，通常のプラスチック加工法では重合体（ポリマー）を加熱軟化により目的の形態に成形するのが一般的である．熱可塑性樹脂（レジン）ではこの加工法が適用可能である．加熱圧縮成形法では流ろう後のスペースにプリフォームしてある歯槽堤あるいは顎堤，口蓋などを模した形態の板状重合体をオーブン形状の成形機で300〜400℃に加熱軟化した後に上下のフラスコを合わせて製作する．

表7-I-4　加熱重合レジンと常温重合レジンの相違点

諸性質	加熱重合レジン	常温重合レジン
PMMA（粉末）の平均分子量	大きい（30～80万）	小さい（約40万）
PMMA（粉末）の粒子径	大きい（30～80 μm）	小さい（25～50 μm）
液への促進剤の添加	なし	あり（第3級アミン）
粉液比	大きい（液量が少ない）	小さい（液量が多い）
重合開始機構	熱によるBPOの分解	第3級アミンによるBPOの分解
重合反応	ラジカル重合	ラジカル重合
硬化したレジンの分子量	大きい	小さい
未反応モノマー	少ない（0.2～0.5%）	多い（3～5%）
為害作用	少ない	多い
硬化時の収縮（寸法変化）	大きい（0.3～0.5%）	小さい（0.2%）
適合性	やや不良	良好
機械的性質	良好	やや不良
耐変色性	良好	やや不良

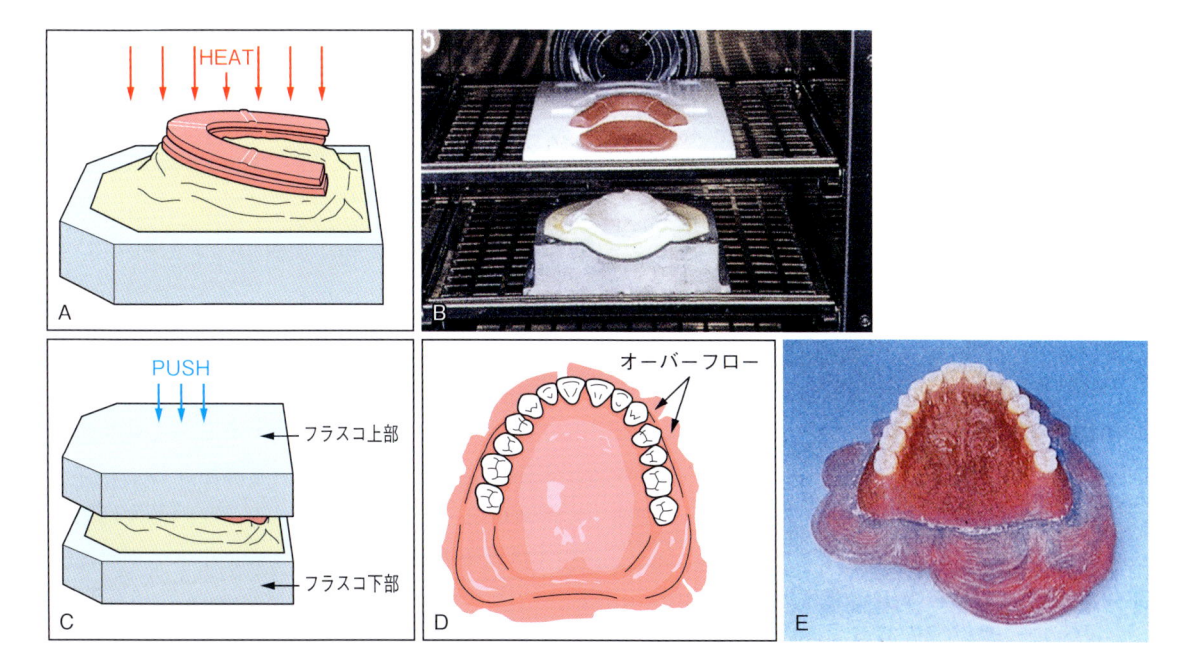

図7-II-1　加熱圧縮成形
A：ポリエーテルスルフォン樹脂（PES）床材の加熱・軟化（380℃で約2分間）．B：プリフォームとフラスコを別に加熱する．C：圧縮成形．フラスコ上部をあわせ圧縮する．D：多めに盛り，必ずオーバーフローをさせる．E：実際の成形物．はみ出たバリを除去する．

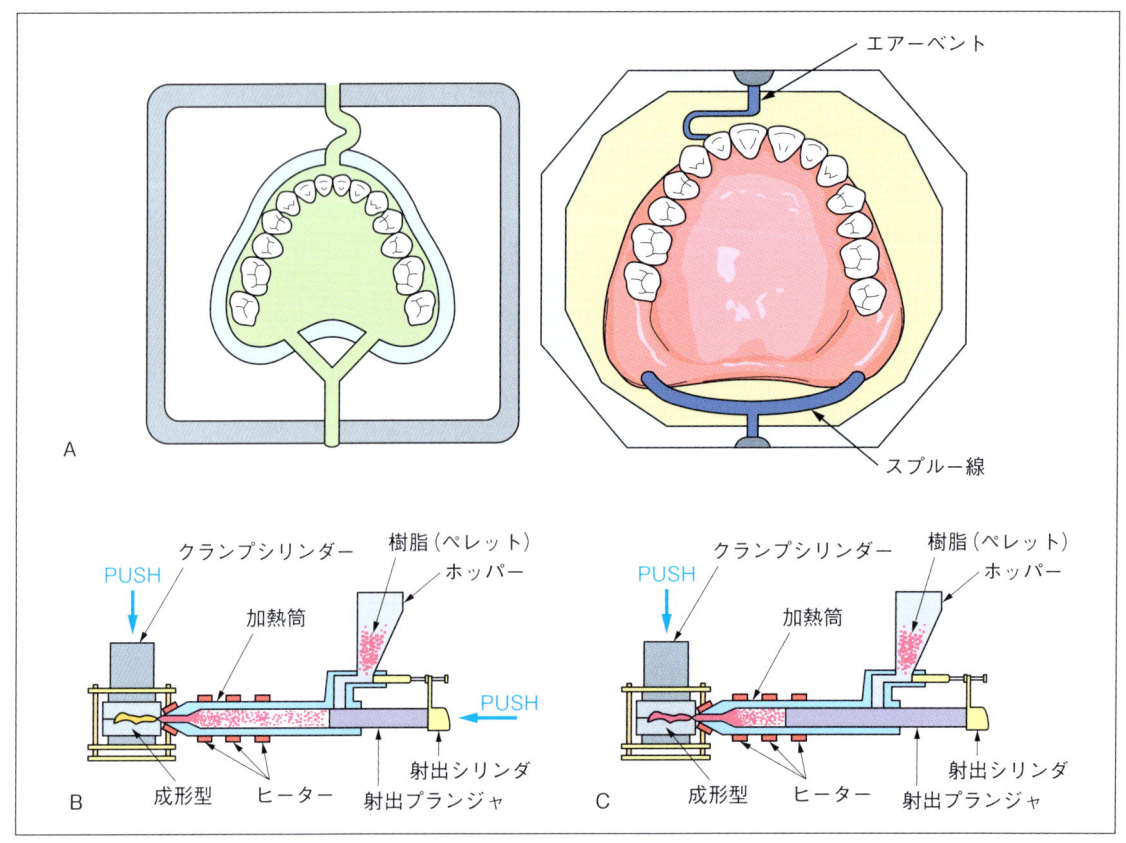

図7-Ⅲ-1　射出成形
B：ヒーターでレジンの屑塊を軟化して流動性をもたせる．C：シリンダーから圧力をかけて軟化レジンを押し込む．

Ⅲ　射出成形（図7-Ⅲ-1）

　加熱圧縮法に対し，歯科用合金の鋳造に似た手法で製作するのが射出成形法である．これは図7-Ⅲ-1に示すようにスプルー線を設けて，さらに通気を獲得するためにベントも設置する．レジン（ポリカーボネート樹脂，ポリスルフォン樹脂）の屑塊（ペレットと称する）をタンク内に入れて所定温度まで加熱し，十分に軟化したところでシリンダーによる加圧により流ろうによって生じた空隙を満たす．

文献

1）宮﨑　隆ほか編：臨床歯科理工学．医歯薬出版，東京，2006．

第8章 金属の加工法

I 概要

　金属材料を歯科治療に利用するためには，口腔内の修復に適した形状や特性に加工する必要がある．形状を付与する成形加工には，融解した金属を鋳型に流し込む鋳造，塑性変形を利用して形状をつくりだす塑性加工，切削や研削による機械加工，粉末の焼結を利用した粉末治金，ろう付けや溶接に代表される接合などがある．そのなかでも歯科で最も多く利用されているのが鋳造であり，形状の再現性に加えて高精度の鋳造体が得られる歯科精密鋳造が利用されている．

　一方，機械的性質や耐食性などの特性改善も金属の加工の1つである．金属の機械的性質を改善できる固溶硬化，時効硬化，加工硬化は，歯科用金属の強化法として広く利用されている．

II 歯科精密鋳造

1 精密鋳造

　金属を融解し，鋳型に流し込んで目的の形状の鋳造体を得る成形加工が鋳造である．硬くて強い金属を容易に成形できる最も有効な方法である．しかし，鋳造過程において，金属の融解と凝固に伴い膨張と収縮が生じるため，単に溶融金属を鋳型に流し込むだけでは，目的の形状を高精度に得ることは難しい．

　歯科鋳造では，内側性や外側性の形状に応じてそれぞれ収縮と応力緩和を示すワックスで原型をつくり，正確に膨張する鋳型を利用することで，金属の収縮を補償した精密鋳造法が利用されている．ワックスの焼却によって鋳型の中に陰型をつくることからロストワックス法とよばれており，精度の高い鋳造体を容易に得ることができる．

2 基本工程

　歯科精密鋳造の基本的プロセスは，クラウンの製作工程を例にあげると，①原型の製作(ワックスパターンの製作)，②埋没，③鋳型の加熱，④鋳造，⑤鋳造体の仕上げの5工程から構成されている(図8-II-1)．鋳造体をその大きさからインレー，クラウン，義歯床およびフレームの3つに分けると，いずれも作業用模型の製作から始まり，①〜⑤の工程を経て完成に至るが，原型の製作

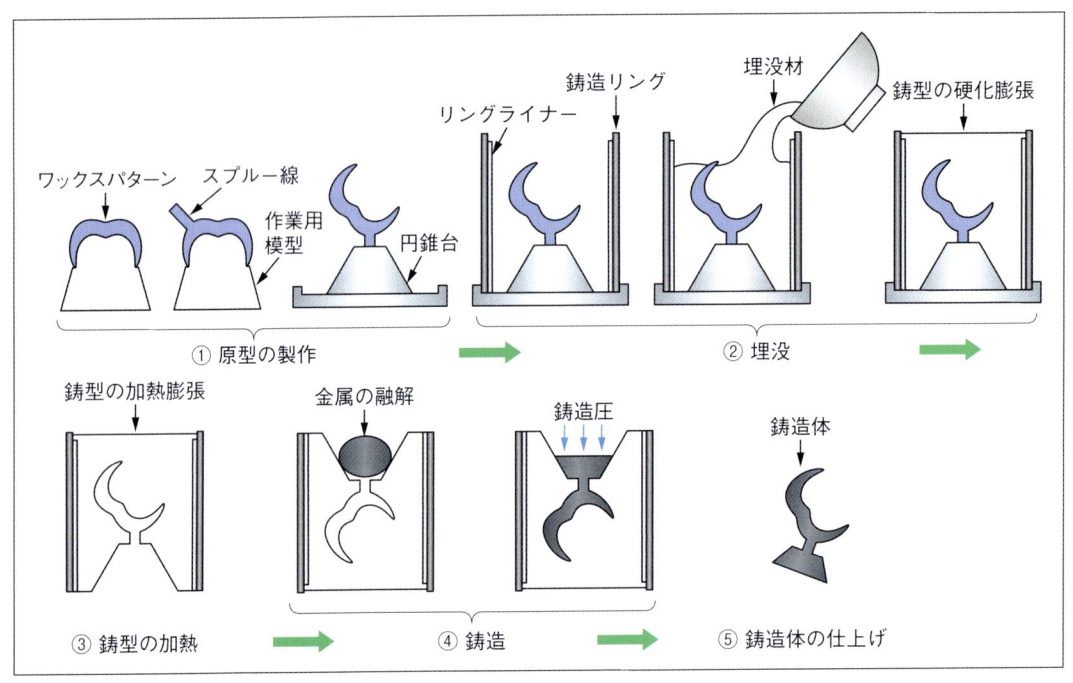

図8-Ⅱ-1　クラウンの製作工程

から埋没までの工程に以下に示す若干の相違がある.

　インレーの製作法には,直接法と間接法があり,直接法では,窩洞形成後にワックスを直接軟化圧接し,作業用模型をつくらずワックスパターンを形成する.これに対し間接法では,クラウンの製作工程と同様に作業用模型上でワックスパターンを形成し,埋没以降の工程に進む.埋没に先立ち,ワックスパターンにスプルー(湯道,溶融金属の流れ込む道筋)となるスプルー線を取り付け,円錐台に植立する.次に,リングライナーを内張りした鋳造リングを取り付け,ワックスパターンを埋没する.

　最も形状の大きい金属義歯床やフレームの場合には,作業用模型を製作した後に複印象用寒天印象材,あるいはシリコーンゴム印象材を用いて作業用模型の印象採得を行い,鋳型材として用いられている歯科用埋没材をその中に流し込んで耐火模型を製作する.次に,この耐火模型上でワックスパターンの形成を行い,耐火模型ごと歯科用埋没材を用いて二次埋没する.

　埋没後に硬化膨張した鋳型は,ワックスの焼却と加熱膨張を得るために加熱される.ワックスを焼却した後,歯科用金属を加熱融解し,鋳造圧を加えることで鋳型に流し込む.歯科用金属(合金)は,液相点が1,000～1,050℃より高いものを高融点合金,低いものを低融点合金として分けられ,融解熱源と鋳型の材料を使い分けている.この鋳造工程が終了し,鋳型が十分に冷えたら鋳造体を取り出し,付着した埋没材や酸化膜を除去した後,余分な部分を切除して研磨による仕上げを行う.

3　原型の製作

1）製作方法

　原型材料には，ワックスやレジンなどの高分子材料が用いられるが，複雑な個々の形状を彫刻や盛り足しによって成形できるパラフィンを主成分とするインレーワックスが原型の製作に利用されている．そのため，原型をワックスパターンとよび，同じ意味で用いられている．ワックスパターンの製作方法には，軟化圧接，盛り上げ，浸漬（ディッピング）などがあり，これらを組み合わせて形状を整え，彫刻によって細部の成形を行う．

　軟化圧接法は，ワックスを加熱によって均一に軟化させ，硬化するまで歯型に圧接した後，形状を整える方法である．ワックスは熱伝導率が小さく，硬化時に大きく収縮するため，不均一な軟化は残留応力を生じて変形のもととなる．また，圧接が不十分であると収縮が大きくなるため，均一な軟化と十分な荷重維持による圧接が必要である．

　盛り上げ法は，融解したワックスを歯型に薄く盛り上げて形状を整える方法である．融解から硬化するまでの収縮が大きく，そのままでは寸法変化や変形につながるため，軟化圧接法を併用し，ワックスがいったん硬化した後に盛り上げを繰り返す必要がある．

　浸漬法は，融解したワックスの中に歯型を浸し，歯型表面にワックスを積み上げて形状を整える方法であり，ワックスの収縮による変形が伴うため，盛り上げ法と同様に軟化圧接法との併用が一般的である．

2）スプルー

　ワックスパターンの焼却によってできた鋳型の空洞に溶融金属（溶湯）を流し込むためには，溶湯の通り道が必要となる．溶湯を湯とよぶことから，その通り道を湯道という．湯道となる細い線をスプルー線とよんでおり，咬合に影響しない最も肉厚な部分に取り付け，溶湯が細部まで行き渡るようにする．スプルー線は，溶湯が鋳型を直撃しないようにワックスパターンの面に対し斜めに取り付け，後述するホットスポットなどの鋳造欠陥ができないように注意する．

　スプルー線は，取り付けが容易で，ワックスパターンを確実に保持できなければならない．その素材は，加熱による取り付けの際にワックスパターンを変形させないように熱容量が小さく，また鋳型から除去あるいは焼却が可能であり，ある程度の強度をもつ必要がある．このような性質をもつスプルー線には，ステンレス鋼製の細管やレディキャスティングワックスなどが利用されている．

3）スプルー線の取り付け

　インレーやクラウンなどの比較的小型のワックスパターンでは，スプルー線を取り付けて円錐台に植立する（図8-Ⅱ-2A）．バイブレーターの振動でも外れないようにスプルー線をしっかりとワックスで固定する．円錐台は，鋳型の上部にるつぼを形成するためのゴムや金属でできた円錐形の台であり，流し込んだ埋没材が漏れ出さないように鋳造リングを嵌め込み側面を覆うことができるような構造になっている．

　大型のフレームワークや義歯床では，耐火模型上に製作したワックスパターンにレディキャスティングワックスの片側を取り付け，もう片側にるつぼとなるワックスパターンまたはクルシブル

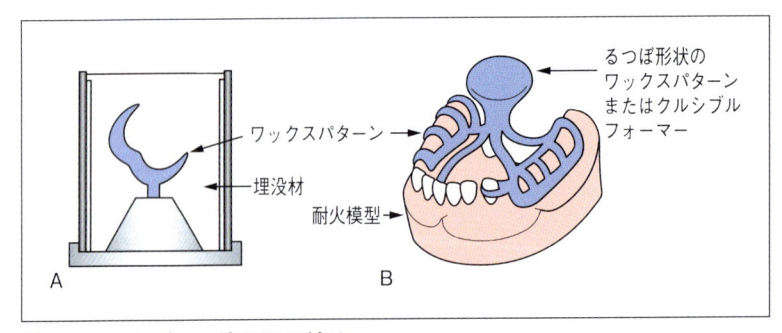

図8-Ⅱ-2 スプルー線の取り付け
A：クラウンの場合，B：フレームワークの場合.

フォーマーを取り付ける（図8-Ⅱ-2B）.

4 埋没

1）埋没操作

　円錐台に植立したワックスパターンは，歯科用埋没材に埋入され鋳型がつくられる．この埋没工程で最も注意しなければならないことは，ワックスパターンに気泡が付着し鋳型の空洞に残ることで，球状突起などの鋳造欠陥を生じることである．気泡は，練和によっても粘性の高い埋没泥に巻き込まれるが，真空練和を利用すると，気泡を浮上させて気泡の除去をはかることができる．

　ワックスは親油性であり，親水性の埋没材とのなじみが悪いため，界面活性剤を塗布してぬれ性をよくすることや，埋没材を薄く塗布してワックスパターン界面に気泡をなくすことも気泡の付着抑制に効果的である．練和した埋没泥はチクソトロピーを示し，バイブレーターなどの振動を与えると急激に粘性が低下し流動性が増すため，振動を与えながら練和および埋没操作を行うと，さらに気泡の付着を抑えることができる．

　このように，気泡の付着を防止する方法として，真空練和，界面活性剤の塗布，埋没材の塗布，バイブレーターの振動が併用されている．

　埋没操作については，はじめに金属製の鋳造リングを用意し，リングの内側に必要に応じた厚さのリングライナーを隙間なく張り付ける．次に，この鋳造リングを円錐台に植立したワックスパターンにかぶせ，気泡ができないように上記の操作を併用して練和した埋没材を片側からゆっくり流し込む．最後に埋没の終了した鋳型に軽くバイブレーターで振動を与え，流し込みで生じた気泡を浮上させる．

　大型のフレームや義歯床では，耐火模型ごと二次埋没して鋳型を製作する．高融点合金用のリン酸塩系埋没材を使用する場合には，硬化後にリングを外してリングレスの鋳型にすることが多い．

2）リングライナー

　ガラス繊維製のリングライナーは，鋳造リングの内側に張り付けて使用する．これにより，埋没材の膨張が鋳造リングに制限されないで，リングライナーの厚みの分だけ自由に膨張できるようになる．大きな鋳造収縮を補償するためには，膨張の大きな埋没材を使用することに加え，リングライナーの厚さを厚くする必要がある．すなわち，埋没材の膨張とリングライナーの厚さを適宜に選

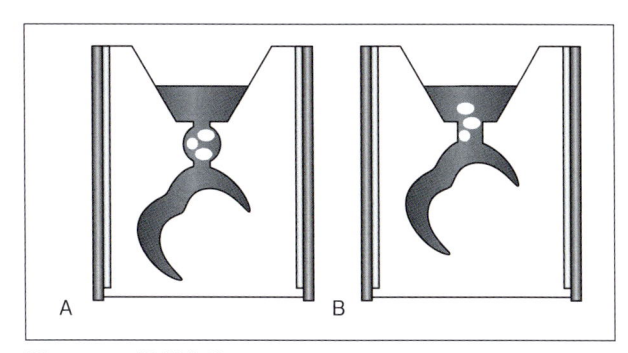

図8-Ⅱ-3　湯だまり
A：湯だまりを付けた場合，B：太くて短い湯道の場合.

択することで，鋳造収縮に見合った大きさに膨張する鋳型を得ることができる.

　リングライナーを鋳造リングに固定する方法は3種類に分けられ，硬化膨張の大きさがそれぞれ異なる．リングライナーを水に漬けて吸水させた後に張り付ける方法では，埋没材の硬化過程で吸水膨張を伴い，最も大きな膨張を得ることができる．乾燥したまま張り付ける方法では，乾燥したリングライナーが練和直後の埋没材から吸水し，混水比が若干減少することでやや大きめの硬化膨張が得られ，不均一な膨張の吸水膨張を避けることができる．乾燥したライナーを張り付けた後にその上からワセリンを塗り，吸水しないようにする方法の場合は，リングライナーの緩衝作用のみを利用するため，混水比を変化させることなく硬化膨張を実現することができる．これらの固定法において変形を極力避けるためには，吸水膨張に頼らない方法を選択したほうがよい.

3) 湯だまり

　溶融金属が鋳型内で凝固する場合，外壁から凝固が始まり，熱容量の大きい肉厚の内部や溶湯の供給が最後まで続く湯口付近の最終凝固部に凝固収縮による引け巣や収縮孔（ミクロシュリンク）の鋳造欠陥が生じやすい．そこで，熱容量の大きな溶融金属の塊をスプルーの途中の鋳造体外部につくり，その大きな塊に最終凝固部を集めると，鋳造体の欠陥を防ぐことができる．この塊を湯だまりという．スプルーが太く短い場合には，それ自体が湯だまりの効果を示すため，湯だまりを付ける必要はない（図8-Ⅱ-3）.

4) エアベント

　鋳型の通気性が悪い場合には，鋳型内の空気が排出されにくいので，空気の圧力によって溶湯が逆流し，多数の細孔が現れる背圧多孔（バックプレッシャー）や，鋳込み不足などの鋳造欠陥ができやすい．このような鋳造欠陥を軽減するため，鋳型に空気の通り道をつけて通気性を補助する働きをするのがエアベントである．エアベントには，ワックスパターンの端につけて空洞内の空気を直接逃がすオープンベント（ダイレクトベント）と，ワックスパターンの近傍に空洞をつくり，鋳型内での空気の移動距離を短縮して間接的に空気を逃がすブラインドベントがある（図8-Ⅱ-4）.オープンベント（図8-Ⅱ-4A）とブラインドベント（図8-Ⅱ-4C）は，ベントの終端が鋳型内に包埋されているため，鋳造圧の種類によらず利用することができる．これに対し，オープンベント（開口）（図8-Ⅱ-4B）では終端が開口しているため，ガス圧や大気圧を鋳造圧とする鋳造機では，ベン

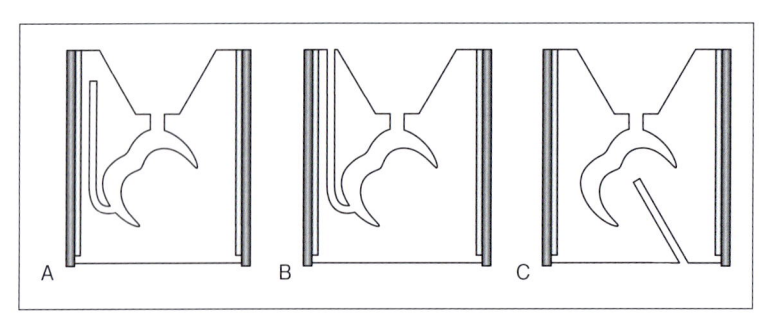

図8-Ⅱ-4　エアベント
A：オープンベント，B：オープンベント（開口），C：ブラインドベント．

トに逆圧がかかりガスの逆流が生じることから使用できない．

　エアベントは，リン酸塩系埋没材を使用して大型の補綴装置をつくる場合や，ワックスパターンの先端から鋳型の底までの距離が長い場合に通気性の補助として利用されている．

5　鋳型の加熱

1）加熱温度

（1）石膏系埋没材

　石膏は1,000℃以上で熱分解を生じるが，炭素が共存すると分解温度が低下し，700℃付近から分解が始まる．そのため，結合材に石膏を用いた低融点合金用の石膏系埋没材では，急速加熱型埋没材を含め，最高でも700℃までの加熱が望ましい．

（2）リン酸塩系埋没材

　700℃前後までの加熱過程では，結合材のリン酸塩がピロリン酸マグネシウムを経て無水リン酸マグネシウムに変化する途上でアンモニアガスが発生する．無水リン酸マグネシウムが完全に焼結した鋳型を得るためは，石膏系埋没材よりも高い800℃に加熱する必要があり，通常は850℃まで加熱して高融点合金の鋳型に使用される．

2）加熱速度

（1）急速加熱型以外の埋没材

　埋没材の硬化後，円錐台とスプルー線を使用した鋳型の場合には，それらを取り外し，るつぼ側を下にして炉に配置する．急速加熱型埋没材を除く埋没材では，水（100℃）とワックス（300〜400℃）の沸騰する温度付近で昇温速度を低く保たないと鋳型の表面があれて鋳肌あれの原因になる．また，耐火材の主成分であるクリストバライト（200〜275℃）や石英（573℃）が変態（$\alpha \rightarrow \beta$）する温度付近でも，鋳型に急激な膨張によるクラックの発生があるため，ゆっくり加熱しなければならない．

　基本的には，水，ワックス，耐火材の変態温度付近では昇温速度を低く保つことが鋳肌あれや鋳型のクラックを防ぐために肝要である．実際には，目的の温度まで2時間程度で昇温し，その温度で30分〜1時間以内に鋳造するのが望ましい．

(2) 急速加熱型埋没材

練和を開始してから30分以内で硬化し，硬化時間によって硬化膨張量を調整するものが多い．クリストバライトと石英を混合した耐火材が用いられているため，αからβの変態による急激な膨張が緩和され，硬化していれば目的温度に加熱された炉に直接投入することができる．具体的には，所定の硬化膨張量となる硬化時間になったら，700℃の炉に鋳型を直接入れて加熱する．

3）鋳型温度

鋳型を所定の温度に加熱しておいても，鋳造機に鋳型を設置し，合金を融解するまでの間に鋳型の温度は低下してしまう．熱容量が大きい大型の鋳型ほど温度低下は小さくなるが，加熱炉から鋳型を取り出したら，できるかぎりすばやく鋳造するのが望ましい．鋳型の大きさにもよるが，700℃に加熱した比較的小さい鋳型を室温に放置すると，1分で50℃前後鋳型温度が低下するといわれている．

6 鋳込み

1）鋳込み操作

加熱膨張した鋳型を加熱炉から取り出し，鋳造機に取り付ける．鋳型の温度が下がらないように，できるかぎり短時間でるつぼに鋳造用合金を乗せ，適切な融解熱源を利用してすみやかに加熱する．ガス炎を使用した場合には，合金の酸化を極力避けるため，フラックスを使い還元帯の炎で融解する．融解した金属は表面張力が大きいため，適切な鋳造圧を加えて鋳型に流して鋳込みを完了する．

2）融解熱源

(1) ガス炎

合金を融解するためには，その融点（液相点）に適した熱源が必要である（表8-Ⅱ-1）．歯科鋳造における主な熱源としてガス炎が利用されている．ガス炎は，可燃ガスと空気または酸素をブローパイプ内で混合した炎である．

可燃ガスは，プロパンや都市ガスが一般的であり，プロパンガスのほうが若干熱量が大きい．以前は，コバルトクロム合金やニッケルクロム合金などの高融点合金の融解に熱量の大きい水素やアセチレンなども利用されていたが，容易に融解できる高周波誘導の出現によって現在はほとんどみかけなくなった．タイプ別金合金や金銀パラジウム合金などの低融点合金用には空気が，陶材焼付

表8-Ⅱ-1 融解熱源

熱源の種類	発熱体	温度（℃）	鋳型材（埋没材）
ガス炎	都市ガス（プロパン）＋空気	800～1,200	石膏系埋没材（低融点）
	都市ガス（プロパン）＋酸素	1,100～1,700	リン酸塩系埋没材（高融点）
電気抵抗	ニッケルクロム，カンタル	800～1,100	石膏系埋没材（低融点）
	白金	800～1,500	リン酸塩系埋没材（高融点）
高周波誘導	高周波	1,100～2,500	石膏系およびリン酸塩系埋没材（低～高融点）
アーク	アルゴンプラズマ	1,100～2,500	リン酸塩系埋没材 チタン用埋没材（高融点）

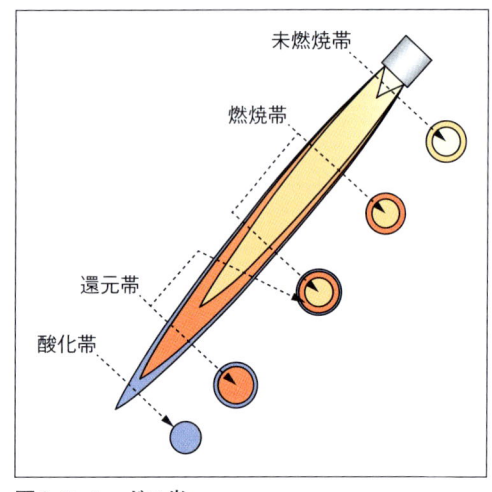

図8-Ⅱ-5　ガス炎

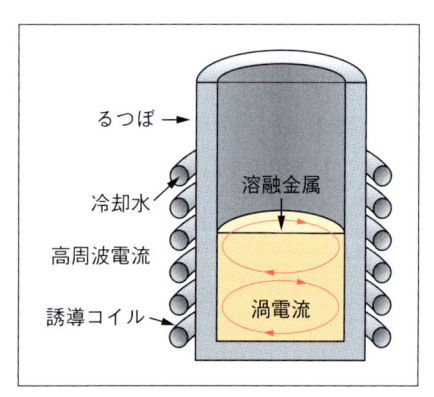

図8-Ⅱ-6　高周波誘導

用金合金やパラジウム合金などの高融点用には酸素が用いられる.

　ブローパイプの炎は，図8-Ⅱ-5に示すように，内側から未燃焼帯（エアブラスト），燃焼帯，還元帯，酸化帯の4層から構成されており，融解した合金の酸化を抑制するため，還元雰囲気で合金を融解できる還元帯の炎が使われる.

(2) 電気抵抗炉

　電気抵抗炉は，発熱体にニクロム線（800〜1,000℃）やカンタル線（800〜1,100℃）を使用した低融点合金用と白金線（800〜1,500℃）を使用した高融点合金用がある．溶湯の温度調整を容易に行うことでき，正確な鋳込み温度を実現できるが，炉の温度を上げるのに時間が必要なことや，他の熱源に比べて高温を得にくいという難点もある.

(3) 高周波誘導

　冷却水を流した銅パイプのコイルに周波数1〜2MHzの高周波電流を流してコイルの中心に配置したるつぼ内の合金に誘導電流を発生させ，そのジュール熱を利用して合金を融解する．液相点が1,500℃前後までのコバルトクロム合金やニッケルクロム合金の融解に適しているが，出力を制御することで高融点合金から低融点合金まで幅広く使用できる．誘導電流による融解のため，電磁攪拌が働き短時間で均一な融解ができ，不活性ガス雰囲気での融解も可能である（図8-Ⅱ-6）.

(4) アーク融解

　減圧したアルゴン雰囲気の容器内でタングステン電極（負極）と銅またはカーボンるつぼ（正極）間に電流を流すと，アーク放電が生じて高温のアークプラズマが発生する．このアークプラズマの熱を利用して合金を融解する方法がアーク融解である（図8-Ⅱ-7）．チタンやチタン合金をはじめ，コバルトクロム合金などの液相点や融点がきわめて高い金属の融解に適している．瞬時に高温を発生し，アルゴンガス雰囲気中で融解できるが，局部的に融解するため偏析が起こりやすい欠点がある.

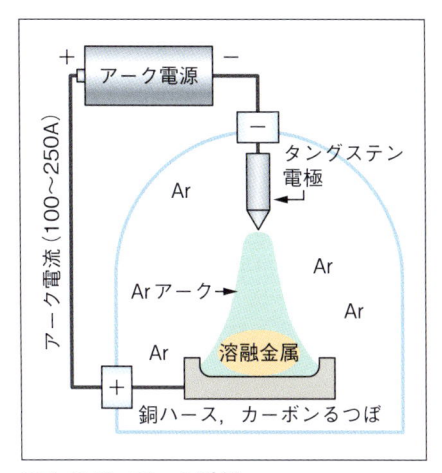

図8-Ⅱ-7　アーク融解

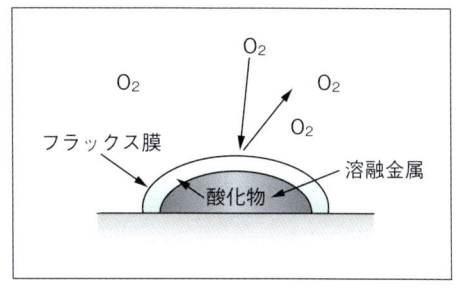

図8-Ⅱ-8　フラックスの働き

3）鋳込み温度

　鋳込み温度は，鋳型に鋳込まれるときの溶融合金の温度であり，一般に合金の液相点よりも50～150℃高い温度がよいとされている．鋳込み温度が適切な温度よりも低くなると，溶湯が十分に鋳型に回らず鋳込み不足を引き起こす．逆に，高すぎれば鋳肌あれや鋳型との焼き付きなどの鋳造欠陥が生じる原因となる．

4）フラックス

　合金の性質を劣化させることなく融解するためには，合金の酸化を極力抑える必要がある．フラックスは，加熱によって融解し，合金表面にできた酸化物を吸収するとともに，合金表面を覆うことで大気と遮断し，新たな酸化を防ぐ働きがある（図8-Ⅱ-8）．フラックスの主成分は焼ホウ砂（$Na_2B_4O_7$）であり，ブローパイプの還元帯の炎と併用して鋳造における合金の融解やろう付けで用いられる．ホウ砂は878℃で融解し，透明な液体となって酸化防止の働きをする．液相点の低い鋳造用銀合金や矯正用ワイヤーの銀ろう付けでは，ホウ砂の融点が高すぎるため，融点の低いフッ化カリウムなどのフッ化物系のフラックスが利用されている．歯科用陶材で用いられる同音のフラックスは，酸化防止のためのフラックスとは目的が異なるものであり，陶材の焼成温度を下げる目的で使用される．

5）鋳造圧

（1）鋳造圧の種類

　溶融金属の表面張力は小さな鋳型に対して非常に大きいため，自重のみでは鋳型に流し込むことができない．歯科鋳造では，小型の鋳型に溶融金属を流し込むことから，表8-Ⅱ-2に示す鋳造圧を利用している．鋳造圧は，気体の圧縮を利用した圧縮圧，鋳型の熱を利用した水蒸気圧，真空との圧力差を利用した大気圧，回転を利用した遠心力に分けられる．

（2）気体の圧縮圧

　気体の圧縮圧には，空気圧やアルゴンなどの不活性ガスを用いたガス圧がある．空気圧は，圧力の調整および持続が可能であるが，圧縮空気をつくるためのコンプレッサーが必要であり，空気を

表8-Ⅱ-2 鋳造圧の種類

鋳造圧	圧力源	長所	短所	備考
ガス圧	空気圧	圧力調整可能 持続性あり	合金の酸化	コンプレッサーによる供給
	ガス圧（不活性ガス）	圧力調整可能 持続性あり	大きな圧力を得にくい	ボンベから供給
大気圧	真空と大気の圧力差	持続性あり 背圧の除去	圧力小（最大1気圧）	真空ポンプによる排気
遠心力		圧力大 持続性あり	初期圧小	手動，ばね，モーターの回転

利用するために合金の酸化を完全に防ぐことはできない．不活性ガスを用いたガス圧においても，圧力の調整および持続が可能である．ボンベからのガス供給のため，圧縮装置の必要がなく，合金の酸化も防ぐことができる．

（3）大気圧

吸引による減圧と大気の圧力差を利用した鋳造圧は，最大でも1気圧であり，十分な鋳造圧を得ることができないため，単独で利用されることはまれである．空気圧やガス圧と組み合わせて，加圧吸引の形式で利用される．この場合，鋳造圧というよりは，鋳型内の空気を取り除き，背圧を減じてバックプレッシャーを抑制する効果のほうが大きい．

（4）遠心力

鋳型を垂直または水平方向に回転させた遠心力で鋳造圧を得る方法である．回転速度に比例した持続性のある鋳造圧を得ることができる．鋳造圧が最も大きいが，回転初期の圧力が小さい欠点がある．

6）鋳造機

歯科鋳造に特化した鋳造機は，合金の融解熱源と鋳造圧を発生する機構を備えた装置である．加圧鋳造，加圧吸引鋳造，遠心鋳造など，鋳造圧の種類によって分類され，融解熱源をもたず鋳造圧を発生する機構のみの鋳造機や，電力による熱源と鋳造圧の両者を一体化させた鋳造機などがある．

（1）加圧（ガス圧）鋳造機

加圧鋳造機では，空気圧やアルゴンなどの不活性ガスの圧力を利用し，鋳型のるつぼ上部から一方向に圧力を加え鋳造する（図8-Ⅱ-9A）．大気圧を利用した吸引鋳造と併用される場合が多い．熱源にガス炎を用いた鋳造圧のみのものや電気抵抗炉などの熱源を備えた一体式もある．最も簡便な鋳造機として，ガス炎を熱源とした前述の圧迫蓋も水蒸気を利用した加圧鋳造機の1つである．

（2）吸引鋳造機

鋳型の下部の空気を吸引し，鋳型上部と減圧された下部の圧力差を利用した鋳造機である．鋳型の上部と下部のシールが難しく，鋳造圧が最大でも大気圧であるため，十分な鋳造圧を得る目的で加圧鋳造機と併用される（図8-Ⅱ-9B）．

（3）加圧吸引鋳造機

加圧鋳造機と吸引鋳造機を一体化した鋳造機である．一方向のガス圧を鋳型の上部に加え，鋳型

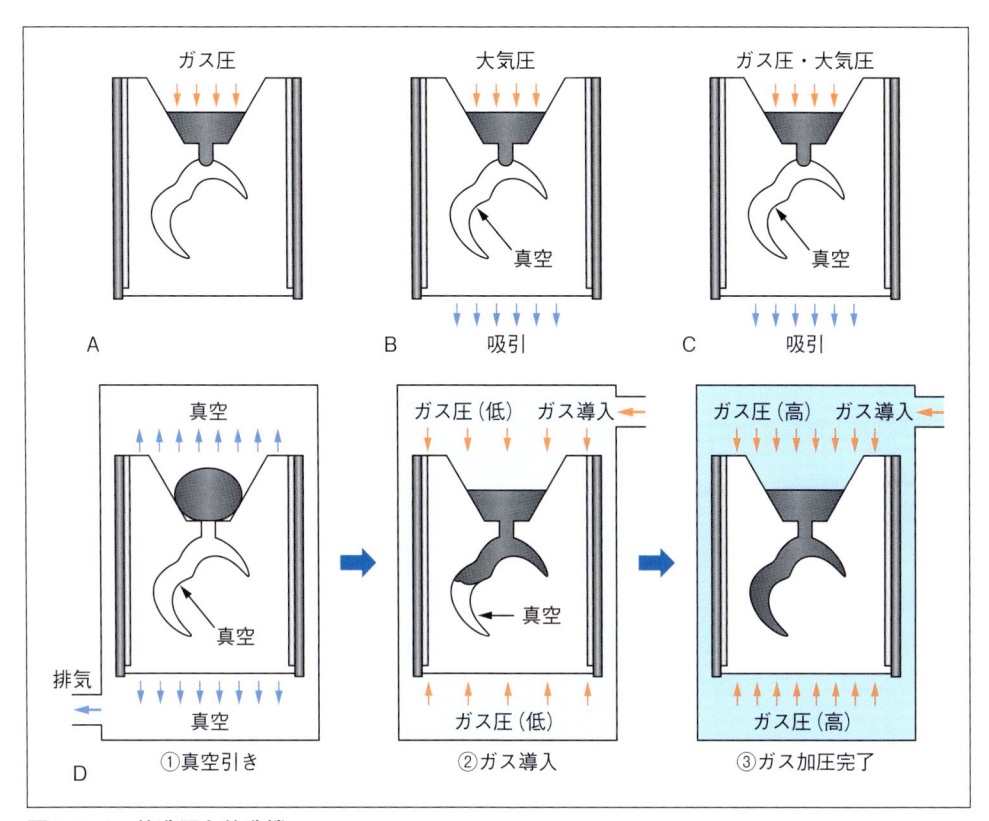

図8-Ⅱ-9　鋳造圧と鋳造機
A：加圧，B：吸引，C：一方向加圧吸引，D：全方向加圧吸引.

の下部を減圧して鋳型上下部の圧力差を鋳造圧に利用する方式（図8-Ⅱ-9C）と鋳型の周囲全域から圧力を加える方式がある．後者の場合は，鋳型を設置した容器内をいったん減圧した後，一気に空気やガスを導入することで圧力を鋳型周囲の全域に加える加圧吸引鋳造を実現する（図8-Ⅱ-9D）．吸引による減圧は，空気やガスの加圧効果を高め，背圧を減じて背圧多孔を抑制する働きをする．いずれも，熱源に電気抵抗加熱炉，高周波誘導，アークなどの電力を利用したものであり，熱源と鋳造圧を一体化した鋳造機が一般的である．

（4）遠心鋳造機

　遠心力を鋳造圧に利用した鋳造機であり，垂直面で回転する縦型と水平面の横型がある．鋳型は，手回し，ばね，モーターなどの駆動力によって回転する．るつぼで融解した合金は，鋳型の回転で生じる遠心力で鋳込まれるが，初期圧が低い欠点があるため，初期圧を必要とするチタンなどの鋳造には，鋳込む前から鋳型を高回転させて初期圧を改善したスピン鋳造機などが利用されている．鋳造圧のみを提供する鋳造機から電力を利用した高周波誘導やアークなどの熱源を一体化したものがある．

7）鋳造体の処理

（1）冷却

　鋳造終了後，鋳造機から鋳型を取り出し冷却する．鋳造直後に急冷すると，熱収縮の不均一から

鋳造体に内部応力が発生して変形や割れを生じる場合があるので，室内に放置して徐冷する．硬化熱処理可能な貴金属合金の場合には，鋳放しのままで徐冷すると時効硬化により硬さや強さが増し，逆に赤みが消えてから急冷すると，溶体化処理した場合と同様に軟らかく伸びが大きくなる．このように，冷却速度の違いで機械的性質が変化する合金の場合には，用途に合わせた特性となるように冷却しなければならない．

（2）埋没材の除去

鋳型から鋳造体を取り出す場合には，埋没材を徐々に取り除くように掘り出し，大きな衝撃を与えないように注意する．強度の高いリン酸塩系埋没材に鋳込まれたコバルトクロム合金などを割り出す場合には，大きな衝撃で伸びの少ない鋳造体に割れが生じることもある．割り出した鋳造体には，埋没材や酸化膜などが付着しているので，サンドブラスト処理を行いこれらの付着物を除去する必要がある．

（3）酸化膜の除去

鋳造体の表面に生成した酸化膜がサンドブラスト処理で完全に除去できない場合には，酸洗いや金属清掃剤を用いて除去する．埋没材を取り除いた鋳造体をこれらの溶液に所定の時間浸漬して酸化膜を除去するが，必要以上に浸漬すると腐食による損傷ができる場合があるので注意が必要である．鋳造体を取り出し，炭酸水素ナトリウム水溶液などの弱アルカリ溶液で中和処理した後に水洗する．各合金に適した酸や清掃剤があり，金合金の場合には希塩酸系，銀合金の場合には希硫酸系の溶液が用いられる．

7 鋳造精度

1）寸法精度と適合性

寸法精度は，目的とする寸法に合致する度合いを表し，目的の形状をどれだけ忠実に再現できるかの指標である．鋳造体の寸法精度を左右する因子は，ワックスの収縮および応力緩和，埋没材の硬化および加熱膨張，鋳造合金の熱収縮であり，その総和が鋳造精度となる．当然ながら鋳造精度が高ければ，寸法精度の高い鋳造体を得ることができる．

これに対して適合性は，修復部位に段差なく連続的につながる面を実現し，臨床的に過不足なくその部位に収まることを示す．たとえば，インレーの辺縁が咬合面と段差なく連続的につながり，窩洞に過不足なく収まることである．すなわち，適合性に優れた臨床的形状を鋳造精度よくつくることができれば，最適な修復が実現できる．

2）鋳造収縮

（1）凝固収縮と熱収縮

溶融合金を室温まで冷却すると，液相点から凝固が始まり，固相点を経て室温に至る．この過程において，溶融状態での熱収縮，凝固による凝固収縮，凝固後の熱収縮によって合金は収縮し，その容積は減少する（図8-Ⅱ-10）．

溶融状態では，鋳型内で熱収縮が生じても，スプルーから新たに溶湯が供給されるため鋳型の内壁と同じ形状を維持することができる（図8-Ⅱ-11A）．凝固収縮が生じる場合でも，鋳型の内壁に接した部分から凝固するため，内部の溶融部に溶湯が供給されれば，凝固部は内壁と接したまま同

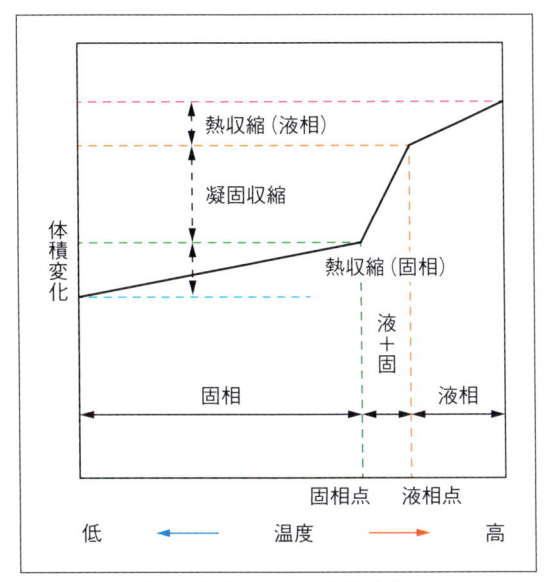

図8-Ⅱ-10　凝固過程における体積変化

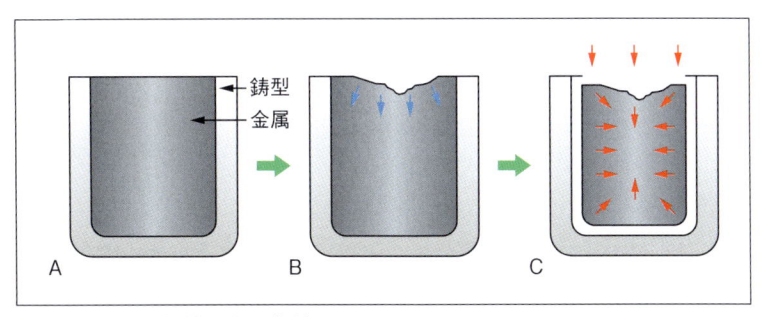

図8-Ⅱ-11　熱収縮と凝固収縮
A：液相，B：凝固収縮，C：熱収縮.

じ形状を維持し，凝固が完了した時点で鋳型の空洞とまったく同じ形状となる．仮に溶湯の供給が
なければ，鋳造体内部に凝固収縮による引け巣が生じ，鋳造欠陥となる（図8-Ⅱ-11B）．すなわち，
スプルーから溶湯の供給がなされるかぎり，溶融合金の収縮および凝固収縮は，鋳造収縮に影響し
ない．凝固直後に鋳型の空洞と同じ大きさの鋳造体は，熱収縮によって容積を減じ，鋳型よりも小
さくなる（図8-Ⅱ-11C）．したがって，これらの収縮のなかで，鋳造収縮に寄与するものは，凝固
後の熱収縮である．

(2) 歯科用合金の固相点と鋳造収縮

　主な歯科用合金の熱収縮率（表8-Ⅱ-3）によると，コバルトクロム合金やニッケルクロム合金な
どの固相点（融点）の高い合金が比較的大きな値を示すことがわかる．一般に融点が高いほど熱膨
張係数が小さくなることに反するように思えるが，この熱収縮率は，固相点から室温まで冷却した
ときの収縮率であり，単位温度あたりの熱膨張係数とは異なる．冷却される温度幅が大きいほどこ
の収縮率が大きくなるため，固相点の温度が高いニッケルクロム合金やコバルトクロム合金などの

表8-Ⅱ-3　主な歯科用合金の固相点と熱収縮率

純金属および合金	組成（wt%）	固相点（℃）	熱収縮率（%）
タイプ3金合金*	Au 74, Ag 13, Cu 7, Pt 3, Pd 2, 他 1	900	1.60
陶材焼付用金合金	Au 77.3, Ag 1.2, Pt＋Pd 18.8, 他 2.7	1,150	1.81
銀合金	Ag 61.9, Cu 24.1, Sn 12.3, Ge 1.7	680	1.46
ニッケルクロム合金	Ni 64, Cr 23, Fe 9, Si 1, 他 3	1,220	1.90
コバルトクロム合金**	Co 62, Cr 32, Mo 6	1,302	2.28

*Watanabe A, Jørgensen KD, 1986[1].
**Earnshaw R, 1958[2].

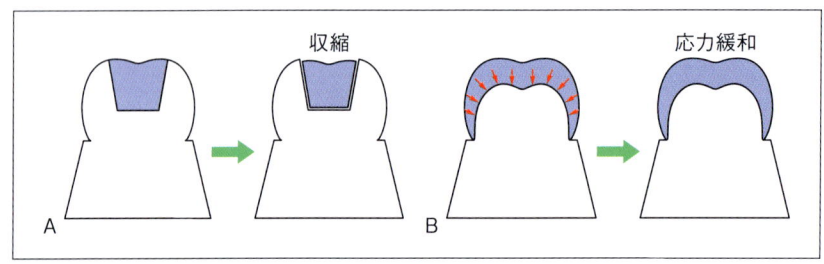

図8-Ⅱ-12　ワックスの収縮と応力緩和
A：内側性，B：外側性.

鋳造収縮は大きい.

3）鋳造収縮の補償

　溶融金属を鋳型に流し込むと，鋳造収縮によって原型よりも小さな鋳造体ができてしまう．鋳造体を口腔内に合着や接着によって固定するためには，インレーなどの内側性鋳造体ではセメントラインの分だけ窩洞よりも小さく，クラウンなどの外側性鋳造体では支台歯よりも幾分大きくなるよう寸法を制御しなければならない．歯科鋳造では，目的に応じた寸法の鋳造体を得るために，鋳型の膨張を利用した鋳造収縮の補償を行っている.

　鋳造体の大きさは，原型材料であるワックスの収縮および応力緩和，鋳型を形成する埋没材の硬化および加熱膨張，鋳造合金の熱収縮の総和によって決定される．内側性鋳造体では，ワックスを軟化圧接してつくられる原型が，冷却過程で模型の拘束を受けないため幾分収縮する（図8-Ⅱ-12A）．原型が小さくなるため，埋没材の硬化および加熱膨張により鋳型の空洞を大きくしても，鋳込んだ合金が熱収縮し，最終的に得られる鋳造体は原型よりも幾分小さい目的の寸法となる（図8-Ⅱ-13A）.

　外側性鋳造体では，ワックスが模型の拘束を受けて収縮できないため，十分に応力緩和させると，ほとんど収縮のない原型となる．一般的には，外側性の原型を模型に24時間以上装着したまま十分応力緩和させた後，模型から取り外し，すみやかに埋没する．応力緩和した原型にはほとんど収縮がないため，埋没材の硬化および加熱膨張が合金の熱収縮を相殺して幾分大きな鋳造体となる（図8-Ⅱ-12B，図8-Ⅱ-13B）．ワックスの収縮と応力緩和は目的の寸法を得るために大きく寄与している.

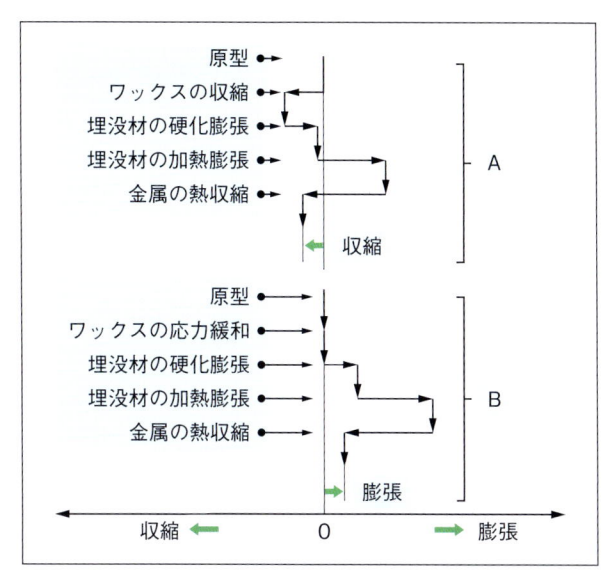

図8-Ⅱ-13　内側性鋳造体と外側性鋳造体の鋳造収縮の補償
A：内側性鋳造体，B：外側性鋳造体.

8　鋳造欠陥

1）鋳造欠陥の分類

　鋳造欠陥は，鋳造体に現れる鋳物不良である．鋳造用合金の種類や鋳造法によってもさまざまな構造的不良や金属組織的欠陥などがあり，標準的な分類方法は工業的に定められていない．歯科鋳造では，主に構造的不良に対応した外部欠陥および内部欠陥に加え，組成や金属組織不良による材質欠陥に大別する場合が多い（表8-Ⅱ-4）.

2）外部欠陥（表面にできる欠陥）

（1）鋳込み不足

　鋳込み不足は，溶湯が鋳型の細部まで行き渡らず，鋳造体に欠損ができる鋳造欠陥であり，なめられや湯境い，背圧多孔などが属する（図8-Ⅱ-14）.

（a）なめられ

①現象

　鋳造体の先端部や細く薄い末端部に現れやすい．溶湯が十分に到達できないため，先端や末端部が丸くなめられた形状になる.

②原因

　溶湯と鋳型にそれぞれ原因がある．溶湯では，鋳造温度が低い，溶湯量不足（押湯不足），鋳造圧不足など，鋳型では，鋳型の加熱不足，ワックスの残留などがあげられる.

③対策

　湯回りをよくするため，鋳造温度を高く，溶湯量を増加，鋳造圧を高くし，太いスプルー線を使用する．また，鋳型温度も高くする.

表8-Ⅱ-4 鋳造欠陥

欠陥部位	欠陥の分類	鋳造欠陥
外部欠陥	鋳込み不足	なめられ，湯境い
	鋳肌あれ	鋳型内面のあれ，着色，焼き付き，オーバーヒート
	くぼみ	ホットスポット
	割れ	クラック
	突起	鋳バリ，球状突起
内部欠陥	引け巣	収縮孔，ミクロシュリンク
	気孔	ブローホール，背圧多孔（バックプレッシャーポロシティ）

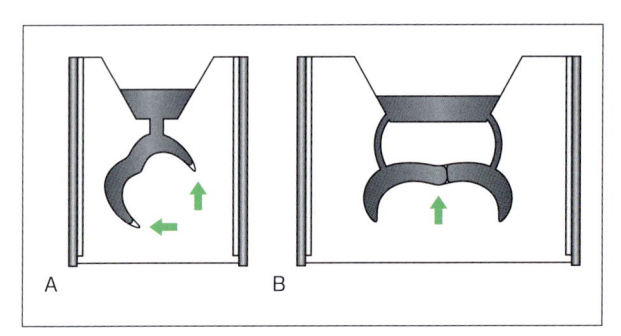

図8-Ⅱ-14 鋳込み不足
A：なめられ，B：湯境い.

（b）湯境い
①現象

　2本以上のスプルー線を用い，複数方向から溶湯が合流する場合に，溶湯が完全に混ざり合わないで凝固し，鋳造体表面に凝固による境界が現れ，境界部が完全に接合されていない状態となる.
②原因

　溶湯では，鋳造温度が低い，溶湯量不足（押湯不足），鋳造圧不足など，また，鋳型では，スプルー線の植立位置の不備や鋳型温度の低下がある.
③対策

　鋳造温度を高く，溶湯量を増加，鋳造圧を高くし，太いスプルー線を使用し，湯回りをよくする．また，スプルー線の植立位置を改善し，鋳型温度も高くする.

（2）鋳肌あれ

　鋳造体表面が粗糙になり，着色や鋳型との反応が生じる場合がある．主に鋳型内壁のあれや剥離に起因する鋳肌あれと，溶湯の酸化および鋳型との反応による焼き付きなどがある.
①現象

　鋳造体表面が粗糙になったり，着色や鋳型との焼き付きが生じる.
②原因

　鋳型の過熱や長時間加熱，埋没材の大きな混水比，さらにオーバーヒートによる高い鋳造温度が

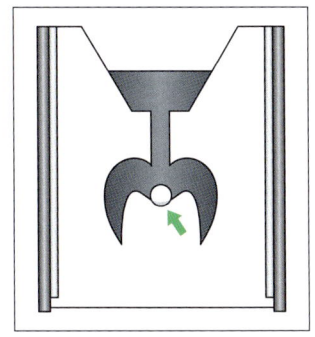

図8-Ⅱ-15 ホットスポット

原因となる.

③対策

鋳型の適切な加熱温度と加熱時間を守り，オーバーヒートを避けて鋳造温度を低くする.

(3) ホットスポット

鋳込まれた溶湯が鋳型の一部を直撃し，局部的に過熱された部位に接する溶湯が最終凝固部となり，周囲が凝固しているために新たな溶湯が供給されず，鋳造体表面に凝固収縮によるくぼみが生じる(図8-Ⅱ-15).

①現象

鋳造体表面の一部にくぼみが生じる.

②原因

溶湯が鋳型の一部だけを過熱した.

③対策

溶湯が鋳型の一部を直撃しないようにスプルー線の取り付け位置を変更する.

(4) クラック

鋳造収縮が大きく，伸びの少ない合金，たとえばコバルトクロム合金などの鋳造体に割れが生じることがある．熱収縮が大きい合金が温度の低下に伴い収縮する過程で，リン酸塩系埋没材などの強度の高い鋳型に収縮が抑制されて合金が割れる現象である．コバルトクロム合金の鋳造床などで生じることがあり，高温割れや鋳造割れともよばれている.

①現象

鋳造体に割れを生じる．湯境いに似ているが，クラックの場合は割れによる分離が内部まで広がっている.

②原因

鋳造体の熱収縮が鋳型に抑制され，内部応力が大きくなることが原因である.

③対策

鋳造後に急冷せず，室温まで徐冷し，鋳型から鋳造体を取り出すときには衝撃を与えないように少しずつ掘り出す.

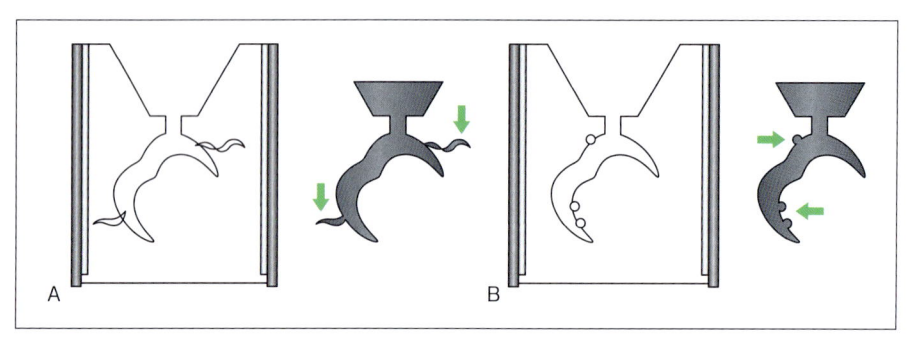

図8-Ⅱ-16　鋳バリと球状突起
A：鋳バリ（鋳型の亀裂），B：球状突起（気泡の付着）.

(5) 突起

　溶湯が原型以外の空洞を満たしてできる突起物であり，薄いひれのような鋳バリと丸い小球が付着した球状突起がよくみられる欠陥である（図8-Ⅱ-16）.

(a) 鋳バリ

①現象

　鋳造体に薄いひれのような突起が生じる.

②原因

　物理的な衝撃や埋没材の急加熱などによって生じる鋳型内壁の亀裂や割れが原因となり，それらに溶湯が鋳込まれて生じる.

③対策

　物理的因子である衝撃や必要以上の鋳造圧を避ける. また，水分の蒸発，ワックスの沸騰，埋没材の加熱膨張温度付近ではゆっくり昇温する.

(b) 球状突起

①現象

　鋳造体表面に球状の小球が付着する欠陥である.

②原因

　原型と埋没材のなじみが悪く，埋没過程で原型表面に気泡が付着し，その空洞に溶湯が鋳込まれ鋳造体表面に小球が付着する.

③対策

　埋没過程において，原型に気泡が付着しないように界面活性剤を塗布する，真空練和により気泡を除く，練和した埋没材を塗布する，バイブレーターを用いて片側から埋没材を流し込むなどの方法を併用する.

3) 内部欠陥（鋳巣）

(1) 引け巣

　鋳造合金の凝固収縮により，へこみや穴が鋳造体内部に生じる欠陥であり，収縮孔やミクロシュリンクなどがある. 表面にへこみができるホットスポットと同様の原因で生じる（図8-Ⅱ-17）.

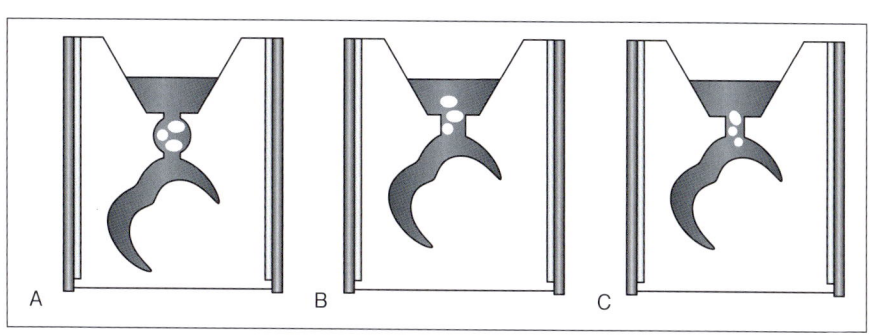

図8-Ⅱ-17　引け巣
A：湯だまり有り，B：太く短い湯道の場合，C：湯だまり無し．

①現象

　収縮孔は，溶湯が十分に供給されない鋳造体内部の最終凝固部に現れる穴である．ミクロシュリンクは，樹枝状晶（デントライト）が成長し，溶湯の流れを阻止するために表面から内部にかけて生じた不定形の凝固収縮孔である．また，結晶粒界に沿って発生する粒界引け巣とよばれる引け巣もある．

②原因

　最終凝固で生じる収縮に溶湯が供給されないために生じる．

③対策

　十分な溶湯が最終凝固部にも供給されるように湯だまりをつけることや，スプルー線を太くすることが必要である．

(2) 気孔

　鋳造体内部にできる気孔であり，ブローホールや背圧多孔がある．

(a) ブローホール

①現象

　ブローホールは，鋳造体内部および表面にできる球形の細孔であり，鋳造体内部から表面につながった微細な穴もある（図8-Ⅱ-18）．

②原因

　溶融合金がオーバーヒートによりガス吸収することが主な原因である．ブローホールでは，凝固時にそのガスが溶存できず，微細な気孔となって鋳造体内部に点在する．その穴が表面まで浮上して凝固するものもある．

③対策

　長時間過熱によるオーバーヒートを避け，ガス吸収しにくい融解を行う．

(b) 背圧多孔（バックプレッシャーポロシティ）

① 現象

　内圧が高いために溶湯が鋳型内のガスを巻き込み，鋳造体内部や表面に気泡による細孔ができたり，鋳造体表面に気泡によるくぼみができたりする（図8-Ⅱ-19）．

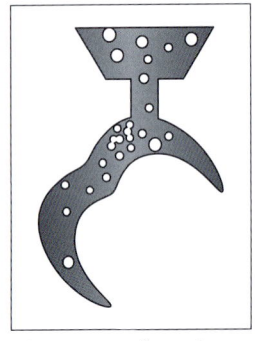
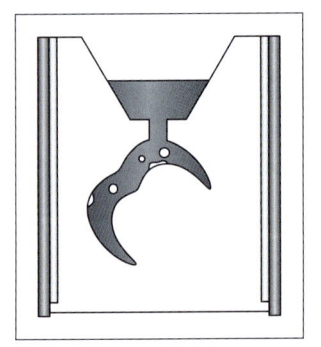

図8-Ⅱ-18　ブローホール　　　　図8-Ⅱ-19　背圧多孔

② 原因

　埋没材の通気性が悪く，鋳型の内圧が高いため，湯回りが悪くなる．

③ 対策

　鋳型内のエアベントの設置や通気性の良い埋没材を用いて内圧を下げる．鋳造圧を高くして湯回りを良くする．

4) 適合不良

(1) 寸法変化

　適合不良は，鋳造体が所定の場所に適合しないことを意味し，寸法変化が主な原因となる場合がある．前述の鋳造収縮の補償によって単純な形状の鋳造体はある程度寸法が補償されるが，内側性と外側性の両者の形状をもつ複雑な臨床的形状の鋳造体では，鋳造収縮の補償が不完全となる場合がある．寸法精度は，印象採得，作業用模型の製作，原型の製作，埋没材の膨張，鋳造収縮，研磨までの一連の工程の総和として現れるため，一つひとつの工程で生じる誤差を最小限にとどめる努力が必要である．

(2) 変形

　鋳造体の変形も適合不良を招く．このような変形は，鋳造前の原型および鋳型の変形によるものと鋳造後の冷却過程で生じる残留応力による変形に分けられる．とくに，鋳造収縮が大きい合金を強度の高い埋没材に鋳込んだ場合には，鋳造体と鋳型の熱膨張差が変形や割れを生じることがあるので冷却速度も考慮しなければならない．鋳造後の硬化熱処理においても，加熱による残留応力の開放と急冷による残留応力の発生が交互に生じるため，変形に留意して熱処理を行わなければならない．

Ⅲ　金属の強化法

1　強化の種類

　一般の金属は，純金属，合金を問わず，塑性加工を施すとその程度に違いはあるが，硬化する．

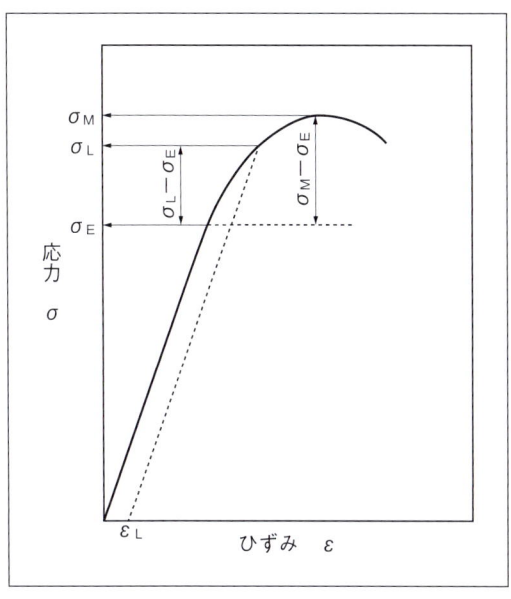

図8-Ⅲ-1 応力-ひずみ曲線
σ_E：弾性限，σ_M：引張強さ，ε_L：永久ひずみ，
σ_L：ε_Lのときの応力．

固溶体合金を形成する場合にも合金化によって硬さと強さを増し，温度変化で固相変態する一部の特殊な合金では，熱処理によって硬く強くすることが可能になる．このような現象をそれぞれ加工硬化，固溶硬化，時効硬化とよんでおり，一般に硬さと強さが増加し伸びが減少する．このような強化法に加え，金属の結晶粒を微細化すると強度が向上する結晶粒微細化強化も金属の強化に利用されている．

2 加工硬化

　加工硬化は，金属が塑性変形すると硬化する現象であり，転位強化ともよばれている．硬さ，強さ，弾性限が増加するが，伸びは減少する．針金の同じ場所を繰り返し折り曲げると折れてしまうのは，加工硬化が生じて伸びが減少したことによる．塑性変形が進み加工度が増すと，すべり変形に伴って転位をはじめとする格子欠陥が蓄積し，格子ひずみが増加して転位のすべり運動が阻害されることで加工硬化が生じる．

　図8-Ⅲ-1に示す引張試験の応力-ひずみ曲線において，永久ひずみε_Lを生じる塑性加工を加えたときの応力σ_Lと弾性限σ_Eの差が加工硬化による弾性限の増加分を示す．すなわち，一旦応力を解除し，再度応力を加えていくと，σ_Lまで弾性域が伸び，弾性限が加工硬化によって増加する．加工硬化の大小は金属によって異なり，引張強さσ_Mと弾性限σ_Eの差が大きいほど加工硬化が大きく現れる．

　このように，加工硬化は弾性限を増加させるため，歯科矯正用ワイヤーや加工クラスプなどの弾性を必要とするものに利用される．これらの加工硬化した金属を再結晶温度よりも高い温度に加熱すると，焼きなまされて加工硬化が取り除かれ，弾性限が低下してしまうので，最小限の加熱に留めることが必要である．

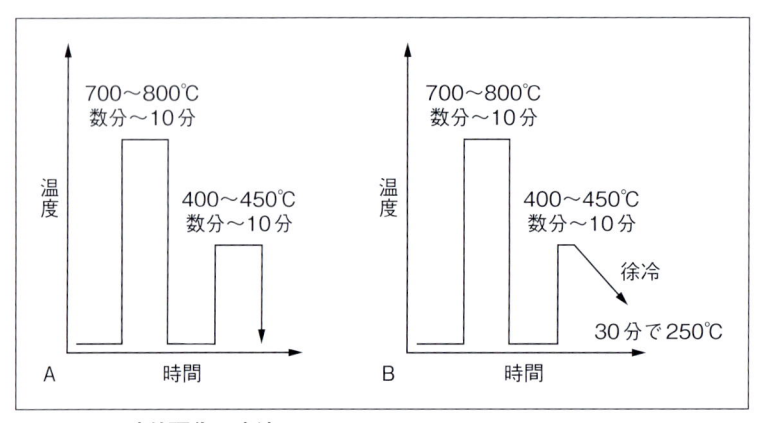

図8-Ⅲ-2　時効硬化の方法
時効硬化処理後の冷却過程．A：急冷，B：徐冷．

3 固溶硬化

　純金属に合金元素が固溶すると，硬さや強さが増加し，伸びが減少する．置換型固溶体では，添加する合金元素の原子半径が異なるほど，またその原子数が同数に近づくほどその効果が大きくなることが知られている．この現象は，固溶硬化，または固溶強化とよばれ，主に歯科用金合金をはじめとする貴金属合金の強化に利用されている．

4 時効硬化

　温度変化によって固相変態する合金のなかに時効硬化するものがある．合金の硬さ，強さ，耐力(弾性限)が増加し，伸びが減少する現象であり，その硬化機構によって析出型や規則型に分けられている．歯科用合金では，主に貴金属合金(タイプ3，4金合金，18K金合金，白金加金，14K金合金，金銀パラジウム合金)の強化に利用されている(20章「歯科用貴金属合金の時効硬化機構」参照)．

　時効硬化を利用した合金の強化方法は，時効硬化の前処理として，溶体化処理を行った後，再加熱による硬化処理(時効処理)を行うのが一般的である．溶体化処理は，700〜800℃で数分〜10分程度加熱した後に水中急冷し，高温安定相を室温に維持する熱処理である．高温安定相は，析出型では過飽和の固溶体，規則型では不規則格子である．

　硬化処理は，固相変態温度以下の400〜450℃で数分〜10分前後再加熱し，第2相の析出や規則格子への変態途上で炉冷や放冷により徐冷する．金合金では，30分で450℃から250℃まで冷却するのが一般的である．徐冷の場合よりも幾分長い時間再加熱した後に急冷しても，同様の時効硬化が得られるが，急冷による変形がないように注意しなければならない．溶体化処理および硬化処理では，いずれも合金の種類によって加熱温度と加熱時間がそれぞれ異なる(図8-Ⅲ-2)．

文献

1) Watanabe A, Jørgensen KD：Thermal expansion of dental casting alloy sand phosphate-bonded investments. Dent Mater J, 5：21-25, 1986.
2) Earnshaw R：The casting shrinkage of cobalt-chromium alloys. Aust Dent J, 3：159-170, 1958.

第9章 セラミックスの成形法

1 他の材料の成形法との違い

　金属は融解・鋳造によって所定形状の緻密体が得られ，さらに塑性加工や切削加工など多様な成形が可能である．またポリマー（レジン）は流動性のあるモノマー（あるいはオリゴマー）の重合や，重合物の熱可塑成形によって目的形状に成形が可能である．それに比べてセラミックスは一般に①融解温度がきわめて高く，融解・鋳造などによる緻密化や成形が困難，②緻密体が硬く脆いため塑性加工や切削加工が困難，という特徴から，独特の成形法が必要となる．

　セラミックスの成形の歴史は古く，土器の時代に遡る．土器は土を野焼きで加熱して固めたものであり，粉末原料を加熱して焼き固める点では現代のセラミックス成形の原点といえる．ただし，土器の時代には現代のように炉（釜）を使うことができず，野焼きであったため，加熱が不十分で土の粒子同士の結合が不十分となり緻密化に至らず，十分な強度は得られていない．炉の発明により1,000℃以上の加熱が可能になると，土の粒子同士が緻密に結合した強度のある陶器や磁器が得られるようになった．このように粉末原料を焼き固めて緻密体を得る手法を「焼結 (sintering)」とよぶ．焼結の特徴は原料粒子の融点以下で長時間加熱することにあり，粒子は融解していないにもかかわらず，長時間をかけて後述のように粒子間の結合部が増大し，空隙は減少する．ジルコニアやアルミナなどのファインセラミックスでも，その製造方法は同じである．

1）原料粉末の充塡と気孔率・焼結収縮

　焼結をすみやかに進めるためには，原料粉末を可能なかぎり緻密に充塡し，粉末粒子同士が密に接した状態にすることが求められる．粉末の充塡密度は粒子の大きさや粒径分布，充塡手法によって大きく変化する．図9-1はジルコニア粉末5gを種々の方法で充塡した状態を示している．単に粉末を投入した状態では図9-1Aのように体積が4.3 cm³と大きく，この状態での密度は1.2 g/cm³にすぎない．このように隙間の空気を含めた全体の体積で計算した密度を「かさ密度」とよぶ．

　一般に振動（タッピング）を与えると図9-1Bのように粉末はやや緻密に充塡され体積は小さくなる．図9-1Cは金型の中で粉末に圧力をかけ，緻密に充塡したもので，密度は3.3 g/cm³と増加する．緻密なジルコニアの密度（真密度）5.68 g/cm³を用いると粉末の充塡率や空隙率を計算できる．図9-1Cの圧粉体でも3.3÷5.68×100＝58（％）が充塡率となり，42％もの空隙が残っていることになる．このように粉末を緻密に充塡するのは困難である．

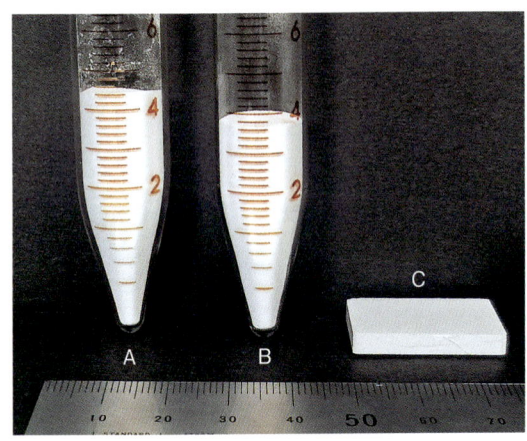

図9-1　ジルコニア粉末の充填状態の比較（各5g）
A：粗く充填（4.3 cm³/1.2 g/cm³）.
B：タッピング充填（3.6 cm³/1.4 g/cm³）.
C：金型で加圧充填（1.6 cm³/3.3 g/cm³）.

2）粉末の理論充填率と焼結収縮

　粉末を単一粒子径の球状粒子と仮定すると，これをランダムに充填しただけでは45％程度の空隙が残り，緻密に充填しても空隙率は36％を下回らないことが知られている．これが2種類の大きさの粒子になると，大小粒子径の比やそれらの混合比を最適化することで空隙率が25％に減少する．粒子径を3種類以上に増加しても空隙率はあまり低下せず，20％以上の空隙が粒子間に残留することが多い．この充填した粉末を緻密になるまで（すなわち内部に空隙がなくなるまで）焼結すると，全体の体積は空隙の分だけ収縮することになる．これが「焼結収縮」であり，セラミックスの製造では避けられない寸法変化となる．

　粉末の充填が不十分で空隙率が大きい状態で焼結すると，焼結収縮が大きくなるだけでなく，焼結時間を長くしても焼結後に空隙（気孔）が残留することになり，焼結体の物性を低下させることになる．そのため，一般にセラミックスの製作では粒子の大きさの種類とその量（粒度分布）を最適に制御し，流動性が高まるよう液体に分散したスラリーで充填する，あるいは圧力を加えて充填するなど，さまざまな方法で可能なかぎり粉末を緻密に充填する工夫が行われる．歯科用陶材の粉末築盛においては，後述するコンデンス法により粉末の緻密充填がはかられている．

2　焼結の原理

　物質の表面には表面エネルギーが存在するが，粉末の状態では表面積が大きいため，同じ重量の緻密体に比べてはるかに大きな表面エネルギーを有することになる．一般に物質は総エネルギーの低い状態ほど安定になるので，総表面エネルギーが減少する，すなわち粉末の表面積を減少させ緻密化する方向に物質移動が起こり，粉末同士が結合してやがて全体が緻密な一塊となる．これが焼結の駆動力となる．

　水に垂らしたインクが徐々に全体に混ざっていくような現象を「拡散」とよぶが，拡散は固体中の原子やイオンなどでも起こる．固体中の拡散は高温ほど速くなるが，粒子内部の原子は周囲の原子から拘束されているため，高温でも拡散は容易ではない．しかし，粒子表面では原子は表面に露出している分，内部に比べて周囲からの拘束が少なく，はるかに拡散速度が高くなる．このため，充填された粉末を高温に長時間保持すると，図9-2に示すように粒子同士の接合部（ネック）や気

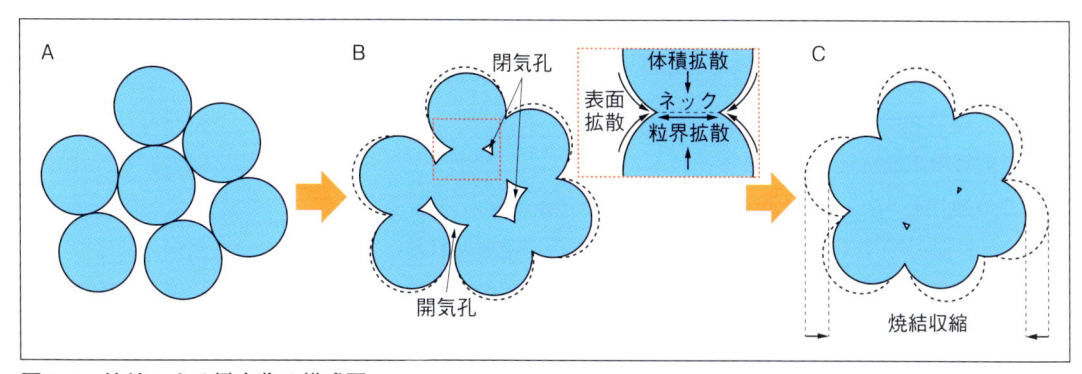

図9-2　焼結による緻密化の模式図
A：粉末充填状態．B：焼結の初期～中期（右上は赤線部の拡大図）．C：焼結後期．

孔に向けて周囲の原子が拡散し，粒子同士の結合が強固になり，緻密化が進行して最終的にはほぼ気孔のない緻密体となる．

1）焼結過程の各段階

　焼結の初期段階では図9-2Bのように粒子接触点に向かって主に表面拡散による物質移動が起こり，ネックとよばれる結合部が成長し，やがてネック同士が連結するようになる．この段階ではまだ多くの空隙が残っており，寸法収縮は大きくない．中期段階では連結して存在する空隙（開気孔）の消失が起こり，空隙率は5～10％にまで減少し，全体の寸法収縮が進んで，独立した気孔（閉気孔）のみとなる．後期段階の図9-2Cでは空隙率が5％以下となり，閉気孔の収縮・消失によりさらに緻密化する．焼結温度を高くすると拡散速度も高くなり焼結が早く進むように思われるが，粒同士の合体による粗粒化が進み，機械的特性の低下や，気孔消失の遅延あるいは分解による気孔の発生が生じるため，適切な温度での焼結が求められる．

2）焼結条件（雰囲気と加熱・冷却）

　粉末の充填や築盛は大気中で行われるため，粒子間空隙には空気が残っている．閉気孔に残留した気体も粒界に沿った拡散で徐々に外部に排出されるため，最終的には空隙は消失に向かうが，内部の気体は緻密化の阻害因子となるため，減圧（真空）下での焼結も行われる．粉末の成形体を減圧することで，粒子間空隙の空気も排気され，焼結過程で生じる独立空隙内部はほぼ真空となり，残留気体による緻密化の障害が少なくなる．

　一般にセラミックスは熱伝導率が低いため，焼結時に急速な昇・降温を行うと，表面と内部で温度差を生じやすい．たとえば，焼結後にただちに炉外に焼結体を取り出すような急冷を行うと，表面はただちに室温に冷却されるが，内部はすぐには冷却されず高温に保たれているため，表面と内部での熱膨張による体積の差からひずみや変形や破壊が生じる危険性があるため，とくに厚みのある成形体では注意が必要である．

3　歯科用陶材の成形

　歯科用陶材は審美性を高めるため，色調や透明度の異なる複数の陶材粉末の築盛と焼成を繰り返し，多層構造に成形されている．

1）粉末の築盛

　陶材粉末は水（または専用液）と混和してペースト状にし，筆やスパチュラを用いて金属やセラミックスのフレーム上に築盛する．製品によってはペースト状態で提供されるものもある．築盛の際には陶材粉末を可能なかぎり緻密に充塡するため，振動を与えて水分や気泡を除去する操作を行う．この操作を「コンデンス」とよぶ．水分を介在させることにより，乾燥状態に比べて粉末が振動により移動しやすくなり，コンデンスによる緻密化を助ける．また，水分の表面張力により築盛物の形状を維持する効果も期待できる．ただし，余剰の水分は焼成時の気泡発生や焼成収縮の増大につながるため，緻密化と同時に余剰な水分を除去することが望まれる．コンデンスは主に陶材ペーストを築盛した後に，保持部などにスパチュラや筆の柄などで軽く振動を与えて，余剰水を布や紙などで吸い取って除去するようにして行う．この際に振動を与えすぎると築盛した陶材が崩れるので，過剰な振動は避けなければならない．

2）焼成

　歯科用陶材は長石と石英を主成分とする長石質陶材であり，高温で焼結して緻密体を得ることは同じであるが，焼結プロセスが一般のセラミックスと若干異なっている．一般のセラミックス（アルミナやジルコニアなど）は結晶質であるのに対し，歯科用陶材はガラス質と結晶質（リューサイト，石英など）が混合した状態にある．ガラス質は結晶質のような原子配列の規則性が乏しく，高温の液相状態の無秩序な構造をそのまま凍結したような構造となっており，非晶質ともよばれる．結晶質では融点で固相から液相に変化して粘度が急激に低下するが，ガラス質では明確な融点をもたず，温度上昇とともに連続的に粘度が低下する特徴がある．

　一般の結晶質セラミックスの焼結では原料粒子は固相状態のままで大きな変形はせず，粒子表界面での拡散で緻密化が進行するため，焼結には長時間の加熱が必要である．ところがガラス質を含む歯科用陶材の焼成過程では，上記のようにガラス質の粘性が若干低下し流動性をもつため，ガラス質の粘性流動によっても粒子間の結合や緻密化が進行するため，短時間の加熱で緻密体が得られる．陶材の場合には一般に焼結ではなく，焼成とよばれる．

3）陶材焼成条件（温度と雰囲気）

　陶材焼成は温度，加熱速度，焼成雰囲気を制御できる専用の電気炉を用いて行われる．コンデンスした陶材粉末は水分を含有しており，これをただちに加熱すると，水蒸気の発生により気泡の発生や築盛した陶材粉末の崩壊につながる可能性があるため，炉の入口で予熱し，乾燥した後に炉内に投入される．その後，50℃/分程度で比較的緩やかな加熱速度で所定の焼成温度（一般に900〜1,000℃）まで加熱される．焼成は炉内を約5 kPaの減圧状態〔大気圧（101.3 kPa）から96 kPaを減圧した状態〕にする減圧（真空）焼成と，大気圧下での焼成（大気焼成）があり，陶材の種類により使い分けられる．一般に陶材本体を構成するオペーク，デンティン，エナメル陶材などは緻密化を優先して減圧焼成される．滑沢な表面を必要とするつや出し（グレーズ）や着色（ステイン）用陶材では，大気焼成により表層が短時間に融解し，ガラス質が流動して平滑な表面が得られる．またつや出し用の陶材を塗布せず，母材の陶材のみを短時間，高温で大気焼成して行うこともあり，セルフグレージングとよばれる．

　コンデンスした築盛体中の水分は乾燥過程で蒸発し，水分が占めていた体積は空隙となる．焼成

によって築盛体は緻密化するため，空隙の体積分が陶材の焼成収縮となる．一般的に27〜45％の体積収縮（11〜15％の線収縮）を示すため，築盛時には収縮分を考慮して大きめに築盛する必要がある．

4）形態修正

歯科用陶材は脆く，加工による亀裂が全体の破壊を起こしやすいため，形態修正はダイヤモンドやカーボランダムなど硬度の高い砥粒を用いて低荷重で行う必要がある．研磨表面を滑沢にするため，形態修正後にグレーズ焼成を行うことが多い．

4　陶材焼付冠の製作

鋳造や電鋳，CAD/CAMにより製作された金属冠表面に強固な陶材の結合を得るためには，金属表面に適切な処理を行う必要がある．鋳造では埋没材，CAD/CAMでは切削片などが付着している可能性があり，表面の清浄化や機械的結合の向上，形態修正のため，サンドブラストやダイヤモンド，カーボランダムポイントなどで研削・研磨が行われる．その際には研削・研磨材や被削材の残渣が陶材の結合を低下させないよう，十分な洗浄が必要である．

1）ディギャッシング

ディギャッシング（degassing）は鋳造体内部のガスや表面の吸着汚染物質を揮散させるために行ったのが名称の由来であるが，現在は陶材との結合を増加させるために金属冠表面に酸化膜を形成する処理をさす．形成する酸化膜は緻密で薄いものが望ましく，厚すぎる酸化膜はかえって結合強度の低下を招く．金合金の場合は大気または減圧下で1,000℃弱で5〜10分程度の処理を行うことが多い．卑金属合金は酸化しやすいため，酸化膜を形成する目的でディギャッシングを行う必要はない．

2）酸洗浄

研削・研磨後やディギャッシング後の表面の清浄化や過剰な酸化膜の除去のため，酸処理を行うことがある．洗浄には硫酸やフッ化水素酸，それらの混合物が用いられる．この際に超音波洗浄を併用すると強い清浄効果が得られる．ただし，洗浄に用いる酸はいずれも強酸であり，とくにフッ化水素酸は毒性が強いため，取り扱いには注意を要する．

5　新しい歯科用セラミックス，ガラスセラミックスの成形

上述の陶材の成形は歯科技工士の技量に大きく依存し，多数の工程を経るため製造期間も長く必要とされる．近年は，金属修復物の精密鋳造と同様にロストワックス法に基づく加圧プレス法やCAD/CAM法による切削加工など新たな成形法を用いることで，成形プロセスの短縮がはかられている．また，従来法では焼結収縮による大きな変形がセラミックス系材料の宿命であったが，これらの手法では目的形状に近い形状が正確に得られる点も注目されている．

1）ガラスセラミックス（結晶化ガラス）の加圧成形法

ガラスは熱力学的には結晶より不安定な状態のため，適切な条件で熱処理をすると，より安定な結晶が内部に析出する．この現象を利用して製作されるのがガラスセラミックスであり，結晶化ガラスともよばれる（歯科用陶材も内部にリューサイト結晶を含むため，ガラスセラミックスの一種

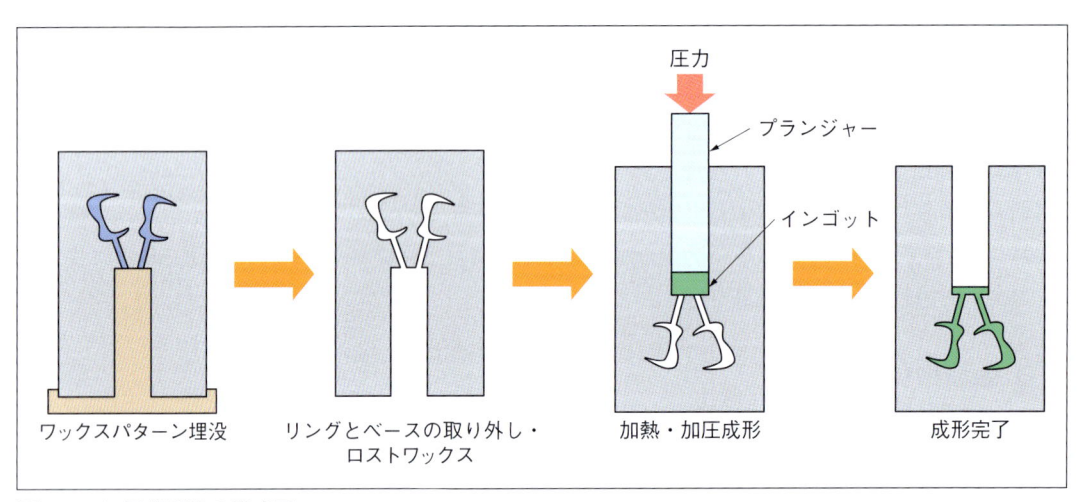

図9-3　加圧成形法の模式図

といえる)．結晶化後もマトリックスとしてガラス相が残留する．ガラスは明確な融点をもたず，昇温とともに連続して粘度が低下し，粘性流動を示すようになる．この状態で「鋳造」するのが加圧成形法である．

　ロストワックス法により鋳型を製作し，鋳造する点では金属の精密鋳造と同じであるが，ガラスセラミックスの流動性は加熱・軟化させた状態でも金属に比べてきわめて低いため，加熱した状態で加圧成形する必要がある．加熱条件やプレス圧を制御できる専用の装置を用いて，軟化させたガラスセラミックスのインゴットを鋳型内に注入する．図9-3は加圧成形法の概略を示している．

　ワックスアップと埋没は，インゴットと注入用プランジャーの寸法に合わせたベースを用いて行う．ガラスセラミックスの流動性を考慮してスプルーは短く，また注入圧に耐えるため，パターンから埋没材の壁面までの厚みを考慮する必要がある．埋没材硬化後にリングとベースを取り外してワックスを焼却し，インゴットとプランジャーをセットした後に加圧成形装置にセットして，所定スケジュールに沿って加熱と加圧を行う．ガラスセラミックスの熱伝導率が低いため，インゴットの加熱は緩やかに行われ，900℃，5気圧程度の温度と圧力で鋳型内に注入される．そのため鋳型には耐熱性と強度が必要となり，リン酸塩系の埋没材が多く用いられる．なめられを防止するため，プレス後も数分程度は加圧を継続させる．

　修復物そのものの製作のほか，CAD/CAM法で製作されたジルコニア修復物の表面被覆などにも加圧成形法が用いられることがある．

2）多孔質セラミックスへのガラス浸透法

　アルミナ，スピネル($MgAl_2O_4$)，ジルコニアなどの微粉末のスラリーを耐火模型上に築盛すると，スラリー中の水分が模型に吸収され，模型表面に緻密な粉末の層が形成される(この手法は「スリップキャスト法」といわれ，セラミックス粉末の成形にしばしば用いられる)．この築盛体を模型ごと焼成する．このとき，完全に緻密化しない程度の低い温度で焼成すると，粉末は多孔質の状態(図9-2Bの状態)となる(この状態では焼結収縮は小さく，寸法変化は無視できる)．この残留した気孔に後からガラス質を浸透させることで強度のある緻密体を得るのがガラス浸透法である．ア

ルミナやジルコニアなど高強度のセラミックスを骨格に使いながら，通常の陶材築盛に近い手法や焼成温度で緻密体が得られるのが特徴である．

　CAD/CAMの普及により多孔質焼結体の既製ブロックを切削加工し，ガラス浸透する方法に切り替わった．長石質陶材に比べて強度は高いものの，アルミナやジルコニアの緻密焼結体に比べると強度が劣る．CAD/CAMの普及でこれらの高強度セラミックスを直接加工できるようになった現在では使用頻度は低い．

3) CAD/CAMによる切削加工

　CAD/CAMによるセラミックス系材料の切削加工は，緻密焼結体を切削する場合と，圧粉状態や半焼結（多孔質）状態の固化体を，焼結収縮を考慮して大きめに切削し加工後に焼結する場合がある．前者は焼結による寸法変化の影響を受けないため寸法安定性は高いが，硬く脆いセラミックス系材料の切削は高コストであり，加工時間も必要となる．後者は切削が容易であるが，20％を超える焼結収縮を考慮した成形が必要であり，高い寸法精度を求める歯科修復材料では，その補正が困難であった．しかし，CAD/CAMの進歩により，完全焼結していない多孔質状態のセラミックス（あるいは粉末の固化体）を，焼結収縮を予測して大きめに切削加工し焼結後に目的の形状になるよう成形することが可能となったため，現在では後者の加工法が主流となっている．詳細については第13章「歯科用CAD/CAMシステム」を参照されたい．

第10章 接合技術

I 接合技術概論

1 歯科における接合技術の利用

　材料同士あるいは歯と材料との接合技術は，修復物や補綴装置の製作や，成形修復材と歯質との接着ならびに歯冠補綴装置の支台歯への合着・接着などに必要不可欠であり，歯科臨床を支える重要な基盤要素技術の1つである．歯科における接合は，歯（エナメル質，象牙質）という生体硬組織を対象にすることが多く，また金属とセラミックスあるいは金属とレジンなど，異なる材料を接合することが多いのが特徴である（表10-I-1）．したがって，接合強度や接合界面の耐久性には多くの材料学的現象が複雑に関与するため，接合技術を有効に活用するためには，材料科学の広範な基礎的知識とそれらを基盤とした応用技術を修得する必要がある．また，異種の材料を接合するに際しては，適切な前処理を行わなければならないことが多く，表面化学の基礎的な知識や技術も必要となる．

表10-I-1　歯科治療において利用されている接合技術の例

接合技術の適用例	被着体①	被着体②	適用される接合技術の名称
歯冠欠損部の成形修復	歯（エナメル質・象牙質）	コンポジットレジン，グラスアイオノマーセメント	接着
修復物・補綴装置・矯正装置と歯の接合	歯（エナメル質・象牙質）	金属，セラミックス，コンポジットレジン	合着・接着
補綴装置（ブリッジ，クラスプなど）・矯正装置の製作	金属	金属	ろう付け　溶接　鋳接
陶材焼付冠の製作	金属	陶材（セラミックス）	溶着
レジン前装冠の製作	金属	硬質レジン	接着
レジン床義歯の修理	レジン	レジン	接着

表10-I-2　化学結合の種類と結合エネルギー

結合の種類	結合	結合間距離（Å）	結合エネルギー（kJ/mol）
一次結合	イオン結合 共有結合 金属結合	1～2	600～1,200 60～800 100～350
二次結合	水素結合 　O-H…O 　C-H…O 　O-H…N 　N-H…O 　N-H…N 　N-H…F 　F-H…F	2～4	25 8～13 17～30 8～13 25 21 30
	ファンデルワールス力 　配向力 　誘起力 　分散力	2～6	4～20 <2 0.08～40

（日本接着歯学会，2002[1]，137より）

2　接合の基礎

1）接合にかかわる結合

　歯を含めた材料の接合は，機械的結合と化学結合によって達成される．機械的結合は，機械的維持，嵌合効力または投錨効果などといわれる．たとえば，木は地上にみえる幹や枝からなる構造体を多数の根を複雑に地中に張り巡らせることにより，大地に機械的に維持させている．また，紙を画鋲で壁に留めたり，部材をボルト締めしたりするのも，機械的結合のわかりやすい例である．

　一方，化学結合は原子や分子の間に生じる結合力によって生じる．表10-I-2に示すように，広義の化学結合には強い結合である一次結合（イオン結合，共有結合，金属結合）と，それらよりも弱い結合である二次結合（水素結合，ファンデルワールス力）に大別される．金属材料のろう付けや溶接では金属結合が生じて接合されるが，接着材を用いた接着では二次結合の生成が主となる場合が多い．

2）接着と合着

　歯科では接着と合着という用語があいまいに使用されている場合が多い．合着を広義にとらえる立場では，合着とはセメント材料を用いて歯の窩洞や支台歯に修復物や補綴装置を接合することをさす．この場合，使用するセメントの種類やセメントと歯あるいはセメントと材料との間に生じる結合の種類（機械的結合，化学結合）は問われない．しかし，本書では合着を狭義に定義し，接着と区別している．すなわち，セメントを用いた接合が機械的結合のみで達成される場合に「合着」，機械的結合に加えて化学結合が生じている場合に「接着」という用語を使用している（121ページ参照）．

3）ぬれ性と接触角

　歯質と材料との接合には，接着材や合着材の使用が不可欠である．また，金属のろう付けでは，ろうを使用して2つの母材を接合する．このとき，被着体同士が接着材やろうの介在によって良好

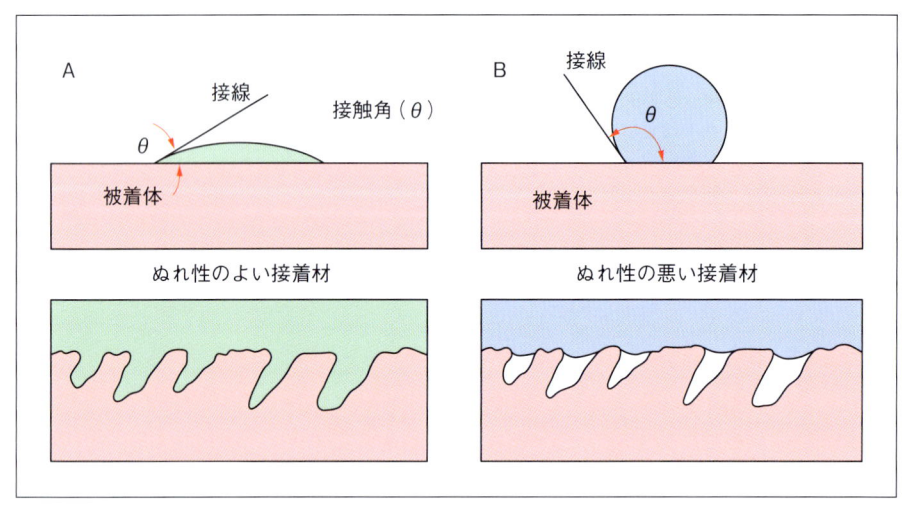

図10-I-1　被着体に対する接着材のぬれ性と接触角
A：ぬれ性がよく，接触角が小さい場合.
B：ぬれ性が悪く，接触角が大きい場合.

に接合されるためには，塗布された接着材や融解したろうが被着体の表面をぬらす必要がある．すなわち，接着材が被着体の表面を容易に流れ，被着体表面の小さな凹凸のすみずみまで流れ込んだり，あるいは融解したろうが母材間の狭い間隙に流れ込んで凝固しなければならない．

　被着体表面の原子は，その上に原子が存在しないため，周りをすべて他の原子で囲まれた被着体内部の原子に比べて表面エネルギーが高く，表面の原子は同じ原子あるいは他の原子と結合しようとする．その結果，被着体の表面に1滴の接着材を滴下すると，被着体表面は接着材を引き寄せようとする．これがぬれという現象である．

　接着材が被着体の表面をぬらす能力は，1滴の接着材を被着体表面に滴下したときに形成される接触角（θ）を測定することによって評価することができる（図10-I-1）．ぬれがよいほど接触角は小さくなる（図10-I-1A）．この場合，被着体表面と接着材に含まれる分子との相互作用が強いため，接着材の硬化に伴って被着体との間に化学結合の生成が期待できる．また，接着材が被着体表面の小さな凹凸に流れ込んで硬化するため，機械的結合も同時に得ることができる．逆にぬれが悪い場合は，被着体表面と接着材との相互作用よりも接着材分子間の凝集力のほうが大きく，被着面と接着材の間に化学結合の生成は期待できない．また，被着体表面の凹凸のすみずみまで接着材が流れ込まないので，大きな機械的結合を得ることもできない（図10-I-1B）．

　このように，被着体表面に対する接着材のぬれ性は，接着の良否を左右する重要な性質である．また，接着ばかりでなく，母材に対する融解したろうのぬれ性（227ページ参照），メタルコーピングに対する陶材のぬれ性（230ページ参照）など，材料の接合時にはぬれ性が重要な役割を果たすことが多い．

4）接合構造物の接合強さと破壊様式

　接合した構造物の強度は，接合強度ばかりでなく被着体の強度などのバランスによって決定される．また，真の接合強度を得るのは困難なことが多く，接合構造物の破壊強さを測定して，この値

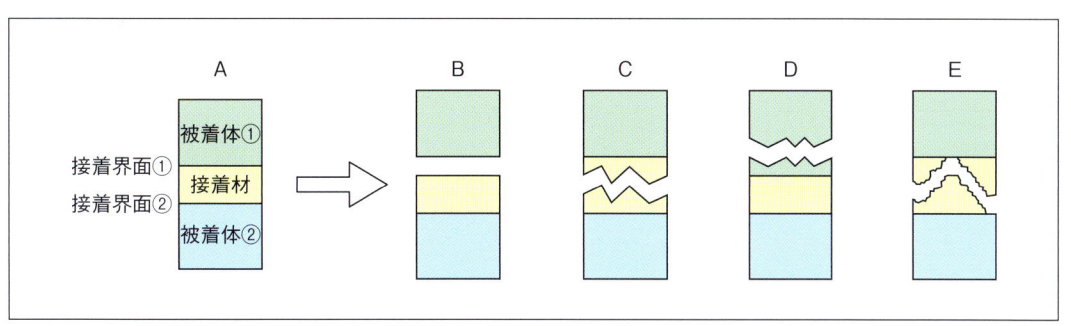

図10-I-2　接着構造物の接着強度と破壊様式
A：接着強度測定前の接着構造物.
B：接着界面①での界面破壊.
C：接着材層での凝集破壊.
D：被着体①での凝集破壊（被着体破壊）.
E：混合破壊（接着材層での凝集破壊と界面①, ②での界面破壊の混在）.

を接合強度としている．接着構造物を例にとって説明すると，図10-I-2に示すように接着の強度は接着界面①，②における接着材と被着体との結合強度（機械的結合と化学結合の総和），接着材の強度あるいは被着体①，②の強度のうち，最も低い値となる.

　たとえば，図10-I-2Aに示す接着構造物に引張力を加えた場合，被着体①と接着材との結合強度が最も低いとすると，界面①で剥離が生じる．このときに観測された最大強度が接着強度となり，破断面は界面①での界面破壊の様相を呈する（図10-I-2B）．また，接着材の強度が最も低い場合，あるいは被着体①の強度が最も低い場合は，接着材層あるいは被着体①での凝集破壊が生じ，このときの最大強度が接着強さとなる（図10-I-2C, D）．界面①での結合強度と接着材の強度が近似している場合は，界面破壊と接着材層での凝集破壊が混在した破壊がみられる（図10-I-2E）．これを混合破壊という．接着構造物が破壊した場合は破壊面をよく観察し，どのような破壊様式がみられているのか，あるいはどの部分が最も弱いのかを知ったうえで，補修などの対策を講じる必要がある.

5）接合でよく使用される被着体の前処理

　接合強度を向上させるために行われる金属やセラミックスなどの被着体の代表的な前処理法として，サンドブラストと酸エッチングがある．サンドブラストとは，コンプレッサーによる圧搾空気を用いて被着体の表面に砂，アルミナあるいはガラスなどの硬い微粒子を高圧で吹き付け，その表面を機械的に削る処理である．一方，酸エッチングは酸溶液を用いて被着体の表面を化学的に溶解する処理である．ガラスや陶材に対してはフッ化水素酸，金属に対しては塩酸や硫酸あるいはそれらの混合液が用いられる.

　これらの処理によって，①表面に存在する汚染物質の除去に伴う表面の清浄化（接着材などのぬれ性の向上に寄与），②表面の粗糙化による接着面積の増大と機械的結合の増大（接合強度の向上に寄与）などの効果が期待できる．とくにサンドブラストはさまざまな被着体に適用可能であり，表面に微細な凹凸を短時間で簡単に形成できるため，接合の前処理に多く利用されている重要な操作である.

歯科における接合技術各論

　前述したとおり，歯科では①接着，②合着，③ろう付け，④溶接，⑤鋳接，⑥溶着（金属と陶材との接合）など，さまざまな接合技術を駆使して歯の成形修復や修復物・補綴装置・矯正装置の製作を行っている．接着は，接着材を用いて同種の材料同士ばかりでなく異種の材料同士を比較的容易に接合できる特徴をもつ．歯科では，歯に修復物や補綴装置を接着して治療することが多く，接着は歯科臨床で最も重要な接合技術の1つとなっている．合着は，歯と材料間に化学結合が期待できないため，接着と比較すると接合強度や耐久性に劣る．金属同士の接合には，工業的にも利用されているろう付け，溶接，鋳接などの接合技術が補綴装置や矯正装置の製作に用いられている．また，金属と陶材を接合する技術（溶着）を用いて，靭性を有する金属と審美性に優れた陶材のよさを生かした補綴装置（陶材焼付冠など）も製作されている．以下に，おのおのの接合技術の理論や実際の接合方法について詳しく述べる．

1　接着

1）コンポジットレジン修復における接着技術

　歯質の欠損を人工物で補う治療法のうち，直接，患者の口腔内で材料を歯冠形態に成形して硬化させるのが直接法で，用いる成形修復材（第6章Ⅰ「成形修復材」参照）のなかでも，コンポジットレジンは①初期の流動性・賦形性，②硬化の迅速性，③歯質の代替となる強度と安定性，④周囲歯質と調和した審美性に優れ，他材料に比べて使用頻度が高い．

　一方で，レジン材料は疎水性が高いため，そのままでは親水性の歯質の表面に安定に接触させることができない（211ページ，2「接合の基礎」参照）．ここでは，コンポジットレジンの接着にかかわる重要な歯質の構造，レジンと歯質の親和性を改善する手法，コンポジットレジンと歯質の結合状態を解説し，コンポジットレジン修復にかかわる接着システムの変遷を説明する．

（1）歯質の構造の特徴

　コンポジットレジンの接着で対象となる歯質の部位は，浅い窩洞の充填ではエナメル質に限局されるが，深い窩洞のようにエナメル質と象牙質にまたがる場合もある．エナメル質と象牙質は，ハイドロキシアパタイトを主体とする硬組織である点では共通しているが，解剖学的構造，機械的性質，化学的性質の違いは顕著であり，接着に際しては歯質の構造を理解しておくことが大切である．

　エナメル質は，重量で95％を占める無機質のほとんどがハイドロキシアパタイトで，残りをタンパク質などの有機質が占め，水はほとんど含まれない．象牙質に比べてエナメル質のハイドロキシアパタイトは結晶性が高いため弱酸では脱灰されにくく，とくに表面の結晶無配向層で耐酸性が高い．リン酸や塩酸のような無機強酸やEDTAのようなキレート剤には脱灰され，観察される方向によってエナメル小柱が配向した均一構造あるいは鱗状の特徴的な構造がみられる．小柱とそれを囲む小柱鞘とでは酸に対する感受性が異なるため，酸エッチングによって凹凸が生じる．

　一方，象牙質は，重量で約7割をハイドロキシアパタイト，約2割をⅠ型コラーゲン架橋体に代表される有機質，残りの1割を水が占める．エナメル質に比べてハイドロキシアパタイトの結晶性

が低く，有機酸などの弱酸でも溶解されやすい．コラーゲン線維は酸によって可逆的に膨潤するものの溶解はされない．ただし，固有の三重らせん構造が酸性下で不安定になると加水分解を受けやすくなる．コラーゲン線維のネットワークを，ハイドロキシアパタイトのマトリックスが埋める複合構造を基本とし，歯髄腔から放射状に延びる多数の象牙細管が貫く．髄腔内圧は大気圧よりも高いので，開口した象牙細管からは内部の液が滲出し，接着を阻害する．象牙細管壁の管周象牙質と細管の間の管間象牙質では，コラーゲン線維束の走向やハイドロキシアパタイトの結晶性が異なる．このように，エナメル質に比べて構造が複雑であり，水分に富むことも特徴である．

(2) 歯質接着の3工程

接着の原則は，接着材が被着体に十分ぬれ広がり，その状態で硬化して十分な強度をもつことである．そのためには，被着面が清浄で，接着材に対するぬれ性がよく，接着材が確実に硬化する必要がある．コンポジットレジンの歯質接着ではこれらに対応して，エッチング，プライミング，ボンディングという一連の3工程がある．

(a) エッチング

接着に必要な接着材成分の「ぬれ」をもたらす力は，主に水素結合やファンデルワールス力のような非常に弱い分子間力であるため汚染の影響を受けやすく，単分子層程度の汚れでもぬれは阻害される．加えて，切削直後の歯面は切削屑（図10-Ⅱ-1A，10-Ⅱ-2A）で覆われており，接着材成分の歯質表面への浸透・到達が阻害される．象牙質の場合，コラーゲンの残渣も含む切削屑は歯面への付着が強く，スミヤー（smear）とよばれる．この切削屑を酸によって溶解・除去するとともに，その下の歯質表面を若干脱灰する操作をエッチング（etching）または酸エッチング（acid etching）とよぶ．エナメル質と象牙質とでは酸に対する感受性が異なるので，可能なかぎりそれぞれに適したエッチング方法を選択することが望ましい．

エナメル質表面のエッチングでは，無機強酸である約40%の正リン酸を30秒程度作用させ，水洗，エアブロー乾燥する．これにより切削屑が除去されて新鮮なエナメル質が現れると同時に，エナメル小柱由来の凹凸が現れ表面は粗糙化される（図10-Ⅱ-1B，C）．

象牙質はエナメル質に比べてハイドロキシアパタイトの結晶性が低く酸に溶解されやすい．過剰なエッチングでコラーゲン層が厚く露出すると接着の失敗につながるおそれがあるので，象牙質のエッチングには，10%のクエン酸や酸性接着性モノマー溶液のような有機弱酸を用いる．スミヤー層が除去されると，象牙質表層には象牙細管が開口する（図10-Ⅱ-2B，C）．また，脱灰により表層のハイドロキシアパタイトが溶出し，酸に不溶のコラーゲン線維だけが薄くスポンジ状に残った状態となる．このコラーゲン層は水を失うと緻密なゲル状になり，その後のレジン成分の浸透を阻害するので，露出させたコラーゲンは原則として湿潤状態に保ち乾燥させない．

(b) プライミング

被着面が親水性のままでは，疎水性のレジン材料（ボンディングレジン，コンポジットレジン）が接着しない．とりわけ，エッチング後の象牙質の被着面では無機質のハイドロキシアパタイトと有機質のコラーゲンが湿潤状態で混在し，レジンとの親和性が低い．そこで，これらとレジンとの親和性を高める成分を「下塗り」してぬれ性の改善をはかる．この操作をプライミング（priming）といい，用いる処理剤をプライマーとよぶ．親水性の被着面をレジンと親和性の高い疎水性に改質

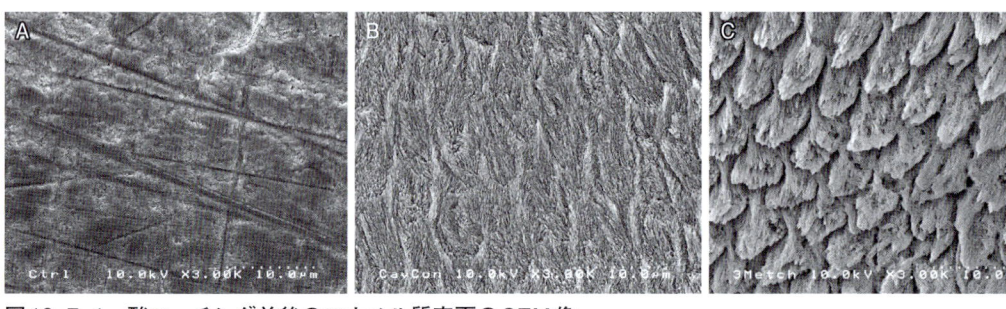

図10-Ⅱ-1　酸エッチング前後のエナメル質表面のSEM像
A：エッチング前．切削直後の表面に特別な構造はみられない．
B：弱酸（ポリカルボン酸）エッチング後．エナメル小柱由来の鱗状の構造が現れる．
C：強酸（リン酸）エッチング後．小柱鞘部の脱灰が進み，鱗状構造が明瞭になる．小柱先端に無数のハイドロキシア
　　パタイト結晶の露頭がみられる．
（北海道医療大学　加我正行先生のご厚意による）

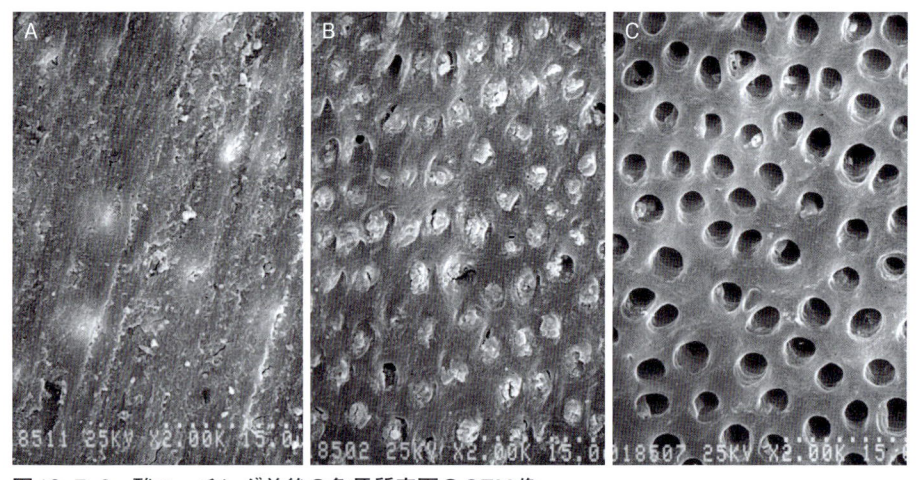

図10-Ⅱ-2　酸エッチング前後の象牙質表面のSEM像
A：エッチング前．切削で生じたスミヤー層に覆われている．
B：弱いエッチング後．スミヤー層が除去され象牙細管が現れるが，細管はデンチナルプラグで閉
　　塞されている．
C：強いエッチング後．象牙細管の開口が明瞭になる．脱灰された表面は露出したコラーゲン層に
　　覆われて滑らかにみえる．
（北海道医療大学　大野弘機先生のご厚意による）

するために，図10-Ⅱ-3に示すような機能性モノマーがプライマー成分として含有される．この分子は，親水性の被着面と化学的に結合する親水性または接着性官能基と，レジンと共重合する疎水性の重合性官能基が，疎水性連結鎖の両端に結合した構造を特徴とする．機能性モノマーが結合した被着面は，重合性官能基で覆われた状態となり疎水的な表面に改質される．

　エッチングにより露出した象牙質コラーゲンは，乾燥して収縮するとレジン成分が十分に浸透しない．そこで，水酸基（–OH基）を有する水溶性の中性モノマー，2-ヒドロキシエチルメタクリレート（HEMA）（図10-Ⅱ-4）の溶液を含むプライマーを作用させてコラーゲンの膨潤状態を維持し，コラーゲン線維間にレジンが浸透する空隙を確保する．若干収縮したコラーゲンも，HEMA

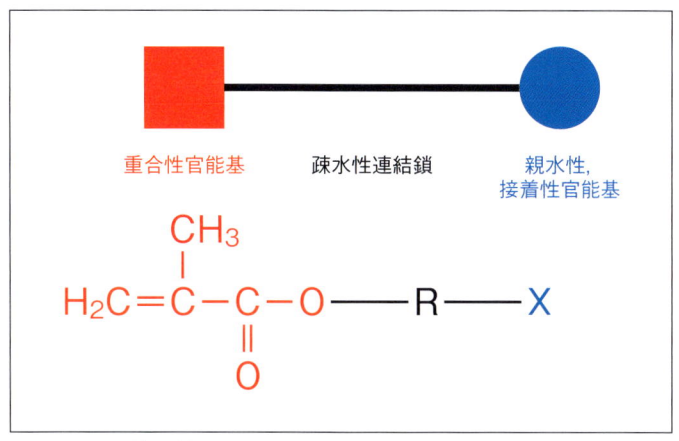

図10-Ⅱ-3　機能性モノマーの構造

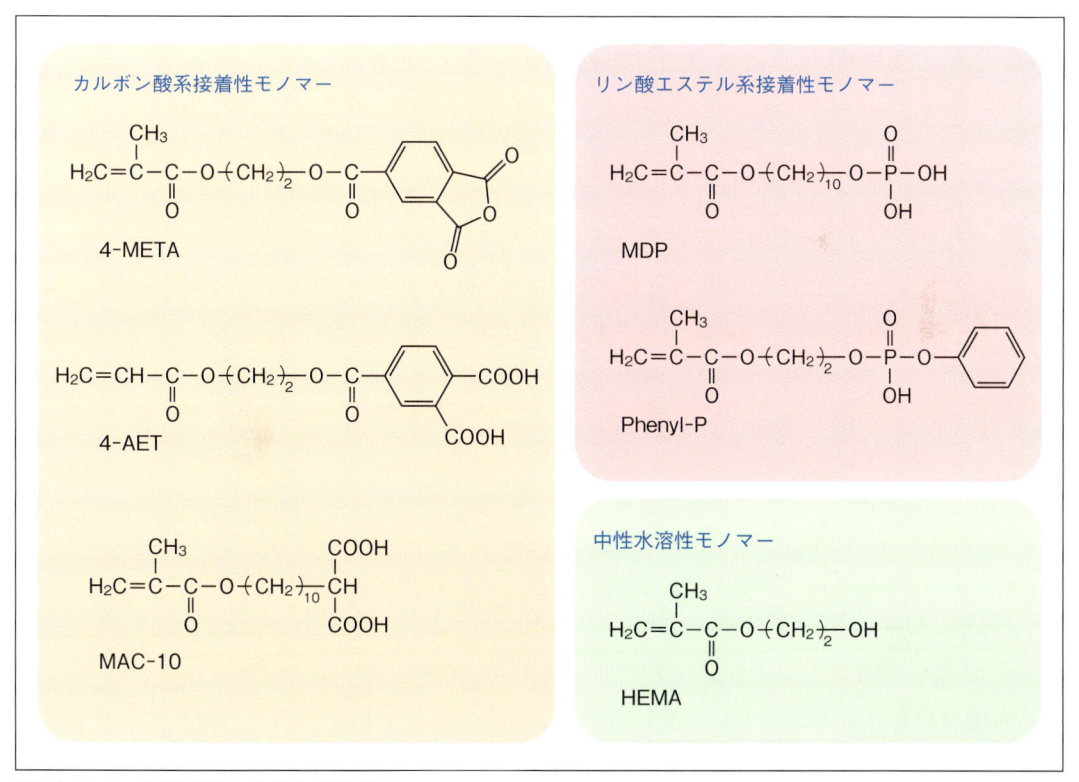

図10-Ⅱ-4　歯質接着に有効な機能性モノマー

が膨潤状態を回復させることが知られている．HEMAの水酸基がコラーゲンの極性基と水素結合し，逆末端の疎水基（重合性官能基）がレジン成分との親和性を高めている．近年は，アレルギーが問題視されるHEMAの代わりに，アミノ酸誘導体の機能性モノマーを使うこともある．

　一方，ハイドロキシアパタイト部に対しては，酸性官能基であるカルボキシ基（–COOH）やリン酸エステル基（–O–（P＝O）（OH）$_2$）を有する酸性接着性モノマーが有効である．解離した酸性官能

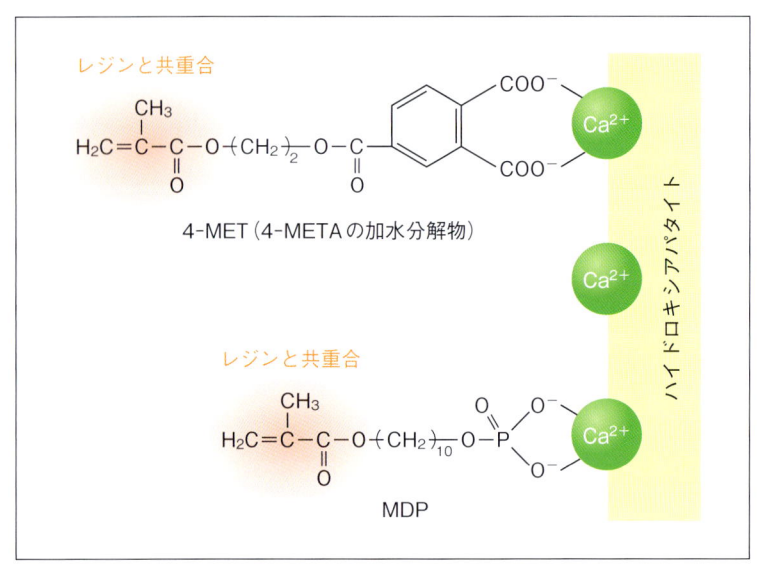

図10-Ⅱ-5　モノマー酸性官能基と歯質アパタイトの結合

基（陰イオン）が，ハイドロキシアパタイトのCa^{2+}とのイオン結合で歯質と強固に結合すると考えられている（図10-Ⅱ-5）．代表的なカルボン酸系接着性モノマーとしては4–META，4–AET，MAC–10などが，リン酸エステル系接着性モノマーにはMDP，Phenyl–Pなどがある（図10-Ⅱ-4）．接着性モノマー分子内の酸性官能基が歯質表面と結合すると逆末端の重合性官能基が外側を向くため，被着面は疎水性の表面に変化する．この結果，レジン成分に対するぬれ性が向上する．

　酸性接着性モノマーを成分に含むプライマーは，象牙質のハイドロキシアパタイトに対して穏やかなエッチング能も有する．エッチングとプライミングを兼ねることから，セルフエッチングプライマーとよばれる．

　象牙質とは対照的に，エナメル質は水を含まず，象牙質のような複雑なプライミングを行わなくても，エッチング・水洗後のエアブロー乾燥でレジンモノマーが十分にぬれ広がる状態となる．このため，エナメル質に対してプライミングは行わないのが一般的である．

（c）ボンディング

　エッチング，プライミング後の歯面に，コンポジットレジンに近い組成の結合材を塗布する．直後に修復材料としてのコンポジットレジンと結合させることから，この工程をボンディング（bonding）といい，この結合材をボンディング材とよぶ．基本組成はコンポジットレジンのベースモノマーに希釈モノマーを加えたもので，若干量のフィラーと接着性モノマー，製品によっては光増感剤が配合されている．歯質とコンポジットレジンの間の薄い移行層として両者を強固に結合させる．ボンディング材はレジンセメントと成分が類似しており，コンポジットレジン用のレジンセメントと考えることもできる．

　ボンディング材塗布後は軽く光照射し，ただちにコンポジットレジンで成形し，重合していく．プライミングされた歯面に広がって重合したボンディング材は，コンポジットレジンとも共重合する．これによりコンポジットレジンが歯質と強固に結合する．

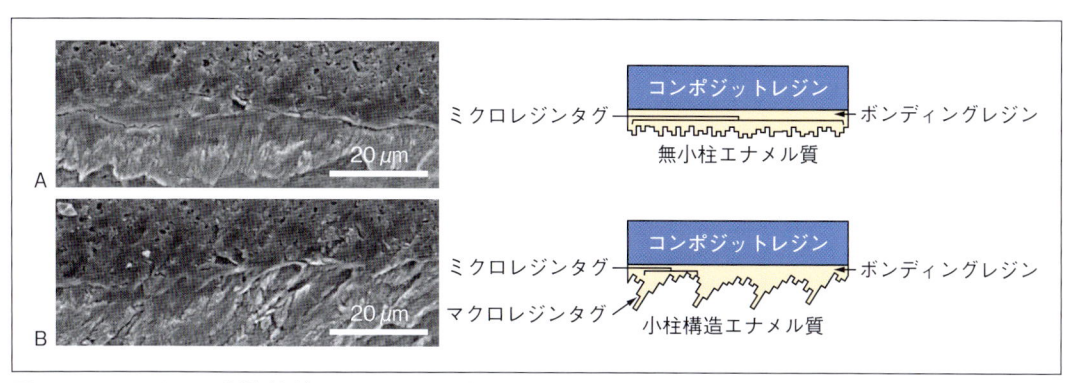

図10-Ⅱ-6 エナメル質接着断面のSEM像と模式図
A：表層の無小柱エナメル質への接着.
B：内部の小柱構造エナメル質への接着.
脱灰されやすい小柱鞘の深い凹部および露出したハイドロキシアパタイト結晶の微細な凹凸部にレジンが侵入した,マクロおよびミクロなレジンタグにより結合している.
（SEM像は北海道医療大学 加我正行先生のご厚意による）

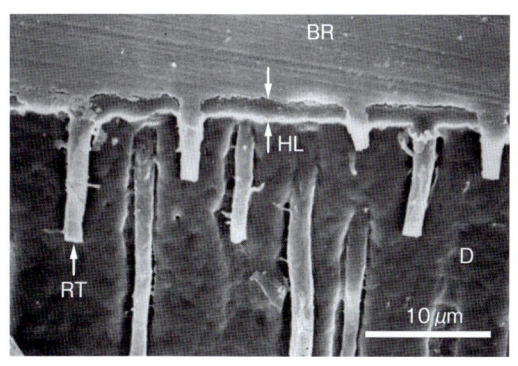

図10-Ⅱ-7 象牙質接着層断面のSEM像
未脱灰象牙質（D）とボンディングレジン（BR）の間に2 μm程度の樹脂含浸層（HL）が形成されている. また, 象牙細管にボンディングレジンが浸入したレジンタグ（RT）がみられる. 接着層の構造が明瞭になるよう, 象牙質部分が若干脱灰されている.
（北海道医療大学 大野弘機先生のご厚意による）

（3）歯質接着界面の構造

　コンポジットレジンと歯質の間に形成される接着層の構造は, 被着歯質部位によって異なる. 接着層断面の特徴的な構造をエナメル質と象牙質に分けて説明する.

　エッチング後のエナメル質表面には, 小柱鞘構造由来のマクロな凹凸構造に, エナメル質ハイドロキシアパタイト微結晶由来のミクロな凹凸構造が重なった, 特徴的な二重構造をもつ. エッチング, 乾燥後のエナメル質表面にボンディング材が隙間なくぬれ広がった後に硬化し, 表面の凹凸構造にボンディグ材レジンが嵌合した構造がみられる（図10-Ⅱ-6）. マクロ, ミクロな凹凸と嵌合した構造をそれぞれマクロレジンタグ, ミクロレジンタグとよぶ. ボンディグ材には若干量の接着性モノマーが配合されており, エナメル質に対して化学結合と機械的結合の双方が寄与している. コンポジットレジンはボンディング材層の上に広がっている.

　エッチングで脱灰された象牙質に残ったコラーゲン層は, プライミングにより線維間のレジン透過性が保たれ, ここにボンディング材に含まれるレジンモノマーが浸透・硬化することで, コラーゲン線維とレジンマトリックスの複合構造が形成される. この層を樹脂含浸層とよぶ（図10-Ⅱ-7）. 層の厚さはエッチング, プライミングの条件によって異なり, 1 μm以下の薄いものから

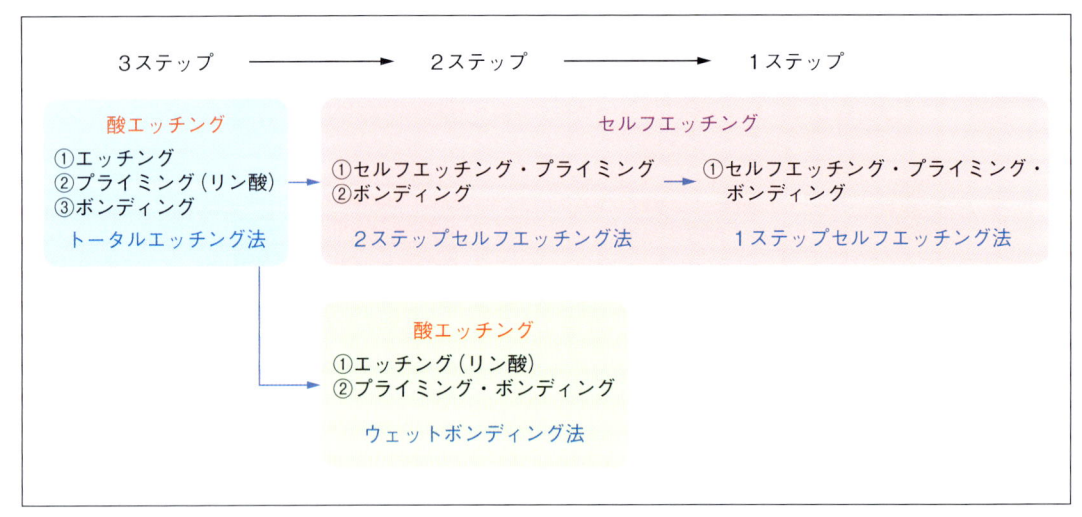

図10-Ⅱ-8　接着システムの簡略化
(接着歯学会, 2015[2], 132より改変)

10μm近い厚いものまで幅がある．樹脂の浸透が不完全な部位ではコラーゲンが加水分解を受けて破断しやすくなることに加え，コラーゲンとレジンの複合層の強度は層下の未脱灰象牙質，層上のボンディングレジン硬化体のいずれよりも低いため，樹脂含浸層は確実に形成させるとともにその厚さは薄いほうが望ましい．この意味で，過剰なエッチングでコラーゲン層を厚く露出させることは避けるべきである．これとは別に，開口した象牙細管に侵入したレジンが硬化した構造（レジンタグ）が，接着強度の向上に部分的に寄与するとも考えられており，過剰なエッチングによって細管開口部が漏斗状に広がると，嵌合効力が低下することに注意したい．

(4) 象牙質接着システムの変遷

　エナメル質に比べて複雑な象牙質に対する接着にはさまざまな工夫が重ねられてきた．象牙質接着システムの変遷を図10-Ⅱ-8に示す．象牙質接着システムは，エッチング，プライミング，ボンディングの3工程に忠実な3ステップのシステムに始まった．初期のプライマーには必ずしも接着性モノマーは含まれていなかったが，それぞれの工程を確実に行うので信頼性が高かった．やがて，操作の簡便化が望まれ，まず2ステップ化がはかられた．これには，エッチングとプライミングの工程をまとめる方法（2ステップセルフエッチング法）と，プライミングとボンディングの工程をまとめる方法（ウェットボンディング法）がある．

　2ステップセルフエッチング法では，プライマー成分に酸性接着性モノマーが配合され，溶媒の水で解離した酸の働きで象牙質を穏やかに脱灰すると同時に，脱灰先端部で象牙質に定着して表面を疎水化する．プライマーにはHEMAも添加されているので，脱灰で露出したコラーゲンも同時に処理される．このシステムでは脱灰とプライミングの先端が一致するので，ボンディング材レジンが深層部まで浸透し，数μmの厚さの樹脂含浸層が確実に形成されるという特長をもつ．日本ではこの方法が主流である．

　ウェットボンディング法では，リン酸エッチング，水洗後にエアブローはしない．代わりに表面

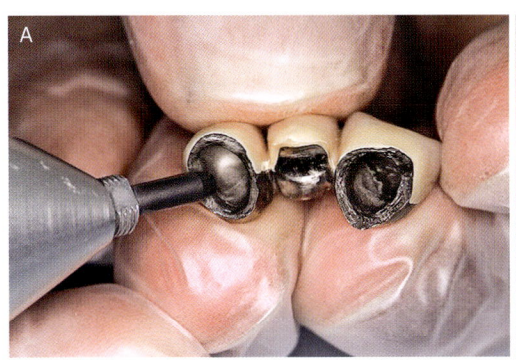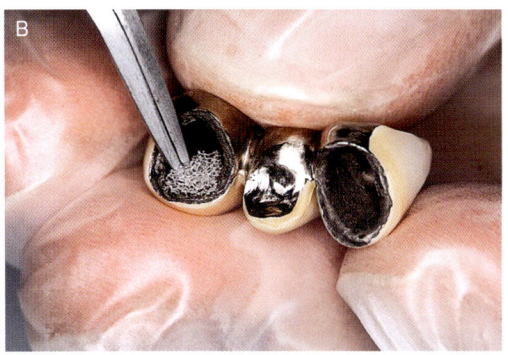

図10-Ⅱ-9　金属製修復物・補綴装置の被着面処理
A：アルミナサンドブラスト処理，B：金属接着性プライマー処理.
（接着歯学会，2015[2]，157より）

の水滴を綿球などで除去し（ブロットドライ），HEMAを含むボンディングレジンモノマーのアセトン溶液でエッチング後の水を置換して，コラーゲン線維間にボンディングレジンを導入する．最初のエッチングをリン酸で行うため，生じる樹脂含浸層は厚い．主として欧米で普及している．

　近年は，エッチング，プライミング，ボンディングそれぞれに必要な成分を1材にまとめた1ステップセルフエッチング法が，省力化を目的に普及している．しかし，エッチング成分の酸解離に必要な水とボンディングレジンモノマーが分離した不均一状態になりやすい，各成分の作用の順序・程度が明らかでない，接着強度・安定性が2ステップシステムに比べて優れているとはいえないなど，改良の余地が残されている．

2）金属製修復物・補綴装置を用いた歯冠修復における接着技術

　レジンセメントを用いてメタルインレーを窩洞に接着したり，金属冠やブリッジを支台歯に接着したりする手法は，歯科臨床で広く一般的に行われている（122ページ，図6-Ⅲ-1参照）．レジンセメントは歯と金属との間に介在し，双方に接着する必要がある．接着操作前には，歯質と金属被着面の両方に対する表面処理が必要となる．

（1）歯面処理

　歯面処理法はコンポジットレジン修復における処理と基本的に同じである．通常，それぞれのレジンセメントに付属している専用のセルフエッチングプライマーを用いた処理を施し，カルボン酸系あるいはリン酸エステル系の接着性モノマーを含むレジンセメントと接着させる．

（2）金属被着面の処理

　金属の被着面は，修復物・補綴装置を窩洞や支台歯に試適後，粒径約50μmのアルミナ粉末を用いてブラストを行い，被着面を粗糙化するとともに汚染物質を機械的に除去する（図10-Ⅱ-9A）．処理後は油分を含まないエアで被着面を清掃する．その後，被着面に金属接着性プライマーを塗布する（図10-Ⅱ-9B）．金属接着性プライマーは，金属に化学的に結合する接着性モノマーをアルコールやアセトンなどの揮発性溶媒に溶解した金属表面処理剤である．金属接着性プライマーに含まれる接着性モノマーの種類は数種類あるが，いずれの接着性モノマーも，レジンセメントの重合時に共重合する重合性官能基（メタクリロイルオキシ基など）と金属と化学的に結合する極性基（接

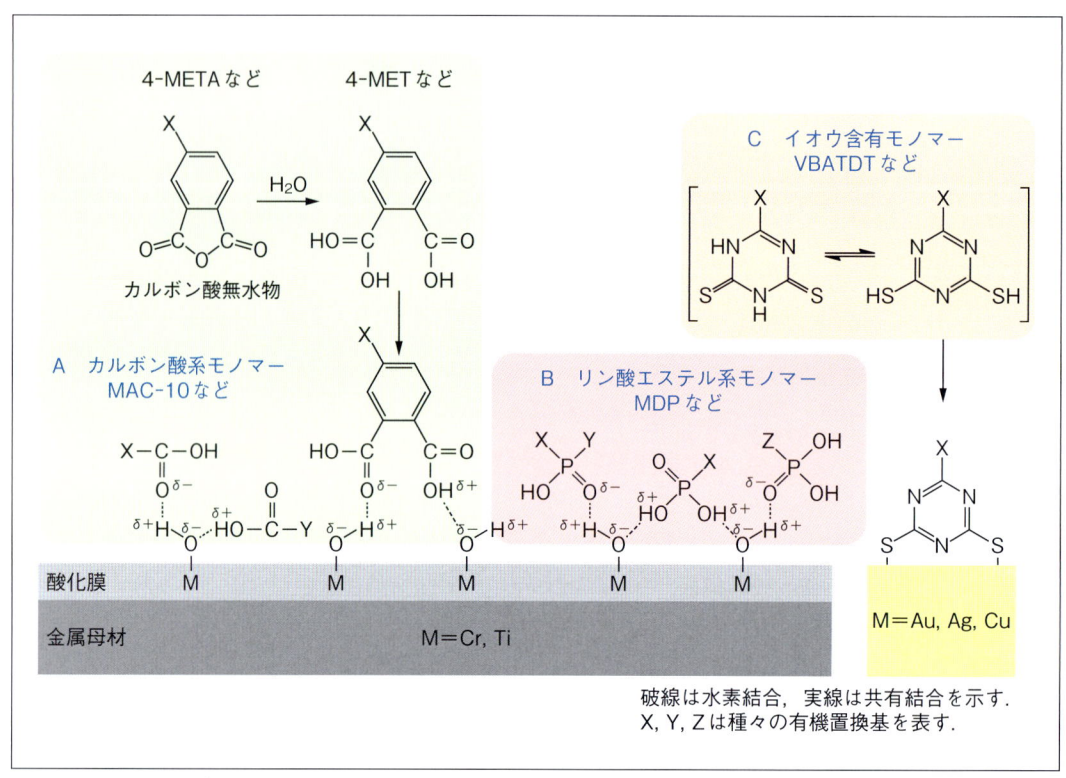

図10-Ⅱ-10　金属プライマーに含まれる接着性モノマーと金属との化学的接着
（接着歯学会，2015[2]，156より一部改変）

着性官能基）が疎水性連結鎖で結合された共通の構造を有する（図10-Ⅱ-3）．極性基の構造は，卑金属用と貴金属用で大きく異なる．

　卑金属に化学的に結合する接着性モノマーは，極性基にカルボキシ基（–COOH）またはリン酸エステル基（–O–P（=O）（OH）$_2$）を有し，それぞれカルボン酸系モノマー，リン酸エステル系モノマーと称される．これらは，接着性レジンセメントに配合されている歯質接着性モノマーと同じ化合物である（図10-Ⅱ-4）．コバルトクロム合金やチタン合金などの卑金属合金の表面にはクロムやチタンの酸化物からなる不動態皮膜（薄く保護性の高い酸化膜）が存在し，さらにその最表層には空気中の水分が化学吸着して表面水酸基（–OH）が生成されている．卑金属用の金属接着性モノマーの極性基に含まれるカルボキシ基やリン酸基は，表面水酸基と水素結合を形成し，化学的に結合しているものと考えられている（図10-Ⅱ-10A，B）．卑金属合金の被着面に対するアルミナサンドブラストとエアブローの後，蒸留水中で10分ほど超音波洗浄する方法も有効である．この方法では，表面の洗浄作用のみならず，水中で不動態皮膜の熟成に伴う表面水酸基の密度が増大し，より多くの接着性モノマーとの結合が期待できる．

　一方，貴金属合金の表面には不動態皮膜は存在しない．貴金属に化学的に結合するモノマーは，極性基にチオン（=S），チオール（–SH）およびジスルフィド（–S–S–）など，イオウ原子を含む化学構造を有する（121ページ，図6-Ⅱ-19参照）．イオウ系官能基を有する接着性モノマーは，イオ

ウ原子を介して貴金属合金の成分であるAu，Ag，Pd，Cuとの間に共有結合性の結合を形成して化学的に結合していると考えられている（図10-Ⅱ-10C）.

　金属接着性プライマーのなかには貴金属と卑金属の双方に有効なプライマーも存在する. たとえば，卑金属に結合する接着性モノマー（4-META，MAC-10など）と貴金属に結合する接着性モノマー（VBATDT，MTU-6など）の両方を配合したプライマーも開発され，両用プライマーとして臨床で使用されている.

3）セラミック製修復物・補綴装置を用いた歯冠修復における接着技術

　近年，金属が有する本質的な審美性不良の問題や金属アレルギー性疾患を有する患者の増加ならびにCAD/CAMなどのセラミックスに適した加工技術の発達によって，セラミック製の修復物・補綴装置を歯科治療に使用する頻度が増加する傾向にある. レジンセメントを用いたセラミック製修復物・補綴装置の歯の窩洞や支台歯への接着は，基本的には金属製修復物・補綴装置の場合と同様である. しかし，被着面の処理に使用するプライマーの成分が金属用とは大きく異なる. また同じセラミックの範疇でも，シリカ系ガラスセラミックス（長石質陶材，二ケイ酸リチウムガラス，リューサイト強化ガラスなど）と非シリカ系セラミックス（アルミナ焼結体，ジルコニア焼結体など）では，前処理に使用される接着性プライマーに含まれる有効な接着性モノマーの種類が異なる.

　レジンセメントを用いた接着操作の前処理は，金属の被着面と同様である. 試適後のセラミック被着面は，①水洗　→　②フッ化水素酸などを用いた酸エッチングあるいはサンドブラスト　→　③エアブローによる残留ブラスト粒子の除去　→　④プライマー塗布の順で処理され，レジンセメントで窩洞あるいは支台歯に接着される.

　シリカ系ガラスの被着面処理に用いるプライマーに含まれる接着性モノマーは，シランカップリング剤である. 代表的なシランカップリング剤であるγ-メタクリロイルオキシトリメトキシシラン（γ-MPTS）の化学構造を図10-Ⅱ-11Aに示す. γ-MPTSは水分の存在下で極性基を構成するメトキシ基（-OCH$_3$）が加水分解し，シラノール基（Si-OH）とメチルアルコールを生じる（図10-Ⅱ-11B）. 一方，シリカ系ガラスセラミックスや他の酸化物セラミックスの表面には，卑金属合金の不動態皮膜（酸化膜）と同様に，水が化学吸着して表面水酸基（-OH）が存在する. シランカップリング剤のシラノール基は材料の表面の水酸基と脱水縮合し，シロキサン結合（-Si-O-Si-）を形成して結合する（図10-Ⅱ-11C，D）.

　非シリカ系セラミックスであるジルコニア焼結体やアルミナ焼結体の被着面は，シランカップリング剤を含むプライマーで処理するよりも，卑金属合金と同様にリン酸エステル系の接着性モノマーであるMDPを含むプライマーで処理したほうが，高い処理効果が得られることが知られている. この場合，MDPのリン酸基がセラミック表面の水酸基と水素結合していると考えられている（図10-Ⅱ-10B参照）.

4）コンポジットレジン系修復物・補綴装置を用いた歯冠修復における接着技術

　間接法で製作されるコンポジットレジンインレーや硬質レジンジャケットクラウンは，シリカ系ガラスセラミックスと同様な被着面処理を施し，レジンセメントを用いて歯の窩洞や支台歯に接着される. 最近では，CAD/CAM用ハイブリッドレジンブロックを切削加工してインレーやクラウンを製作することも多い.

図10-Ⅱ-11　シランカップリング剤（γ-MPTS）の陶材表面への結合

　これらのコンポジットレジン系材料のサンドブラスト後の被着面は，ガラスフィラーが表面に多く露出しているため，シリカ系ガラスセラミックスと同じような表面となる．したがって，シランカップリング剤を含むプライマーを塗布して乾燥させた後，レジンセメントを用いて窩洞や支台歯に接着される．シランカップリング処理する前にリン酸処理（洗浄）を加えることにより，接着強さが向上することも知られている．

2　金属の接合

　金属同士の接合には，①ろう付け，②溶接，③鋳接がある．ろう付けは，融解したろうを母材の隙間に流し込んで凝固させる．このとき，母材の融解は生じないか，生じたとしても接合界面の近傍に限局している．これに対して，溶接は母材を積極的に融解して接合する技術である．鋳接は，鋳造を利用した金属の接合技術である．一方の部材に直接ワックスアップしたパターンを一括して埋没・鋳造すると，両者を接合することができる．ろう付けや溶接によって異種の金属を接合することも可能であるが，歯科技工では局部電池の形成と異種金属接触腐食の発生を避けるために，同種の金属を接合することを原則としている．以下に，それぞれの接合技術について詳しく述べる．

1）ろう付け

　ろう付けとは，接合しようとする金属材料（母材）よりも低い温度で融解するろう付け用合金（ろう）を融解して母材の間に流し込み，凝固させることによって母材を接合する方法である．融解したろうは毛細管現象によって母材の間隙に流れ込むが，このときにろうの原子と母材表層部の原子が相互に拡散し，合金化することによって強固な接合が達成される．ろうと母材との融解温度の差

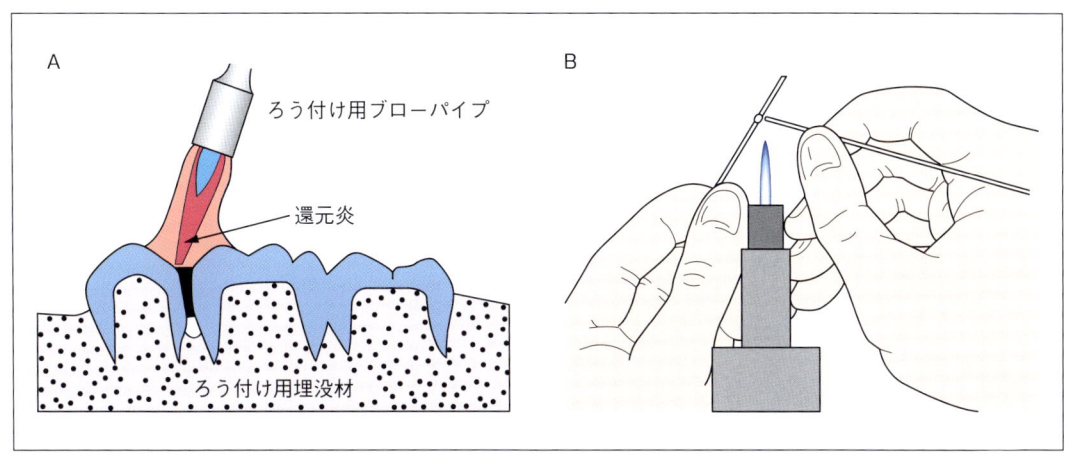

図10-Ⅱ-12　歯科で用いられているろう付け法
A：埋没ろう付け法（固定ろう付け法），B：自在ろう付け法.

が大きい場合は，金属原子の拡散は生じにくいため，機械的結合が主となる.

　歯科で行われているろう付け方法は，母材を埋没材で固定して接合する埋没ろう付け法（固定ろう付け法）と，金属線を手にもって固定し接合する自在ろう付け法の2つに分類される（図10-Ⅱ-12）.埋没ろう付け法は，母材同士の位置関係に大きな誤差が許されないブリッジなどの補綴装置の製作に用いられる.自在ろう付け法は矯正装置の製作に用いられることが多い.

（1）ろうの種類と所要性質

　ろうの所要性質を表10-Ⅱ-1に示す.所要性質①はろうの成分・組成は母材とは異なることを意味し，所要性質②と③はろうの成分・組成が母材とできるかぎり近似していなければならないことを意味している.表10-Ⅱ-2に鋳造用合金（母合金）と使用するろうの成分・組成を示す.歯科で使用されているろうは，その液相点が450℃以上であるものがほとんどで，硬ろうに分類されている.代表的なろうとして金ろう，金銀パラジウム合金ろう，銀ろうがあるが，それらの対象となる母合金と成分・組成が近似しており，融解温度を下げるために銅，亜鉛，インジウムなどの卑金属が多めに配合されていることがわかる.例外として，矯正装置を製作する場合は，ステンレス鋼線やコバルトクロム合金線を組成の異なる銀ろうで自在ろう付けすることが多い.これは線材の局部を歯科用トーチの炎で高温に加熱できないことや，矯正装置の口腔内での使用期間は補綴装置に比べると短く，さらに必要に応じて取り外しが容易にできるためである.

（2）埋没ろう付けの工程と使用する材料

　熱源として最も利用されているブローパイプを用いたブリッジのろう付け工程（埋没ろう付け法）を図10-Ⅱ-13に示す.以下に各工程の操作と使用される材料について説明する.
①作業用模型上で分割鋳造したブリッジを仮着する.このとき，ろう付け間隙（母材間の距離）は溶融したろうが毛細管現象で流れ込みやすい0.05〜0.2 mm程度とする.ろう付け間隙がこれよりも広すぎても狭すぎても，融解したろうは母材間によく流れ込まない.母材の仮着には，スティッキーワックスや焼却残渣が残らない常温重合レジンを用いる.
②仮着したブリッジは，ろう付け部だけ露出した状態で埋没し，位置関係を固定する.ろう付け用

表10-Ⅱ-1　ろう付けに使用されるろうの所要性質

	所要性質
①	融解温度が母材より50〜200℃低い
②	強度，色調，唾液中での電位が母材と近似している
③	融解したろうの母材に対するぬれ性と流れがよい

表10-Ⅱ-2　歯科用合金とろうの成分・組成と液相点

合金・ろう	成分・組成（質量%）								液相点（℃）
	Au	Pt	Pd	Ag	Cu	Zn	In	他	
ISOタイプ4金合金	70	2	3	8	16	1			945
金ろう（16K）	67			10	13	4	6		760
陶材焼付用金合金	84	11	1	1				3	1,200
金ろう（前ろう）	82	2	4	7			5		1,060
金ろう（後ろう）	75			5	12	2	2	4	750
白色金ろう*	40				17	17		Ni17, Mn8	975
金銀パラジウム合金	12		20	46	20			2	930
金銀パラジウム合金ろう	18		15	34	29	4			820
銀ろう**				53	28	19			750

*白色金ろうは卑金属合金（コバルトクロム合金）のろう付けに使用
**銀ろうはステンレス鋼線やコバルトクロム合金線のろう付けに使用

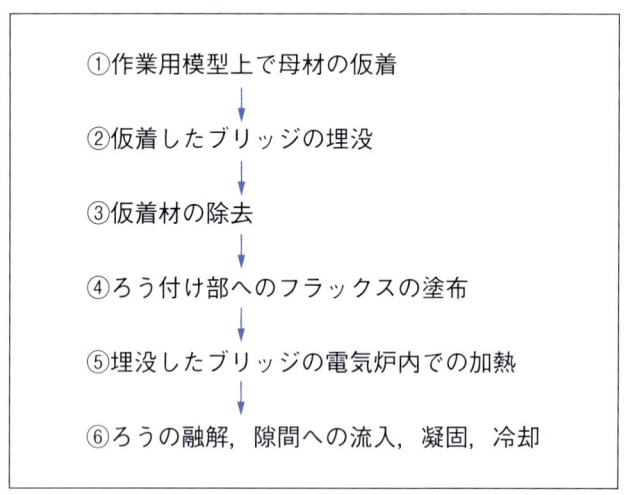

①作業用模型上で母材の仮着

②仮着したブリッジの埋没

③仮着材の除去

④ろう付け部へのフラックスの塗布

⑤埋没したブリッジの電気炉内での加熱

⑥ろうの融解，隙間への流入，凝固，冷却

図10-Ⅱ-13　ブローパイプを用いたブリッジのろう付け工程

埋没材には，ろう付け間隙が変化しないように，硬化膨張は小さいことが必要である．また同様に，加熱膨張は母材と同じように生じることが要求される（図10-Ⅱ-14）．石膏系埋没材の耐火材は石英が主であるが，加熱膨張を母材と近似させるためにクリストバライトも添加されている．前ろう付け法で陶材焼付ブリッジを製作する場合は，ろうの融解温度が1,000℃を超えるので，リン酸塩系埋没材が使用される．

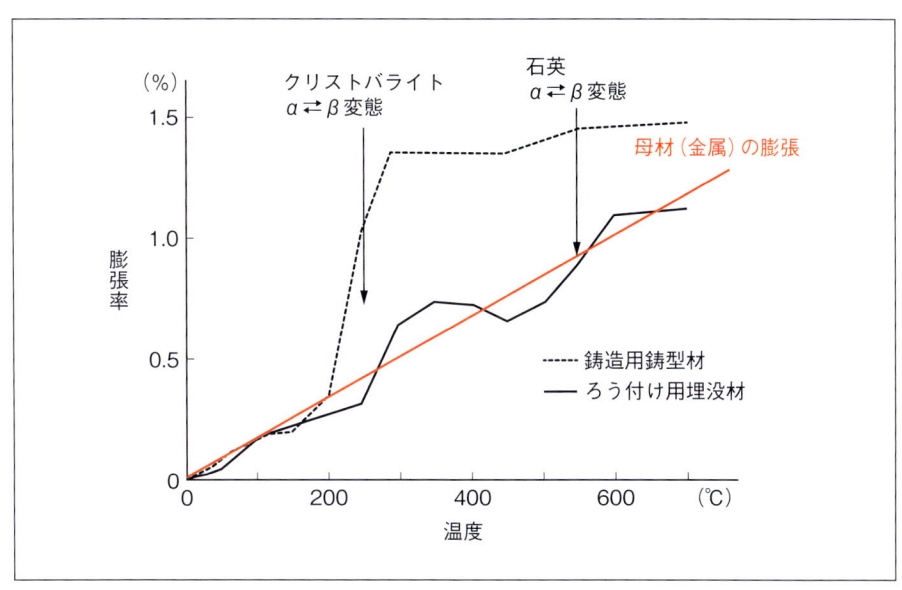

図10-Ⅱ-14　母材（金属）と埋没材の加熱膨張
（長谷川二郎ほか，2005[3]より一部改変）

③仮着材がスティッキーワックスである場合は，熱湯でこれを除去する．

④ろう付け部にフラックスを塗布する．フラックスには，ろう付け時の加熱による母材の酸化防止と酸化物除去の作用があり，融解したろうのぬれ性と流れをよくする化合物である．融解温度が900℃以上のろうを使用する場合は，フラックスとしてホウ砂（無水塩，$Na_2B_4O_7$）とホウ酸（H_3BO_3）を含む粉末あるいはペーストを用いることが多い．ホウ砂はろうよりも低い温度（878℃）で融解し，ガラス状の被膜を形成して母材の酸化を防ぎ，また酸化物を低融点の物質に変化し除去する．たとえば，酸化銅はホウ砂と次に示す反応を起こして除去される．

$$Na_2B_4O_7 \ + \ CuO \ \rightarrow \ 2NaBO_2 \ + \ Cu(BO_2)_2$$

融解温度が900℃よりも低いろうの場合は，ホウ砂にホウフッ化カリウム（KBF_4）やフッ化カリウム（KF）を加えたフラックスを使用する．母材がコバルトクロム合金やステンレス鋼などの卑金属合金である場合は，酸化膜が安定でホウ砂では除去が困難であるため，これらの酸化物との反応性が高いフッ化物を主成分とするフラックスを用いる．

　融解したろうが不必要な部位に流れ，接合強度や耐食性が低下するのを防ぐために，アンチフラックスを塗布する場合がある．ろうの流れを制限するアンチフラックスとして，グラファイト（黒鉛）やルージュ（酸化鉄を油脂で固めた研磨材）などが用いられている．

⑤埋没ブロックを電気炉に入れ，全体を均一に加熱する．

⑥埋没ブロックを電気炉から取り出し，ブローパイプの還元炎を用いてろうを加熱する（188ページ，図8-Ⅱ-5参照）．融解したろうは温度の高い方向へ流れるので，ブローパイプを操作して目的とする部分にろうが流れるように誘導する．ろうが間隙全体に流れたら加熱をやめ，そのまま徐冷する．

　後ろう付け法で陶材焼付ブリッジを製作する場合は，ブローパイプの火炎によって陶材の失透や
クラックが生じる可能性がある．このような陶材の損傷を避けるために，電気炉を熱源とした炉内
ろう付けを行うことがある．埋没ブロックを電気炉内で均一に加熱した後，いったん炉内から引き
出してろう付け部にろうを置き炉内に戻してろう付けする．

　最近では，ろう付け用熱源として赤外線を用いたろう付け器が普及してきている．赤外線を集光
してろう付け部を加熱する方式で，きわめて短時間で局所的に加熱することができ，酸化を抑制で
きる特長を有している．

（3）ろう付けの特徴

　ろう付けの長所としては，①母材をほとんど融解することなく接合できる，②ワンピースキャス
トでは良好な適合が得られない3歯単位よりも長いブリッジでも，良好な適合を得られる，③最適
な条件下では，金属結合による高い接合強度が得られる，④比較的作業が簡単で仕上がりが美し
い，⑤ろうと母材の融解温度が異なるので，再ろう付けや取り外しが可能であるなどがあげられ
る．一方，短所としては，①母材と成分・組成が大きく異なるろうを用いた場合は，母材とろうと
の間で局部電池を形成して異種金属接触腐食を生じること，②加熱を伴う作業であるため，不用意
にオーバーヒートすると部材の焼きなましや変形の原因となることなどがあげられる．

2）溶接

　2つ以上の金属部材（母材）を加熱・融解後に凝固させることにより，金属結合を形成して接合す
る技術を溶接または融接という．溶接の特長は，ろう付けのように異種の金属（ろう）を使用する
必要がなく，局部電池の形成による異種金属接触腐食を起こさないことである．溶接の手法は熱源
によって，①ガス溶接，②電気抵抗溶接，③アーク溶接，④レーザー溶接，⑤電子ビーム溶接など
に分類されるが，歯科では電気抵抗溶接，アーク溶接およびレーザー溶接が多く利用されている．

　図10-Ⅱ-15に電気抵抗溶接の原理を示す．溶接する金属部材を2つの電極（溶接ヘッド）で加圧
し，溶接電源を用いて大きな電流（I）を流す．このとき，金属の部材自体の抵抗（R）によって
ジュール熱（$Q=R \cdot I^2$）が発生し，部材の局所を加熱することができる．とくに，部材を重ねた部
分（接合部）は電気抵抗が非常に大きくなるので，発熱量が多くなり融解した部材同士が接合され
る．補綴装置の保定や矯正装置の仮着などに使用されている．

　アーク溶接は，電極と金属部材の間でアーク放電を起こすことによって局所的に加熱して溶接す
る手法である．義歯の修理や矯正装置の製作に使用される．

　レーザー溶接は，光エネルギーを利用して材料の局所を加熱する手法である．照射したレーザー
光は金属部材の表面で吸収され，変換された熱エネルギーにより部材が加熱・融解する．歯科技工
におけるレーザー溶接には，出力が高く焦点径が絞れるNd：YAGレーザーが多く用いられている
（第12章「治療用機器」参照）．レーザー溶接の特徴は，①直径3mm程度の部材の局所を加熱する
ことができること，②瞬時に部材を融解できることなどである．金属の微小部を加熱できるため，
近くにポーセレンやレジンが存在していても，それらを撤去することなく溶接できる．また，瞬時
に微小部の金属を融解して溶接するため，熱による変形が小さく高精度の接合が可能である．ただ
し，溶接部における凝固収縮や熱収縮などによる変形に対しては，その対応が必要となる．ブリッ
ジの接合連結や金属床とクラスプの接合などに利用されている．また，ろう付けが困難であるチタ

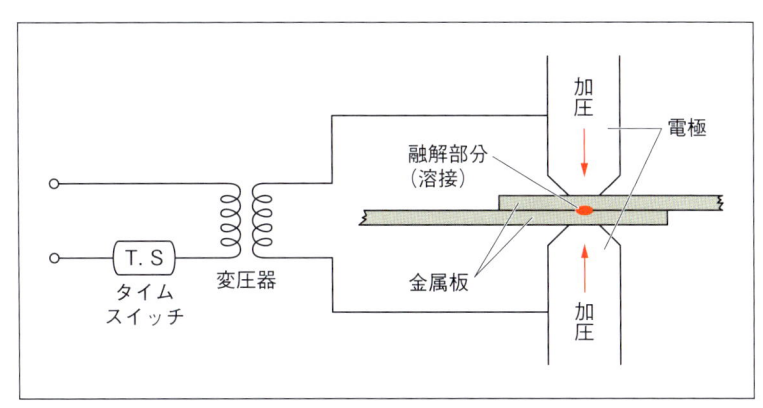

図10-Ⅱ-15　電気抵抗溶接に用いられるスポット溶接器
(歯科理工学会, 1982[4], 126より改変)

ンの接合にも利用できる.

3) 鋳接

一方の金属部材(母材)の上でワックスパターンを製作し, それらを一括して埋没・鋳造して両者を接合する方法である. コンビネーションクラスプの製作など, アタッチメント技工に応用されている接合法である. 鋳接の特徴としては, 鋳造という歯科では広く普及している一般的な技術を用いて簡便に接合できることや, 多箇所を同時に接合できることなどである.

3　金属と陶材との接合技術

金属と陶材を接合する技術を用いて, 靱性を有する合金と審美性に優れた陶材のよさを生かした陶材焼付冠が製作され臨床で広く使用されている. しかし, 金属結合からなる合金とイオン結合あるいは共有結合からなる酸化物セラミックス(陶材を含む)の間には, 直接的には化学結合は生じない. また, メタルコーピングに築盛した陶材をおよそ800〜950℃で焼成して接合するが, 室温までの冷却過程で金属と陶材の熱膨張係数が一致していないと, 金属と陶材の界面での剥離や陶材の破壊が生じる. したがって, 金属と陶材を強固に接合するためには, さまざまな工夫が必要である.

1) 金属と陶材の接合機構

陶材焼付用合金と陶材との接合は, 大きく分けて化学結合と機械的結合に分類できる.

(1) 化学結合

前述のとおり, 合金と陶材とは直接的に化学結合しない. そこで, 両者の間に化学結合が生じるように, 合金の表面にあらかじめ高温酸化皮膜を形成する前処理(ディギャッシング)を施している. 陶材焼付用金合金の場合は, 陶材の築盛前に研磨したメタルコーピングを減圧した電気炉内にて1,000℃弱で加熱する. この過程で, 金合金に微量添加されている卑金属が選択的に酸化され, 表面に高温酸化被膜を形成する.

ディギャッシングの過程で生成する高温酸化皮膜とこれを介した陶材との接合の模式図を図10-Ⅱ-16に示す. 陶材焼付用の金合金には, In, Sn, Feなどの卑金属が合計で1〜3mass%ほど配合

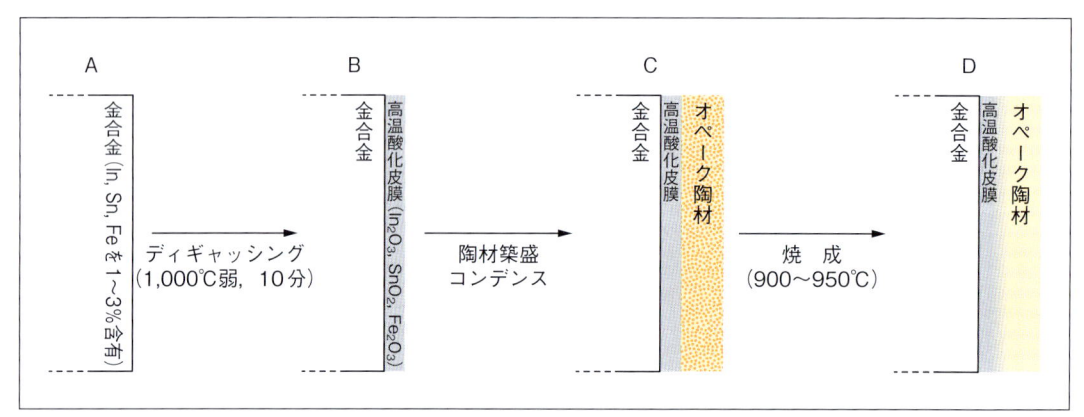

図10-Ⅱ-16　メタルコーピングと陶材との接合過程
A：鋳造・研磨後のメタルコーピング.
B：ディギャッシング後にメタルコーピングの表面に生成した高温酸化皮膜.
C：陶材築盛・コンデンス後のメタルコーピング.
D：陶材焼成後のメタルコーピング.
（メタルコーピングと陶材は高温酸化皮膜を介して化学的に結合）

されている．これらの卑金属は貴金属と比較して酸素と結合しやすく，酸化物を形成しやすい．高温では，これらの卑金属が合金の表面で選択的に酸素と化学結合し，In_2O_3，SnO_2，Fe_2O_3からなる高温酸化皮膜を形成する（図10-Ⅱ-16B）．この表面にオペーク陶材を築盛，コンデンスした後（図10-Ⅱ-16C）に焼成すると，オペーク陶材にもIn_2O_3，SnO_2，Fe_2O_3が配合されているので，In，Sn，Feが高温で相互に拡散し，合金表面の高温酸化皮膜と焼成されたオペーク陶材の酸化物同士が化学結合して接合される（図10-Ⅱ-16D）．したがって，陶材焼付用金合金と陶材は，高温酸化皮膜を介して化学的に結合されている．

　コバルトクロム合金やチタンなどの卑金属合金にポーセレンを焼付ける場合は，ディギャッシングを行う必要はない．その理由は，卑金属合金の表面には酸化膜（不動態皮膜）がすでに存在しているためである．ディギャッシングを行うと厚く成長した酸化膜内での破壊が起こりやすく，むしろ接合強度は低下する．とくにチタンは高温で酸化しやすいため，加熱の前に酸化を抑制する表面処理剤を塗布する必要がある．

（2）機械的結合

　焼成過程のオペーク陶材は，同種の酸化物を含む金合金上の高温酸化皮膜に対するぬれ性がよいため，メタルコーピング表面に存在する微細な凹部に入り込んで焼結する．その結果，メタルコーピングとオペーク陶材は，化学結合に加えて機械的結合によっても接合されることになる（図10-Ⅱ-17）．また，後述するように合金に焼付いた陶材には冷却の過程で小さな圧縮応力が残留するように，合金と陶材の熱膨張係数が調整されている．この圧縮応力も合金と陶材との接合強度の向上に寄与しているものと考えられている．

2）接合強度に及ぼす合金と陶材との熱膨張係数のマッチング

　合金と陶材が強固に接合された陶材焼付冠を製作するためには，両者の熱膨張係数がほぼ一致している必要がある．陶材の焼成温度から室温まで冷却される過程で，合金と陶材はともに熱収縮す

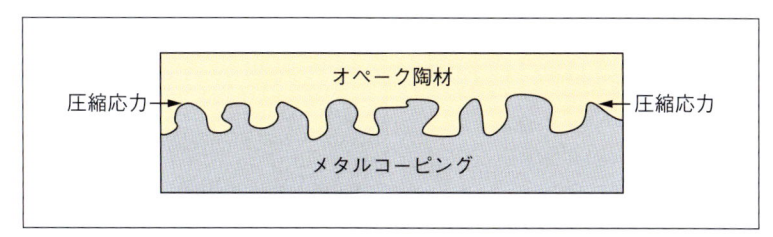

図10-Ⅱ-17 メタルコーピングとオペーク陶材との機械的結合

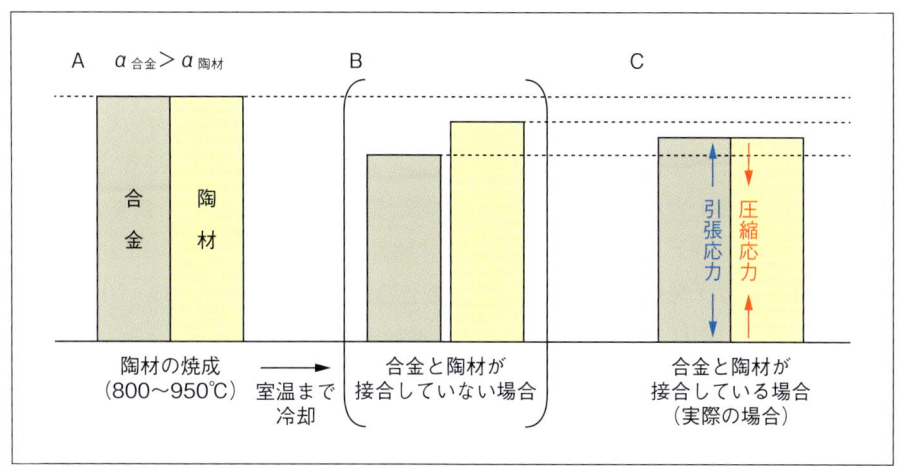

図10-Ⅱ-18 $\alpha_{合金}>\alpha_{陶材}$の条件下で，陶材焼成後の冷却過程で生じる熱収縮と発生する熱応力
A：陶材の焼成中（800〜950℃）.
B：金属と陶材が接合していない場合に生じる熱収縮.
C：金属と陶材が接合されている場合に生じる熱収縮と発生する熱応力.

る．熱収縮率は熱膨張係数（線膨張係数）をαとして次の式で表される．

$$熱収縮率＝\varDelta L/Lo×100＝\alpha×\varDelta T×100 \quad（\%）$$

　ここでLoはオペーク陶材の焼成温度（約950℃）での寸法，$\varDelta$Lは焼成温度から室温までの熱収縮量，$\varDelta$Tは温度差（約930℃）を表す．この式から，熱収縮率は熱膨張係数と温度差に比例することがわかる．

　図10-Ⅱ-18には$\alpha_{合金}>\alpha_{陶材}$の条件下で，陶材焼成後の冷却過程で生じる熱収縮と発生する熱応力を示している．もし，合金と陶材が接合されていない場合を考えると，冷却の過程で熱膨張係数が大きい合金のほうが大きく熱収縮する（図10-Ⅱ-18B）．しかし実際には，陶材の焼成後は合金と陶材は接合しているため，両者の熱収縮は互いに拘束され，同じように収縮することになる（図10-Ⅱ-18C）．その結果，接合界面で合金には引張りの，陶材には圧縮の熱応力が発生する．両者の熱膨張係数の差が大きい場合には，大きな熱応力が発生するため，接合界面での陶材の剥離や陶材の破壊が生じる．したがって，合金と陶材の熱膨張係数のマッチングは，両者が強固に接合されるために非常に重要である．

　実際には，合金の熱膨張係数を陶材のそれよりもわずかに大きく調整されており，冷却の過程で陶材に小さな圧縮応力が生じるようにしている．この小さな圧縮応力は，図10-Ⅱ-17に示したと

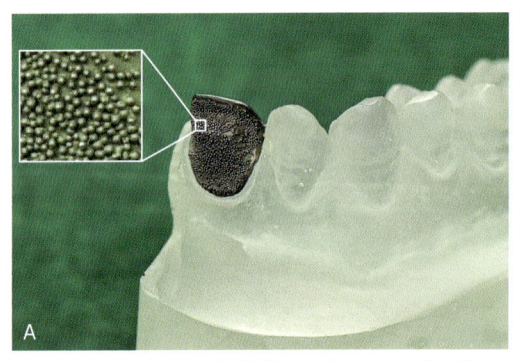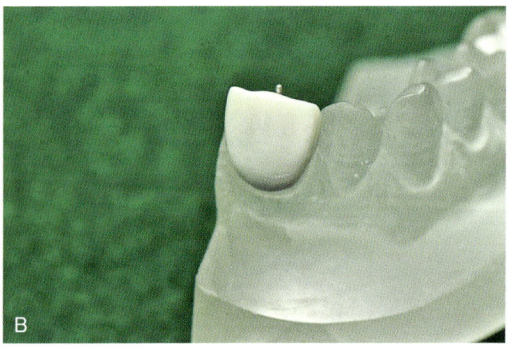

図10-Ⅱ-19　レジン前装冠のメタルコーピング（A）と完成したレジン前装冠（B）

おり，接合強度の向上に寄与している．逆に陶材の熱膨張係数のほうが大きい場合には，冷却の過程で陶材には引張りの熱応力が発生する．陶材は脆性材料であり，引張力や衝撃力には弱いので，この場合は陶材での破壊が起こりやすくなる．陶材焼付用金合金の場合は，PtとPdを10mass％以上含有することにより，熱膨張係数はタイプ別金合金よりも小さい$14〜15×10^{-6}/℃$に調整されている．また，焼付用の陶材は焼成の過程でリューサイトが多量に析出するように成分が調整されており，その熱膨張係数は$13〜14×10^{-6}/℃$である．

4　金属と硬質レジンとの接合技術

　レジン前装冠（硬質レジン前装冠）は，陶材焼付冠と同様に靱性を有する金属でメタルコーピングを作製し，歯冠色をした硬質レジンを前装して審美性を付与した補綴装置である（118ページ，図6-Ⅱ-11，図6-Ⅱ-12参照）．合金と硬質レジンとの接合は，陶材焼付冠と同様に化学結合と機械的結合によって達成されている．

　機械的結合は，メタルコーピングの前装面に直径0.1mm程度のリテンションビーズを付与し，アンダーカット構造を設けることにより，硬質レジンとの機械的結合の向上をはかっている（図10-Ⅱ-19A）．一方，化学結合は，金属製補綴装置の支台歯への接着の場合と同様に，メタルコーピングを金属接着性プライマーで処理することによって得られる．リテンションビーズによる機械的結合は，化学結合と異なって水分の存在下においても加水分解などによる結合の切断を受けないため，長期間にわたって安定した結合が期待できる．

文献

1) 日本接着歯学会編：接着歯学　Minimal Intervention を求めて．医歯薬出版，東京，2002．
2) 接着歯学会編：接着歯学　第2版．医歯薬出版，東京，2015．
3) 長谷川二郎監修：明解歯科理工学　第2版．学建書院，東京，2005．
4) 歯科理工学会編：歯科理工学　第2版．医歯薬出版，東京，1982．

第11章 切削・研削・研磨

切削や研削は，機械的エネルギーによって材料の一部を削り取る加工（機械加工）である．歯科における被削材（削られる材料）は，金属やレジン，セラミックスなどの各種材料から生体硬組織（歯や骨）にいたるまで多岐にわたっている．研磨は，凹凸を減らして滑沢な面を得る操作であり，主として研削による機械研磨が用いられている．

歯科材料を研磨する目的は，次のとおりである．
①口腔内の損傷防止や使用感の向上
②食物やプラーク，歯石などの付着抑制
③審美性の向上
④金属の耐食性の向上

I 切削・研削の区別

切削が数枚程度の一定の形状（すくい角，くさび角，逃げ角）を有する切れ刃による加工であるのに対し，研削は多数の不定形な砥粒（研磨材の粒子）による加工である（図11-I-1）．切れ刃や砥粒が被削材に切れ込むためには，被削材より硬く鋭い角をもっていなければならない．また，被削材と反応しないことや，耐衝撃性と耐摩耗性に優れていることも求められる．研削も微視的には切れ刃の形状が不定形であるだけで切削と同じとみなすこともできるので，広義の切削には研削も含まれる．

切削は，一般に研削より切り取り厚さが大きく加工能率が高い（単位時間あたりの削除体積が大きい）が，切れ刃の硬さと耐衝撃性を両立させることがむずかしいため，セラミックスのような硬い被削材には向いていない（表11-I-1）．一方，研削は，ダイヤモンドのように非常に硬い材料を砥粒として使用でき，切れ味が悪くなっても後述の自生作用によって自然に回復することから，硬い被削材にも適用可能である．また，被削材の表面を切削より細かい切りくずとして除去するので，一般に切削より精密で仕上げ面粗さの小さい加工が可能であるが，加工能率は低い．したがって，切削と研削の両方が可能な被削材を研磨する場合は，加工能率に優れた切削で形態修正をあらかた済ませてから研削で形態の微調整や粗研磨，中研磨，仕上げ研磨（最終研磨，つや出し）と進めていくのが一般的である．なお，切削や研削で費やされる機械的エネルギーの大部分は熱エネルギー（切削熱や研削熱）となって切削・研削器具や被削材の温度を上昇させるので，器具の切れ味

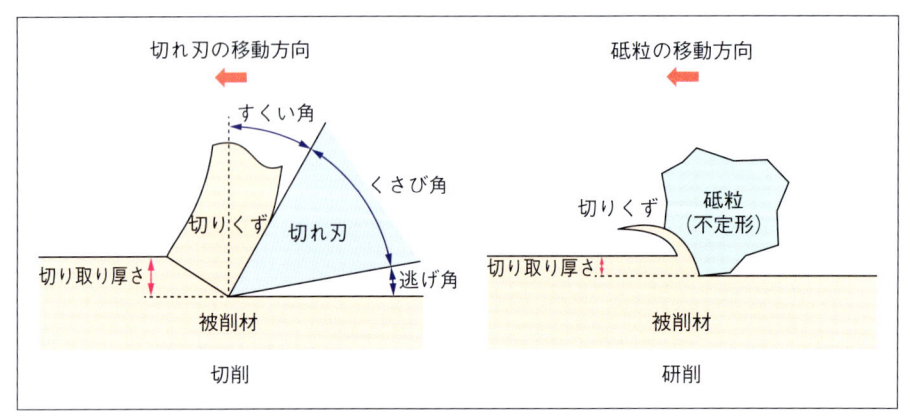

図11-Ⅰ-1　切削と研削の機構

表11-Ⅰ-1　切削と研削の比較

項　目	切　削	研　削
切れ刃形状	定　形	不定形
加工能率	高　い	低　い
加工精度	低　い	高　い
仕上面粗さ	大きい	小さい
自生作用	な　し	あ　り
硬い被削材	不向き	適用可

を低下させたり被削材を変質させたりするおそれがある場合は，注水冷却や間歇的作業などの対策を講じる必要がある．

Ⅱ　切削・研削器具の種類と材質

　歯科では，切削や研削を能率よく行うため，ハンドピースに代表される回転切削装置と回転器具（回転工具）を用いるのが一般的である．ハンドピース用回転器具は，切削器具（バー）と研削器具（ポイント，ディスク，ホイールなど）に大別される．バーやポイントは，一般に作業部（頭部）と軸部（シャンク）から構成される．軸部がないディスクやホイールなどは，マンドレール（作業部着脱式の回転心棒）に装着して用いる．

　ハンドピース用回転器具の代表的な軸部形式は，コントラアングルハンドピース用（CA用），ストレートハンドピース用（HP用），フリクショングリップ用（FG用）の3種類である（図11-Ⅱ-1）．全長がHP用より短いCA用とFG用は，主に治療用として口腔内で使用され，HP用は，主に技工用として口腔外で使用される．また，軸径がFG用より太いCA用とHP用は，低速専用（最高許容回転速度が大きいものでも3万 min^{-1} 程度）であるのに対し，FG用は高速用と低速用がある．なお，最高許容回転速度は回転器具によって異なり，それを超えて使用すると器具が遠心力で曲がっ

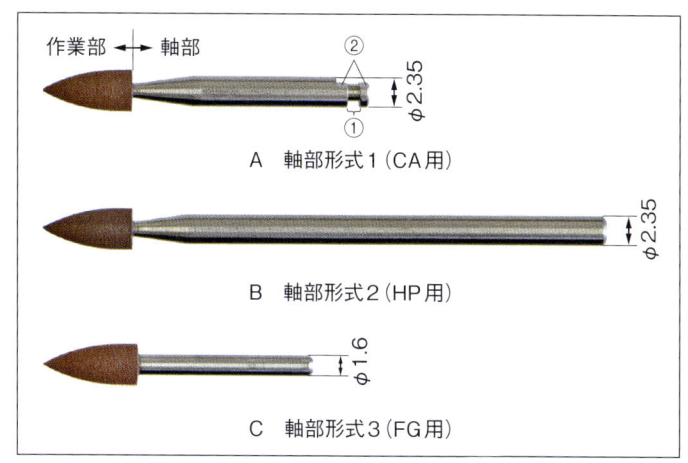

図11-Ⅱ-1　代表的な軸部形式（シリコーンポイントの例）
軸部形式1はラッチ式チャック用の溝①と平坦面②を有する.

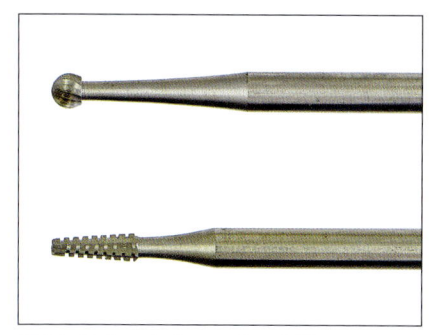

図11-Ⅱ-2　スチールバーの例
上：ラウンドバー（HP用），下：フィッシャー
バー（HP用）

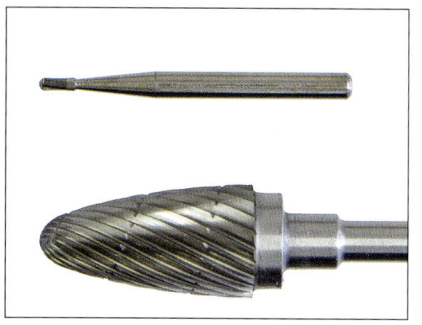

**図11-Ⅱ-3　タングステンカーバイドバー
の例**
上：FG用，下：HP用

たり破損したりして危険なので，使用前に説明書などで確認しておく必要がある．

1 回転切削器具

　回転切削器具の使用回転方向は，切れ刃が被削材に食い込む方向でなければならないため，器具の軸端側（シャンク側）からみて右回りが器具および回転切削装置の正転方向と決まっている．代表的な回転切削器具は，ハンドピース用のスチールバー（図11-Ⅱ-2）とタングステンカーバイドバー（図11-Ⅱ-3）である．なお，歯科におけるバー（bur）の一般的な定義は，「作業部に切削刃をもつ回転切削器具類」であり，その例として切削器具であるスチールバーとタングステンカーバイドバーがあげられることが多い．しかし，研削器具に対してバーという呼称を使用している例も散見され，判然としない．本章では，明確化のため，バーは切削器具をさすものとする．ハンドピース用以外の回転切削器具の例としては，歯科用CAD/CAMシステムの切削加工機用のドリルやエンドミル（図11-Ⅱ-4）がある．表11-Ⅱ-1に主な種類と特徴を示す．

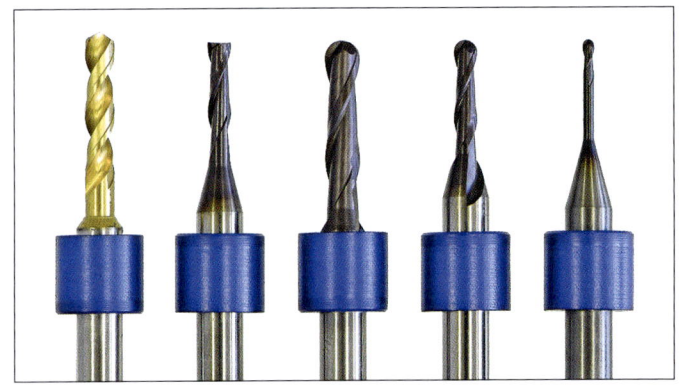

図11-Ⅱ-4　歯科用CAD/CAMシステムの切削加工機用切削器具の例
左からドリル，フラットエンドミル，ボールエンドミル（3サイズ）

表11-Ⅱ-1　主な回転切削器具の種類と特徴

種　類	特　徴
スチールバー （CA用，HP用）	・器具全体がスチール（鋼）の一種である工具鋼でできている. ・タングステンカーバイドバーより硬さや耐熱性が劣るので，低速で使用する.
タングステンカーバイドバー （CA用，HP用，FG用）	・作業部はスチールより硬く耐熱性に優れた超硬合金〔炭化タングステン（WC）を主成分とする焼結合金〕，軸部はステンレス鋼などでできており，両者は溶接やろう付けにより一体化されている. ・耐久性向上のため，窒化チタンアルミ（TiAlN）などの超硬合金よりさらに硬く耐摩耗性に優れた素材で切れ刃をコーティングしたものもある. ・FG用は高速で使用できる. ・大きな力や衝撃を加えると作業部が破損することがあるので，取り扱いに注意が必要である.
ドリル，エンドミル （切削加工機用）	・ドリルは先端に，エンドミルは先端および側面に切れ刃を有する切削器具の総称である. ・ドリルは器具の回転軸方向に移動して穴あけ加工に用いるのに対し，エンドミルはさまざまな方向に移動しての切削加工が可能である. ・エンドミルは，歯科ではミリングバーともよばれ，金属や半焼結ジルコニア，ハイブリッドレジンなどの加工に用いられる. ・器具が摩耗すると加工精度や加工面品位の低下につながるため，耐久性に優れた超硬合金製の器具または超硬合金にさらにコーティングを施した器具が使われている. ・エンドミルには先端が平坦なフラットエンドミルや先端が球面のボールエンドミルなどさまざまな形状のものがあるが，複雑な曲面の加工には主としてボールエンドミルが使われる. ・粗加工には刃径の大きい器具が，細部の加工には刃径の小さい器具が使われる.

2　回転研削器具

　回転研削器具には，砥粒をバインダー（結合材）で固めることで一定形状をもたせたもの（研削砥石）や外表面に遊離砥粒を付着させて使用するものなどがある．研削器具自体は，切削器具と異なり，回転方向によらず使用できる．ただし，ねじ式のマンドレールを併用する場合などは，回転切

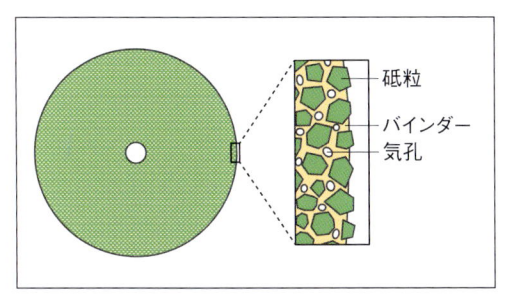

図11-Ⅱ-5　研削砥石の3要素

砥粒
バインダー
気孔

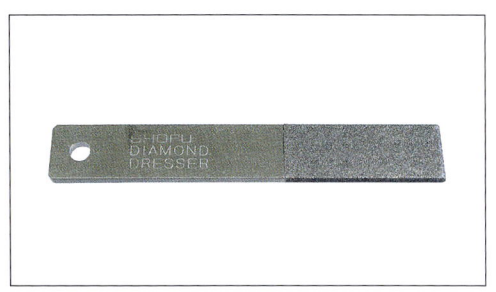

図11-Ⅱ-6　ダイヤモンドドレッサーの例

削装置が逆転可能であっても正転方向（研削抵抗によってねじが締まる方向）のみで使用する．

　研削砥石は，砥粒，バインダー，気孔の3要素からなり，これらの組み合わせによりその性質が決まる（図11-Ⅱ-5）．砥石といっても石のように硬いものばかりではなく，ゴム質素材のバインダーを用いることで弾力性をもたせたものもある．研削砥石を被削材に押し付ける力（圧力）を大きくすると砥粒が被削材に深く切り込み，切り取り厚さが大きくなる．そのため加工能率は上がるが，加工面粗さが大きくなるので，原則として仕上げに近づくに従って押しつける力を小さくする．

　研削砥石は，表面の砥粒がすり減って鋭い角がなくなる「目つぶれ」が生じると，切れ味が低下する．しかし，砥粒が破壊されたり脱落したりすることによって新たに鋭い角が形成されると，切れ味が回復する（自生作用，セルフドレッシング）．また，研削砥石は，切りくずの逃げを助ける気孔に被削材がつまる「目詰まり」が生じることでも切れ味が著しく低下する．「目つぶれ」や「目詰まり」を起こした研削砥石は，ドレッサーとよばれる器具（図11-Ⅱ-6）で表面を削り落とす操作（ドレッシング）を行うことで切れ味を回復させることができる．

　作業部（研削砥石）と軸部が一体化した回転研削器具の代表は，ハンドピース用のポイント類（図11-Ⅱ-1，図11-Ⅱ-7）である．表11-Ⅱ-2に主な種類と特徴を示す．

　軸部をもたず，マンドレール（CA用，HP用）を併用する回転研削器具としては，ディスク類やホイール類などがある（図11-Ⅱ-8）．表11-Ⅱ-3に主な種類と特徴を示す．

　研磨材を塗布して使用する回転研削器具としては，バフやブラシ（図11-Ⅱ-9），カップなどがある．これらは，ある程度の柔軟性があるため，曲面にも馴染みやすくなっている．回転速度を上げすぎると研磨材が遠心力で飛散するので，低速で使用する．表11-Ⅱ-4に主な種類と特徴を示す．

　回転器具に共通する注意事項は，次のとおりである．

　①欠け，過度の摩耗，偏摩耗，変形，傷，腐食などの異常がある場合は使用しない

　②切削装置のチャックの奥まで挿入し，緩みのないことを確認する

　③切削器具ならびにねじ式のマンドレールを使用する際は装置の回転方向に注意する

　④試運転をし，振れなどの異常がないことを確認する

　⑤メーカーが表示する最高使用回転速度を厳守する

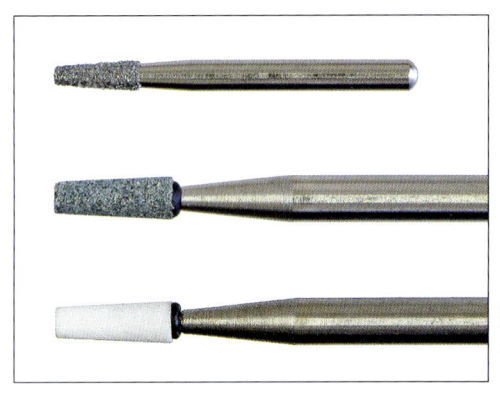

図11-Ⅱ-7　ポイントの例
上からダイヤモンドポイント（FG用），カーボランダムポイント（HP用），ホワイトポイント（HP用）

表11-Ⅱ-2　主な回転研削器具（作業部と軸部が一体化しているもの）の種類と特徴

種　類	特　徴
ダイヤモンドポイント （CA用，HP用，FG用）	・ステンレス鋼などでできた軸部にダイヤモンドの砥粒を電着（メッキ）により固定したものである． ・FG用は高速で使用できる． ・歯や骨，セラミックス，レジン，金属などに用いる． ・類似の研削器具が歯科用CAD/CAMシステムの切削加工機で半焼結ジルコニアやハイブリッドレジンなどの加工に用いられている．
カーボランダムポイント （CA用，HP用，FG用）	・炭化ケイ素の砥粒をガラスのバインダーとともに固めて所定の形状とし，ステンレス鋼などでできた軸部に結合したものである． ・FG用も低速で使用する． ・歯，セラミックス，レジン，金属などに用いる．
ホワイトポイント （CA用，HP用，FG用）	・アルミナの砥粒をガラスのバインダーとともに固めて所定の形状とし，ステンレス鋼などでできた軸部に結合したものである． ・FG用も低速で使用する． ・歯や陶歯，コンポジットレジン，硬質レジンなどに用いる．
シリコーンポイント （CA用，HP用，FG用）	・炭化ケイ素やアルミナなどの砥粒をシリコーンゴムのバインダーに練り込んで所定の形状とし，ステンレス鋼などでできた軸部に結合したものである． ・バインダーが適度に消耗するので，自生作用に優れている． ・FG用も低速で使用する． ・金属用や陶材用，硬質レジン用など用途に応じた種類がある．

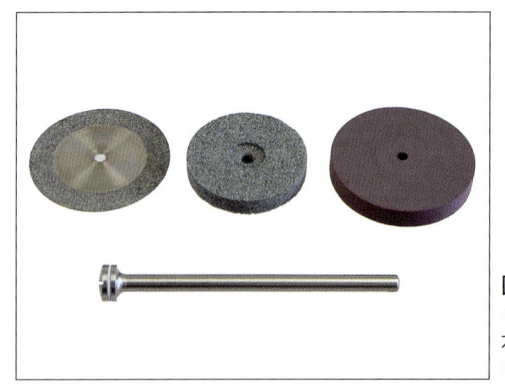

図11-Ⅱ-8　ディスク，ホイール，ネジ式マンドレール（HP用）の例
左からダイヤモンドディスク，カーボランダムホイール，シリコーンホイール

表11-Ⅱ-3　主な回転研削器具（マンドレールを併用するもの）の種類と特徴

種　類	特　徴
ダイヤモンドディスク	・ステンレス鋼製の薄い円盤にダイヤモンドの砥粒を電着により固定したものである. ・陶歯，陶材，金属などに用いる.
カーボランダムディスク	・炭化ケイ素の砥粒をレジンとともに薄い円盤状に固めたものである. ・金属，陶材，硬質レジンなどに用いる.
カーボランダムホイール	・炭化ケイ素の砥粒をガラスまたはレジンなどのバインダーとともに厚い円盤状に固めたものである. ・陶歯，陶材，硬質レジン，貴金属合金などに用いる.
シリコーンホイール	・炭化ケイ素やアルミナなどの砥粒をシリコーンゴムのバインダーに練り込んで厚い円盤状としたものである. ・金属用や陶材用などの種類がある.
サンドペーパーディスク，ポリディスク	・紙や合成樹脂でできた薄い円形の基材にアルミナやエメリーなどの砥粒を接着したものであり，柔軟性がある. ・歯や各種修復物に用いる.
サンドペーパーコーン	・サンドペーパーを巻いて円錐状に成形したものである. ・レジンなどに用いる.

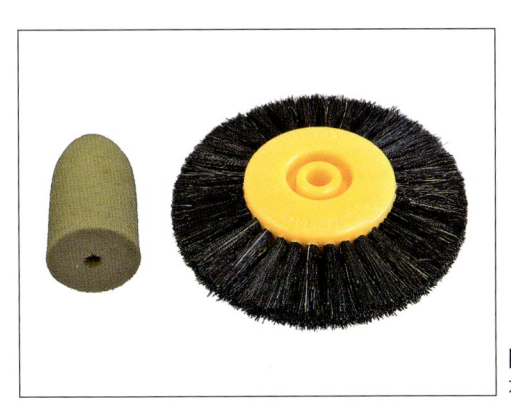

図11-Ⅱ-9　研磨材を塗布して使用する回転研削器具の例
左：フェルトコーン，右：ブラシ（共にレーズ用）

表11-Ⅱ-4　主な回転研削器具（研磨材を塗布して使用するもの）の種類と特徴

種　類	特　徴
バフ （HP用，レーズ用）	・フェルトや皮革，織布などをホイール状やコーン状（砲弾型）に成形したものであり，外周に研磨材を塗布して用いる. ・HP用は，マンドレールを併用する.
ブラシ （CA用，HP用，レーズ用）	・弾力性に優れた化学繊維や動物毛をホイール状やコーン状，カップ状などに植えたものである. ・CA用とHP用は，軸部と一体化しているものが多く，歯面の研磨などに用いる.
ラバーカップ （CA用）	・ゴムをカップ状に成形したものであり，カップ内に研磨材を満たして歯面の研磨などに用いる.

3　その他の切削・研削器具

　その他の切削・研削器具として，装置の回転運動ではなく往復運動で使用する器具や手用器具がある．表11-Ⅱ-5に主な種類と特徴を示す．

表11-Ⅱ-5　その他の切削・研削器具の例と特徴

種　類	特　徴
ダイヤモンドチップ （超音波治療器用）	・ステンレス鋼のチップ（先端部品）にダイヤモンドの砥粒を固定したものである. ・往復運動により硬組織を研削する.
根管形成器具 （手用，CA用）	・根管内を回転運動により切削するリーマーや長手方向の往復運動または引き上げ動作で切削するファイルなどがある. ・刃先の材質は，一般にリーマーがステンレス鋼，ファイルがステンレス鋼またはニッケルチタン合金である.
サンドペーパー （手用）	・ガーネットやアルミナ，エメリー，炭化ケイ素などの砥粒を紙などの基材に接着したものである. ・レジンなどに用いる.
研磨用ストリップス （手用）	・帯状のポリエステル基材にアルミナの砥粒を付着させたポリストリップスや帯状のステンレス鋼基材にダイヤモンド砥粒を電着により固定したダイヤモンドストリップスなどがある. ・コンポジットレジンなどに用いる.

Ⅲ　研磨材の種類

　研磨材は，研削砥石やサンドペーパーなどに加工されて使用されるほか，粉末を水やグリセリンと混ぜてペースト状にしたものや油脂で固めたもの（固形研磨材）をバフやブラシ，ラバーカップなどに塗布して使用される．また，サンドブラストやバレル研磨にも使用される．なお，研磨材の性質は，砥粒の硬さだけでなく粒度（大きさ）によっても変わってくるので，被削材や研磨工程に応じて適切なものを選択しなければならない．粗研磨から仕上げ研磨まで能率よく行うためには，粗粒から微粉まで十分な階数の研磨材が必要である．また，適切な押しつけ力と周速でさまざまな方向から研磨すること，細かい研磨材に移るたびごとに前工程の研磨材を除去すること，前工程による粗い傷が消えてからより細かい研磨材に移ることが重要である．主な研磨材の種類と特徴を表11-Ⅲ-1に示す.

Ⅳ　各種機器

　切削や研削に最も広く使われている機器は回転切削装置であり，手で保持して操作する治療用や技工用のハンドピースのほか，技工専用のレーズや歯科用CAD/CAMシステムの切削加工機（第13章「歯科用CAD/CAMシステム」参照）などがある．また，回転切削装置以外の機器としては，サンドブラスト装置や電解研磨装置，レーザーなどがある.

　回転切削装置の回転性能を表す指標として回転速度，トルク，出力がある．以下にそれぞれについて述べる.

1）回転速度

　回転速度とは，単位時間あたりの回転数のことであり，単位として「回転毎分」を意味するmin^{-1}（分の逆数）やr/min，rpm（revolution per minute の略）が用いられる．駆動源の回転速度は，ギアで増減することができる.

　同じ回転速度でも回転器具の作業部の直径が大きいほど被削材に対する切れ刃や砥粒の移動速度

表11-Ⅲ-1　主な研磨材の種類と特徴

種　類	特　徴
ダイヤモンド（C）	・モース硬さは10で，最も硬いが高価である. ・研削砥石やペーストなどとして用いられる.
炭化ケイ素（SiC） 別名：カーボランダム	・モース硬さは9〜10でダイヤモンドに次ぎ，比較的安価なので広く用いられている. ・純度の高いものは緑色，低いものは黒色をしている. ・研削砥石やペースト，サンドブラスト，バレル研磨の研磨材などとして用いられる.
酸化アルミニウム （アルミナ，Al_2O_3） 別名：コランダム（天然）， アランダム（人造）	・モース硬さは9である. ・純度の高いものは白色，低いものは赤褐色をしている. ・研削砥石やペースト，固形研磨材（白棒），サンドブラスト，バレル研磨の研磨材 などとして用いられる. ・酸化アルミニウムを主成分とするほかの研磨材としてエメリー（Fe_2O_3などを含 む．モース硬さは8〜9）がある.
酸化クロム（Cr_2O_3）	・モース硬さは9で，緑色である. ・主に固形研磨材（青棒）として硬い金属の仕上げ研磨に用いられる.
酸化鉄（Fe_2O_3） 別名：ルージュ（フランス 語で赤色の意味）	・モース硬さは6で，赤色をしている. ・主に固形研磨材（赤棒）として金属の仕上げ研磨に用いられる.
ガーネット （$Mg_3Al_2(SiO_4)_3$，Fe_3Al_2 $(SiO_4)_3$など）	・天然の研磨材で，モース硬さは6.5〜7.5である. ・サンドペーパーの砥粒などに用いられる.
二酸化ケイ素 （シリカ，SiO_2）	・モース硬さは7で，天然のシリカとしてはケイ砂（石英砂）がある. ・サンドペーパーの砥粒などに用いられる. ・二酸化ケイ素を主成分とするほかの研磨材として珪藻土（モース硬さ6〜7）や浮 石末（モース硬さ5〜6）があり，主にペーストとして用いられる.
酸化スズ （SnO_2）	・モース硬さは6〜7である. ・主にペーストとして歯や金属修復物の仕上げ研磨などに用いられる.
ソーダ石灰ガラス （$Na_2O \cdot CaO \cdot 5SiO_2$を中心 とした組成）	・モース硬さは5〜6である. ・粒径50〜100μm程度のビーズ（球状粉末）がサンドブラストに用いられる.
酸化亜鉛 （ZnO）	・モース硬さは4〜4.5である. ・主にペーストとして床用レジンの仕上げ研磨などに用いられる.
炭酸カルシウム （$CaCO_3$）	・モース硬さは3である. ・歯磨剤などに用いられる.

が大きくなり，より速く加工できる．この速度を周速とよび，次式で求められる.

周速（m・min^{-1}またはm/min）＝作業部の直径（mm）×10^{-3}×円周率×回転速度（min^{-1}）

　細かいところを削るためには作業部の直径が小さい回転器具を使う必要があるが，器具の最高許容回転速度を超えない範囲で回転速度を大きくすれば周速を大きくすることができ，加工能率を向上できる．ディスクやホイールのように作業部の直径が大きい回転器具は，低い回転速度でも十分な大きさの周速が得られ，また，速度を上げると偏心や偏摩耗などにより振動が生じやすいので，低速で使用する.

2）トルク（回転力）

　トルクとは，回転軸の周方向に作用する偶力（大きさが等しく平行で向きが逆の一対の力）の大きさと回転軸の中心から作用点までの長さの積であり，単位としてはN・mやN・cmが用いられる.

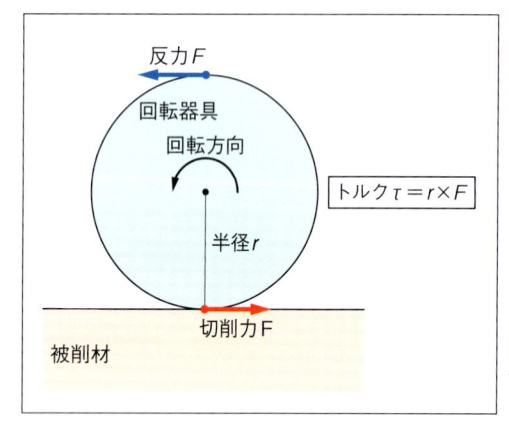

図11-Ⅳ-1　回転器具の半径，切削力，トルクの関係
切削力とその反力は，大きさが等しく平行で向きが逆である．
ハンドピースの場合，反力は手にかかる．

一例として，回転器具の作業部の半径rが1cmで作業部外周の接線方向に1N（約100gf）の力Fがかかっているときのトルクτは，1 N・cmである（図11-Ⅳ-1）．したがって，同じ切削力でも回転器具の径が大きいほど必要なトルクは大きくなる．駆動源のトルクは，ギアで減速すると，ギア比に応じて大きくすることができる．

3) 出力（パワー，仕事率）

　出力とは，単位時間にする仕事量のことであり，単位はW（ワット）である．出力は，回転速度とトルクの積に比例する．したがって，最大出力は駆動源の性能で決まり，ギアを使用しても大きくすることはできない．回転速度が同じであっても，回転器具の径が大きいほど，また，回転器具の被削材への押しつけ強さが大きいほど必要なトルクと出力は大きくなる．

　回転切削装置は，回転速度が調整でき，低速から高速まで十分なトルクが得られることが求められる．また，騒音や振動，発熱が少ないこと，操作性やメインテナンス性，耐久性に優れていることなどが求められる．さらに，治療用ハンドピースの場合は，狭小な口腔内での視認性と操作性（照明や小さなヘッド），注水冷却性能，防汚性，耐滅菌性なども求められる．回転切削装置，とくにハンドピースは，精密部品で構成され，精密な回転バランス調整がなされているので，落下などにより大きな力や衝撃を加えることは厳禁である．また，メーカー指示に従って清掃，注油，滅菌，点検を適切に行わなければならない．

　ハンドピースは，駆動源として圧縮空気によって回転するエアタービンやエアモーター，または電気によって回転するマイクロモーターを内蔵し，歯科用ユニットからのホース（給排気管や給水管，電気配線）との接続が必要であるため，ホースコネクターを介して接続する．なお，歯面清掃用や根管治療用に特化した電動式ハンドピースには，充電式電池を内蔵し，ホースとの接続が不要なタイプもある．

　ハンドピースは，そのグリップ（握り部分）と回転器具の回転軸との位置関係により，ストレート形状（主に技工用）やアングル形状（主に治療用）があり，それぞれノーズ部またはヘッド部に内蔵されたチャック（把持機構）に回転器具を装着して使用する．チャックにはさまざまな方式があり，回転器具がFG用の場合はプッシュボタン式やスクリュー式，フリクション式，CA用の場合はラッチ式やプッシュボタン式，HP用の場合は，レバー式やリング式などが用いられている．

　プッシュボタン式はその名のとおりヘッド部のボタンを押すことで，スクリュー（ネジの意）式は専用工具でヘッド内のネジを回すことで，レバー式やリング式は開閉用のレバーやリングを操作することでチャックの内径を広げることができ，回転器具の着脱が可能となる．フリクション（摩擦の意）式は，専用工具で回転器具の挿入と抜去を行う．ラッチ式（図11-Ⅳ-6）は，ラッチ板とよばれるレバーを開いた状態でCA用回転器具（図11-Ⅱ-1A）を挿入する．その際，回転器具の軸部の平坦面とチャック内の対応する面を合わせる必要がある．ラッチ板を閉じると回転器具の軸部の溝にラッチ板がひっかかり，回転器具が抜けなくなる．

　治療用ハンドピースによる不慮の事故を防止するためには，前述の回転器具に関する注意事項を守ることに加え，使用中はハンドピースをもつ手の指を歯列などに固定することや，口腔内への挿入や口腔内からの取り出しを回転器具の回転が完全に止まっている状態で行うことなどが重要である．

1　エアタービンハンドピース

　エアタービンハンドピースは，アングル形状（FG）の治療用（図11-Ⅳ-2）と，ストレート形状（FG）の技工用（図11-Ⅳ-3）の2種類ある．駆動源は，圧縮空気で回転する小型のタービン（羽根車）である．タービンや回転軸，ベアリング（軸受）などからなる回転機構をカートリッジ（交換可能部品）とし，故障時に使用者が交換できるようにしているものが多い（図11-Ⅳ-4）．

　エアタービンハンドピースの無負荷時の最高回転速度は30〜45万 min^{-1} ときわめて大きいが，最大トルクや最大出力は小さく，負荷がかかると回転速度が大きく低下するので，回転器具を被削材に押しつける力は最大でも0.5〜1 N（約50〜100 gf）程度の軽荷重（いわゆるソフトタッチやフェザータッチ）で使用する．歯を高速回転・軽荷重で削ると患者の疼痛や術者の負担が軽減されるという利点があるが，歯や回転器具の冷却と切りくず排除のための注水冷却が必須である．

　エアタービンハンドピースは，マイクロモーターハンドピースやエアモーターハンドピースと比べると，構造が比較的単純なため軽量であるが，タービン形状に方向性があるため，逆転できない．また，タービンの回転に起因する特有の高周波音を発生する．治療用は，ヘッドの大きさによって一般的なスタンダード型，直径の大きなタービンを用いたトルク型，コンパクトさを重視したミニ型などがある．

2　マイクロモーターハンドピース

　マイクロモーターハンドピースは，用途に応じてストレート形状（HP）やアングル形状（CA，FG）などのアタッチメントをモーター部に装着して使用するタイプ（主に治療用）（図11-Ⅳ-5，図11-Ⅳ-6）と，より最大トルクが大きいモーターを内蔵したストレート形状（HP）の技工用（図11-Ⅳ-7）がある．マイクロモーターハンドピースの駆動源は，小型の電気モーターである．モーター自体の最高回転速度は，大きいものでも4万 min^{-1} 程度であり，エアタービンより小さいが，トルクとパワーが大きく，電気的な切り替えにより逆転が可能である．

　歯を削る場合，モーターの回転をそのまま回転器具に伝えたのでは回転速度が小さいため，5倍速ギア（モーターと回転器具の回転数の比が1：5の増速ギア）を内蔵したアタッチメントを装着して20万 min^{-1} 程度の最高回転速度を得ている．回転速度を5倍にすると，トルクは1/5になって

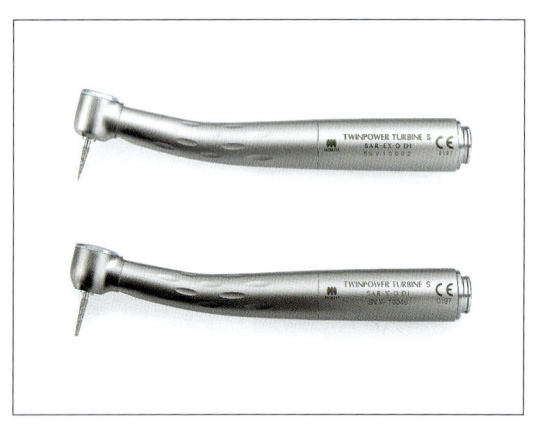

図11-Ⅳ-2　治療用エアタービンハンドピース（FG）の例
上：スタンダードタイプ，下：トルクタイプ
（モリタ社のご厚意による）

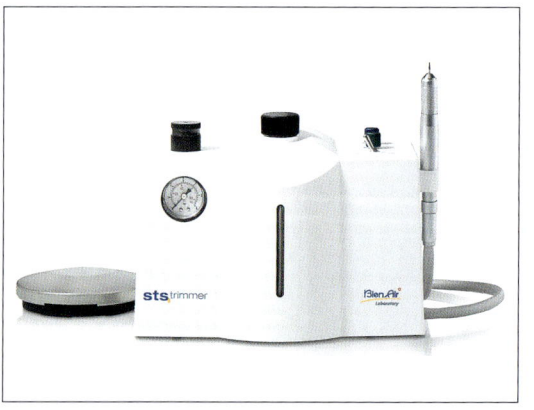

図11-Ⅳ-3　技工用エアタービンハンドピース（FG）の例
（モリタ社のご厚意による）

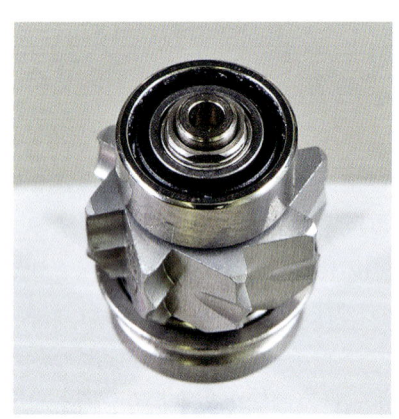

図11-Ⅳ-4　エアタービンハンドピース用カートリッジの例

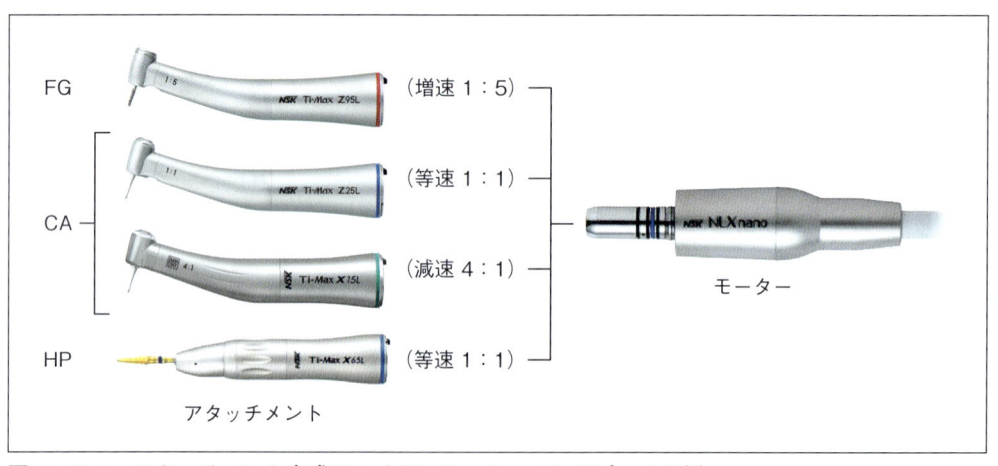

図11-Ⅳ-5　アタッチメント方式のマイクロモーターハンドピースの例
（ナカニシ社のご厚意による）

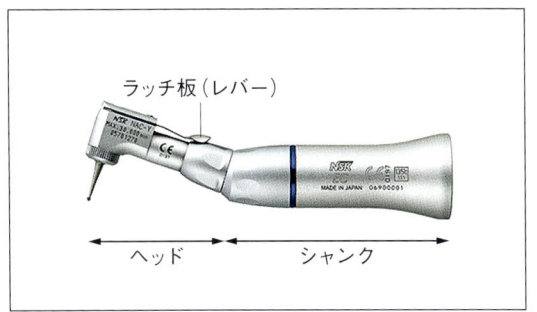

図11-Ⅳ-6　ラッチ式チャックのコントラアングル
アタッチメント（CA）の例
（ナカニシ社のご厚意による）

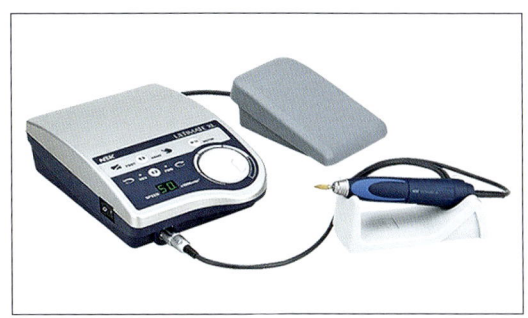

図11-Ⅳ-7　技工用マイクロモーターハンドピース
（HP）の例
（ナカニシ社のご厚意による）

表11-Ⅳ-1　エアタービンハンドピースとマイクロモーター
ハンドピースの比較

項　目	エアタービン ハンドピース	マイクロモーター ハンドピース
駆動源	エアタービン	電気モーター
回転方向	正転のみ	正逆両方向
最高回転速度	大	小
最大トルク	小	大
最大出力	小	大
駆動源の発熱	小	大
質　量	小	大

しまう．しかし，モーターはエアタービンより出力が大きいので，増速しても十分なトルクが得ら
れ，負荷がかかっても回転速度が低下しにくい．反対に，外科用などで回転速度よりもトルクが大
きいことが求められる場合は，減速ギアを内蔵したアタッチメントが用いられる．治療用アタッチ
メントは，エアタービンと同様に注水冷却機構を備えている．治療用のマイクロモーターハンド
ピースとエアタービンハンドピースの比較を表11-Ⅳ-1に示す．

3　エアモーターハンドピース

　エアモーターは，アタッチメント方式のマイクロモーターハンドピースと同様にモーター部（図
11-Ⅳ-8）にストレート形状（HP）のアタッチメントを装着して技工用として，また，アングル形状
（CA）のアタッチメントを装着して治療用として用いられる．駆動源は，エアモーター（ベーンモー
ター）である．エアモーターは，ベーンとよばれる羽根が圧縮空気の膨張によって回転する仕組み
であり（図11-Ⅳ-9），エアタービンと比べると最高回転速度は2万min^{-1}程度と低いが，トルクは
大きい．また，エアの流路の切り替えにより逆転が可能である．

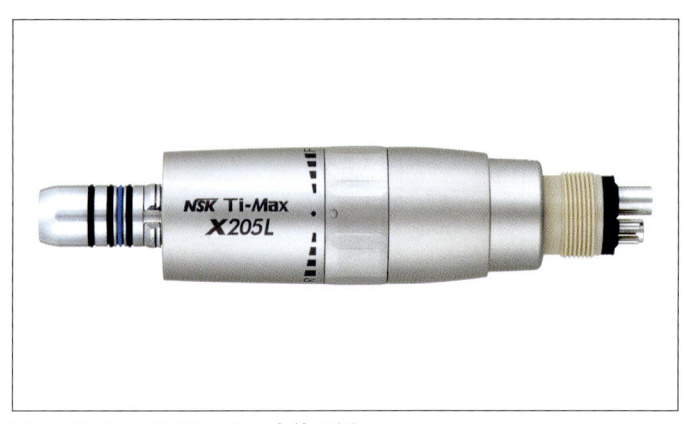

図11-Ⅳ-8　エアモーター本体の例
（ナカニシ社のご厚意による）

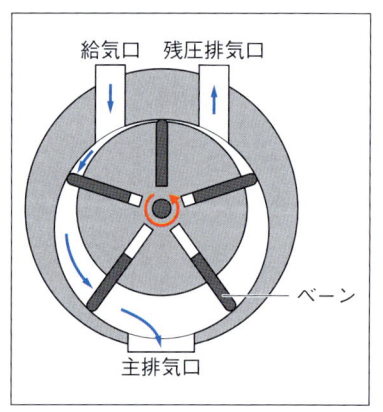

図11-Ⅳ-9　エアモーターの断面模式図

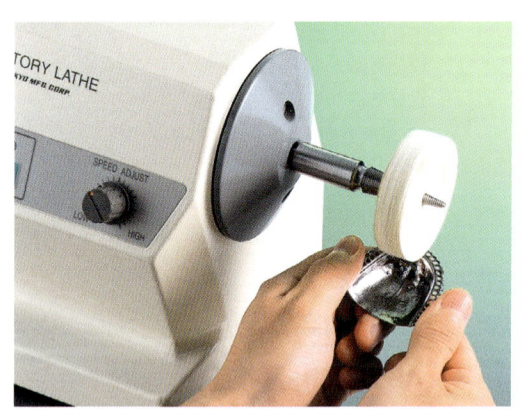

図11-Ⅳ-10　レーズにバフホイールを装着して使用している例
（モリタ社のご厚意による）

4　レーズ

　大型の電気モーターを用いた技工用装置であり，回転軸にバフやブラシを取り付けて比較的大きな技工物の研磨に用いられる（図11-Ⅳ-10）．

5　サンドブラスト装置（サンドブラスター）

　サンドブラスト（砂の吹きつけ加工）とは，アルミナや炭化ケイ素，ガラスビーズなどの研磨材を圧縮空気とともに対象物に噴射し，その運動エネルギーにより加工する方法である（図11-Ⅳ-11）．鋳造体に付着した埋没材の除去や修復物接着面の粗面加工（細かい凹凸を付与する加工）などに用いられる．

6　バレル研磨装置

　バレル研磨とは，バレルとよばれる断面が多角形または円形の容器に，対象物とアルミナや炭化ケイ素などの研磨材を入れ，バレルを回転させることにより研磨する方法である．バレルに複数の対象物を入れることにより同時研磨が可能である．

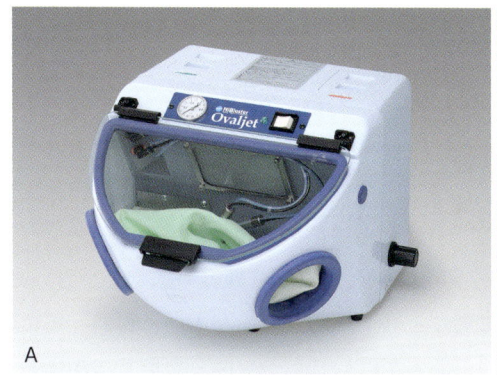
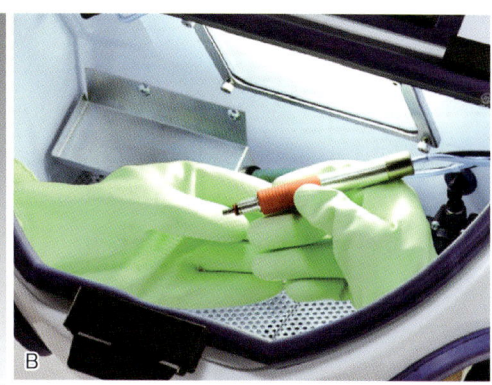
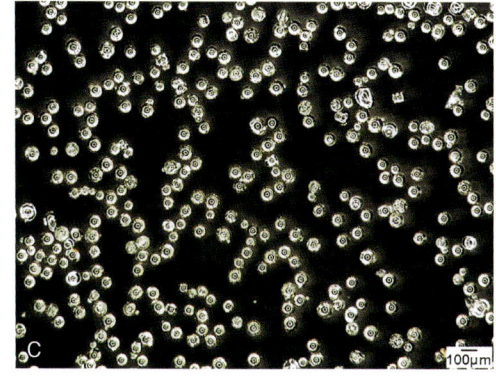

図11-Ⅳ-11　サンドブラスト装置の例
A：装置の外観．B：作業室内．C：サンドブラスト
装置用研磨材の例（ガラスビーズ）．
（A，Bは松風社のご厚意による）

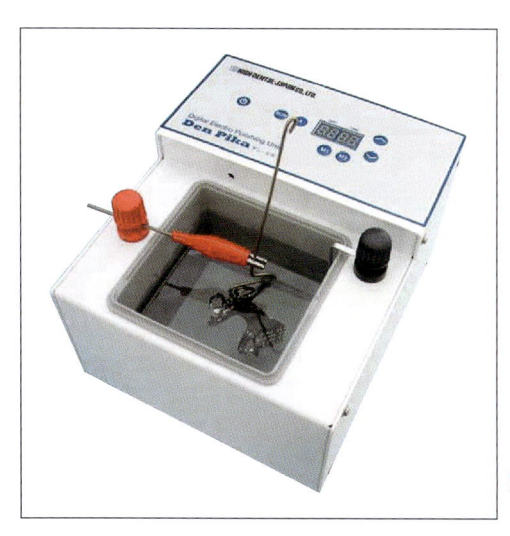

図11-Ⅳ-12　電解研磨装置の例
（デンケン・ハイデンタル社のご厚意による）

7　電解研磨装置

　電解研磨とは，電源のプラスに金属製の対象物を，マイナスに電極を接続し，リン酸系などの電解液中に浸漬させた状態で電流を流すと対象物表面の凸部に電流が集中し，そこがアノード反応により溶解することを利用した研磨法であり，コバルトクロム合金などに用いられる（図11-Ⅳ-12）．

8　レーザー

　レーザーとは，単一波長で位相のそろった指向性の強い光を発生する装置のことである．レーザーは，媒質や発振形式（連続かパルスか）などにより種類があるが，齲蝕象牙質の除去などには固体レーザーの一種であるEr：YAG（エルビウムヤグ）レーザーのパルス照射が用いられている．除去の原理は，レーザー光の照射による急激な温度上昇によって照射部位に熱応力が発生し，そこが破壊されることによる．レーザーの特徴は，回転切削装置と比較して騒音や振動が小さいこと，疼痛が少ないこと，スミヤー層（歯を削ったときに生じる細かい切りくずが歯面に付着してできる層）の形成量が少ないことなどである．しかし，加工能率が低いことや意図した形状に加工するのがむずかしいことなどの問題がある．

第 *12* 章　治療用機器

1　レーザー

1）特徴

　レーザーとは，light amplification by stimulated emission of radiationの頭文字をとって LASERと命名されたものであり，誘導放出による光の増幅と訳されている．レーザー光は，自然光などの通常の光と異なる特徴を有しており，大きく分けて以下の4つの特徴があげられる．

（1）単色性（図12-1A）

　太陽光をプリズムに通すと7色の光に分解される．これは，太陽光がさまざまな波長の光が混ざり合ったものであることによる．一方，レーザーは単一波長の光の集まりなので，分解されることがない．この特徴を単色性とよんでいる．

（2）指向性（図12-1B）

　ランプなどの通常の光源はあらゆる方向に分散するのに対して，レーザーは直進しほとんど広がらない．このことを指向性がよいという．

（3）エネルギー密度（図12-1C）

　太陽光に対してレンズを用いて光を収斂させた場合，太陽光はさまざまな波長を含み，平行光でないため，鋭く焦点に集めることができない．しかし，レーザーは普通の光と異なり位相がよく揃い収束性もよいので，狭い面積にきわめて高密度の光エネルギーを集中でき，焦点温度を数万度まで上げることができる．

（4）コヒーレント（図12-1D）

　コヒーレントな光とは1つの定まった位相をもつ光で，連続的に続いて光の山と山，谷と谷が一致する規則正しい光のことである．レーザーの光はこのコヒーレント性をもっているが，自然光はこのような性質はもっていないのでインコヒーレントな光とよばれる．

2）分類

　レーザー光を発振する物質（媒体）にエネルギーを供給し，発生した誘導放出光を増幅することによりレーザー光は発振する．この媒体の種類（固体，気体，半導体など）によってレーザーは分類されている．固体レーザーとしては，Nd：YAGレーザー，Er：YAGレーザー，気体レーザーとしては，炭酸ガス（CO_2）レーザー，アルゴンレーザーなどがある．また，半導体を媒体とするものが，半導体レーザーである（表12-1）．

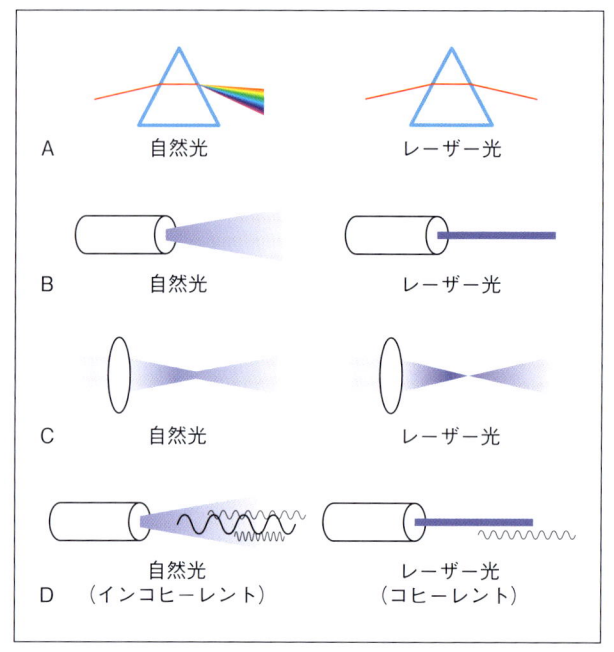

図12-1　レーザーの光の特徴
A：単色性，B：指向性，C：エネルギー密度，D：コヒーレント．

表12-1　歯科で使用されているレーザーの特徴

レーザーの種類	波長（μm）	媒質	吸収特性	使用目的
Er：YAGレーザー	2.94	固体	表面吸収型	軟組織：切開・止血・凝固・蒸散 硬組織：蒸散 歯周（主として歯石）：蒸散
炭酸ガスレーザー	10.6	気体	表面吸収型	軟組織：生体組織の切開・止血・凝固・蒸散 硬組織：蒸散
Nd：YAGレーザー	1.06	固体	組織透過型	生体組織の切開・止血・凝固・蒸散
半導体レーザー	GaAlAs系：0.7〜0.9 InGaAlAsP系：1.2〜1.6	固体	組織透過型	口腔内軟組織の切開・止血・凝固・蒸散

　それぞれのレーザーは，発生する波長が異なるため，生体に作用させた場合，水に対する吸収率や透過性が異なる（図12-2）．生体は約70％が水分であるため，水への吸収特性が高いEr：YAGレーザーや炭酸ガスレーザーは，ほとんどのエネルギーが組織表面で吸収されるため，組織深部への影響が少なく，表面吸収型レーザーに分類される（図12-3）．一方，Nd：YAGレーザーや半導体レーザーは，吸水・散乱を繰り返しながら組織深部まで到達するので，組織透過型レーザーに分類される．

　また，レーザーを用いて治療を行う際，エネルギーの出力によって，HLLT（high-reactive level laser treatment）とLLLT（low-reactive level laser treatment）に分類される．前者は，歯の蒸散や軟組織の切開などに用いられ，後者は，治癒の促進や象牙質知覚過敏症などに用いられる．

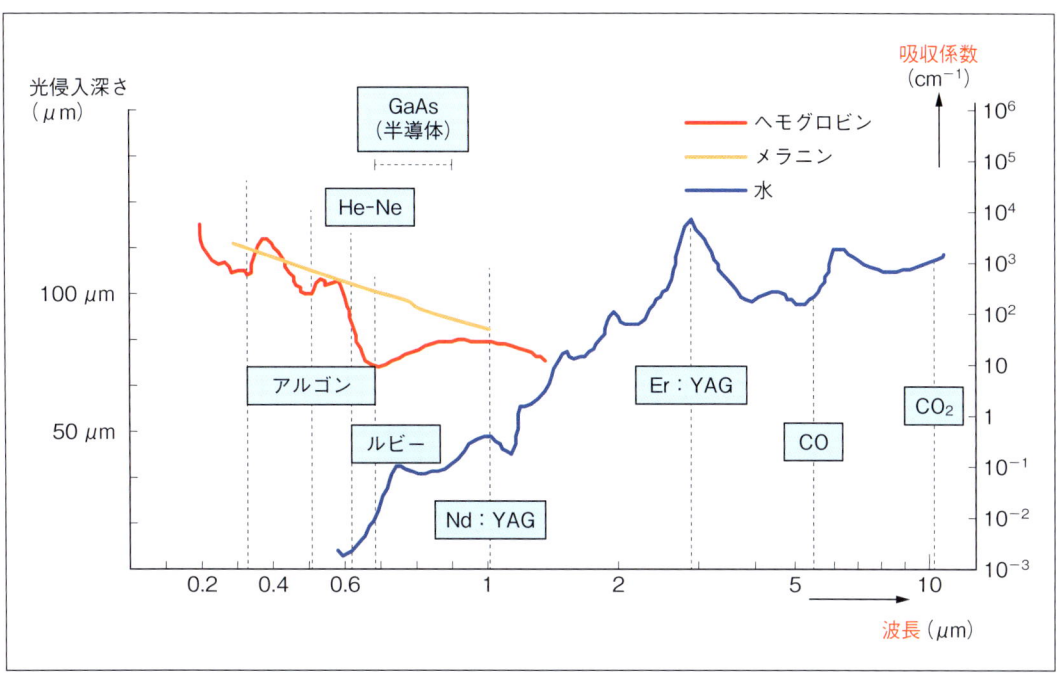

図12-2　水，メラニン，ヘモグロビンに対する吸水率

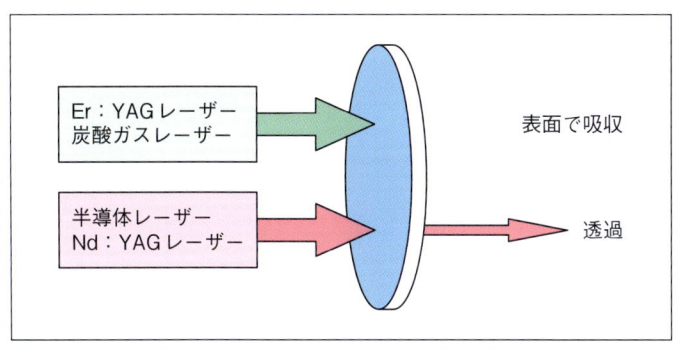

図12-3　組織表面で吸収されるレーザーと組織を透過するレーザー

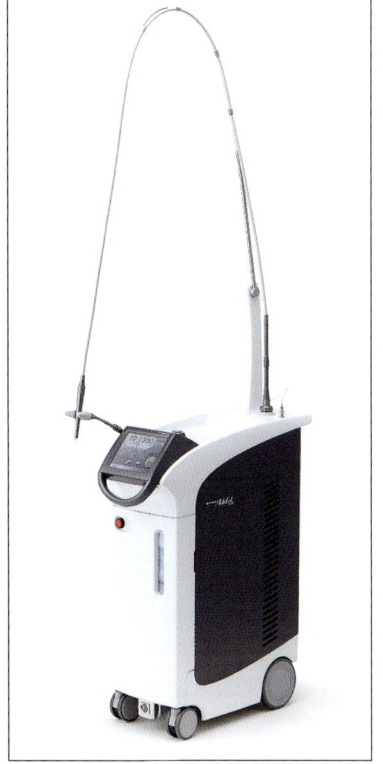

図12-4　Er：YAG レーザー

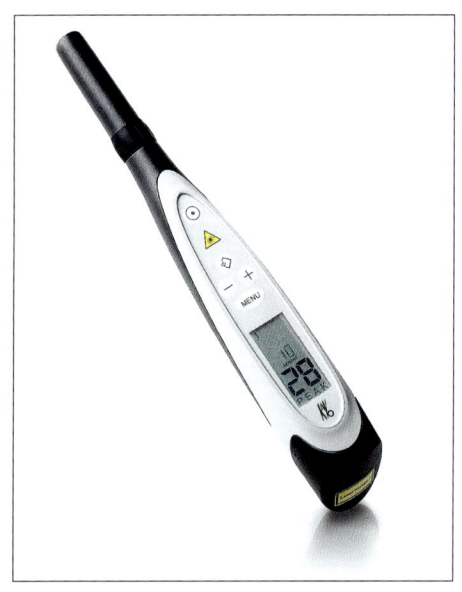

図12-5 半導体レーザーを用いた齲蝕検出装置

（1）Er：YAGレーザー（図12-4）

波長は2.94μmの中遠赤外線レーザーであり，水への吸収特性が高いのが特徴である．水への反応性が高いため，歯質中の水分と反応することにより小爆発を起こし，歯質を除去すること（蒸散）が可能なレーザーである．切削器具を用いた切削とは異なり歯質を蒸散するためスミヤー層が形成されないが，歯質表面に変性層を生じるのが特徴である．修復処置を行う場合は，この部分を手用切削器具などで取り除く必要がある．

（2）炭酸ガス（CO_2）レーザー

波長10.6μmの最も波長が長い表面吸収型レーザーである．水への吸収特性が高く，硬組織，軟組織の両方に応用できる．組織の表層でエネルギーが吸収されやすいため，深部組織への影響が少ない．蒸散部周囲の熱による凝固層ができることが特徴であり，止血効果も期待できる．変性層が狭いという特徴をもっている．

（3）Nd：YAGレーザー

波長1.06μmの近赤外線レーザーである．組織深達性が大きく，蒸散部周囲の熱による凝固層，変性層が広いのが特徴である組織透過型レーザーである．そのため，組織の止血，凝固作用を目的として用いることが多く，広範囲の切除を伴うような症例に応用される．また，色素選択性があり，黒色に反応するため，齲蝕部分を黒色に染色することにより，齲蝕の除去を行うこともできる．

（4）半導体レーザー

GaAlAs系では波長0.7〜0.9μm，InGaAlAsP系では，波長1.2〜1.6μmの波長をもつ組織透過型レーザーである．他のレーザーと比較して，軽量かつコンパクトで安価なことが特徴である．低出力では，鎮痛，創傷治癒促進に応用され，高出力では，軟組織の切開，切除に用いられる．

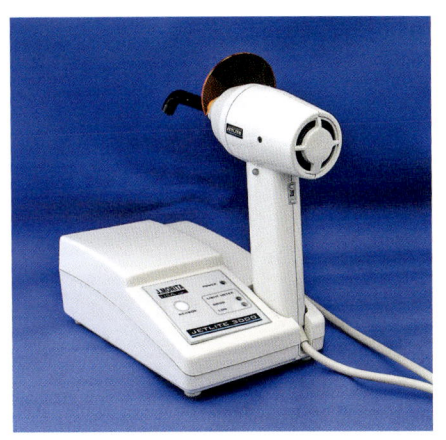

図12-6　ハロゲン光照射器

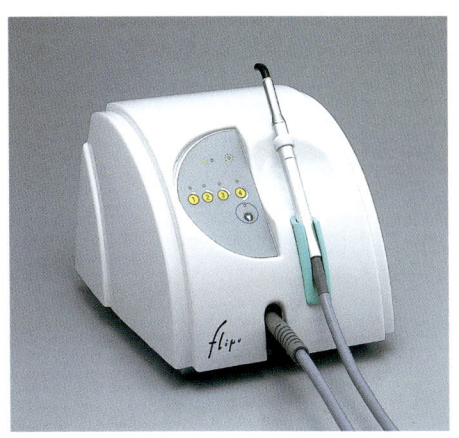

図12-7　キセノン光照射器

　また上記以外に，齲蝕の検査に用いるレーザーとして655nmの波長をもつ半導体レーザーが臨床応用されている．レーザー光の蛍光反射を測定することにより齲蝕の程度を数値化している．数値化できることで，定期的な口腔管理に応用されている（図12-5）．

2　光照射器

　現在，歯科治療においてコンポジットレジン修復は，頻繁に行われる治療法であり，ほとんどが光重合型である．また，間接修復物の合着に用いられる接着性レジンセメントもデュアルキュア型が大部分を占め，これらを重合硬化させるために光照射器は欠かすことのできない機器となっている．一般的に用いられている光増感剤であるカンファーキノンは，470nm付近に吸収ピークがあるため，470nm付近の光を照射することにより重合が開始される．光源別の照射器の分類を以下に示す．

(1) ハロゲン光照射器（図12-6）

　ハロゲンランプは，電球内にハロンゲンガスを封入し，大きな電圧をかけることにより光を発生させる照射器である．ハロゲンランプは他の照射器に比べて安価である．発生される光強度は大きいが，発熱も大きい．そのため，発熱を抑える目的で冷却用ファンが装着されている．また，発生される光は370〜700nmと波長域が幅広い．そのため，フィルターを透過させることにより，波長域がカンファーキノンの励起開始波長である470nm付近の波長になるように（400〜500nm）調整している．かつては最も臨床応用されていた照射器であったが，現在はLED照射器にとってかわられている．

(2) キセノン光照射器（図12-7）

　キセノンを封入したキセノン放電管を光源とした照射器である．照射強度が大きく，発熱量が大きいのが特徴である．そのため，冷却用ファンや大型の安定器が必要であり，大型の照射器となっている．照射強度が大きいため，漂白治療を行う際は，照射時間が短くすむなどの理由から臨床応用されてきたが，発熱量も大きいことから，コンポジットレジン修復などを行う際には歯髄への影

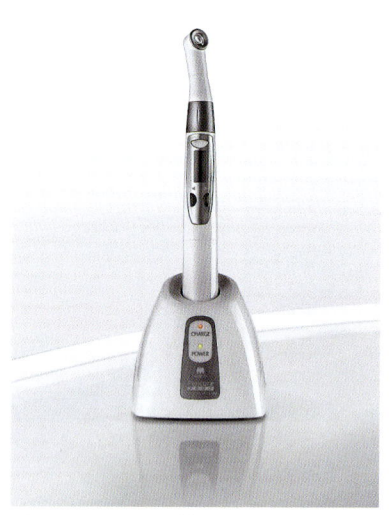

図12-8　LED照射器

響が懸念されている．また，高価であることから，現在ではほとんど臨床で用いられることがなくなった．

(3) LED照射器 (図12-8)

　LED（発光ダイオード）を光源とする照射器である．光増感剤であるカンファーキノンの重合開始波長の470nm付近が発光ピークになるようなLEDが用いられている．そのため，波長域を調整する必要がなく，フィルターを必要としない．小電力，小発熱，軽量であり，長寿命で光強度が大きいため，現在，最も臨床に用いられている照射器である．

文 献

1) 日本レーザー歯学会編：レーザー歯学の手引き．デンタルダイヤモンド社，東京，2015.
2) 渡辺　久ほか編：歯科用レーザー臨床まるごと大辞典．デンタルダイヤモンド社，東京，2003.
3) 加藤純二ほか編著：一からわかるレーザー歯科治療．医歯薬出版，東京，2003.
4) 千田　彰ほか編：保存修復学　第6版．医歯薬出版，東京，2013.
5) 田上順次ほか監修：保存修復学21　第5版．永末書店，京都，2017.

第 13 章

歯科用CAD/CAMシステム

CAD/CAMとは，"Computer Aided Design and Computer Aided Manufacturing"の略であり，コンピュータ支援による設計と製作を意味する．歯科用CAD/CAMシステムとは，コンピュータを利用してインレー，クラウン，ブリッジ，インプラントの上部構造やアバットメント，義歯などの設計と製作を行う一連の装置とソフトウェアのことである．CAD/CAM技術の歯科利用に関する基礎研究が始まったのは1970年代であり，歯科の加工技術としては比較的歴史が浅い．しかし，現在では国内外の各社からさまざまな装置やソフトウェアが単独あるいはシステムとして販売されるに至っている．また，CAD/CAM技術の利用範囲も修復物や補綴装置にとどまらず，矯正装置やサージカルガイド（手術用器具の一種）にまで広がりをみせている．わが国では，平成26年度診療報酬改定において初めて小臼歯のハイブリッドレジン製CAD/CAM冠が保険適用となったこともあり，近年急速に普及しつつある．初期の歯科用CAD/CAMシステムは，メーカー間でデータや材料などに互換性がないクローズドシステム（閉じたシステム）が主流だったが，近年は，互換性の向上，すなわちオープンシステム化が進んでいる．情報関連技術の進歩はきわめて速いので，歯科用CAD/CAMシステムも機能や性能，使い勝手のさらなる向上が期待されている．

I｜鋳造法とCAD/CAM法の比較

修復物などを従来の鋳造法（ロストワックス法）で製作する場合とCAD/CAM法で製作する場合のワークフロー（業務の流れ）の例を図13-I-1に示す．鋳造法における直接法では，歯の形成後に直接患者の口腔内でワックスアップを行う．この方法は，印象採得や石膏模型製作が不要であり，咬合状態などを把握しながらワックスアップできるという利点があるが，チェアタイムが長くなることや複雑なワックスアップがむずかしいことなどの欠点がある．そのため，石膏模型を製作して口腔外でワックスアップを行う間接法が主流となっている．

鋳造法の問題として，本質的に誤差要因が多いことがあげられる．間接法を例にすれば，歯を形成してから鋳造体を得るまでに印象材，石膏，ワックス，埋没材とさまざまな材料を必要とし，凹凸の関係を反転しながら三次元形状のアナログ的コピーを繰り返すため，操作が煩雑であるだけでなく，各工程における誤差の発生と蓄積が避けられない．また，鋳造可能な材料にしか適用できないことや，融解操作によって材質が劣化しがちであることも問題である．

CAD/CAM法にも直接法と間接法があり，直接法は，歯の形成後に口腔内スキャナーを用いて

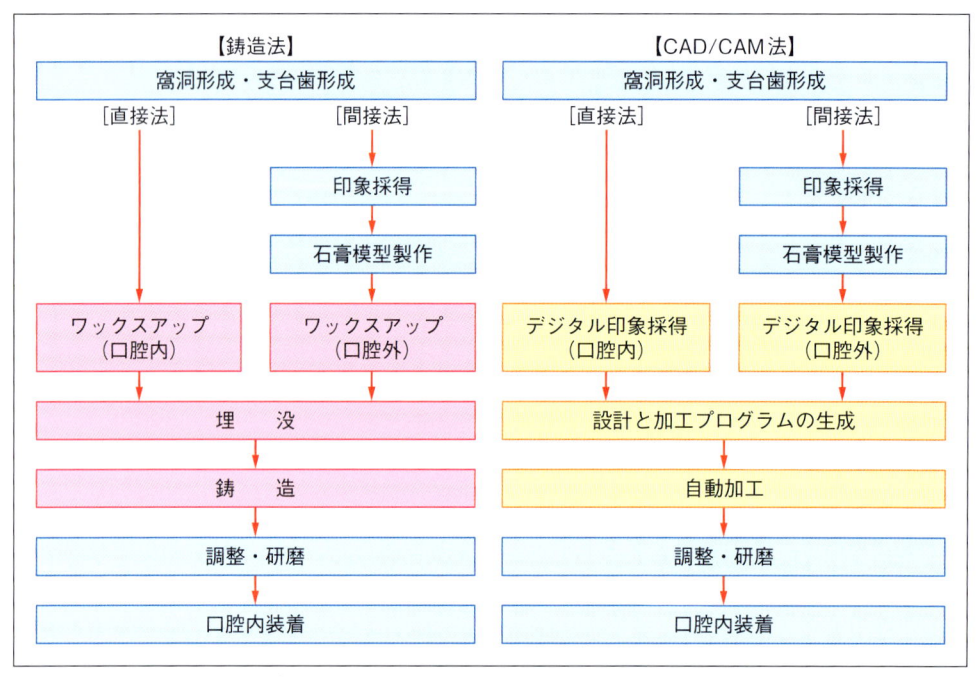

図13-I-1　鋳造法とCAD/CAM法による修復物製作のワークフローの例

直接患者の口腔内でデジタル印象採得を行う（図13-I-2）．また，間接法は，従来どおり印象採得と石膏模型製作を行い，口腔外スキャナーを用いて模型のデジタル印象採得を行う（図13-I-3）．間接法の場合，診療室で行う内容は，鋳造法と同様である．なお，前述の平成26年度診療報酬改定においては，間接法による製作が要件の1つとなっている．

　得られたデジタル印象（三次元形状データ）は，CADソフトに読み込まれ，デジタル模型として修復物などの形状設計に利用される．設計が終わったら，CAMソフトを用いて加工機の動作に必要な加工プログラムを生成する．加工機は，この加工プログラムに基づいて材料を自動的に加工する．なお，CAMとは，本来，コンピュータを利用して加工プログラムを生成することを意味するが，歯科では自動加工も含めた広義の概念とすることもある．現状では，自動加工後に手作業による不要部分の切り離しや咬合調整，仕上げ研磨などが必要である．

　CAD/CAM法においては，印象採得から材料の加工までを従来のアナログ的な方法ではなくコンピュータを利用したデジタル的な方法で行う．したがって，直接法の場合，原理的には最初のデジタル印象採得（アナログからデジタルへの変換）の精度と最後の自動加工（デジタルからアナログへの変換）の精度でシステム全体の精度が決まることになり，鋳造法と比べて誤差要因が少なくなる．なお，CAD/CAM法で鋳造用のワックスパターンを製作し，それを従来どおり埋没・鋳造することも可能である．

　表13-I-1に歯科用CAD/CAMシステムの長所と短所を示す．

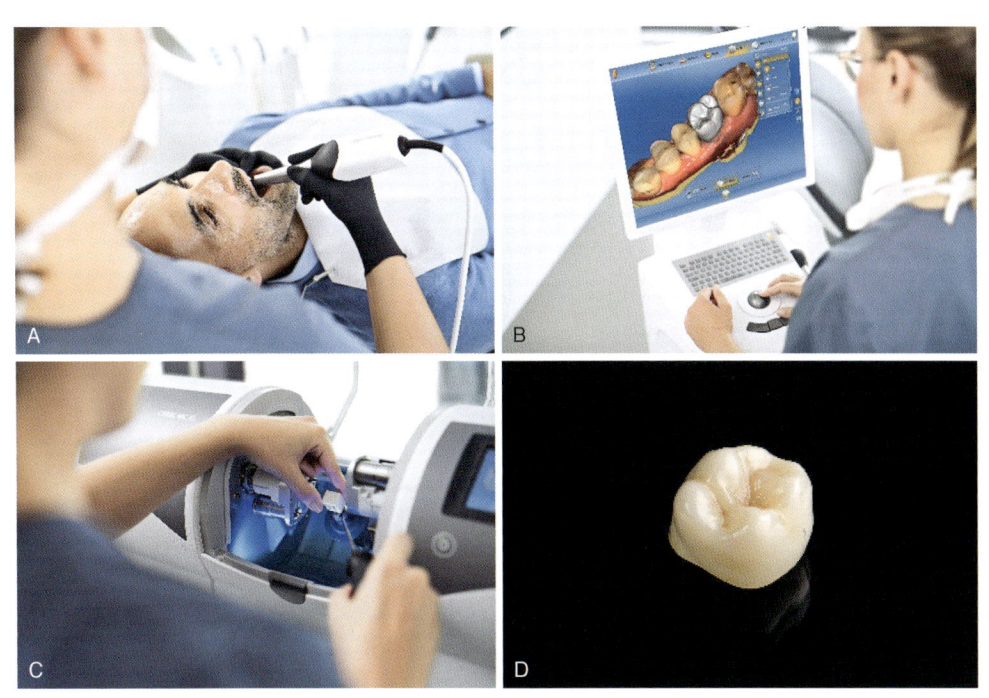

図13-I-2　歯科用 CAD/CAM システムによる修復物製作の例 (直接法)
A：口腔内スキャナーによるデジタル印象採得.　B：CAD ソフトによる修復物の形状設計.
C：加工機による自動加工.　D：完成した修復物.
（デンツプライシロナ社のご厚意による）

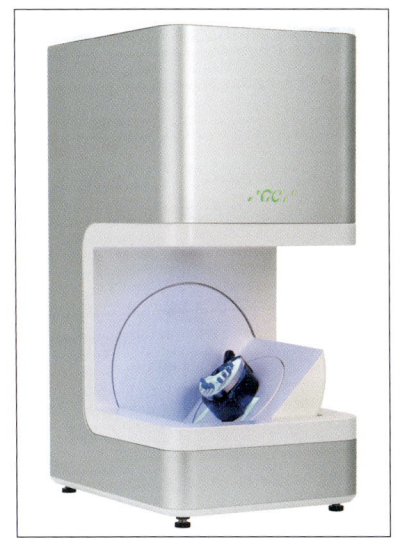

図13-I-3　口腔外スキャナーの例
（ジーシー社のご厚意による）

表13-I-1　歯科用CAD/CAMシステムの長所と短所

長所	・熟練に頼っていた作業が自動化または省力化される.
	・精度や再現性の向上が期待される.
	・従来利用できなかった材料や加工法が利用できる.
	・使用するシステムや症例によっては審美材料による即日修復も可能である.
	・再製作や修正が容易になる.
	・情報がデジタル化されることにより可視化や保管, 蓄積, 遠隔地への転送などが容易になる.
	・印象材や石膏, ワックス, 埋没材などの消耗品の使用量を削減できる.
	・顎運動データやCTスキャンデータなどとの統合により顎運動シミュレーションや術前シミュレーションなどが可能となる.
	・CAE (Computer Aided Engineering：コンピュータ支援エンジニアリング) との親和性が高く, 修復物等のFEM (Finite Element Method：有限要素法) による応力や変形の解析などが容易になる.
短所	・精度や審美性が必ずしも理想的なものではない.
	・適用可能な症例や使用可能な材料に制限がある.
	・操作に対する慣れが必要である.
	・導入費用が大きい.
	・情報の複製や転送が容易になることで情報流出のリスクが高まる.

Ⅱ　デジタル印象（光学印象）

　デジタル印象採得（三次元形状測定）を行う装置（スキャナー）は, 診療室で患者の口腔内に対して使用する口腔内スキャナーと, 技工室で石膏模型などに対して使用する口腔外スキャナーに大別される. 従来の印象材による印象は, 口腔内に対して凹凸の関係が逆になる陰型であるが, デジタル印象の場合は, そのまま形状データとなる. 装置によっては, 形状と同時に色情報も取り込むことができる. なお, 三次元形状データは, コンピュータ内ではサーフェスモデル（表面のみの情報）やソリッドモデル（体積をもった情報）などとして表現されている.

　歯科用スキャナーに用いられている三次元形状測定法は, 接触式と非接触式に大別される. 接触式は, プローブ（測定子）で測定対象の表面をなぞるように測定するので時間がかかることから, 一部の口腔外スキャナーに採用されているのみである. 一方, 非接触式は, レーザーやイメージセンサーなどによる光学的な方法を用い, 接触式より短時間で測定が完了することから, 現在の主流となっている. そのため, デジタル印象は光学印象ともよばれている.

　光学的測定法は, 一般に測定対象の光学的性質の影響を受けやすいことから, 口腔内スキャナーによっては測定対象に専用のパウダーを塗布することで反射を均一にするなどの対策を講じている. また, 光学的測定法は, 測定系から見て死角（アンダーカット）となる部位の測定ができない. そのため, 口腔外スキャナーでは, 測定対象を自動ステージによって回転や傾斜させて多方向から測定し, 複数の形状データをつなぎ合わせて1つの形状データとしている（図13-I-3）. 口腔内スキャナーの場合は, 得られた形状データがほぼリアルタイムで画面に表示されるので, 術者がそれを確認しながら必要な領域が取り込まれるようにスキャナーを操作する必要がある（図13-I-2A）.

　表13-Ⅱ-1に口腔内スキャナーの長所と短所を示す.

表13-Ⅱ-1 口腔内スキャナーの長所と短所

長所	・印象材の精度の影響を受けずに短時間で印象が得られる. ・印象材の誤飲や誤嚥の心配がない. ・非接触なので動揺が著しい歯でも脱落してしまう恐れがない. ・口腔内に入る部分が小さければ開口障害や嘔吐反射を有する患者にも使用できる. ・印象材を介した感染の恐れがない(ただし, 口腔内スキャナーを介した感染の防止策が必要). ・印象材が不要なため経済的で廃棄物も出ない.
短所	・精度が必ずしも理想的なものではない. ・歯肉縁下や隣接面など直視できない部位の測定が困難である. ・装置の大きさや操作性に改善の余地がある. ・無圧印象であり, 加圧印象には使えない. ・導入費用がかかる.

Ⅲ CAD/CAMソフト

スキャナーで得られた形状データは, CADソフトに読み込まれ, デジタル模型として修復物の設計に使用される. CADでは従来のワックスアップに相当する作業をすべてコンピュータ上で行うため, 操作に若干の慣れが必要である. 歯冠形態は, あらかじめ登録されている標準歯冠モデルのなかから患者に適したものを選択し, 咬頭や裂溝の位置, 辺縁隆線の高さ, 対合歯との咬合関係, 隣接歯との接触点の位置, マージンの位置などを適宜調整することで設計できる. また, 対象歯の反対側の歯が残っていれば, その形状データを左右反転して設計に利用することもできる. CADソフトが修復物などの形状を設計するのに対し, CAMソフトは具体的な加工手順, すなわち, 使用する加工機や工具, 被削材などに応じた加工プログラムを生成する.

Ⅳ 加工機

加工法は, 加工前後の質量変化によって付加加工(増加), 変形加工(不変), 除去加工(減少)に分けられる. 歯科用CAD/CAMシステムでは, 主に除去加工の切削加工機と付加加工の積層造形装置が採用されている.

1 切削加工機(ミリングマシン)

切削加工機は, 比較的小型のものと大型のもの(マシニングセンター)に大別される. 小型の加工機(図13-Ⅰ-2C)は, 主に歯科医院や歯科技工所で使用され, 加工物がすぐ手に入るという利点がある. マシニングセンター(図13-Ⅳ-1)は, 大きなものや複雑なものも高精度に加工できるが, 非常に高価である. しかし, 工具や被削材の自動交換装置によって連続運転が可能であり, それにより生産性を高めることができる. そのため, 多くの場合, 歯科医院や歯科技工所から注文を受け, 集中的に加工する方式で運用されている.

被削材は, ハイブリッドレジンや半焼結ジルコニアなどの審美材料(図13-Ⅳ-2)のほか, チタンやコバルトクロム合金などの卑金属材料がブロック形状やディスク形状などで販売されている. 審

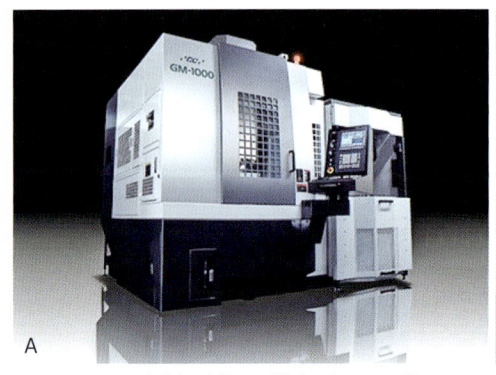
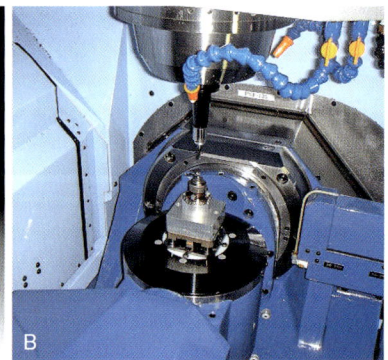

図13-Ⅳ-1　大型切削加工機（マシニングセンター）の例
A：加工機の外観．B：加工室内．
（ジーシー社のご厚意による）

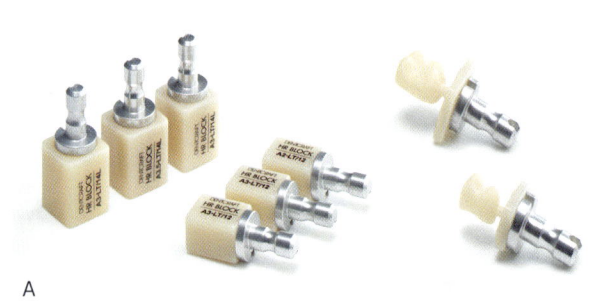
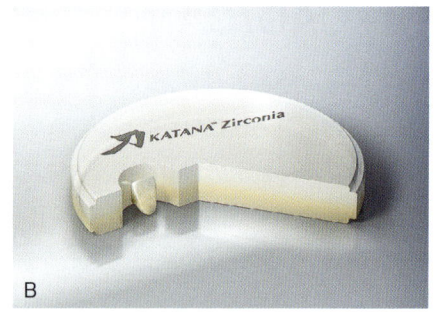

図13-Ⅳ-2　歯科用CAD/CAMシステム用被削材の例
A：ハイブリッドレジンブロック（ヨシダ社のご厚意による）．B：ジルコニアディスク（半焼結体，イメージ図）
（クラレノリタケデンタル社のご厚意による）．

美材料については，多色（複層構造）のものもあり，単色のものより審美性が向上している．しかし，切削加工は，さまざまな色調の陶材を立体的に築盛する従来のつくり方と比べると，審美性の点では不利である．

　工具は，加工機や被削材の種類に応じて専用の切削器具や研削器具が用いられる（第11章「切削・研削・研磨」参照）．切削加工では，器具の回転や移動による切削条痕（すじ状の跡）が加工面に残り，品質に影響を及ぼす．器具の移動経路を細かくすれば条痕は目立たなくなるが，加工時間が非常に長くなってしまうので，あるところまで自動加工したら手作業によって研磨する必要がある．また，器具に摩耗や損傷が生じると加工精度や加工面品位が低下するので，寿命の管理が重要である．

　CAD/CAMならではの加工法として，ジルコニアによる修復物などの製作がある．ジルコニアは，曲げ強さや破壊靱性値が大きいセラミックスであるが，焼成収縮率が数十％と大きい．また，ジルコニアの完全焼結体は，硬さが非常に大きいため，加工性が悪い．歯科用CAD/CAMシステムでは，次のような方法でこれらの問題を解決し，ジルコニアの歯科利用を可能とした．

　①被削材としてジルコニアの半焼結体を用意する．なお，完全焼結させたときの収縮率をロット（生産単位）ごとに調べておく．

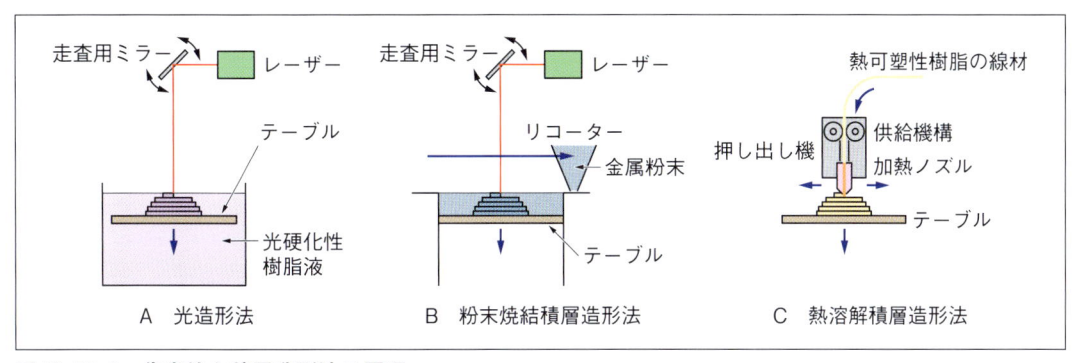

図13-Ⅳ-3 代表的な積層造形法の原理

②①の収縮率が相殺されるように修復物の形状データを膨張させて加工プログラムを生成する．
③加工性のよい半焼結体を加工する．
④電気炉で完全焼結させ，目的の大きさの修復物を得る．

2 積層造形装置（3Dプリンター）

積層造形装置は，最近では3Dプリンターの名称で一般にも知られるようになった．代表的な積層造形法の原理を図13-Ⅳ-3に示す．

光造形法（図13-Ⅳ-3A）は，材料として光硬化性樹脂を用いる．樹脂の液が入った容器にテーブルを液面より少し沈め，レーザー光を照射すると，照射された部位だけが硬化する．走査用ミラーを動かして必要な領域を硬化させた後，テーブルを下げると，硬化面が樹脂の液で覆われる．再びレーザー光を照射して，既硬化層の上に新たに硬化層を形成する．以上の動作を繰り返すことにより造形する．

粉末焼結積層造形法（図13-Ⅳ-3B）は，材料として焼結用金属粉末を用いる．リコーターとよばれる粉末供給装置でテーブル上に金属粉末の薄い層をつくり，加熱用レーザー光を照射すると，照射された部分だけが焼結し，硬化する．走査用ミラーを動かして必要な領域を焼結させた後，テーブルを下げ，リコーターで金属粉末の層をつくる．再びレーザー光を照射して，既焼結層の上に新たに焼結層を形成する．以上の動作を繰り返すことにより造形する．

熱溶解積層造形法（図13-Ⅳ-3C）は，材料として熱可塑性樹脂を用いる．加熱ノズルの先端から軟化した樹脂が押し出され，テーブル上で冷却されて硬化する．押し出し機を前後左右に移動させて造形をした後，テーブルを下げ，再び押し出し機を移動させて既硬化層の上に新たに硬化層を形成する．以上の動作を繰り返すことにより造形する．

第4編 材料科学の基礎

第14章 化学結合の生成と歯科材料の硬化反応

I 化学結合の種類

　化学結合は，共有結合，イオン結合，金属結合の3つに大別される．これに準ずる形で配位結合を化学結合に含めることもある．また，一次結合，二次結合と大別する場合があるが，これは純粋な化学の分野で使われる用語ではなく，歯科や接着の分野での用語である．この場合には，一般に化学結合を形成するような結合力の大きなものを一次結合とし，共有結合，イオン結合，金属結合がこれに相当する．また，物質の構成要素を結びつける力（分子間力など）で一次結合に比べて結合力の弱いものを二次結合とし，水素結合やファンデルワールス力などがこれに相当する．

1 共有結合

　原子間で電子を共有して化学結合を形成するものをいう．通常は，化学結合を形成する電子はその原子の最外殻の電子（価電子という）であり，周期表でいうと各周期の族に相当する数の電子が結合に寄与する．たとえば，メタンについては，炭素原子は6つの電子を有するが，そのうち2つは内殻で結合に無関係であり，最外殻に4つの電子を有し，水素原子は1つの電子を有する．メタンの共有結合を図14-I-1Aに示す．したがって，図14-I-1Aのように水素原子が炭素原子を取り囲むような配置をとり，水素原子のそれぞれが1個の電子を炭素と共有すると，炭素原子からみる

図14-I-1　共有結合

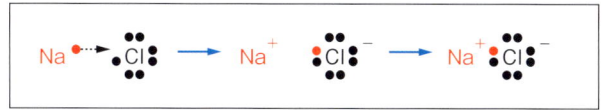

図14-I-2　イオン結合

と最外殻に8つの電子を有する構造となる．この構造は，ネオン原子と同じ電子配置となりきわめて安定な構造となる．これをオクテット則といい，最外殻に8つの電子を配置する（希ガス構造）と原子はエネルギー的に安定となる．また，水素原子からみると，炭素原子の電子1つを共有することにより，見かけ上，2つの最外殻電子を有する構造となる．最も内側の殻は，特別に2つの電子で安定な構造（Heと同じ希ガス構造）となるため，水素原子はこの形が最も安定な電子配置となる．このような結合を共有結合といい，共有される電子対に対して原子間を結んだ直線を価標といい，有機化合物の構造式などは価標を用いて図14-I-1Aのように表現される．

　実際には，C–H結合は等価であり，三次元的には，正四面体の中心に炭素原子を置き，各頂点に水素原子を配置した構造をとる（図14-I-1B）．このような共有結合からなる物質を分子という．一般的に，有機化合物の基本構成要素は分子であり，分子同士が分子間力で結びついた集合体を形成している．1組の電子対を共有してできる結合を単結合という．これに対して，2組の電子対を共有する結合を二重結合といい，2本の価標を意味する二重線で表す．3組の電子対を共有する結合を三重結合といい，3本の価標を用いて表される．

2　イオン結合

　原子には，最外殻の電子を離しやすいものと，逆に電子を最外殻に引きつけやすいものがある．たとえば，ナトリウムは最外殻の電子が1つであり，これを供出すれば最外殻がオクテット則を満たすNeと同じ構造となるため，電子を離しやすい傾向が大きい（電気陰性度が小さい）．一方で，塩素は最外殻の電子が7つであり，あと1つ電子を得られれば，Arと同じ希ガス構造となるため，電子を引きつける傾向（電気陰性度）が大きい．NaClの結合状態を図14-I-2に示す．したがって，ナトリウム原子は電子を塩素原子に供与し陽イオンとなり，塩素原子は電子を受け取って陰イオンとなる．陽イオンと陰イオンは，電気的に引き合うこととなり，このようにして形成される結合をイオン結合という．多くの無機化合物はイオン結合で構成される．

3　金属結合

　金属は一般に常温で結晶構造をとる．また，金属原子は最外殻の電子を放出して陽イオンとなりやすい．このため，結晶格子上の各金属は，三次元的に等間隔に配置することとなる．このように規則正しく配列した金属原子の最外殻電子は，さらに原子からの束縛が小さくなり，格子間を移動しやすくなる．このように放出された電子は，どの陽イオンからも束縛を受けることがないため自由電子とよばれ，自由に結晶内を動き回ることになる．この自由電子は原子の整数倍となり，自由電子の海の中に原子の陽イオンが浮遊している状態の結合が形成される．この結合を金属結合といい，自由電子は金属独特の光沢，熱や電気の良導性，優れた展延性など金属特有の性質を示す．ナ

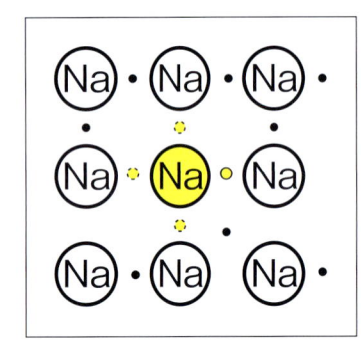

図14-I-3　金属結合

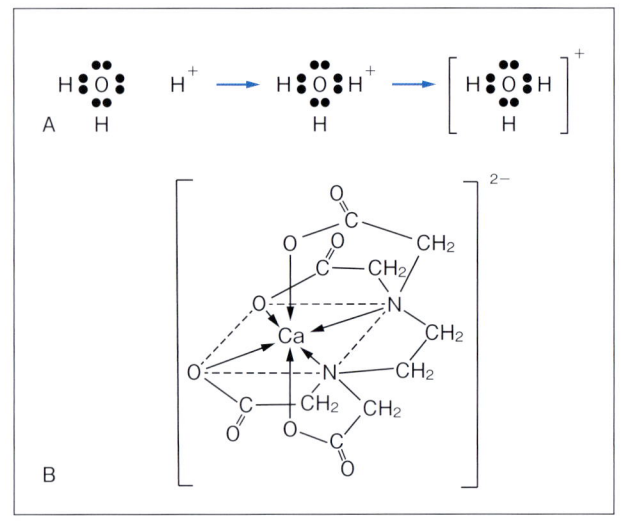

図14-I-4　配位結合

トリウムの金属結合を図14-I-3に示す．図14-I-3の中心のナトリウム原子の最外殻電子を黄色の電子とすると，電子は自身が属している原子と右隣の原子とほぼ等距離の位置に存在する瞬間があり（実線の黄色の小円），このときに自身が所属していたナトリウム原子（黄色）からの束縛を逃れて右隣のナトリウム原子に移ることが可能となる．さらに電子は原子の周囲を回っているため，ある瞬間では図の真上のナトリウム原子と等距離となる位置に存在する瞬間があり（破線の黄色の小円），このときは真上のナトリウム原子に移ることが可能となる．同様にして，左隣や真下のナトリウム原子に移ることが可能となる．このように，もとのナトリウム原子からの束縛から逃れることが可能となり，この状況は，ナトリウム原子が三次元的に規則正しく配列していることから，すべてのナトリウム原子について成立し，電子はもとの元素からの束縛から外れて自由に結晶格子内を動き回ることができるようになる（自由電子）．

4　配位結合

　結合する原子の片方からだけ結合にあずかる電子対が供給される結合である．このような結合は，孤立電子対をもつ原子についてのみ生じる．たとえば，図14-I-4Aのように水分子がH^+イオンと酸素の孤立電子対を介して結合するとヒドロニウムイオンが形成される．このように一方の原子から供給された電子対は，共有結合にあずかる電子対とほぼ同等と考えられるため，通常の価標で示すことができるが，とくに配位結合であることを明示する場合は，電子を供与する側の原子から供与される側の原子に向かって矢印で示すこともある．

　図14-I-4Aにヒドロニウムイオンを例として配位結合を示す．歯科においては，カルシウムとEDTA（エチレンジアンミン4酢酸），酸化亜鉛とユージノールなどのキレート結合において形成される配位結合が重要である．EDTAとカルシウムのキレート結合の例を図14-I-4Bに示す．図のように，1つの化合物（ほとんどが分子）がイオン結合や配位結合により2カ所以上で1つの金属イ

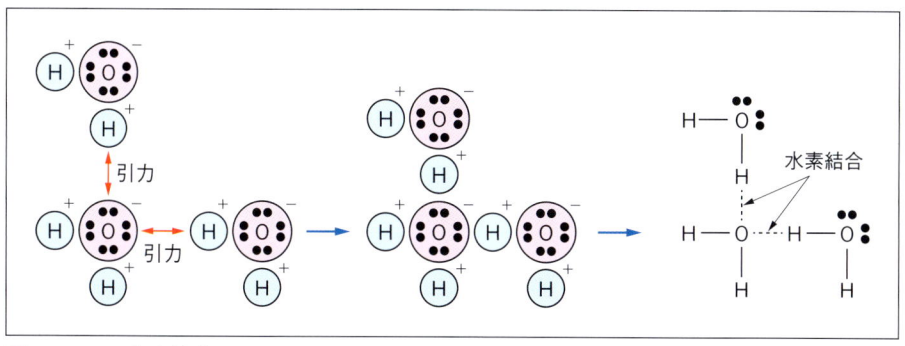

図14-I-5　水素結合

オンを挟み込むような形で結合したものをキレート結合という．キレート結合をつくる化合物（配位子）は特定の分子やイオンである．

5　水素結合

　共有結合のような分子を構成する化学結合ではなく，分子間力の一種である．電気陰性度の大きな原子と共有結合した水素原子について働く力である．水分子を例とした水素結合を図14-I-5に示す．電気陰性度の大きな原子として酸素を例にあげて水素結合について説明する．酸素と共有結合した水素原子は，共有電子対が電気陰性度の大きな酸素のほうに引き寄せられる結果，酸素は負に帯電することになる．一方，水素原子は電子を失って原子核だけの状態に近い形で正に帯電した状態となる．この状態で，別の分子の水素（正に帯電）が近づくと負に帯電した酸素に電気的な引力により引き寄せられるが，酸素原子の孤立電子対の存在する場所がとくに負の電荷の偏りが大きいため，この特定の方向に引き寄せられることとなる．水素結合を形成する原子としては，窒素，酸素，フッ素，イオウがある．水素結合の結合力は共有結合の結合力の$1/10 \sim 1/100$以下であるが，ファンデルワールス力よりは10倍以上大きい．

6　ファンデルワールス力

　分子間力の1つである．分子がきわめて接近（約1 nm以内）したとき働く力で，静電的な引力に基づく．分子内に電子の偏りができると，ある部分は正に，その他の部分は負に帯電することになる．このような状態を双極子という．双極子には，分子を構成する原子の結合様式に基づき常に存在するもの（永久双極子）と，そのような双極子が近づくことにより誘導されて双極子を生じるもの（誘起双極子）がある．また，通常は双極子をもたなくても，電子の配置の揺らぎによりある瞬間だけ双極子（誘起双極子）となることがある．これらの双極子同士の静電的な引力や接近しすぎたときの反発力がファンデルワールス力とよばれ，双極子–双極子相互作用（配向効果），双極子–誘起双極子相互作用（偏位効果）および誘起双極子–誘起双極子相互作用（分散効果，ロンドンの分散力）の3種類の相互作用により生じる．分子間力のなかでは最も小さいが，分子の凝集状態を説明するには重要な因子である．図14-I-6にファンデルワールス力の模式図を示す．

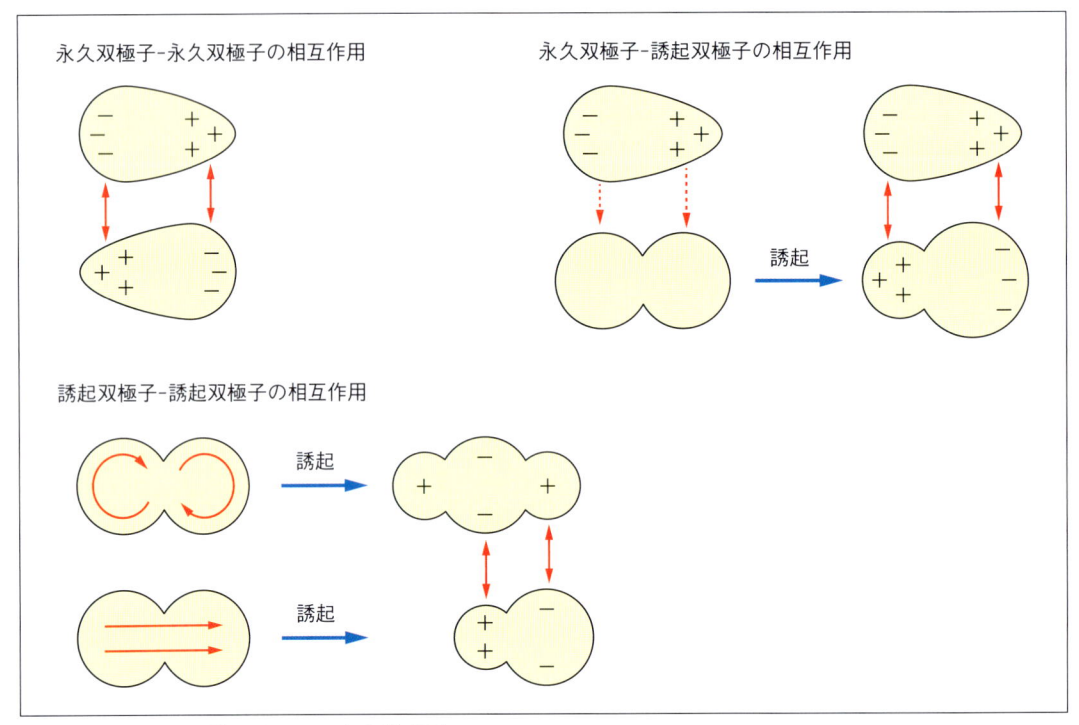

図14-I-6　ファンデルワールス力の模式図
永久双極子が近づくと，中性の分子に双極子が誘起される．中性の分子でも電子の揺らぎにより一時的に双極子を誘起することがある．それぞれの双極子の間には静電的な引力が働く．

化学結合の生成による硬化
（重縮合，重付加，ラジカル付加重合，酸-塩基反応）

1 高分子化合物の生成による硬化（重合）

　高分子化合物とは，簡単な化学構造の繰り返しにより構成される分子量の大きな巨大分子である．この簡単な構造を繰り返し単位といい，この構造のもととなり，高分子の原料となる化合物をモノマー（単量体）という．これに対して，高分子化合物はモノマーが数多く連なった構造であることからポリマーという．高分子化合物にはアクリルレジンや合成ゴムのような合成高分子とアルジネートや寒天などの天然高分子があり，これらの有機高分子のほかに，無機高分子も存在する．

　歯科材料は，義歯床用レジンや充塡用コンポジットレジンのように，モノマーからポリマーが生成されることにより硬化するものがあり，この反応を重合という．重合にはさまざまな分類があるが，ここでは歯科で用いられる重合に限定して以下に示す．

1）付加重合

　不飽和二重結合をもつモノマーが連鎖的に付加反応を起こしてポリマーを生じる反応を付加重合という．例として，メチルメタクリレートの付加重合を図14-Ⅱ-1に示す．過酸化ベンゾイルのような重合開始剤は熱などの刺激により分解してラジカル（遊離基）を発生する．このラジカル（A・

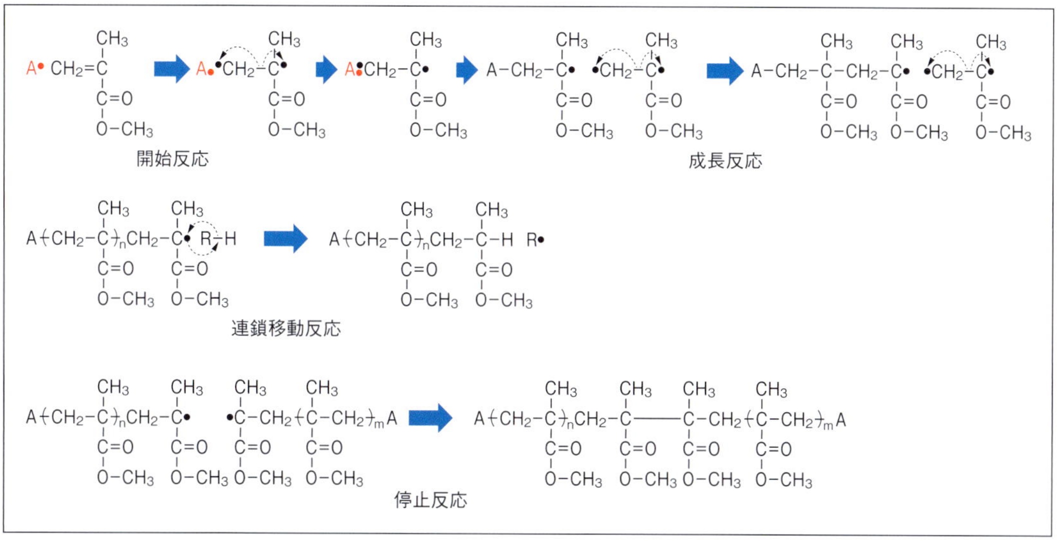

図14-Ⅱ-1　付加重合

で示す）が，モノマーに接近し二重結合を開く．開いた二重結合にラジカルが結合し，結合したモノマーの反対側の先端に新しいラジカルが生成される．このラジカルが次のモノマーを攻撃し，同様の結合を生成する．このように連鎖的に付加反応が生じることによる重合を付加重合という．この反応は連鎖的に起こるため連鎖反応といわれる．連鎖反応では，反応開始後のモノマー濃度は，時間とともに次第に減少するが，反応はラジカル同士の出会う確率に支配されるため，反応条件を一定とすると時間が経過しても，ポリマーの平均分子量はあまり増減しない．ラジカルを発生しモノマーを攻撃して重合が開始する反応を開始反応といい，次々とモノマーが付加して鎖長が長くなる反応を成長反応という．成長を続けるポリマーは，ある種の分子と出会うとその分子から水素原子などを引き抜き結合して成長反応を終了し，水素原子などを引き抜かれた分子は，ラジカルとなり新たな付加反応を開始する．このような反応を連鎖移動反応という．また，成長途中のラジカル同士が出会うと，ラジカル同士が結合することによりラジカルが消滅する．このような反応は停止反応とよばれる．付加重合は，このような反応が複雑に起きるため，ポリマーの分子量は一定の値とはならない．歯科では，義歯床用レジン，充塡用コンポジットレジンが付加重合により硬化する．

2）重縮合（縮合重合）

　2つ以上の分子から水やアルコールのような簡単な分子が取れて，1つの分子となる反応を縮合反応という．このとき，分子内に2つ以上の縮合反応に関与する官能基をもつ化合物は，縮合反応を繰り返して次第に分子量が大きくなりポリマーを生成する．この反応を重縮合または縮合重合という．例として，66ナイロンの重縮合を図14-Ⅱ-2に示す．この反応では，図14-Ⅱ-2の①のようにA，Bの2種類の二官能性モノマーが縮合反応してA–Bという化合物を生成し，このとき副生成物として水分子が脱離する．この反応は，ほとんどすべてのモノマーがなくなるまで進行する．次の反応は，AとBのモノマーが等量であれば③のみの反応へと進むが，Aのほうが多い場合は②の反応が続いて起きる．②では，①で生成したA–BにモノマーAが縮合してA–B–Aという化合物

図14-Ⅱ-2 重縮合

が生成される．一方，③では①で生成したA–Bが2分子縮合してA–B–A–Bという化合物が生成される．このように，いずれにしてもモノマーは反応開始初期にほとんど消費されて2量体（モノマー2つで構成される化合物）や3量体（モノマー3つで構成される化合物）などに変化し，次いでこれらが互いに反応する結果，反応開始から時間が経つほど分子量は大きくなる．このように時間経過とともに，分子鎖の伸長する方向へ反応が次々と進むものを逐次反応という．歯科では，ポリサルファイドゴム印象材などがこの反応により硬化する．

3）重付加

　副生成物を生じないで，2つ以上の分子から1つの分子になる反応で，図14-Ⅱ-3に示すように水素原子の移動を伴う逐次反応を重付加（polyaddition）という．歯科では，付加型シリコーンゴム印象材が重付加により硬化する．

2 酸–塩基反応

　化合物のうち，水溶液としたとき水素イオン（H^+）をつくり酸性（pH 7以下）を示すものを酸といい，水酸化物イオン（OH^-）をつくり塩基性（pH 7以上）を示すものを塩基という．水溶液にかぎ

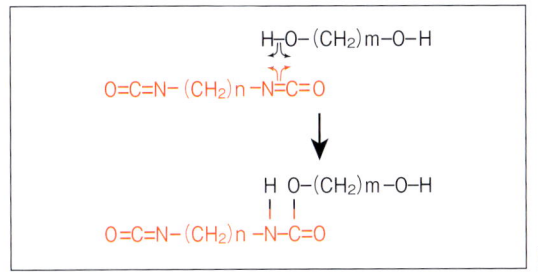

図14-Ⅱ-3　重付加

$$ZnO + H_2O \longrightarrow Zn^{2+} + 2\,OH^-$$

$$H_3PO_4 \longrightarrow H^+ + H_2PO_4^- \longrightarrow 2\,H^+ + HPO_4^{2-} \longrightarrow 3\,H^+ + PO_4^{3-}$$

$$3\,ZnO + 2\,H_2PO_4 \longrightarrow Zn_3(PO_4)_2 + 3\,H_2O$$

図14-Ⅱ-4　リン酸亜鉛セメントの酸-塩基反応

らず酸と塩基の定義を拡張すると，H^+や電子対の授受で定義され，酸とはH^+や電子対を相手に与えるものであり，塩基とはH^+や電子対を受け取るものである．酸の水溶液と塩基の水溶液を混合したときの反応を酸-塩基反応といい，この反応により塩と水が生じ，酸性度は中性 (pH 7) に近づく．化学量論的に等量を混合すると中性となりこれを中和という．歯科においては，レジン系を除くセメントのほとんどの種類が酸-塩基反応により硬化する．代表例として，リン酸亜鉛セメントの酸-塩基反応を図14-Ⅱ-4に示す．酸化亜鉛は水中では図のようにイオン化し，リン酸は3段階で電離するため，すべてをまとめると反応式は図14-Ⅱ-4のようになる．

Ⅲ 結晶の析出による硬化

1 溶液からの硬化

　歯科材料のなかには，粉と水を混合し，この濃厚な水溶液から溶解度以上となった塩などの化合物の結晶が析出して硬化するものがある．石膏の硬化を例に，溶液からの結晶析出による硬化について説明する．石膏の溶解度を図14-Ⅲ-1に示す．石膏を少量の水で練和すると，半水石膏が水中に溶解する．この結果，硫酸イオンとカルシウムイオンの濃厚な溶液となる．このイオン濃度が大きくなり溶解度を超えると結晶の析出が起きる．このとき，たとえば20℃での溶解度は半水石膏（図14-Ⅲ-1のA）より二水石膏（図14-Ⅲ-1のB）のほうが小さいため，二水石膏の結晶（下向きの矢印の量）が析出し，この結果，不足した硫酸イオンとカルシウムイオンを補うために半水石膏はさらに溶解が進む．このように析出した二水石膏の針状結晶は次第に成長し，互いに衝突や絡みあいを生じ，結晶生成により水分がなくなるまでこれを繰り返す．

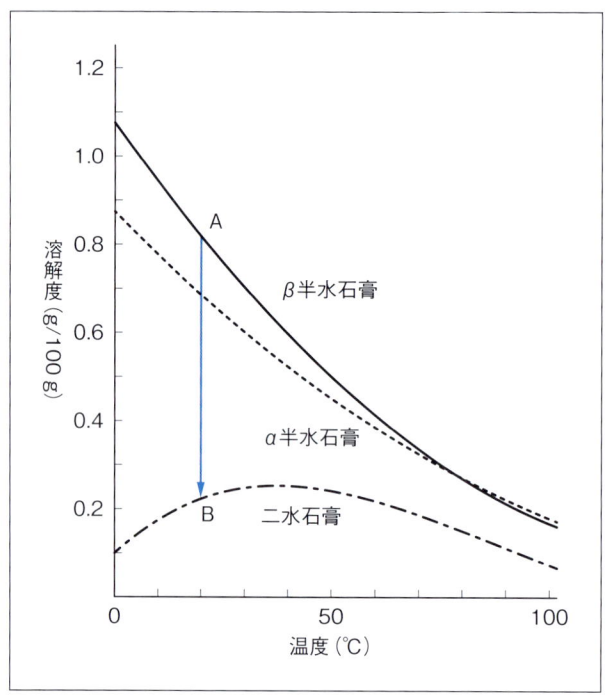

図14-Ⅲ-1　石膏の溶解度曲線
（安達正雄, 谷本明, 1975[1]より改変）

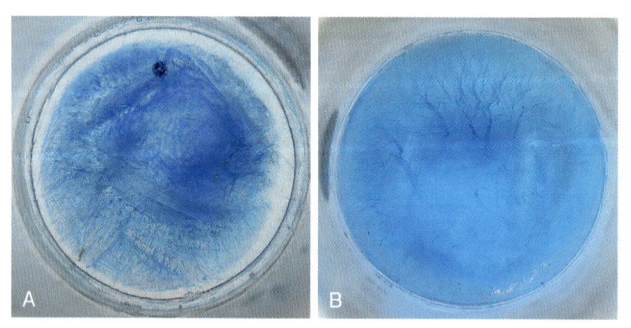

図14-Ⅲ-2　青インクを含む水からの析出物

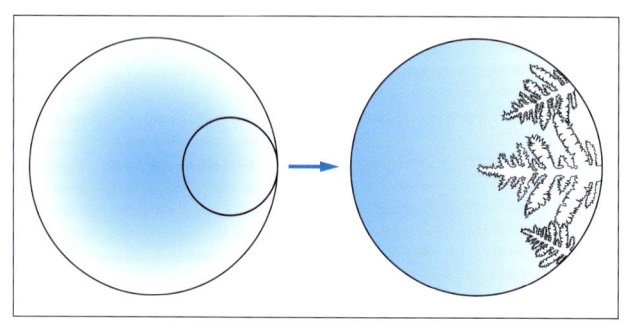

図14-Ⅲ-3　樹枝状晶の析出

2　融解状態からの硬化

　金属を高温に加熱すると融解状態となり，この融解状態の金属を冷却すると液体から固体が析出し始め，さらに温度が下がると全体が固体となり硬化する．この析出する固体は結晶であるが，金属の組成によりさまざまな結晶が晶出することになる．水から氷が析出する様子を例にこの状況を説明する．

　青いインクを溶かした水溶液の温度を下げると，氷の結晶が晶出し始めるが，不純物である青インクは結晶からはじき出される結果，図14-Ⅲ-2Aのように，ビーカー周囲は，青色の色素を含まない透明な氷が析出し始める．しかし，その結晶は，図14-Ⅲ-3のように樹枝状に成長するため，この樹枝状晶の隙間に入り込んだ青い水溶液や色素は，濃縮されさらに温度が下がると樹枝状晶の間に取り込まれたまま凝固することになるため，次第に青に着色した氷となり，最後に固まる部分は濃い青色の氷となる．青インクは氷の結晶から排除される形で氷の結晶が析出したが，金属も同様にある結晶が析出するときに不純物として他の成分を排除しながら結晶成長することがある．このように全体に不均一な凝固組織を形成したものを偏析という．結晶は，樹枝状晶となるものばかりではないが，多くの金属凝固組織に樹枝状晶が認められる．一方で，図14-Ⅲ-2Bは，青インクに砂糖を溶かし込んだものを凍らせたものである．この場合は，氷のでき始めるビーカーに接触した部分もすでに青色であり，偏析を示さず比較的全体に均一な凝固組織となっている．このように，複数の元素からなる合金においても偏析を生じないで凝固するものも存在する．

文　献

1）安達正雄，谷本　明：純水における硫酸カルシウムの溶解度表示式．Gypsum&Lime，135：63-72，1975．

第15章 化学結合の切断と材料の状態変化

1 融解と溶解

固体は温度の上昇に伴い液体状態に変化する．この現象を融解といい，固体から液体に変化する温度を融点という．共有結合からなる分子を要素とする物質は，分子間力で固体となっているため，この分子間力に打ち勝つだけのエネルギーを与えればよく，一般に融点は低い．すなわち，一般に有機化合物の融点は低い．これに比べて，金属やセラミックスは，金属結合やイオン結合を切断するだけのエネルギーが必要となるため，融点は高くなる．純物質の融点は一定値を示すが，混合物は混合比によって異なり，融け始めの温度（固相点）から融け終わりの温度（液相点）まで幅をもつ．合金は，組成は一定であっても固体状態では組成や結晶の異なる混合物となることがある．歯科材料の代表的な融点を表15-1に示す．ポリマーについては，後述のようにガラス転移点以下でただちに液状とならずに，ゴム状を経て液状となることがあるため，融点を明示することは困難である．このため，軟化し始める温度としてガラス転移点が用いられる．

液体に気体，液体または固体が溶けることを溶解といい，溶かす液体を溶媒，溶けている物質を溶質という．溶媒と溶質の組み合わせで溶解できる量は異なる．固体では，一定の温度で溶媒100gに溶けることのできる溶質の量（g）を溶解度という．溶解度まで溶質を溶解した溶液は飽和溶液となる．この溶解度は，温度の影響を大きく受け，一般には温度が高くなるにつれて増加する（水酸化カルシウムのように，例外もある）．気体の溶解度は，一定の温度で1気圧のときに1mLの溶媒に溶けることのできる体積を標準状態（1atm，0℃）で表したものである．水に対する気体

表15-1　主な歯科材料の融点

	融点（℃）
インレーワックス	55～64
PMMA	90～105（Tg）
陶材	900～1,080
エナメル質	1,100
チタン	1,668
ジルコニア	1,855
コバルトクロム合金	1,300
金合金（14～20K）	890～980

の溶解度は，一般に温度上昇とともに減少するが，融解金属に対する気体の溶解度は温度ともに増加する．これは鋳造時の鋳造欠陥の一因となる．

2　ガラス転移と熱可塑性

　固体は必ずしも結晶の集合体であるとは限らない．たとえば，身近なガラスや高分子材料はほとんどの場合，液体状態がそのまま凝固したような無秩序な構造をもち，このような構造は非晶質とよばれる．このような非晶質の固体を加熱していくと，ある温度で急激に軟化してゴムのような状態，または，粘性の高い液体状態となる．このような温度をガラス転移点(Tg)という．一般にガラス転移点は，さまざまな物性を調べて得られる値のため，測定法による差が大きい．

　無秩序状態の高分子は，分子量の大きな分子が互いに絡みあった構造で流動性を示さない固体として存在するが，これを加熱するとある温度で絡みあいながらも，分子の一部(セグメント，モノマー単位で10〜20程度の連鎖)の運動が激しくなる結果，流動性が増加するが，分子間の絡みあいがゴムの架橋のように働いて弾性を示すゴム状となり，さらに温度が上がると液体となる．図15-1に高分子鎖の模式図を示す．単純化のためにセグメントを桿状の図形で示す．

　温度の低い状態では，高分子は糸まり状に絡みあった固体となっており，分子の運動は大きく制限を受ける．温度が上昇すると膨張して体積が増える結果，セグメントが熱運動できるスペースが生まれ，セグメントの熱運動が激しくなる．しかし，全体として流動するにはスペースが小さく，さらに，分子鎖の絡みあった一部の構造が架橋したゴムのように働き全体としてゴムのような状態となる．その後，さらに温度が高くなるとセグメントの運動できるスペースがさらに大きくなり，

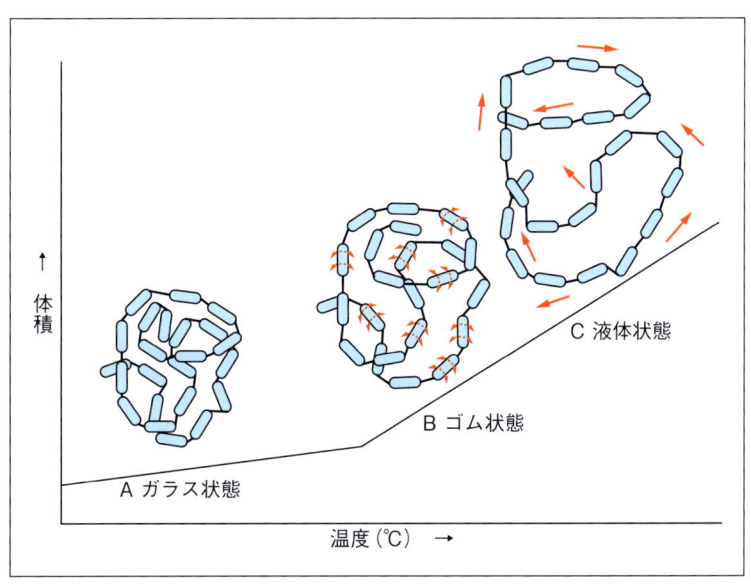

図15-1　高分子のガラス転移点
A：ガラス状態でセグメント運動は制限されている．
B：温度が上昇すると膨張し，セグメントが熱運動できるようになる．
C：さらにセグメントの間隔が大きくなり全体として流動性を示すようになる．

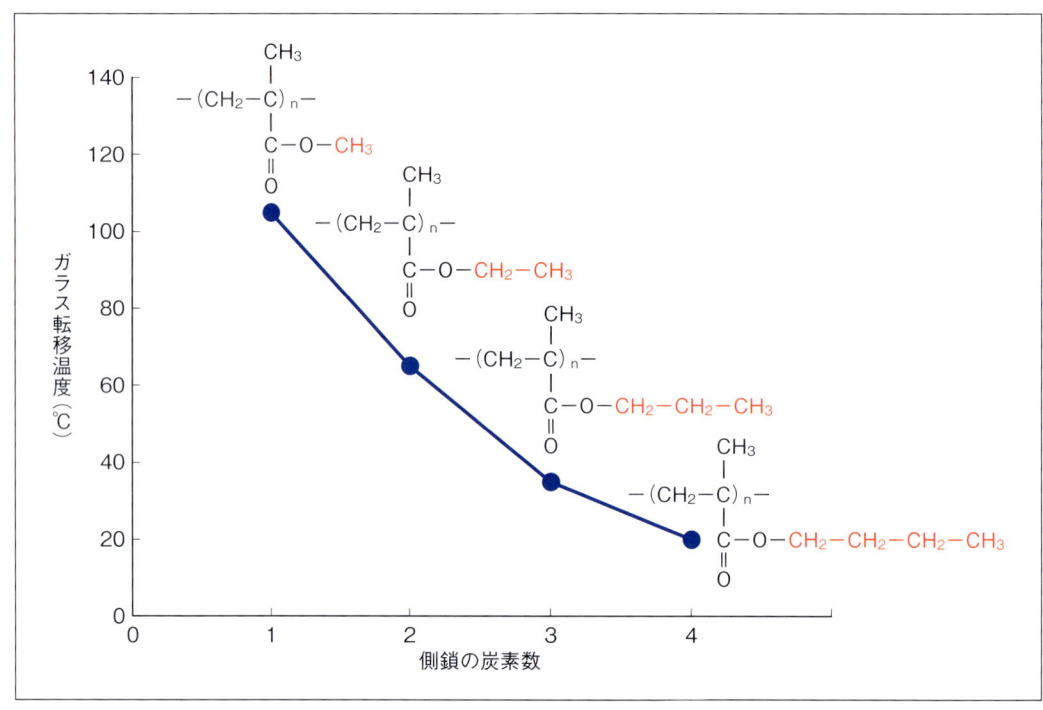

図15-2　メタクリル酸エステルのガラス転移点と側鎖の炭素数

全体として流動性を示す液体となる．ガラス状態から温度の上昇とともに分子の絡みあいが起こらずに，ゴム状を経ずに直接液状となる場合もある．この場合は，液体状態から冷却することにより，ある一定の温度で非晶質のガラス状態の固体となるためガラス転移点という名称となった．

　ガラス転移点は分子の剛直さや置換基の大きさなどにより大きく影響を受ける．たとえば，メタクリル酸エステルについては，エステル結合しているアルキル基の鎖長が長くなるに従い，ガラス転移点は低下する．図15-2にメタクリル酸エステルのガラス転移点を示す．ポリメチルメタクリレート（PMMA）に比べて，ポリエチルメタクリレート（PEMA）のTgが低いことがわかる．

第16章 高分子の構造と性質

1 ホモポリマーとコポリマー

1種類のモノマーだけを重合させてできるポリマーは図16-1に示すようなポリマーであり、これをホモポリマーという。これに対して、2種類以上のモノマーを重合させてできるポリマーをコポリマー（共重合体）という。コポリマーには、複数の種類のモノマーの連鎖の順番に規則性のないランダム構造、ある程度は同じ種類のモノマー連鎖が続くブロック構造、ホモポリマーに別の種類のホモポリマーを接ぎ木したようなグラフト構造などさまざまな構造を有するものがある。

2 線状ポリマー

モノマーは官能基の数によりさまざまな形のポリマーを形成する。付加重合するモノマーの官能基（不飽和二重結合）が1つの場合、または重縮合するモノマーで官能基が2つの場合は、別のモノマーと結合できる手は2本ということになり、必ず直鎖状の線状高分子となる。これらのモノマーを図16-2のような簡単な構造で模式化すると、このような単純なユニットを用いて組み立てられ

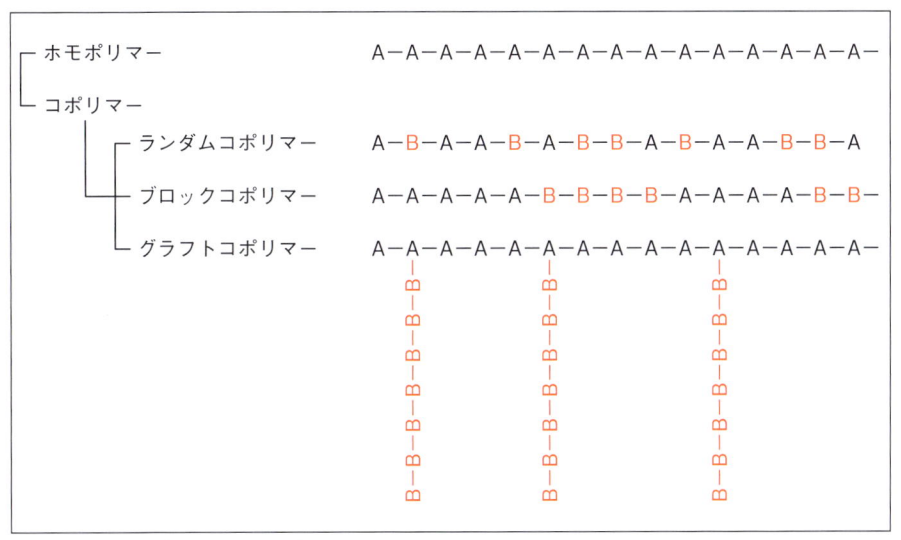

図16-1　ホモポリマーとコポリマー

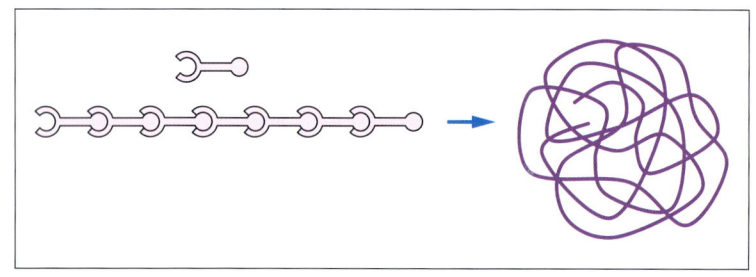

図16-2　単官能性モノマーと鎖状ポリマー

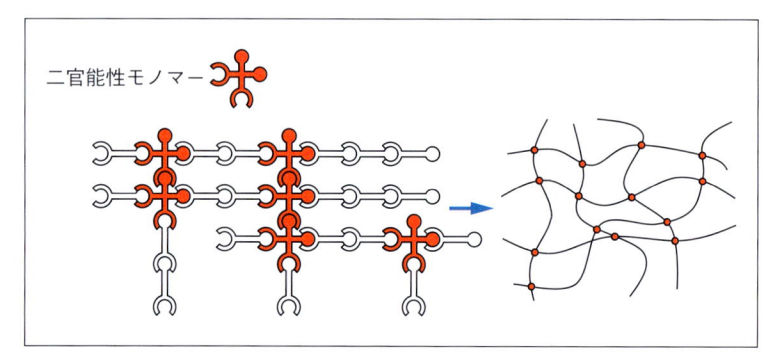

図16-3　二官能性モノマーと架橋ポリマー

る構造は，直鎖状の線状構造以外には不可能である．この線状高分子は，モノマー単位が数百～数千個も結合したものであり，各共有結合は原子同士が結合する角度は固定されているが，他の構成単位に邪魔されないかぎり回転は自由である．この結果，このように長い鎖状の分子は伸び切った形ではなく，複雑に絡みあった糸まり状（図16-2）となる．このとき，一部のポリマーでは，ガラス状態から結晶を晶出することがある．また，ガラス転移点以上の温度では，かさ高い分子構造が線状ポリマー間の分離を妨げる架橋のように働き，ゴム弾性を示すものもある．

3　非線状ポリマー

　モノマーの官能基が多くなる（多官能性モノマー）とポリマーは複雑な構造をとる．付加重合するモノマーでは官能基が2つ（二官能性モノマー）以上，重縮合するモノマーでは官能基が3つ（三官能性モノマー）以上のものは，図16-3のように，結合する手を3本以上もつため，線状構造以外に枝分かれした構造をとることができ，この結果，三次元網目構造をとることができる．線状構造以外の枝分かれは，ゴム状構造の架橋に類似しているため，架橋構造または分岐構造とよばれる．このような構造を有するポリマーを架橋ポリマーまたは網目状ポリマーという．図16-3にこのような枝分かれポリマーを示した．網目状ポリマーは多くの架橋を含み，分子が一定の規則に従って整列できないため結晶性を示さない．三次元網目構造を有するポリマーは，ガラス転移点以下では必ずゴム状となる．したがって，ガラス転移点が室温より低い架橋ポリマーはゴム弾性を示す．

4　熱可塑性

　加熱すると軟化して液体状態となり，冷却すると硬化する高分子を熱可塑性樹脂という．一般に，線状分子や一部枝分かれがある線状分子は熱可塑性を示す．機械的性質は，後述する熱硬化性樹脂に比べて，弾性係数が小さく，強度も小さいが，可逆的に成形ができるためリサイクル利用が可能である．成形法も型に流し込んでの成形が可能となるため，射出成形などで多用される．歯科では，ポリメチルメタクリレート，ポリカーボネート，ポリスルフォンなどが射出成形用樹脂として用いられる．

5　熱硬化性

　加熱により液状とならない高分子材料であり，成形時に原料となる分子量の小さいポリマー（プレポリマー）を型に流し込み，加熱重合させてより分子量が大きい固体とすることにより硬化する．したがって，逐次反応を利用した成形法であり，一般に熱硬化性樹脂は三次元網目状高分子である．熱硬化性樹脂を加熱すれば，ガラス転移点以上でゴム状となるが，それ以上に加熱しても熱可塑性樹脂のように流動性を示す液体状態とはならない．一般に，熱可塑性樹脂と比べて機械的強度は大きい．フェノール樹脂，メラニン樹脂，ユリア樹脂などがこれに相当し，合成ゴムはほとんどこの熱硬化性樹脂であるが，線状ポリマーの項で述べたように，合成ゴムの一部には熱可塑性のものもある．

6　分子量および重合度

　重合反応により得られるポリマーは，数多くの繰り返し単位からなっているが，1つの高分子鎖を取り上げ，これを構成する繰り返し単位の数を重合度という．図16-4に示すポリメチルメタクリレートの構造式を例にとると，nがこれに相当する．したがって，この重合度に繰り返し単位の分子量を乗じるとその高分子の分子量となる．たとえば，図16-4のポリメチルメタクリレートの

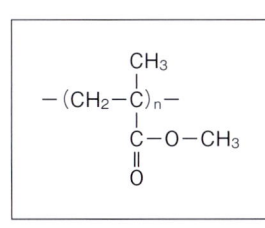

図16-4　ポリメチルメタクリレートの構造

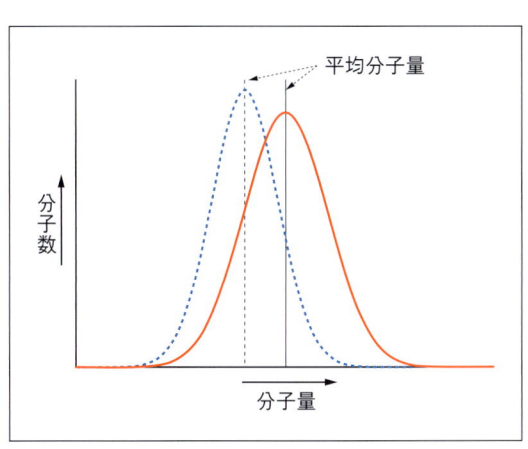

図16-5　ポリマーの分子量分布

繰り返し単位の分子量 (組成 $C_5H_8O_2$) は 100 であるため,重合度n＝500 とするとポリマーの分子量は 50,000 となる.この重合度は,重合率 (100％から重合率を引いたものが残留モノマー率) と混同されやすいが,重合率はモノマーが重合反応した割合を示すものであり,混同しないように注意が必要である.

　通常の重合反応では,分子量が単一となることはなく,一般にある分子量をピークとする分布を有し,ポリマーの分子量はこのピークとなる分子量で示される.ポリマーの分子量分布を図16-5に示す.この分子量分布は広いものからきわめて狭いものまでさまざまであるため,実際のポリマーは,その分子量の前後の分子量のポリマーをさまざまな割合で含んでいる.たとえば,加熱重合レジンの餅状時間は,分子量が小さいものでは短くなり,分子量が大きいものでは長くなる.そこで,分子量分布の広いものを利用すると,餅状となり始めてから餅状が終了する時間の幅が広くなり,操作時間を延長することができる.

第 *17* 章 応力とひずみの関係

口腔内で用いられる修復物や補綴装置，それらを製作するための器械・器具は使用中に破損，変形することがある．破損や変形を生じずに使用するためには，種々の材料が荷重を受けたときにどのような状態になるかということを知り，使用条件とそれにあわせた材料の選択，設計が必要となり，機械的性質の理解が重要となる．

1 弾性変形と塑性変形

物体から荷重を取り除いたとき，変形がもとに戻る性質を弾性といい，永久的な変形を生じる性質を塑性という．図17-1に示すように，片方を固定した線材に荷重を加えると変形が生じる．ある範囲内では荷重を取り除くと，もとの位置に戻る．このようにもとに戻る変形を弾性変形（図17-1A）とよぶ．矯正用ワイヤーや義歯のクラスプなどの金属線にとっては重要な性質である．さらに荷重を大きくすると，荷重を取り除いてももとに戻らなくなり，永久的な変形が生じる．このことを塑性変形（図17-1B）とよび，金属を加工する（線材を曲げる）際の重要な性質となる．

2 応力-ひずみ曲線（比例限，弾性限，強さ，弾性係数，レジリエンス）

物体（歯科材料）に引張りや圧縮などの荷重が加わると変形を起こすことがある．荷重による変形に対して物体が抵抗する力が内力であり，単位面積あたりの内力を応力という．応力は荷重に等しく対向している（図17-2）．

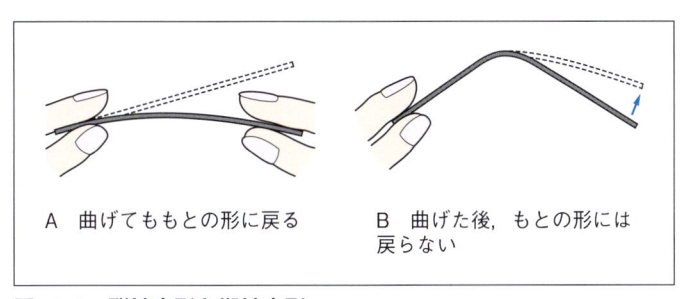

A　曲げてももとの形に戻る　　B　曲げた後，もとの形には戻らない

図17-1　弾性変形と塑性変形
A：弾性変形，B：塑性変形.

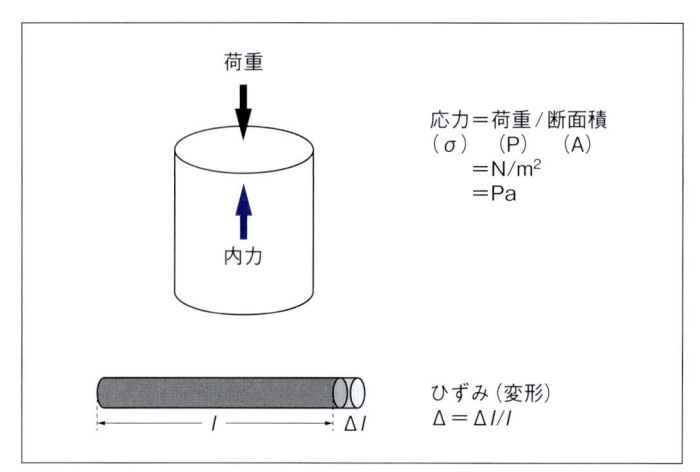

図17-2　応力とひずみ
応力σ＝P/A．P：荷重N（ニュートン），A：物体の断面積m²，σ：応力 Pa（パスカル）またはN/m²，1 N≒0.102 kgf，1 kgf≒9.8 N，1 Pa＝1 N/ m²，1 kgf/cm²≒0.098 MPa，1 MPa≒10.2 kgf/cm²＝0.102 kgf/mm².

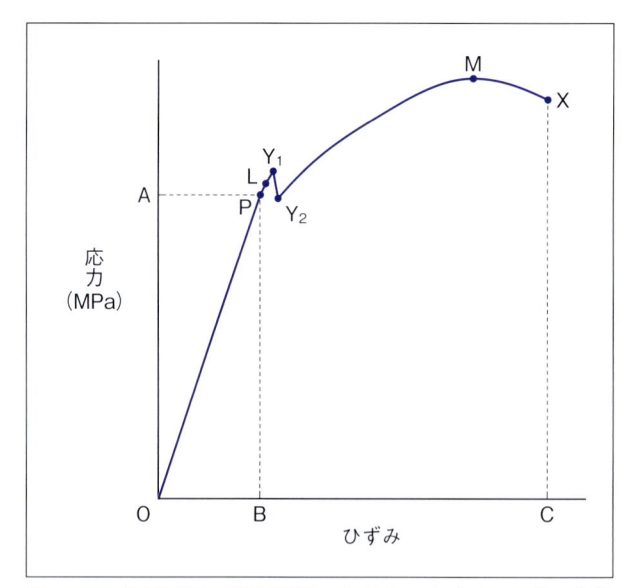

図17-3　金属材料の引張試験から得られた応力-ひずみ曲線
P：比例限，L：弾性限，Y_1：上降伏点，Y_2：下降伏点，M：最 大応力，X：破壊応力．

　物体に荷重が加わると変形を起こすことがある．これがひずみであり，物体の単位長さあたりの 長さの変化でその量を表す．

$$ひずみ \quad \delta = \Delta l/l$$

$$\Delta l：変化した長さ$$

$$l：もとの長さ$$

引張りや圧縮の応力とひずみの関係をグラフにすると図17-3のような応力-ひずみ曲線が得られ

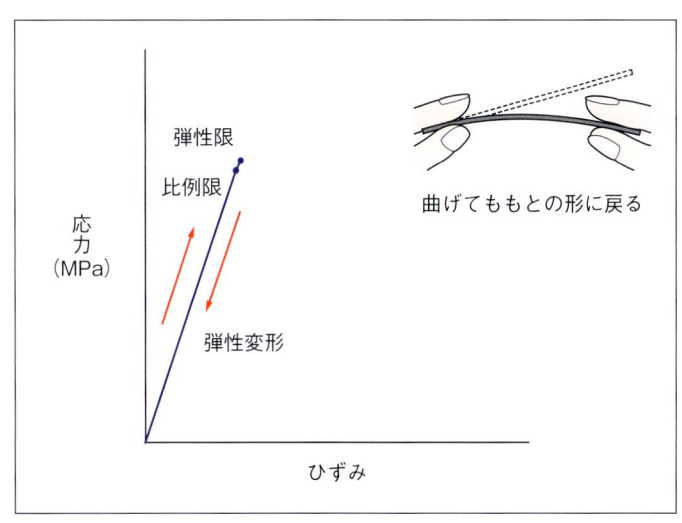

図 17-4　弾性限と弾性変形

る．図17-3は，金属材料の引張試験により得られた曲線である．直線部分OPは応力とひずみが比例関係にありフックの法則が成立している．曲線部分PXは応力の増加に比べてひずみが著しく増加しており，Xの部分で破壊したことを示す．

　応力–ひずみ曲線からは次のような結果が得られる．

1）弾性係数（ヤング率）

　図17-3の直線部分OPは弾性変形をしており，その勾配 E＝OA/OB は弾性係数（弾性率）を示す．

2）比例限と弾性限

　図17-3のOPは直線的比例関係にありPを比例限という．またP点を越えL点に相当する荷重までの間では，応力とひずみの関係は比例しないが，荷重を取り除けばひずみは0に復する．このL点を弾性限という．一般に比例限と弾性限は近接して存在する（図17-4）．

3）降伏点と耐力

　弾性限を過ぎてなお荷重が加わると急に変形が大きくなる．この現象は図17-3のY点であり降伏点という．降伏点には上降伏点（Y_1）と下降伏点（Y_2）がある．実際上は材質，試験機の精度や感度によってY点を決定することが困難な場合があるので図17-5に示すように0.2％の永久変形を生じたときの応力を耐力と称し，降伏点と同様に扱っている．

　図17-3のM点の応力は物体が破壊しないで耐えうる最大の応力で，材料の強さはこの応力で表す．またX点の応力は材料の破壊する応力であり，展延性の少ない材料では最大応力と一致することが多い．

4）延性と展性

　多くの金属は線状に引くことができる．この性質を延性と称する．展性は物体に亀裂などを生じることなく薄い板状にできる可能性を示す．たとえば，展性に富んだ金は光を透過するほどに薄くすることができる．延性の大小は引張試験の伸び率で示し，展性の大小はそのときの断面積の減少で示す．展性に富む材料は断面積の減少が大きい．

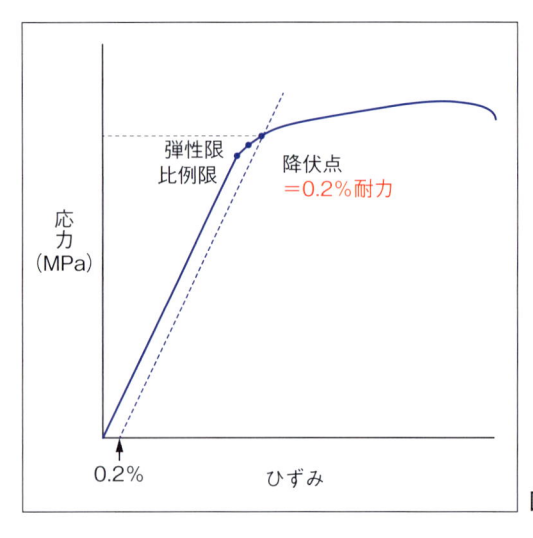

図17-5　降伏点と耐力

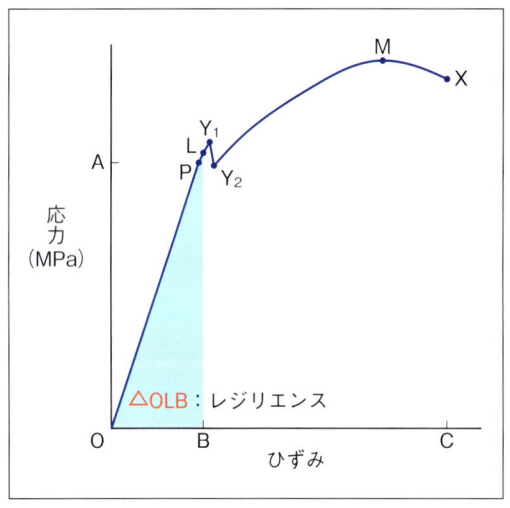

図17-6　レジリエンス

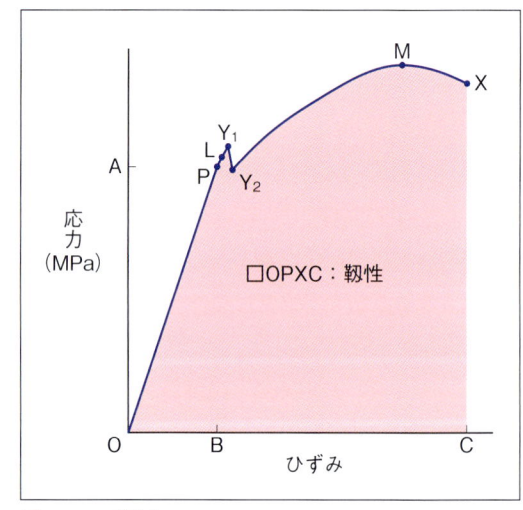

図17-7　靱性

5）レジリエンスと靱性

　物体が永久変形しないで吸収することのできるエネルギーを弾性エネルギーという．その最大エネルギーをレジリエンスとよび，図17-6のOLBの面積で表される．レジリエンスは単位体積あたりのエネルギーで表され，単位はJ/m^{3}となる．弾性限までのひずみの2乗に比例し，弾性係数に比例しており，弾性限が高く弾性係数が小さい材料ほど弾性限度内でエネルギーを大きく吸収でき，衝撃などに対して永久変形しにくい．

　靱性は図17-7の応力-ひずみ曲線の全体の面積OPXCで表され，単位はレジリエンス同様にJ/m^{3}となる．この値の大きな材料ほどひずみが大きいため，破壊するまでに吸収できるエネルギーが大きいことを示しており，靱性に富む材料といえる．

第**18**章　内部応力の発生・緩和と修復物・補綴装置の適合性

1　応力と内部応力の発生とその緩和

　材料に外力が作用すると，材料は弾性変形するとともに，その内部に外力に抵抗しようとする力が発生する．材料に発生する単位面積あたりの内力を応力という．一方，材料に外力が作用することなく材料内部に発生する応力を内部応力とよんでいる．後述するように，レジンの重合収縮やワックスの温度変化に伴う熱収縮が拘束された状態になることで内部応力は発生する．

　高分子材料に生じる応力は，分子鎖の変形(伸びや屈曲など)によるものである．理想的なゴム(完全弾性体)に外力を加えて一定の長さに伸長させた状態におくと，分子鎖の変形もそのまま保持されるので，図18-1Aに示すように応力は一定の状態を保ち続ける．外力を解放すると，分子鎖がもとの形に戻るとともに，ゴムはもとの寸法に弾性回復し応力はゼロとなる．これに対して，印象材などの粘弾性体では，一定の長さに伸長させたときに生じた分子鎖の変形が時間とともに変化する．これは主として，徐々に分子鎖間にすべりが生じていくためである．その結果，一定の伸長状態にあるにもかかわらず，応力は時間の経過とともに減少する(図18-1B)．このように，材

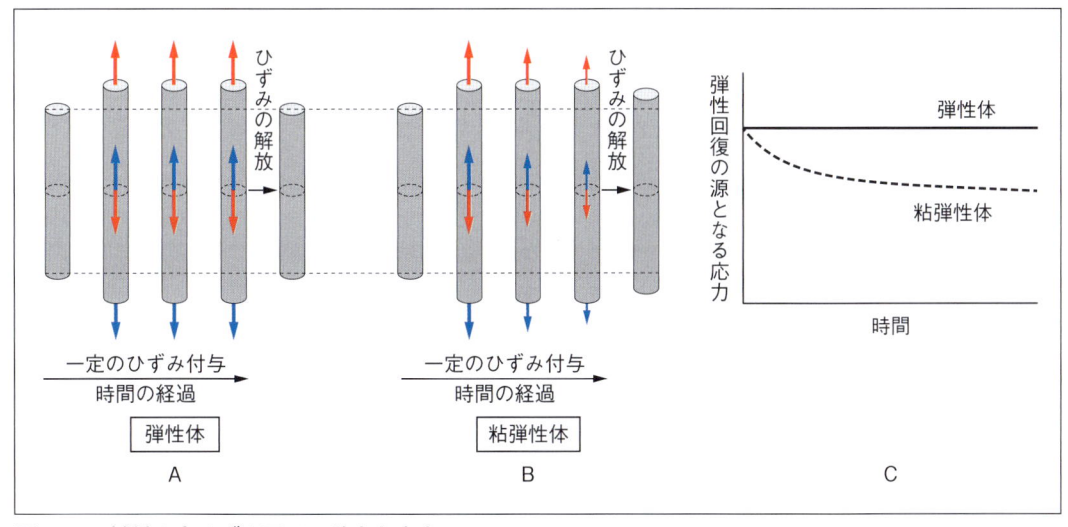

図18-1　材料の定ひずみ下での外力と応力
A：弾性体，B：粘弾性体，C：応力緩和.

料が一定の変形状態にあるにもかかわらず，分子鎖間のすべりによって弾性回復の源となる応力が減少していく現象を応力緩和という（図18-1C）．したがって，応力緩和を生じた材料は，もとの形状には戻らず，その分，永久変形を起こすこととなる．

　応力緩和は材料の永久変形と関係しているため，材料の寸法精度に大きく影響する現象である．さまざまな材料の加工時に生じる応力緩和と材料の寸法精度との関係について，以下に詳しく説明する．

2 印象撤去時の印象の応力緩和と永久ひずみ発生との関係

　弾性印象材を用いてアンダーカットがある部位の印象を採得する場合，印象撤去時に印象材は一時的に変形する（図18-2A）．このとき，印象材の内部にはもとの寸法に弾性回復しようとする応力が発生する（図18-2B）．アンダーカット部分の印象材が歯冠豊隆部を越えるわずかな時間内においても，印象材の応力緩和が起こる可能性がある．応力緩和が起こると弾性回復力が低下するため，その結果として永久ひずみを生じる．したがって，印象撤去時の印象が変形を受ける短い時間内での応力緩和の速度が印象の変形に影響する．応力緩和は時間の経過とともに進行するので，印象が変形を受けている時間を短縮するために，印象の撤去時間をできるかぎり短くし，応力緩和を小さくして印象の精度を高めることが肝要である（図18-2C）．このことから，臨床において印象の撤去は，一挙動で一気に行うことが原則とされている．

　当然のことながら，印象材の変形は模型の寸法精度の低下につながる．その結果，間接法で製作される修復物や補綴装置の適合性は低下することになる．

　弾性印象材の応力緩和は，印象材の種類によって異なっている．一般に，網目状分子鎖の網目の密度が高く，末端が遊離した網目鎖をもたない構造の印象材は，分子鎖間のすべりが起こりにくいため応力緩和しにくい．付加型シリコーンゴム印象材は，応力緩和が起こりにくい代表的な印象材であり，永久ひずみが小さいため精密印象に使用されている．一方，網目鎖とは関係のない成分（フィラーなど）を多量に含むアルジネート印象材は，応力緩和しやすいため単独で精密印象に使用されることはなく，主に概形印象に用いられている．

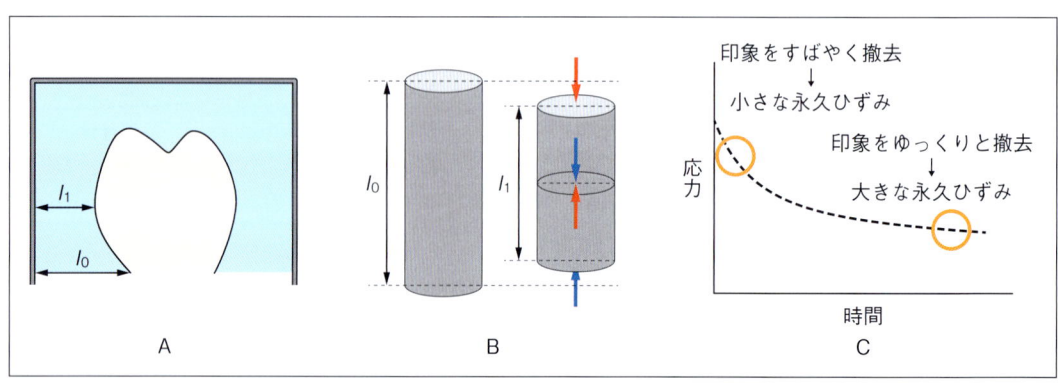

図18-2　アンダーカットのある部位を印象採得する際に生じる印象材の変形と発生する応力
A：印象の撤去前．
B：印象を撤去する過程で，最大豊隆部を通過時に印象材に生じる応力．
C：印象を撤去する過程で，印象が変形を受けている時間と応力緩和の関係．

3 レジン系材料の重合収縮に起因して発生する内部応力とその緩和

1）義歯床用アクリルレジンの応力緩和と義歯の適合性との関係

　義歯床用アクリルレジンの応力緩和は，レジン床が石膏型内で重合される過程で生じる．重合過程においては，レジンは重合収縮しようとするが，石膏型に拘束されているために自由に収縮できない．したがって，図18-3に示すように重合収縮率に相当するひずみを受けるので応力が発生する．これが重合収縮に起因して発生する内部応力である．石膏型に塡入される餅状レジン（モノマー：ポリマー＝1：2）の重合前後における密度の変化から計算される重合収縮率は，線収縮率で約2.3％である．また加熱重合型床用アクリルレジンの場合は，加熱重合時の100℃から室温（25℃）まで冷却される際に熱収縮しようとするが，この寸法変化も拘束されているため，熱応力が発生する．寸法の変化の拘束がない場合の熱収縮率$(\varDelta l/l_0) \times 100$は，次式により約0.5％と計算される．

$$(\varDelta l/l_0) \times 100 = \alpha \times \varDelta T \times 100 = 70 \times 10^{-6} \times (100-25) \times 100 = 0.525\%$$

　ここで，l_0はレジンのもとの寸法，$\varDelta l$は熱収縮量，$\varDelta T$は温度変化，αはアクリルレジンの熱膨張係数である（第4章「歯科材料の科学」参照）．したがって，レジン床には重合過程とその後の冷却過程で約3％の収縮率に相当する内部応力が発生することになる．

　この内部応力が残留したままレジン床義歯を石膏型から取り外し拘束をなくすると，レジン床は時間の経過とともに内部応力の解放に伴って，実際に約3％線収縮する．しかし，実際には，レジン床が石膏型に寸法の変化を拘束されている間に，重合収縮に起因して発生した内部応力と熱応力は徐々に緩和されていく．この応力の緩和は，重合収縮および熱収縮によってレジン床の適合性が低下するのを防ぐ役割を果たしている．この応力緩和の速度は温度が高いほど大きいので，加熱重合後はフラスコごと空気中で徐冷する必要があり，決してフラスコを水中に投入して急冷してはならない．

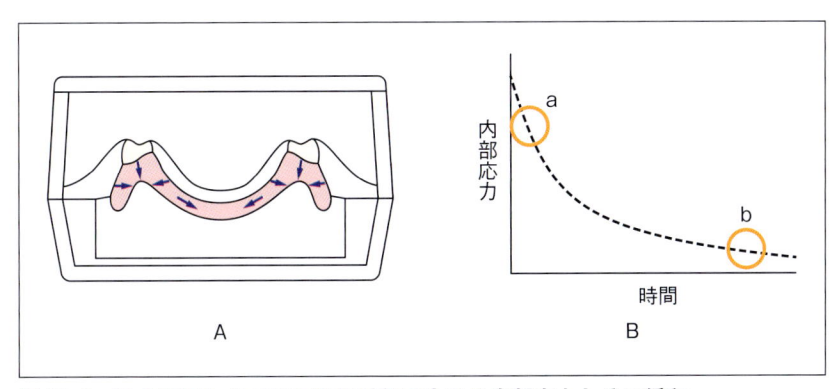

図18-3　重合過程とその後の冷却過程で生じる内部応力とその緩和
A：重合収縮に起因して発生する内部応力と冷却過程で発生する熱応力．
B：加熱重合後フラスコごと急冷して義歯を石膏型から取り出した場合の内部応力（a）．
　加熱重合後フラスコごと徐冷し，冷却後もしばらく放置してから義歯を石膏型から取り出した場合の内部応力（b）．

アクリルレジンの応力緩和は，温度などの外的な要因ばかりでなく，分子鎖のすべりに関係する内的な要因(可塑剤の存在，重合度など)の影響を強く受ける．未重合モノマーは可塑剤として働き，応力緩和を促進する．重合度の低いポリマーも分子鎖のすべりが生じやすい．したがって，常温重合型の義歯床用アクリルレジンは加熱重合型と比較して適合性に優れているが，これは熱収縮率が低いばかりでなく，重合率が低く未重合のモノマーが比較的多いことや，重合度が低いことから，応力緩和を起こしやすいためである．

2) 充塡用コンポジットレジンと歯質の接着界面に発生する応力とその緩和

光重合型コンポジットレジンは，ペーストが窩洞に塡塞された後に光の照射によって重合される．実際には，重合したコンポジットレジンと歯面処理された歯は接着している．もし，両者が接着していないと仮定すると，塡塞されたコンポジットレジンは重合の過程で図18-4A に示すように自由に収縮するであろう．実際にはコンポジットレジンは歯質と接着しているので，接着界面には図18-4B に示すようにコンポジットレジンが重合収縮しようとする内力とそれと釣り合った接着力が発生している．接着界面に発生した応力は，コンポジットレジンの吸水によって，口腔内で時間の経過に伴って緩和されていく．これは，吸水によって生じるコンポジットレジンの膨張が重合収縮を補償するように働くため，接着界面に存在する応力は小さくなるためである．

接着界面に高い応力が残留している状態でコンポジットレジンを研磨して外力を加えると，接着界面が破壊され隙間を生じる可能性が高くなる．したがって，重合したコンポジットレジンの即日研磨は避け，接着界面に発生した内部応力が緩和された後，すなわち患者の次回来院時に研磨することが望ましい．

コンポジットレジンの熱膨張係数は，フィラー含有量の高いものでも歯の2倍以上である(第4章「歯科材料の科学」参照)．したがって，アイスクリームなどを食べて口腔内の温度が低下すると，コンポジットレジンのほうが歯よりも大きく熱収縮しようとする．このときに接着界面にはコンポジットレジンの重合収縮に起因して発生する応力と同じように熱応力が発生する．温度変化に伴って大きな熱応力が繰り返し発生すると，接着界面が破壊されることもありうる．接着界面の破壊によって窩壁とコンポジットレジンの間に隙間ができると，そこに唾液や細菌の侵入を許すため，二

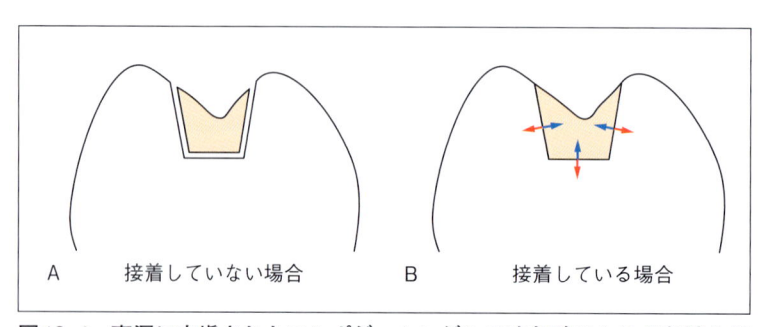

| A 接着していない場合 | B 接着している場合 |

図18-4 窩洞に充塡されたコンポジットレジンの冷却時における収縮と発生する熱応力
A：コンポジットレジンが歯質と接着していない場合．コンポジットレジンは重合に伴って自由に収縮する．
B：コンポジットレジンが歯質と接着している場合．重合収縮に起因して内部応力が発生する．　➡：発生した内部応力，➡：接着力．

次齲蝕発生の原因となる．このような観点から，充塡用コンポジットレジンの熱膨張係数は，できるかぎり歯質と近いほうがよい．

4 インレーワックスに発生する熱応力とその緩和

インレーワックスは，インレーやクラウンなどの鋳造原型に用いられる材料である．ワックスは歯科材料のなかで最も熱膨張係数の高い材料の1つである．もしワックスが応力緩和を起こさなければ，高温で軟化させ窩洞内で製作したワックスパターンは，室温まで冷却したときに大きく熱収縮し，小さくなってしまう．図18-5Aに示すように，内側性のインレーパターンでは，加熱して軟化させたワックスを窩洞内に塡入後，凝固収縮や熱収縮が生じないように指で強く圧迫するとともに，これらの収縮が拘束されたときに発生する内部応力をできるかぎり緩和させるために，なるべく低温になるまで圧迫を持続しながら冷却する．また，外側性のクラウンパターンでは，図18-5Bに示されているように凝固収縮や熱収縮は歯型に拘束されているために起こらない．このときに発生する内部応力を十分に緩和させるために，ワックスパターンはなるべく長く模型上に置く．

窩洞や歯型の寸法をほぼ保ったワックスパターンを製作する場合，発生する内部応力を小さくするために，必要以上にワックスを加熱することなく均一に軟化して操作することが重要である．また，発生した内部応力をすべて緩和することはできないので，残留した応力の解放に伴うワックスパターンの収縮を避けるために，模型から取り外したワックスパターンはできるだけ早く埋没するようにする．

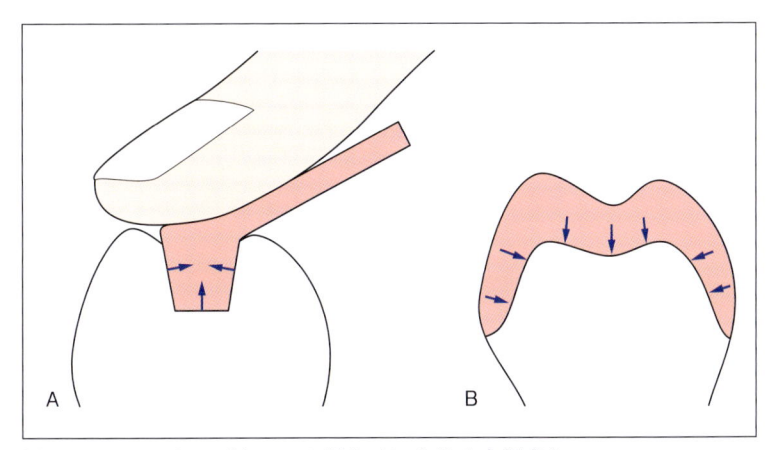

図18-5　ワックスパターンの製作時に生じる内部応力
A：内側性のインレーパターン．圧迫して凝固収縮と熱収縮を防ぐとともに，拘束された収縮に起因して発生する内部応力を緩和させるために，なるべく低温になるまで圧迫を持続する．
B：外側性のクラウンパターン．凝固収縮や熱収縮に起因して発生する内部応力を緩和させるために，ワックスパターンはできるだけ長く歯型上に置く．

5 まとめ

材料に発生する応力および内部応力とその緩和は，修復物や補綴装置の適合性や耐久性に大きく影響する現象である．ここで重要なことは，発生する応力(内部応力を含む)には，寸法精度を保つために必要なものと，逆に寸法精度に悪影響を及ぼすものがあることを理解することである．それによって，応力を緩和させてはならない場合と，逆に応力を緩和させなければならない場合とに対応が分かれる．たとえば，弾性印象材を使用してアンダーカットが存在する部位の印象を採得する場合は，印象を撤去する過程で発生する応力は弾性回復するために必要な応力である．したがって，この場合は応力が緩和しないように印象はすばやく一挙動で撤去しなければならない．

一方，義歯床用アクリルレジンの加熱重合過程や冷却過程で発生する内部応力(熱応力を含む)は，義歯を収縮させて適合性を低下させる応力である．したがって，埋没された状態で可能なかぎり内部応力を緩和させるために，加熱重合後はフラスコごと空気中で徐冷しなければならない．同様にワックスパターンの製作中に発生する熱応力もパターン変形の原因となるため，できるかぎり緩和させなければならない．

コンポジットレジンの重合収縮によって歯質との接着界面に生じる内部応力は，接着界面の破壊やコンポジットレジン周囲の歯質の割れの原因になりうる．歯質に塡塞されたコンポジットレジンの研磨は，内部応力が緩和されてから行うべきであり，即日での研磨は避けることが望ましい．

第 *19* 章　固体の変態と機能

1　埋没材の加熱膨張

　一般的に材料は加熱に伴って膨張する．埋没材は硬化時にも結合材（石膏，リン酸塩）の膨張が生じるが，歯科用合金の鋳造による収縮を補償するためには不十分であるため，耐火材の加熱時に起こる変態も利用している．埋没材の耐火材にはシリカ（二酸化ケイ素）が使用されているが，これは比較的低温で変態（$\alpha \Leftrightarrow \beta$）による体膨張を起こすため（図19-1）である．もともとシリカは同素体でクリストバライト，石英，トリジマイト，シリカガラスがともにSiO_2で示されるが，とくに$\alpha \Leftrightarrow \beta$変態による膨張が大きい石英とクリストバライトが歯科鋳造用埋没材の耐火材として利用されている（図19-2）．

　変態温度としてはクリストバライトが220〜270℃で約1.8％前後の大きな膨張を示す．変態温度は産出する地方によって若干の差異があるために幅をもたせている．石英は573℃で約1.2％程度の膨張を示すとされている．以前は石英のみを耐火材に用いている製品もあったが，最近では膨張量の大きなクリストバライトが歯科用合金の鋳造収縮の補償に有利な耐火材として多用されている．

2　ニッケルチタン（Ni-Ti）合金の超弾性

　ニッケルチタン合金は原子比1：1（同数の原子）で構成される合金であることからニッケル合金ともチタン合金ともいえる．この合金は，従来から頻用されている貴金属系歯科用合金と比べると超弾性，形状記憶といったきわめて特異な性質を有する．図19-3に代表的なニッケルチタン合金

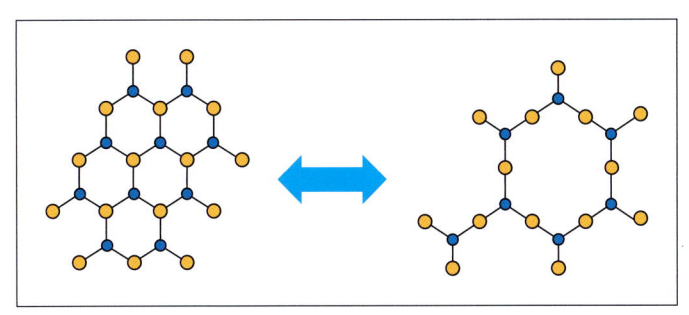

図19-1　原子配列の変化による変態での体積変化の一例
特定の温度で結晶配列が変わる（$\alpha \Leftrightarrow \beta$変態）．

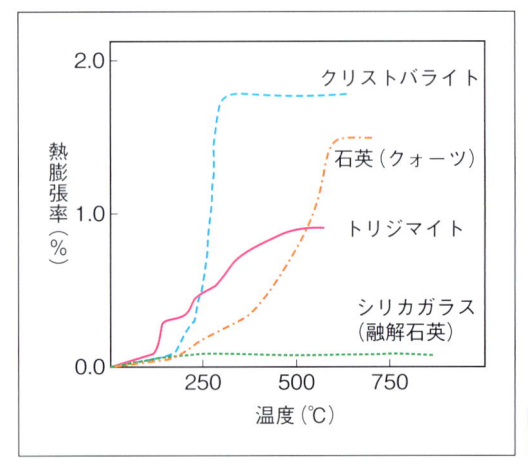

図19-2 シリカ（SiO$_2$）の各同素体の熱膨張曲線
同じシリカでも配列により体積変化の度合いが異なる.

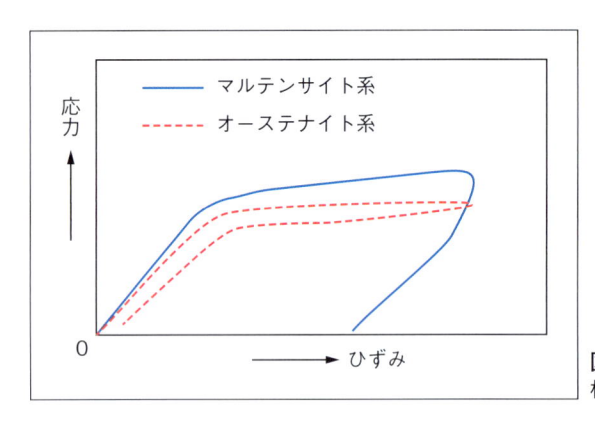

図19-3 ニッケルチタン合金の応力-ひずみ曲線
相変態により特異な性質を示す.

の応力-ひずみ曲線を示す．同じ合金でありながら相違があるのは，図19-4に示すように，ニッケルチタン合金の相変態に依存するためである．歯科では矯正用ワイヤーや，根管治療用器具（リーマー，ファイルなど）に使用される．

1）超弾性合金（super elastic alloy）

オーステナイト（austenite）相であるニッケルチタン合金を永久変形させようとすると，応力誘起マルテンサイト（martensite）相へと変態を起こす．この状態では，負荷を与えている条件下では変形するが，除荷することによりもとのオーステナイト相へと戻るため，すみやかに形状回復を行う．この性質を超弾性と称す（第6章Ⅶ「矯正用材料」参照）．

2）形状記憶合金（shape memory alloy）

あらかじめ冷却処理によりオーステナイト相からマルテンサイト相へと組織を変化させておくと，負荷により超弾性を発揮することなく自由な形状に変化させることができる．しかし，オーステナイト相からマルテンサイト相への変態温度以上に加熱をするとオーステナイト相に戻ることから，結果的に変形前の形状に戻る．変態温度はニッケルとチタンの配合によって可変であり，通常は20〜100℃の幅で調節がなされている（第6章Ⅶ「矯正用材料」参照）．

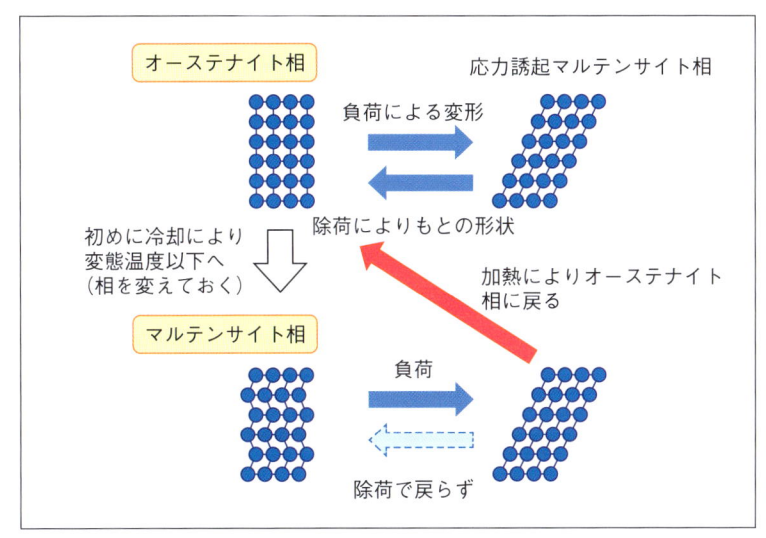

図19-4　ニッケルチタン合金の変態の模式図

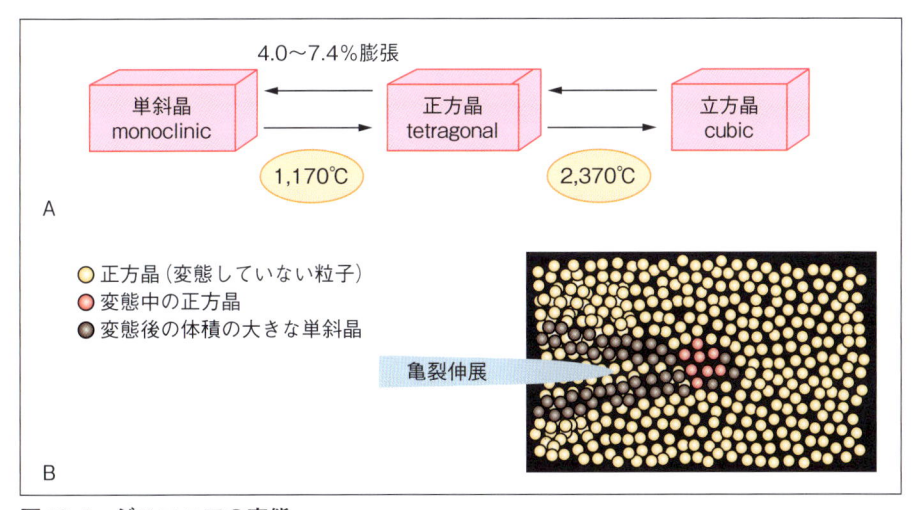

図19-5　ジルコニアの変態
A：ジルコニアの三変態．Y_2O_3，CaO，MgO などの安定剤を固溶させると，立方晶（あるいは正
　方晶）が低温まで安定相として存在するようになる．
B：ジルコニアの変態強化の模式図．
（宮崎　隆，玉置幸道，2006[1]，183より）

3　ジルコニア（ZrO_2）の変態と亀裂伝搬抑制（図19-5）

　ジルコニアは近年，靱性が大きい金属材料に依存してきた欠損補綴治療に対し，審美性・生体安全性に優れるメタルフリー修復の旗手として脚光を浴びている．ジルコニアはCAD/CAMで加工成形された後に焼結により高密度焼結体となり，前装陶材を焼き付けて臨床で使用されている．臼歯部ブリッジにも応用可能なのは，単に硬く，曲げ強さ・破壊靱性値が大きいというだけでなく，

以下のような自己防御機能を備えていることも一因である.

　ジルコニアの多くは室温で単斜晶結晶であり,加熱により結晶系は正方晶,立方晶へと収縮しつつ変化していくことが知られている.そこで,室温でも正方晶,立方晶系の結晶にするために安定化元素(イットリア,カルシア,マグネシアなど)を添加している.これを部分安定化ジルコニアという.このタイプのジルコニアでは,亀裂を生じるような外力が加わると亀裂周囲の結晶が正方晶から単斜晶へと変化して,体積が大きな単斜晶が亀裂伝搬に抵抗することで破壊に耐えるとされている[1].

文献

1) 宮﨑　隆,玉置幸道:臨床でいきるデンタルマテリアルズ&テクノロジー.医歯薬出版,東京,2006.

第 20 章

歯科用貴金属合金の時効硬化機構

代表的な歯科用金合金，銀合金でも結晶の変化により軟化あるいは硬化させることができる．ここでは時効硬化のメカニズムについて述べる．

金属を加熱状態から冷却する過程において，結晶構造の変化に伴い配列に変化が生じてすべりにくく（硬く）なる現象のことをいう．これは時間の経過に伴って起こるため，時効硬化（age hardening）と称し，代表的なものに以下の2つがある．

1 析出硬化

多元系合金ではさまざまな形状での結晶析出が起こる．ただし，合金のなかでは多くを占める金属元素での結晶析出を考慮し，二元系合金状態図で熱処理を評価する．熱処理は溶体化処理（軟化）と時効処理（硬化）に大別でき，状態図上で両金属の溶解度に限界があると起こる．溶解度の限界は固溶限ともいわれ，たとえば，ある割合の二元系合金が固相点以下の温度で固溶限があると，その温度以下では図20-1，2のように単一の結晶だけでなく多相構造となり，結晶の大きさが異なることから滑りが生じにくく硬くなる．これを時効処理という．一方で，凝固以降の冷却過程において図20-3に示すように固溶限以下での結晶の変化を急冷処理を施すことで抑制する処理のことを溶体化処理という．

歯科の保険治療で幅広く使用されている代表的な貴金属合金である金銀パラジウム合金の時効硬

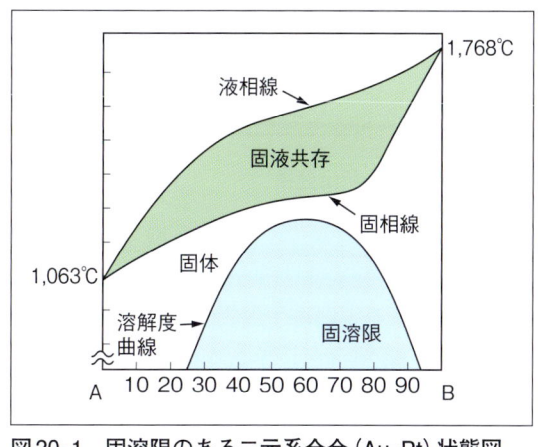

図20-1　固溶限のある二元系合金（Au-Pt）状態図

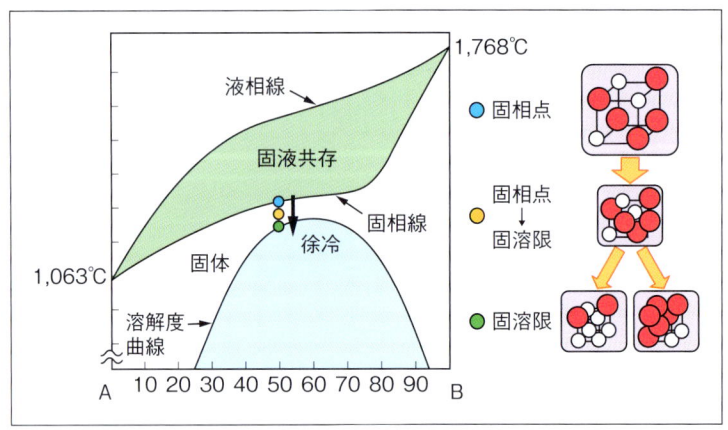

図20-2　固溶限のある二元系合金（Au-Pt）状態図
時効硬化処理を起こす内部組織の変化.

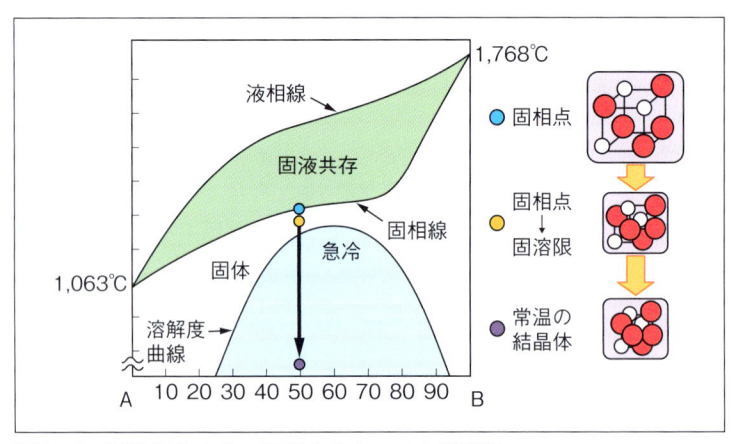

図20-3　固溶限のある二元系合金（Au-Pt）状態図
時効硬化処理を起こさない内部組織の変化（溶体化処理）.

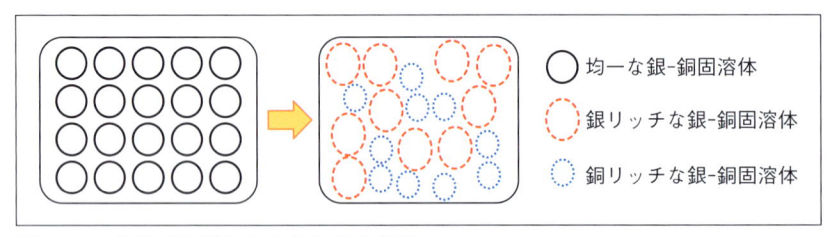

図20-4　金銀パラジウム合金の析出効果
均一な銀–銅固溶体からの二相析出による硬化.

化処理としては，銅とパラジウムによる規則格子生成（Pd–Cu相）析出が主因とされているが，これ以外にも高温からの冷却過程で，図20-4に示すように銀を多量に含む銀–銅固溶体（銀リッチ）な結晶の析出，同様に銅を多量に含む銀–銅固溶体（銅リッチ）な結晶相の析出が生じ，サイズの異なる結晶系の共存により変形抵抗が大きい，いわゆる硬い性質になる．具体的には，一方の原子が

結晶中に多くを占める配合では，冷却過程で結晶間格子距離が縮んでくるに従い，ある温度で固溶の限界を迎え，上述の二相に分離する．

2 規則-不規則変態

金合金では金と銅による規則格子生成により時効硬化が実現する．これは金と銅の二元系合金状態図によって説明ができる．金と銅では金の含有率が約25～75％間で固相線以下に変曲点が存在する（図20-5）．これはこの温度以下で従来の結晶が規則格子に変化することを意味している．これにより，その温度までは立方晶であった結晶が規則的に配列されることで正方晶へと変化する（図20-6～9）．配列の規則性による変化を模式図で示す（図20-10）．

金と銅は原子半径も近似しているが，結晶を上面，中面，下面に置き換えると明らかに上下面は同じ元素で構成され，中面は別の元素が並んでいるため高さ方向が短くなる（図20-10B）．これに

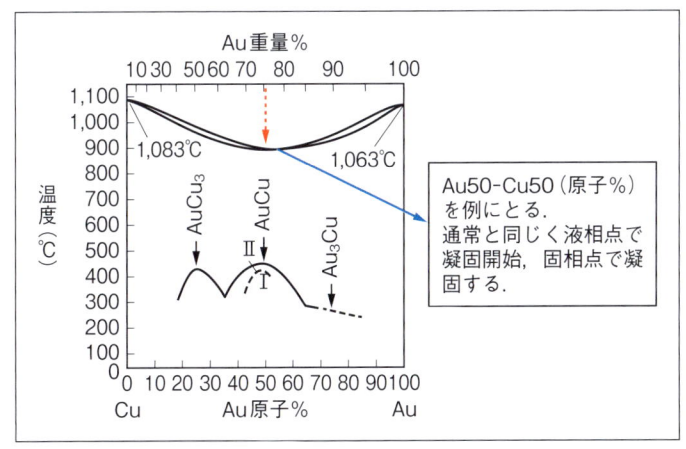

図20-5　規則格子を有する二元系合金（Au-Cu）状態図

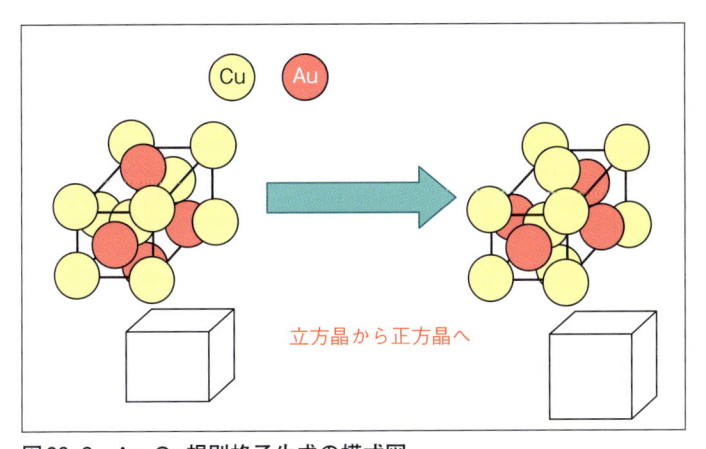

図20-6　Au-Cu規則格子生成の模式図
原子％でAu-Cuであるため原子の数は同じである．結晶中にAu原子は側面四面に必ず配置される．位置が決まっていることから，これを規則格子とよぶ．

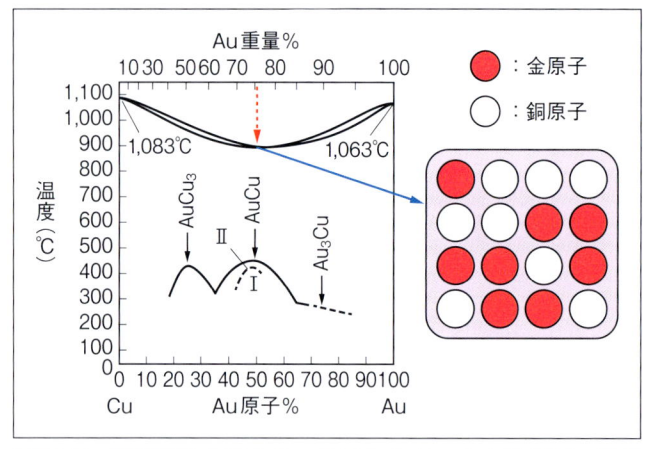

図20-7 規則格子を有する二元系合金（Au-Cu）状態図：固相点での結晶の一例

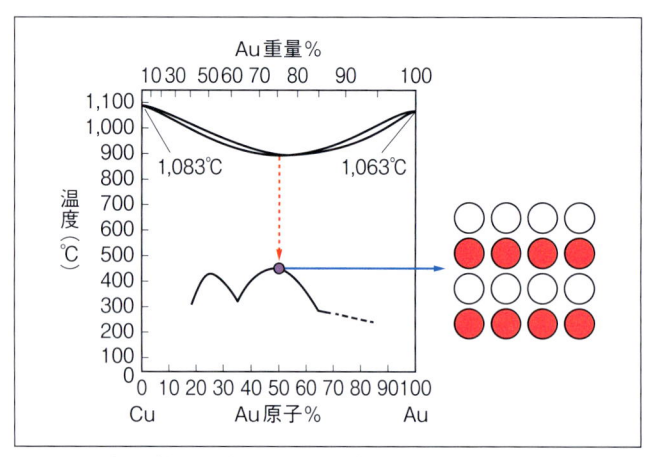

図20-8 規則格子を有する二元系合金（Au-Cu）状態図：固溶限で規則格子生成
固相点以降は，冷却に従い原子間距離が縮まる．溶解限度（約450℃）に達すると，一部，原子が規則的な配置となる（規則格子）．

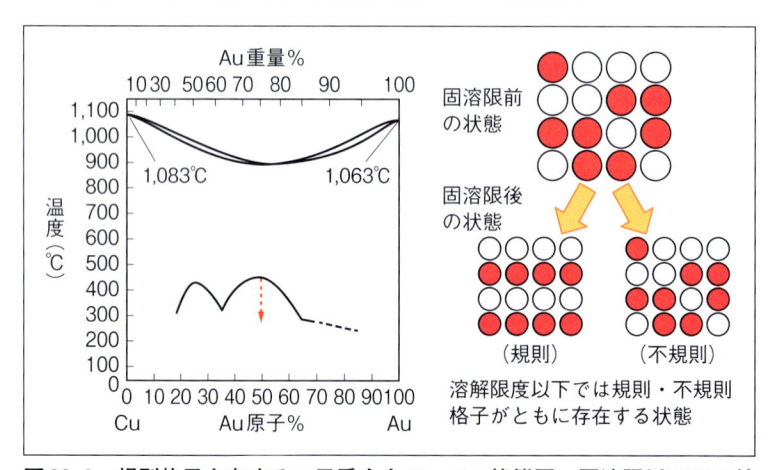

図20-9 規則格子を有する二元系合金（Au-Cu）状態図：固溶限以下での結晶構造

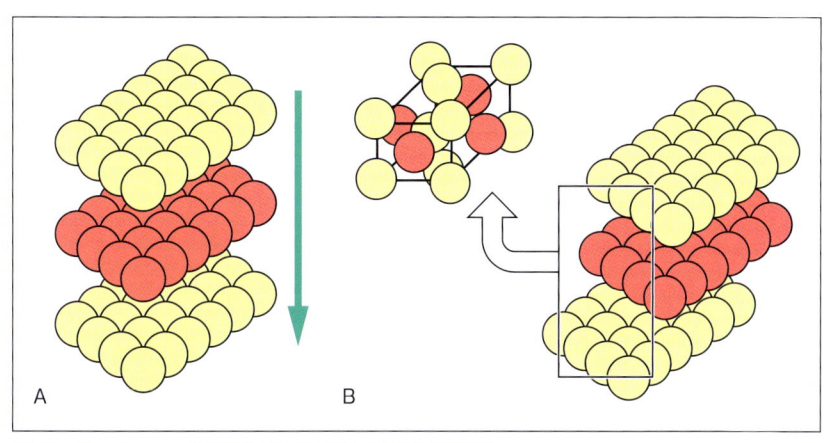

図20-10　Au–Cu規則格子の固溶限での配列変化
A：原理としては金，銅それぞれの原子がこのような構造になっているため，側面に金原
　子が配置されるような並びとなる．
B：結晶として取り出してみると規則的な配列となっているのがわかる．

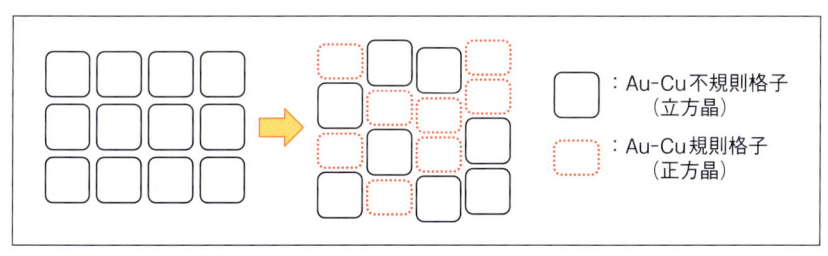

図20-11　Au–Cu規則格子生成による硬化の機構
400〜450℃付近まで冷却後，一部結晶変態が生じる．

より，図20-11に示すように立方晶と正方晶が混在する形になり，結果として結晶間が滑りにくく
変形しづらくなる（硬くなる）．またタイプ別金合金では，タイプ1，2で規則格子生成が起きずに
時効硬化処理が不可となっているが，これは金の含有量が多いためである．

資料集

附表1　記憶することが推奨される数値

(1) 温度（融点・沸点，融解温度，変態温度，熱処理温度などの標準的な値）

	項　目	温　度
有機・高分子材料	メチルメタクリレート（MMA）の沸点	約100℃（100.3℃，１気圧）
	過酸化ベンゾイル（BPO）のラジカル発生温度	60〜65℃
	加熱重合型床用アクリルレジンの重合温度	①65〜70℃（60〜90分）→②100℃（30分以上）→徐冷
	寒天印象材（ゲル）のゾル化温度	70〜90℃
	寒天印象材（ゾル）のゲル化温度	約40℃
鋳造関連材料・機器	金合金・金銀パラジウム合金の融解温度	900〜1,000℃
	金合金（タイプ3,4）・金銀パラジウム合金の溶体化処理温度	約700℃（10分→急冷）
	金合金（タイプ3,4）・金銀パラジウム合金の時効硬化処理温度	約400℃（15分→放冷）
	陶材焼付用金合金の融解温度	約1,200℃
	陶材焼付用金合金に対する陶材の焼成温度（低温焼成陶材）	800〜980℃
	コバルトクロム合金の融解温度	約1,300℃
	純チタンの融点	1,660℃
	クリストバライトの変態温度	220〜270℃
	石英の変態温度	573℃
	鋳型の係留温度（石膏系）	700℃
	鋳型の係留温度（リン酸塩系）	850℃
	都市ガス・空気ブローパイプの融解可能温度	約1,000℃

(2) 膨張・収縮率（硬化膨張率，熱膨張・熱収縮率，重合収縮率の標準的な値）

	項　目	膨張率・収縮率（%）
鋳造関連材料	石膏系埋没材の硬化膨張率	0.3%
	クリストバライト埋没材の加熱膨張率	1.2%
	石英埋没材の加熱膨張率	0.8%
	リン酸塩系埋没材の硬化膨張率	0.3〜1.0%
	貴金属合金の鋳造収縮率	約1.5%
	卑金属合金（Co-Cr）の鋳造収縮率	約2.0%
模型材	普通石膏の硬化膨張率	0.3%
	硬質石膏の硬化膨張率	0.2%
	超硬質石膏の硬化膨張率	0.1%以下
高分子	MMA→PMMAの重合収縮率	21%（約7%線収縮率）
	餅状物（P/L＝2）→PMMAの重合収縮率	7%（約2.3%線収縮率）
陶　材	陶材の焼成収縮率	約35%（体積収縮率）

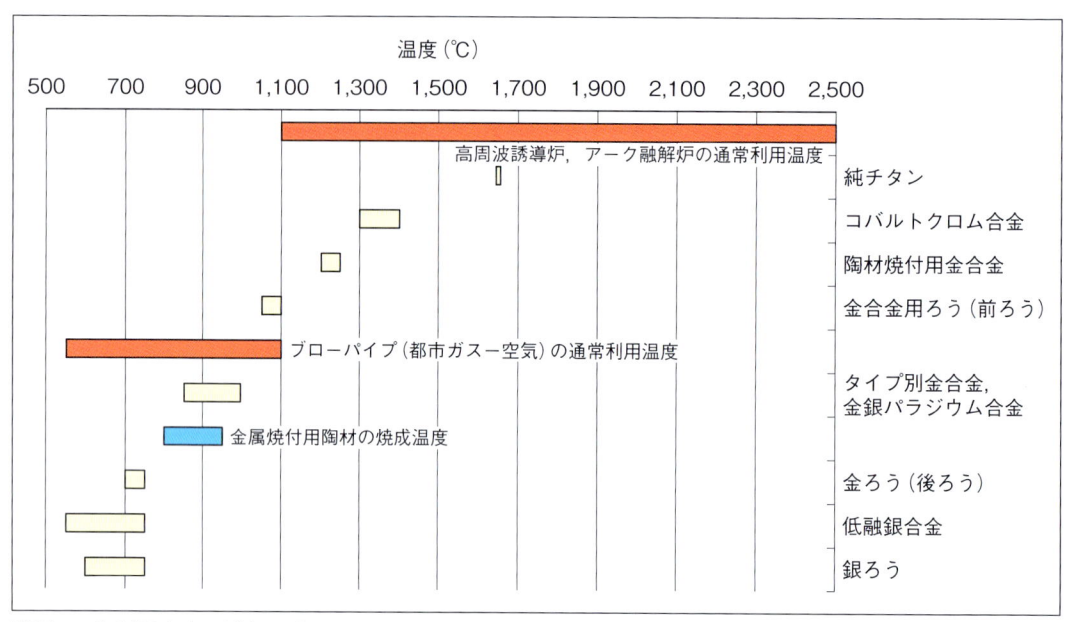

附図1 歯科用合金の融解温度

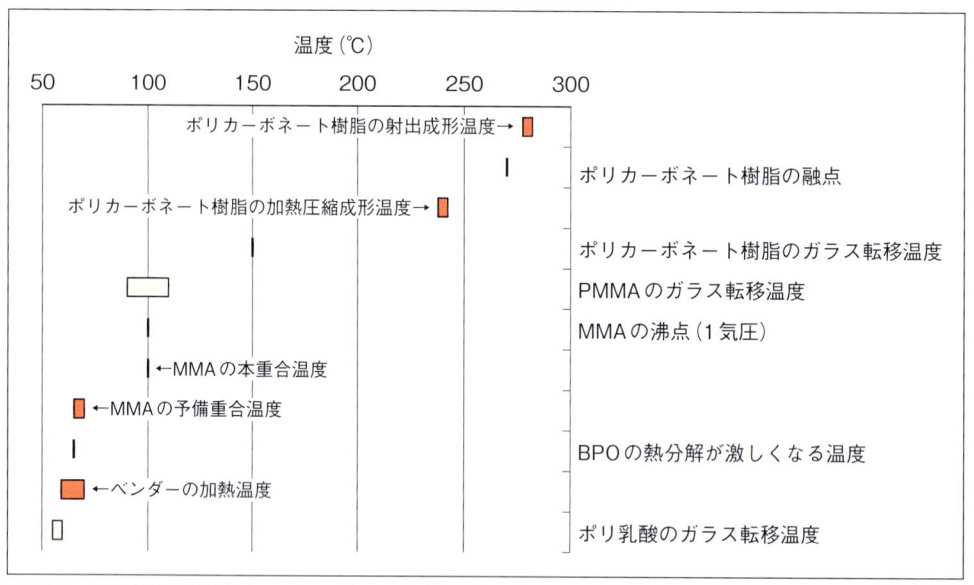

附図2 高分子（線状ポリマー）のガラス転移温度と融点

附表2 各種化合物の一覧

	種類	略号 化合物名（略称）	構造式
表面 処理剤	シラン処理剤， セラミックプライマー	γ-MPTS γ-メタクリロイルオキシプロピルトリメトキシシラン	重合性　極性基
床用 レジン	モノマー	MMA メチルメタクリレート	
	ポリマー	PMMA ポリメチルメタクリレート	
	重合開始剤	BPO 過酸化ベンゾイル	酸素間の不安定な結合が切断されてラジカルとなる．
	重合禁止剤	HQ ハイロドキノン	芳香環上のOH基から水素ラジカルが移動して重合を停止させる．
	重合触媒 （第3級アミン）	DMPT ジメチルパラトルイジン	NH_3：アンモニア NRH_2：第1級アミン NRR'H：第2級アミン NRR'R"：第3級アミン
	架橋剤 （両端にC＝Cがある）	EGDMA エチレングリコールジメタクリレート	
コンポジットレジン	ベースモノマー （両端にC＝Cがある）	bis-GMA	
		UDMA ウレタンジメタクリレート	
		bis-MEPP	
	希釈モノマー （両端にC＝Cがある）	TEGDMA トリエチレングリコールジメタクリレート	
	光増感剤	CQ カンファーキノン	
	還元剤	DMAEMA ジメチルアミノエチルメタクリレート	
	重合禁止剤	BHT ブチル化ヒドロキシトルエン	HQ同様，水素ラジカル移動により重合を停止させる．

附表2(つづき)

	種類	略号 化合物名(略称)	構造式
接着性 モノマー (C=C は 1つ)	カルボン酸系 接着性モノマー	4-AET	
		4-META (4-MET)	
		MAC10	
	リン酸エステル系 接着性モノマー (略号の中に必ず P [Phosphor] が 入る	MDP	
		Phenyl-P	
		6-MHPA	
	チオ系(含イオウ系) 接着性モノマー (略号の中に必ず T [Thio] が入る) (ただし,4-AET, 4-METAのTは トリメリット酸)	VBATDT	
		MTU-6	
		10-MDDT	
機能性 モノマー	親水性モノマー	HEMA ヒドロキシエチルメタクリレート	
接着性レ ジンセメ ント	重合開始剤	TBB トリブチルボラン	

附表3　重要な官能基

名称	化学構造	例
カルボキシ基	−COOH	ポリカルボン酸（ポリアクリル酸），カルボン酸系接着性モノマー
リン酸エステル基	$$\begin{array}{c} O \\ \parallel \\ -O-P-OH \\ \mid \\ OH \end{array}$$	リン酸エステル系接着性モノマー
水酸基	−OH	HEMA
メトキシ基	−OCH₃	γ-MPTS
ビニル基	H₂C＝CH−	ビニルポリジメチルシロキサン
メタクリロイルオキシ基	$$\begin{array}{c} CH_3 \\ \mid \\ H_3C=C \\ \mid \\ C-O- \\ \parallel \\ O \end{array}$$	モノマー類
エーテル基	−O−	ポリエーテルゴム，架橋モノマー，多糖（寒天，アルギン酸塩）
シロキサン基	−Si−O−Si−	ガラス，シリコーンゴム
エステル基	$$\begin{array}{c} -C-O- \\ \parallel \\ O \end{array}$$	アクリル系モノマー，ポリ乳酸
ペプチド（アミド）基	$$\begin{array}{c} -C-N- \\ \parallel \quad \mid \\ O \quad H \end{array}$$	タンパク質
ウレタン基	$$\begin{array}{c} -O-C-N- \\ \parallel \quad \mid \\ O \quad H \end{array}$$	UDMA

附表4　各種印象材の特徴（弾性＝アンダーカットの印象可，非弾性＝アンダーカットの印象不可）

硬　化	可逆性	不可逆性	
性　状	弾　性		
分　類	ハイドロコロイド		合成ゴム質
種類 性　質	寒天印象材	アルジネート 印象材	縮合型シリコーンゴム 印象材
成　分	寒　天 （ホウ砂）	アルギン酸のナトリウム またはカリウム塩 石　膏 リン酸三ナトリウム （Na_3PO_4） 〔炭酸ナトリウム （Na_2CO_3）〕	水酸基を有する ポリジメチルシロキサン エチルシリケート カプリル酸スズ（触媒）
フィラー（充塡材）	シリカ（SiO_2）（複印象用 には含まれない）	珪藻土	シリカ微粉末
硬化反応	ゲル化	イオン性架橋	重縮合
硬化に伴う結合	水素結合	イオン結合	共有結合
硬化時間影響因子	―	温　度	キャタリスト
硬化収縮 ％	―	大	小
経時的収縮 ％	大	大	中
弾性ひずみ ％	中	大	中
永久ひずみ ％	中	大	小
細線再現性	◎	△	◎
模型表面滑らかさ	△（表面あれ有）	△（表面あれ有）	◎
長　所	速い弾性回復 精密印象可	速い硬化 簡便な操作	シャープな硬化 精密印象可
短　所	寸法安定性に劣る（離漿と 乾燥，水中膨潤） 温度管理にコンディショ ナーが必要 チューブタイプは水冷式 トレーが必要	細部再現性の不良 低い寸法精度	撥水性 トレーとの接着不良
その他	ホウ砂：ゲルの強化，適 度な粘性付与 ゲル → ゾル（流動性）（60 〜70℃） ゾル→ゲル（弾性）（30〜 50℃） アルジネートとの連合印象	アルギン酸カルシウムの 生成（硬化体） 低温で操作可能時間延長 粉末タイプ，ペースト	縮合反応 → 副生成物（アルコール） の蒸発 → 大きな寸法変化

その他　アクリル系機能印象材　→　弾性不可逆性　印象用ワックス　→　非弾性可逆性

（可逆性＝物理的変化，不可逆性＝化学反応）

				可逆性
		非 弾 性		
付加型シリコーンゴム印象材	ポリエーテルゴム印象材	酸化亜鉛ユージノール印象材	印象用石膏	モデリングコンパウンド
Si-H基を有するポリジメチルシロキサン	ポリエーテル	酸化亜鉛 (ZnO)	普通石膏	天然樹脂（ロジン，バルサム）
ビニル基を有するポリジメチルシロキサン		ユージノール	硫酸カリウム（K_2SO_4）	
塩化白金酸（触媒）	ベンゼンスルホン酸エステル（触媒）	オリーブ油	デンプン（強度調節）	合成樹脂
シリカ微粉末	シリカ微粉末	カオリン，タルク	—	タルク
重付加	開環重合	キレート形成	水和	凝固
共有結合	共有結合	イオン/配位結合		分子間力
温　度	キャタリスト	水分・温度	W/P，練和法	—
小	小	—	膨張	大
小	中	小	小	大（応力変形）
中	小	—	—	—
小	大（定荷重では小）	—	—	—
◎	○	◎	○	×
◎	◎	○	○	○
シャープな硬化 最小の永久ひずみ	親水性（吸水膨張） 精密印象可	小さい寸法変化 精密印象可	良好な流動性	筋圧形成
撥水性	低い弾力性（かたい） 水中膨潤	粘膜刺激 乾燥した歯，髪，口唇に付着	模型材との分離材必要	細部再現性の不良 低い熱伝導性 大きい熱収縮
付加反応 →優れた寸法安定性	付加反応 →付加型シリコーンゴム印象材に次いで寸法安定性に優れる	不十分な強度		熱可塑性材料 軟化点：55〜60℃ 酸化亜鉛ユージノール，ゴム質印象材との連合印象可能

附表5　各種歯科用セメントの特徴

種　類		酸化亜鉛ユージノール （ZOE）セメント	EBA セメント	リン酸亜鉛セメント
粉　末	主	酸化亜鉛（ZnO）	酸化亜鉛（ZnO）	酸化亜鉛（ZnO）
	副	ロジン	ロジン，PMMA， シリカ，アルミナ	MgO（硬化調節）
液	主	ユージノール	o-エトキシ安息香酸（EBA）	リン酸
	副	オリーブ油	ユージノール	Al, Zn のリン酸塩
硬化反応		キレート反応 （イオン結合，配位結合）	キレート反応 （イオン結合，配位結合）	酸-塩基反応
用　途	主	裏装・暫間充填	合　着	合　着
	副	仮着，サージカルパック	裏　層	裏　層
硬化時間影響因子		水分（促進） 硬化中の発熱	水分（促進）	水分（促進） 練和時間
崩壊性		中	中	低
機械的強度		小	中	中
接着性		なし	なし	なし
歯髄刺激性		なし	なし	あり
長　所		歯髄鎮静作用	ZOE の改良 （合着に使用可能な強度）	流動性，大きい圧縮強さ
短　所		遅い最終硬化， レジンの重合阻害	レジンの重合阻害	練和後の酸刺激 分割練和が必要

ポリカルボキシレートセメント	グラスアイオノマーセメント	PMMA系レジンセメント	コンポジット系レジンセメント
酸化亜鉛（ZnO）	フルオロアルミノシリケートガラス（SiO_2, CaF_2 など）	ポリメチルメタクリレート（PMMA）	SiO_2系フィラー
MgO	着色材	着色材	着色材，BPO
ポリカルボン酸（ポリアクリル酸）	ポリカルボン酸（ポリアクリル酸/イタコン酸/マレイン酸共重合体）	メチルメタクリレート（MMA）	多官能モノマー
―	酒石酸	4-META（TBB：別に添加）	CQ, 第3級アミン
酸-塩基反応（イオン架橋）	酸-塩基反応（イオン架橋）	重 合	重 合
合 着	合着，成形修復	合 着	合 着
裏層，仮封	裏層，予防塡塞		
酸分子量，濃度	酒石酸（硬化調節）	―	
低	やや大	最低	
中	大	最大	
エナメル質，象牙質，卑金属	エナメル質，象牙質，卑金属	エナメル質，象牙質，金属，陶材（金属，陶材には被着面処理が必要）	
なし	なし	あり	
接着性	透明性・審美性，接着性，フッ素徐放性	高い接着力，低い崩壊性，良好な辺縁封鎖性	
やや弱い強度	初期感水による白濁と硬化不良，高い崩壊性	前処理の必要性残留モノマーによる歯髄刺激	

附表6　よく使う単位の換算

	重力単位系，慣用系	SI単位系
力	1 kgf	9.8 N
	0.102 kgf	1 N
応力，圧力	1 kgf/cm^2	98,000 N/m^2（Pa）0.098 MPa
	10.2 kgf/cm^2	1 MPa
	760 mmHg（1気圧）	1013.25 hPa
	1 mmHg（Torr）	133.3 Pa
長　さ	1 inch	2.54 cm
	0.394 inch	1 cm
仕事・エネルギー	1 cal	4.186 J
	0.2389 cal	1 J
表面張力・表面エネルギーの等価性	N/m（表面張力）＝ J/m^2（エネルギー）	

附表7　位取りの接頭語

名　称		記　号*	数　値	
テラ	tera	T	10^{12}	倍量
ギガ	giga	G	10^{9}	
メガ	mega	M	10^{6}	
キロ	kilo	k*	10^{3}	
ヘクト	hecto	h	10^{2}	
デカ	deca	da	10^{1}	
デシ	deci	d	10^{-1}	分量
センチ	centi	c	10^{-2}	
ミリ	milli	m	10^{-3}	
マイクロ	micro	μ	10^{-6}	
ナノ	nano	n	10^{-9}	
ピコ	pico	p	10^{-12}	

〔JIS Z8000-1：2014　6.5.4 SI接頭語（表4），国際文書第8版国際単位系 日本語版（2006）p.62（接頭辞表）〕
*制定時期が古い例外を除き，倍量の位取りには大文字を，分量の位取りには小文字をあてる．

附表8　ギリシャ文字

読　み	英語表記	小文字	大文字	読　み	英語表記	小文字	大文字
アルファ	alpha	α	A	ニュー	nu	ν	N
ベータ	beta	β	B	クサイ	xi	ξ	Ξ
ガンマ	gamma	γ	Γ	オミクロン	omicron	o	O
デルタ	delta	δ	Δ	パイ	pi	π	Π
イプシロン	epsilon	ε	E	ロー	rho	ρ	P
ゼータ	zeta	ζ	Z	シグマ	sigma	σ	Σ
イータ	eta	η	H	タウ	tau	τ	T
シータ	theta	θ	Θ	ウプシロン	upsilon	υ	Y
イオタ	iota	ι	I	ファイ	phi	ϕ	Φ
カッパ	kappa	κ	K	カイ	chi	χ	X
ラムダ	lambda	λ	Λ	プサイ	psi	ψ	Ψ
ミュー	mu	μ	M	オメガ	omega	ω	Ω

附表9　元素周期表（宮崎　隆ほか：臨床歯科理工学，2006より）

凡例（元素ボックスの読み方）

元素	水素
原子番号 元素記号	1 H
原子量	1.008
結晶構造	CPH
密度（g/cm³）	0.0763
溶融点（℃）	-259.2
沸点（℃）	-259.2

*印は液体の場合

分類

- 典型金属元素
- 半金属元素
- 遷移金属元素
- 希ガス

非金属　／　半金属・半導体

結晶構造

- FCC：面心立方
- BCC：体心立方
- HG：六方晶型
- CPH：最密六方格子
- Dia：ダイアモンド
- Cubic：立方晶型
- Rhomb：菱面体晶型
- Orthrh：斜方晶型
- Monocl：単斜晶型

元素データ（原子番号 元素記号 元素名 原子量 結晶構造 密度 溶融点 沸点）

番号	記号	元素名	原子量	結晶構造	密度(g/cm³)	溶融点(℃)	沸点(℃)
1	H	水素	1.008	CPH	0.0763	-259.2	-259.2
2	He	ヘリウム	4.0026		0.19	-271.4	-268.9
3	Li	リチウム	6.941	FCC	0.534	180.5	1,324
4	Be	ベリリウム	9.0122	CPH	1.85	1,287	2,472
5	B	ホウ素	10.81		2.536	2,067	3,802
6	C	炭素	12.011	HG-Dia	2.25	—	—
7	N	窒素	14.007	Cubic	1.14*	-210.0	-195.8
8	O	酸素	15.999	Orthrh	1.568*	-218.8	-182.9
9	F	フッ素	18.998		1.5*	-219.6	-188.1
10	Ne	ネオン	20.179		1.204*	-248.6	-246
11	Na	ナトリウム	22.990	BCC	0.9712	97.83	883
12	Mg	マグネシウム	24.305	CPH	1.74	649	1,090
13	Al	アルミニウム	26.982	FCC	2.70	660.1	2,520
14	Si	ケイ素	28.086	Dia	2.42	1,412	3,267
15	P	リン	30.974	Orthrh	1.83	44.2	157
16	S	硫黄	32.06	Orthrh	2.07	115.18	444.6
17	Cl	塩素	35.453	Orthrh	2.2*	-101.0	-34.1
18	Ar	アルゴン	39.948	FCC	1.65*	-189.3	-185.85
19	K	カリウム	39.098	BCC	0.87	63.25	758
20	Ca	カルシウム	40.08	FCC	1.55	839	1,484
21	Sc	スカンジウム	44.956	CPH	3.02	1,539	2,831
22	Ti	チタン	47.88	CPH	4.5	1,670	3,289
23	V	バナジウム	50.941	BCC	5.87	1,902	3,409
24	Cr	クロム	51.996	BCC	7.14	1,857	2,672
25	Mn	マンガン	54.938	Cubic	7.3	1,244	2,062
26	Fe	鉄	55.847	BCC	7.86	1,536	2,862
27	Co	コバルト	58.933	CPH	8.71	1,495	2,928
28	Ni	ニッケル	58.69	FCC	8.8	1,453	2,914
29	Cu	銅	63.546	FCC	8.933	1,083.4	2,566
30	Zn	亜鉛	65.38	CPH	6.92	419.5	911
31	Ga	ガリウム	69.72	Orthrh	5.93	29.8	2,247
32	Ge	ゲルマニウム	72.59	Dia	5.46	937.3	2,834
33	As	ヒ素	74.923	Rhomb	5.73	612	—
34	Se	セレン	78.96	HG	4.82	221	685
35	Br	臭素	79.904	Orthrh	4.2*	-7.25	58.8
36	Kr	クリプトン	83.80	FCC	3.4*	-157.4	-153.2
37	Rb	ルビジウム	85.467	BCC	1.53	39	694
38	Sr	ストロンチウム	87.62	FCC	2.60	770	1,375
39	Y	イットリウム	88.905	CPH	3.6	1,526	3,338
40	Zr	ジルコニウム	91.22	CPH	6.44	1,852	4,409
41	Nb	ニオブ	92.906	BCC	8.4	2,467	4,244
42	Mo	モリブデン	95.94	BCC	9.01	2,617	4,607
43	Tc	テクネチウム	98	CPH	11.5	2,170	—
44	Ru	ルテニウム	101.07	CPH	12.1	2,427	4,117
45	Rh	ロジウム	102.91	FCC	12.44	1,960	3,727
46	Pd	パラジウム	106.42	FCC	12.16	1,552	2,964
47	Ag	銀	107.88	FCC	10.492	961	2,163
48	Cd	カドミウム	112.41	CPH	8.65	321.03	767
49	In	インジウム	114.82	FCT	7.28	156.6	2,070
50	Sn	スズ	118.69	Tetra	7.29	231.91	2,623
51	Sb	アンチモン	121.75	Rhomb	6.62	631	1,587
52	Te	テルル	127.60	HG	6.25	449.8	988
53	I	ヨウ素	126.90	Orthrh	4.94	113.6	184.4
54	Xe	キセノン	131.28	FCC	—	-111.8	—
55	Cs	セシウム	132.91	BCC	1.873	28.7	682
56	Ba	バリウム	137.33	BCC	3.5	729	—
57～71		ランタノイド					
72	Hf	ハフニウム	178.49	BCC	13.3	2,227	4,603
73	Ta	タンタル	180.95	BCC	16.6	2,977	5,365
74	W	タングステン	183.85	BCC	19.3	3,380	5,555
75	Re	レニウム	186.21	CPH	20.53	3,180	5,687
76	Os	オスミウム	190.2	CPH	22.5	3,050	—
77	Ir	イリジウム	192.22	FCC	22.42	2,443	4,389
78	Pt	白金	195.08	FCC	21.37	1,770	3,824
79	Au	金	196.97	FCC	18.88	1,063	2,808
80	Hg	水銀	200.59	Rhomb	13.546	-38.86	356.6
81	Tl	タリウム	204.38	CPH	11.86	304	1,487
82	Pb	鉛	207.2	FCC	11.342	327.3	1,750
83	Bi	ビスマス	208.98	Rhomb	9.78	271.37	1,564
84	Po	ポロニウム	210	Monocl	—	254	—
85	At	アスタチン	210		—	—	—
86	Rn	ラドン	222		—	-71	-62
87	Fr	フランシウム	223		—	—	—
88	Ra	ラジウム	226.03	6(?)	3.5	700	—
89～103		アクチノイド					

族：1〜18　／　周期：1〜7

数字

1ステップセルフエッチング法　221
2ステップセルフエッチング法　220
3Dプリンター　261
4–AET　218
4–META　218
5倍速ギア　243
10–3溶液　125

B

benzoine per oxide　170
bis-GMA　83
BPO　170
bur　235

C

CAD/CAM　11, 97, 109, 209, 255
CAD/CAM冠　117
CADソフト　256
CAMソフト　256
CA用　234
CIE　18
CO_2レーザー　252
commercially pure titanium　153
Computer Aided Design and Computer Aided Manufacturing　255
cpTi　153
CQ　119

D

direct restorative composite resin　117
DMAEMA　119
DMPT　176

E

ePTFE　155, 159
Er：YAGレーザー　248, 252
expanded polytetrafluoroethylene　159

F

FG用　234

G

GTR　155, 159
guided tissue regeneration　155

H

HAp　153
HEMA　90, 126, 216
high–reactive level laser treatment　250
HLLT　250
HP用　234

I

indirect restorative composite resin　117
ISO 6873　55

L

$L^*a^*b^*$表色系　18
LASER　249
LED　88
LED照射器　254
LLLT　250
low–reactive level laser treatment　250

M

MAC–10　218
MDP　218
MFR　85
MMA　168
MMA系レジンセメント　124
MTAセメント　138

N

N, N–ジメチルアミノエチルメタクリレート　119
Nd：YAGレーザー　252
Ni–Ti合金　291

O

OCP　153

osseointegration　155

P

partially stabilized zirconia　114
PEMA　150
PGA　26, 154
Phenyl–P　218
PLA　26, 154
PLGA　154
PMMA　170
polyaddition　270
PSZ　114

S

SFR　85
shape memory alloy　292
S–N曲線　21
super elastic alloy　292

T

TBB　124
TCP　153
TEGDMA　83
tetragonal zirconia polycrystal　114
Tg　275
Ti–6Al–4V　105, 153
Ti–6Al–7Nb　105
tissue reconstruction　151
tissue regeneration　151
TZP　114

U

UDMA　84, 126

ギリシャ文字

$\alpha \Leftrightarrow \beta$変態　291
α半水石膏　55
β型チタン合金　164
β半水石膏　55
γ–MPTS　119, 125, 223
γ–メタクリロイルオキシトリメトキシシラン　223
γ–メタクリロイルオキシプロピルトリメトキシシラン　86, 125

あ

アーク融解　188
アーク溶接　228
アイゾット衝撃試験　21
亜鉛　100
青色LED　86
青色発光ダイオード　86
アクリル系機能印象材　53
アクリル酸共重合体　89
アクリルレジン　9
アセタールレジンデンチャー　147
圧痕法　21
圧縮試験　19
圧縮強さ　19
圧裂試験　20
アパタイトコート　157
アバットメント　155
アモルファス　106
粗研磨　233
アルギン酸カリウム　42
アルギン酸カルシウム　43
アルギン酸ナトリウム　42
アルゴンガス雰囲気　188
アルゴンレーザー　249
アルジネート印象材　42
アルミナ　72, 113, 153
アルミナ焼結体　114
アルミナ陶材　111
アルミノケイ酸塩ガラス　89
アングル形状　242
アンダーカット　30
アンチフラックス　227
安定化ジルコニア　114

い

イオウ系官能基を有する接着性モノマー　222
イオン化傾向　25
イオン結合　13, 265
為害作用　26
鋳型温度　187
鋳込み　187
鋳込み温度　189
鋳込み不足　195
鋳巣　198

イタコン酸　126
一次結合　211, 264
糸引き状　173
鋳肌あれ　196
鋳バリ　198
イリジウム　100
インジウム　102
インジェクションタイプ　48
印象材　7, 30
印象採得　30
印象採得用トレー　31
印象用石膏　55
インプラント体　155
インプラント用材料　7, 151
インプレッションコンパウンド　51
インレーワックス　63

う

ウェットボンディング法　220
ウレタンジメタクリレート　84, 126

え

エアタービンハンドピース　243
エアブラスト　188
エアベント　185, 200
エアモーターハンドピース　245
永久ひずみ　34, 286
永久変形　286
エーテル結合　50
液相点　274
エチルアルコール　150
エチルシリケート　46
エチレングリコールジメタクリレート　175
エッチング　215
エネルギー密度　249
遠心鋳造機　191
円錐台　183
延性　22, 283
エンドミル　235

お

応力　18, 281, 285
応力緩和　38, 286
応力-ひずみ曲線　18, 281

応力誘起マルテンサイト　292
応力誘起マルテンサイト変態　163
オーステナイト　292
オーステナイト系ステンレス鋼　162
オープンベント　185
オクテット則　265
オッセオインテグレーション　155
オペーク陶材　230
温度ヒステリシス現象　39

か

加圧吸引鋳造機　190
加圧成形法　207
加圧短縮率　62
加圧鋳造機　190
カートリッジ　243
概形印象　32
開始反応　269
外側性鋳造体　194
回転器具　234
回転研削器具　236
回転切削器具　235
回転切削装置　234
回転速度　240
回転力　241
外部欠陥　195
界面活性剤　184
界面破壊　213
化学結合　264
化学重合型コンポジットレジン　86
化学的性質　24
可逆性印象材　34, 39
架橋構造　35, 175, 278
架橋高分子　83
架橋性モノマー　175
架橋ポリマー　278
拡散　204
加工硬化　201
加工能率　233
かさ密度　203
過酸化ベンゾイル　170
ガス圧　189
ガス炎　187

可塑剤　288
可塑性　22
型ごと埋没材　70
硬さ　21
仮着用セメント　129
ガッタパーチャ　132
カップ　237
カドミウム　25
加熱圧縮成形　178
加熱加圧法　109
加熱重合　168
加熱重合型床用メチルメタクリレートレジン　168
加熱重合レジン　146
仮封材　139
カプリル酸スズ　46
紙練板　48, 127
ガラス　106
ガラス含浸アルミナ　109, 114
ガラス含浸セラミックス　107, 114
ガラス状態　276
ガラス浸透法　208
ガラスセラミックス　207
ガラス転移点　274, 275
カラット　99
カルシア　72
カルナウバワックス　61
カルボキシ基　217
カルボン酸系接着性モノマー　218
還元剤　119
還元帯　188
嵌合効力　211
乾式法　9
感水性　93
間接修復用コンポジットレジン　117
間接引張強さ　20
カンタル線　188
カンデリラ　61
寒天　39
寒天-アルジネート連合印象法　41
寒天印象材　39
カンファーキノン　86, 119

き

機械的維持　211
機械的結合　211
機械的性質　18
貴金属合金　99
気孔　199
気孔率　203
義歯床用材料　144
義歯用材料　7
義歯裏装材　150
既製ポスト　143
キセノン光照射器　253
キセノンランプ　88
規則格子　103, 202, 297
規則格子生成　296
規則-不規則変態　297
気体レーザー　249
擬弾性　163
機能性モノマー　216
逆変態　163
キュアリングサイクル　174
吸引鋳造機　190
球状突起　198
吸水性　24
吸水膨張　50, 59, 72
急速加熱型埋没材　70, 187
凝固収縮　193, 289
共重合体　277
凝集破壊　213
矯正装置　160
矯正用アンカースクリュー　157
矯正用材料　7, 160
矯正用ブラケット　165
矯正用アーチワイヤー　161
矯正力　161
共有結合　12, 264
キレート結合　52, 266
キレート反応　130
銀インジウム亜鉛系　104
金銀パラジウム合金　102
金合金　99
銀合金　102
銀スズ亜鉛系　104
金属間化合物　96
金属結合　13, 265
金属材料　13

金属清掃剤　192
金属接着性プライマー　221
金属ポスト　143
金属焼付用陶材　111
銀ポイント　132

く

空気圧　189
空隙率　204
屈折率　17
グラスアイオノマーセメント　88, 125, 140
グラスアイオノマーセメント系シーラント　94
クラスプ　149
クラック　197
クリープ　23
繰り返し単位　268
クリストバライト　71, 291
クリストバライト埋没材　68
クルシブルフォーマー　183
グルタールアルデヒド水溶液　33
グレーズ　206

け

蛍光反射　253
形状記憶　291
形状記憶合金　292
珪藻土　42
形態修正　233
係留温度　70
ゲージ番号　67
結合材　72
結晶化ガラス　107, 207
ゲル　39
減圧焼成　206
研究用模型　54
原型　183
研削　233
研削器具　234
研削・研磨用材料　8
研削砥石　237
懸濁重合　168
研磨材　240

こ

高温安定相　202
高温焼成陶材　111
高温鋳造用埋没材　69
硬化　271
光学印象　258
光学的性質　17
硬化時間　35
硬化処理　202
硬化深度　88
硬化促進剤　58
硬化遅延剤　58
硬化熱処理　102
硬化膨張　58, 72
口腔外スキャナー　256
口腔内スキャナー　255
硬質義歯裏装材　150
硬質石膏　55
硬質レジン　115
硬質レジンインレー　117
硬質レジン歯　150
硬質レジンジャケット冠　117
硬質レジン前装冠　120
硬質レジンラミネートベニア　117
高周波誘導　188
合成ゴム質印象材　34
合着　121, 211
合着材　121
合着・接着用材料　5
高銅型アマルガム用合金　96
高度管理医療機器　152
降伏点　283
高分子化合物　268
高密度焼結体　107, 115
コーティング　157
固形充填材　132
糊剤　133
個人トレー　32
固相点　274
固体レーザー　249
骨接合材　157
骨伝導性　26
骨補填材　157
骨誘導性　26
固定　46

コバルトクロム合金　104, 147, 162
コヒーレント　249
コポリマー　277
ゴム状　174, 276
ゴムメタル　164
固溶限　295
固溶硬化　202
孤立電子対　266
コロイダルシリカ　76, 85
根管充填材　132
根管充填用ガッタパーチャ材　133
根管用シーラー　133, 134
根管用セメント　133
混合破壊　213
混水比　56
コンディショナー　40, 127
コンデンス　206
コンデンス操作　109
コントラアングルハンドピース用　234
コンポジットレジン　9, 80
コンポジットレジン系レジンセメント　124

さ

最終研磨　233
細部再現性　36
作業部　234
作業用模型　54
サブミクロンフィラー　85
酸洗い　192
三員環　50
酸エッチング　213
酸−塩基反応　270
酸化亜鉛非ユージノールセメント　135
酸化亜鉛ユージノール印象材　52
酸化亜鉛ユージノールセメント　139
酸化帯　188
酸化ビスマス　138
三官能性モノマー　278
三次元網目構造　35, 278
三次元形状データ　256

三次元形状測定　258
三重結合　265
酸処理　155, 207
酸性接着性モノマー　217
酸性度　123
酸洗浄　207
サンドウェット状　172
サンドブラスター　120, 246
サンドブラスト　213
サンドブラスト処理　155, 192
サンドブラスト装置　246
サンドペーパー　240
残留応力　63
残留モノマー　174

し

次亜塩素酸ナトリウム　33
仕上げ研磨　233
シートワックス　67
歯科技工関連材料　7
歯科生体材料　5
歯科精密鋳造　181
歯科メタルセラミック修復用貴金属材料　101
歯科メタルセラミック修復用非貴金属材料　102
歯科用アマルガム　96
歯科用セラミックス　106
歯科用ワックス　60
歯冠修復・補綴用金属材料　99
歯冠修復・補綴用材料　5
歯冠修復・補綴用セラミック材料　106
歯冠用硬質レジン　115
色彩　17
軸部　234
時効硬化　202, 295
時効処理　202, 295
指向性　249
仕事率　242
歯質前処理剤併用タイプ　124
歯周組織再生療法用材料　158
歯髄為害作用　94
ジスルフィド　222
自生作用　237
支台築造用材料　7, 142
湿式法　9

湿熱重合　174
歯内療法関連材料　7
シネレシス　40
ジメチルパラトルイジン　176
湿った砂状　172
射出成形　180
シャルピー衝撃試験　21
シャンク　234
重合　9, 268
重合開始剤　170
重合収縮　86, 176
重合収縮率　287
重合性官能基　216
重合促進剤　176
重合度　279
重合率　280
収縮孔　198
重縮合　269
周速　241
自由電子　265
重付加　270
従来型グラスアイオノマーセメント　89
縮合型シリコーンゴム印象材　46
縮合重合　269
縮合反応　269
樹脂含浸層　219
樹枝状晶　199, 273
出力　242
ショア硬さ　22
常温重合　168
常温重合アクリルレジン　176
常温重合レジン　146
小窩・裂溝填塞材　94
焼却残渣　63
衝撃強さ　21
衝撃法　21
焼結　9, 203
焼結収縮　203
焼結体　106
蒸散　252
焼成　206
焼成雰囲気　206
焼成法　108
消毒　33
上部構造　155

床用金属材料　147
床用材料　144
床用レジン　144
シランカップリング剤　85, 119, 223
シラン処理　85
シリカ　71, 291
シリコーンゴム印象材　46
シリンジタイプ　48
ジルコニア　72, 114, 154, 293
シロキサン結合　46
真空焼成　206
人工骨　157
人工歯　149
浸漬法　63, 183
針状結晶　57
親水性　48
靱性　23, 284
審美性ブラケット　165

す
水硬性仮封材　141
水酸化カルシウム製剤　137
水素結合　267
水熱処理法　157
スキャナー　258
スクリュー式　242
スズ　102
スチールバー　235
スティッキーワックス　68
ステイン　206
ステンレス鋼　162
ストレート形状　242
ストレートハンドピース用　234
スパッタリング法　157
スプルー　183
スミヤー　215
スラリー液　57
スリップキャスト法　109, 208
寸法安定性　36
寸法精度　192
寸法変化　36

せ
成形修復材　5, 79
生体活性材料　26
生体吸収性材料　26

生体許容材料　26
生体適合性　26
生体不活性材料　26
成長反応　269
静的試験法　19
生物学的安全性　25
生物学的性質　25
正方晶　114, 294
正方晶ジルコニア多結晶体　114
精密印象　32
石英　71, 291
石英埋没材　68
析出　202, 271, 296
析出硬化　103, 295
積層充填　88
積層造形装置　261
石膏　42, 55, 72
接合　210
接合強度　212
石膏系埋没材　68, 75, 186
石膏系模型材　55
石膏の溶解度　271
切削　233
切削加工　209
切削加工機　259
切削器具　234
切削屑　215
接触角　211
接着　121, 211
接着強度　213
接着材　121, 212
接着性　123
接着性官能基　216
接着性モノマー　125
セメント　121
セラミックス　13, 203
セラモメタルクラウン　111
セルフアドヒーシブタイプ　124
セルフエッチングプライマー　125, 218
セルフグレージング　206
セルフドレッシング　237
セレシン　61
線状ポリマー　277
前処理　125, 213
線膨張係数　14

そ

双極子　267
象牙質接着システム　220
操作時間　36
組織工学用スキャフォールド　155
組織再建　151
組織再生　151
組織透過型レーザー　250
塑性　22, 281
塑性変形　281
ゾル　39

た

タービン　243
ダイアメトラルテスト　20
耐火材　71
耐火模型　182
大気焼成　206
第3級アミン　86, 176
タイプ4金合金　148
体膨張係数　14
耐力　18, 283
ダイレクトベント　185
多官能性モノマー　278
脱灰　214
タングステンカーバイドバー　235
タングステンハロゲンランプ　88
単結合　265
炭酸ガスレーザー　252
単斜晶　114, 294
単色性　249
弾性　281
弾性印象材　34
弾性エネルギー　284
弾性回復　34, 286
弾性係数　18, 283
弾性限　18, 283
弾性ひずみ　34
弾性変形　34, 36, 281
タンニン・フッ化物合剤　127
タンニン・フッ化物合剤配合ポリカルボキシレートセメント　137
ダンマー　61
単量体　268

ち

チオール　222
チオン　222
築盛　108, 206
チクソトロピー　59, 184
チタン　105
チタン合金　105, 148
チタンニオブ合金　164
チタンモリブデン合金　164
チタン用埋没材　70
チャック　242
中温焼成陶材　111
鋳接　229
鋳造　9, 97
鋳造圧　189
鋳造機　190
鋳造欠陥　195
鋳造収縮　192
鋳造収縮の補償　194
鋳造精度　192
鋳造リング　183
超硬質石膏　55
長石質陶材　110
超弾性　163, 292
超弾性合金　292
超低温焼成陶材　111
稠度　121

つ

通気性　74
つや出し　206, 233

て

低温焼成陶材　111
ディギャッシング　207, 229
停止反応　269
ディスク　237
ディスク形状　259
低・中温鋳造用埋没材　69
ティッシュコンディショナー　53, 150
ディッピング　183
低融銀合金　104
テーラーメイド医療　2
適合性　192
適合不良　200

と

ドゥ　174
陶材焼付冠　111
陶材焼付用金合金　100
陶材焼付用合金　100
陶歯　149
動的試験法　19
投錨効果　211
頭部　234
突起　198
トライキュア　92
トリ-n-ブチルボラン　124
トリエチレングリコールジメタクリレート　83
砥粒　233, 237
ドリル　235
トルク　241
トレーコンパウンド　51
トレーレジン　31
ドレッサー　237
ドレッシング　237

な

内側性鋳造体　194
内部応力　63, 285
内部欠陥　198
内分泌攪乱　26
中研磨　233
流し込み法　177
流し込みレジン　177
ナノフィラー　85

デ

デジタル印象　258
デジタル印象採得　256
デュアルキュア　92
デュアルキュア型　82
展延性　23
電解研磨装置　247
電気陰性度　265
電気抵抗溶接　228
電気抵抗炉　188
電気伝導率　17
電子　264
展性　22, 283
デンタルインプラント　155
デントライト　199
テンポラリーストッピング　141

なめられ　195
軟化圧接法　63, 183
軟質義歯裏装材　150

に

二官能性モノマー　83, 278
ニクロム線　188
二ケイ酸リチウムガラス　112
二次結合　211, 264
二重結合　265
二水石膏　55
ニッケルアレルギー　25
ニッケルクロム合金　106
ニッケルチタン合金　163, 291
乳酸グリコール酸共重合体　154
ニューセラミックス　109

ぬ

ヌープ硬さ　22
ぬれ　212
ぬれ性　211

ね

熱可塑性　279
熱可塑性樹脂　279
熱可塑性レジン　144
熱硬化性　279
熱硬化性樹脂　279
熱収縮　193, 289
熱収縮率　287
熱伝導率　15
熱膨張　73
熱膨張係数　14
熱溶解積層造形法　261
燃焼帯　188
粘弾性　23
粘弾性体　285
粘膜調整材　53, 150

の

ノンメタルクラスプデンチャー　146

は

バー　234, 235
パール重合　168
背圧多孔　199

配位結合　266
バイオガラス　153
配向効果　267
ハイドロキシアパタイト　153
ハイドロコロイド印象材　34
ハイブリッド型　85
ハイブリッドレジン　259
バイブレーター　184
バインダー　236
把持機構　242
パターン材　8
白金　100
白金加金　100, 148
白金系触媒　46
白金線　188
バックプレッシャーポロシティ　199
撥水性　48
パテタイプ　48
バフ　237
パラジウム　100, 103
パラフィン　61
パラフィンワックス　66
バレル研磨装置　246
ハロゲン光照射器　253
パワー　242
半焼結ジルコニア　259
半水石膏　55
半導体レーザー　252

ひ

ヒートショック型レジン　146
ビカー針　57
光重合型コンポジットレジン　86
光重合型レジン　146
光照射器　253
光増感剤　119
光造形法　261
卑金属合金　99, 104
引け巣　198
比重　14
非晶質　106, 206
ヒステリシス　39
ひずみ　18, 281
非石膏系埋没材　69
非線状ポリマー　278

被着体　212
ビッカース硬さ　22
引っかき法　22
引張試験　19
引張強さ　20
ヒドロキシエチルメタクリレート　90, 126
ビニル基　46
被膜厚さ　122
標準加熱型埋没材　70
表面吸収型レーザー　250
表面処理　155
比例限　283
疲労　21
疲労限　21

ふ

ファイバーポスト　143
ファンデルワールス力　267
フィッシャーシーラント　94
フィラー　84, 119
付加型シリコーンゴム印象材　46
不可逆性印象材　34
付加重合　268
付加反応　268
複合材料　13
覆髄材　137
副生成物　269
腐食　25
フタル酸エステル　150
普通石膏　55
フッ化水素酸　207
フッ化物　105
フックの法則　283
プッシュボタン式　242
フッ素徐放性　92, 123
物理的性質　14
不動態化　104
不動態皮膜　25, 105
部分安定化ジルコニア　114, 294
不飽和二重結合　268
プライマー　215
プライミング　215
ブラインドベント　185
ブラケット　165

ブラシ　237
プラスチック製スパチュラ　127
プラズマ処理　155
プラズマ溶射法　157
フラックス　189, 227
フリクショングリップ用　234
フリクション式　242
フルオロアルミノシリケートガラス　89, 125
フロアブルコンポジットレジン　82, 88
フロー　62
ブローネマルクシステム　155
ブローパイプ　188
ブローホール　199
ブロック形状　259
ブロットドライ　221
粉液重合法　170
分割練和　129
分岐構造　278
分散効果　267
分子間力　267
分子量　279
分子量分布　280
粉末焼結積層造形法　261
分離剤　56

へ

ベアリング　243
ベーンモーター　245
ヘビーボディタイプ　48
ベリリウム　25
偏位効果　267
偏析　273
ベンゾインメチルエーテル　119
変態温度　292

ほ

ホイール　237
ポイント　237
崩壊性　123
縫合糸　155
ホウ砂　227
ポーセレン　110
ホットスポット　197
保定装置　165
ホモポリマー　277

ポリアミドデンチャー　146
ポリエーテルゴム印象材　50
ポリエチルメタクリレート　53, 150
ポリエチレンテレフタレートデンチャー　147
ポリカーボネート樹脂　180
ポリカーボネートデンチャー　147
ポリカルボキシレートセメント　127, 140
ポリグリコール酸　26, 154
ポリジメチルシロキサン　46
ポリスルフォン樹脂　180
ポリテトラフルオロエチレン　155
ポリ乳酸　26, 154
ポリマー　268
本重合　9
ボンディング　218

ま

マイクロウェーブ重合型レジン　146
マイクロモーターハンドピース　243
埋没　184
埋没材　8, 68
埋没ろう付け　225
マグネシア　72
マクロフィラー　84
曲げ強さ　20
マシニングセンター　259
マトリックスレジン　83
マレイン酸　126
マンドレール　234

み

ミクロシュリンク　198
ミクロフィラー　85
未重合モノマー　288
密度　14
蜜ろう　61
未燃焼帯　188
ミリングマシン　259

む

無機材料　12
無機質フィラー　84
無水石膏　72

め

メタクリル酸エステル　276
メタルコーピング　111
メタルボンドクラウン　111
目つぶれ　237
目詰まり　237

も

モース硬さ　22
模型材　8, 54
模型用材料　54
餅状　174
モデリングコンパウンド　51
モノマー　268, 269
盛り上げ法　63, 183

や

薬機法　152
ヤング率　283

ゆ

融解　274
融解熱源　187
有機材料　12
有機質複合フィラー　85
ユーティリティワックス　67
融点　274
遊離基　268
湯境い　196
湯だまり　185, 199

よ

溶解　274
溶解性　24
溶解度　274
陽極酸化処理　155
溶質　274
溶接　11, 228
溶体化処理　202, 295
溶媒　274
予備重合　9

ら

ライトボディタイプ　　48
落錘試験　　21
ラジカル　　268
ラジカル重合　　170
ラッチ式　　242

り

離液　　40
裏層材　　136
立方晶　　114, 294
リテーナー　　165
リテンションビーズ　　120, 232
リューサイト　　111
硫酸カルシウム二水和物　　55
粒子添加ガラス　　107
理論混水比　　56
リング式　　242
リングライナー　　184
リングレス　　77
リン酸　　125, 215
リン酸亜鉛セメント　　128, 140
リン酸エステル基　　217

リン酸エステル系接着性モノマー　　218
リン酸塩　　72
リン酸塩系埋没材　　68, 76, 186
リン酸カルシウム系セラミックス　　153
リン酸三カルシウム　　153
リン酸三ナトリウム　　43
リン酸八カルシウム　　153

る

ループ　　120
流ろう　　171

れ

レーザー　　248, 249
レーザー溶接　　228
レーズ　　246
レギュラータイプ　　48
レジリエンス　　284
レジン系仮封材　　141
レジン系シーラント　　94
レジンコーティング法　　88
レジン歯　　149

レジンセメント　　124
レジンタグ　　220
レジン添加型グラスアイオノマーセメント　　90, 126
レジン分離剤　　171
レディキャスティングワックス　　67, 183
レバー式　　242
連合印象　　30, 41, 49
連鎖移動反応　　269
連鎖反応　　269

ろ

ろう　　224
ろう付け　　11, 224
ろう付け用合金　　224
ろう付け用埋没材　　70
ロストワックス法　　181, 208

わ

ワイヤー　　160
ワックスパターン　　63, 183

【編者略歴】

宮坂 平（みやさか たいら）

1975年	東京理科大学理学部卒業
1977年	東京理科大学大学院理学研究科修士課程修了
2009年	日本歯科大学生命歯学部教授
2019年	日本歯科大学名誉教授

遠藤 一彦（えんどう かずひこ）

1981年	横浜国立大学工学部卒業
1983年	横浜国立大学大学院工学研究科修士課程修了
2009年	北海道医療大学歯学部教授，現在に至る

玉置 幸道（たまき ゆきみち）

1983年	昭和大学歯学部卒業
1987年	昭和大学大学院歯学研究科修了
1987年	昭和大学歯学部助手
2013年	朝日大学歯学部教授，現在に至る

服部 雅之（はっとり まさゆき）

1994年	愛知学院大学歯学部卒業
1998年	愛知学院大学大学院歯学研究科修了
2014年	岩手医科大学教授
2017年	東京歯科大学教授，現在に至る

本書の内容に訂正等があった場合には，弊社ホームページに掲載いたします．下記URL，またはQRコードをご利用ください．

https://www.ishiyaku.co.jp/corrigenda/details.aspx?bookcode=458310

基礎歯科理工学　　　　ISBN978-4-263-45831-0

2019 年 2 月 20 日　第1版第1刷発行
2021 年 3 月 25 日　第1版第3刷発行

編著　宮　坂　　　平
　　　遠　藤　一　彦
　　　玉　置　幸　道
　　　服　部　雅　之
発行者　白　石　泰　夫

発行所　医歯薬出版株式会社

〒113-8612 東京都文京区本駒込1-7-10
TEL．（03）5395-7638（編集）・7630（販売）
FAX．（03）5395-7639（編集）・7633（販売）
https://www.ishiyaku.co.jp/
郵便振替番号　00190-5-13816

乱丁，落丁の際はお取り替えいたします　　　　印刷・真興社／製本・榎本製本

© Ishiyaku Publishers, Inc., 2019. Printed in Japan

本書の複製権・翻訳権・翻案権・上映権・譲渡権・貸与権・公衆送信権（送信可能化権を含む）・口述権は，医歯薬出版（株）が保有します．
本書を無断で複製する行為（コピー，スキャン，デジタルデータ化など）は，「私的使用のための複製」などの著作権法上の限られた例外を除き禁じられています．また私的使用に該当する場合であっても，請負業者等の第三者に依頼し上記の行為を行うことは違法となります．

JCOPY ＜出版者著作権管理機構 委託出版物＞
本書をコピーやスキャン等により複製される場合は，そのつど事前に出版者著作権管理機構（電話03-5244-5088，FAX 03-5244-5089，e-mail：info@jcopy.or.jp）の許諾を得てください．